现代疾病护理精要及个案荟萃

XIANDAI JIBING HULI JINGYAO JI GE'AN HUICUI

主编 李婷婷 黄婉妍 崔秀敏
梁燕华 冯淑言 张丹丹

内蒙古科学技术出版社

图书在版编目（CIP）数据

现代疾病护理精要及个案荟萃 / 李婷婷等主编 . —赤峰：内蒙古科学技术出版社，2023.10

ISBN 978-7-5380-3641-1

Ⅰ . ①现… Ⅱ . ①李… Ⅲ . ①护理学 — 病案 Ⅳ . ① R47

中国国家版本馆 CIP 数据核字（2023）第 210620 号

现代疾病护理精要及个案荟萃

主　　编：李婷婷　黄婉妍　崔秀敏　梁燕华　冯淑言　张丹丹

责任编辑：马洪利

封面设计：曹贺娇

出版发行：内蒙古科学技术出版社

地　　址：赤峰市红山区哈达街南一段 4 号

网　　址：www. nm-kj.cn

邮购电话：0476-5888970

印　　刷：内蒙古达尔恒教育出版发展有限责任公司

字　　数：678 千

开　　本：787mm × 1092mm　1/16

印　　张：29.25

版　　次：2023 年 10 月第 1 版

印　　次：2023 年 11 月第 1 次印刷

书　　号：ISBN 978-7-5380-3641-1

定　　价：140.00 元

如出现印装质量问题，请与我社联系。电话：0476-5888926　5888917

编委会

主编　李婷婷　广州中医药大学东莞医院（东莞市中医院）

黄婉妍　广州市红十字会医院

崔秀敏　郑州大学第一附属医院

梁燕华　广东省第二人民医院

冯淑言　东莞市滨海湾中心医院

张丹丹　深圳市第三人民医院

主编简介

李婷婷

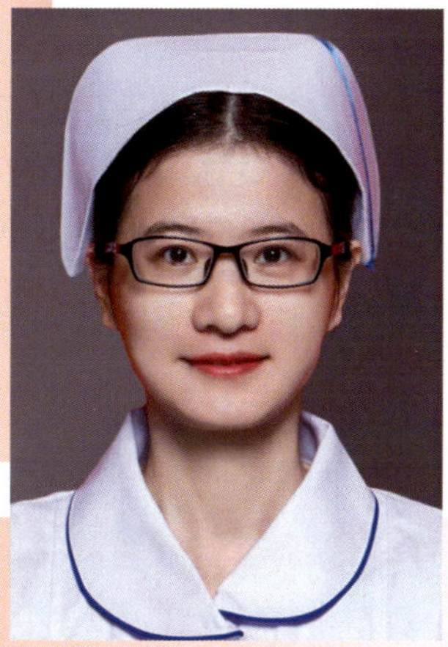

2014年9月本科毕业于广东医学院护理学专业。现工作于广州中医药大学东莞医院（东莞市中医院），担任妇产科护理组长，主管护师。从事妇产科临床工作12年。国家人社部认证“高级催乳师”，中国优生优育协会“母乳喂养指导师”，具有丰富的母乳喂养指导经验。擅长母婴护理、中医手法通乳、火龙灸与火龙罐等中医特色疗法。

黄婉妍

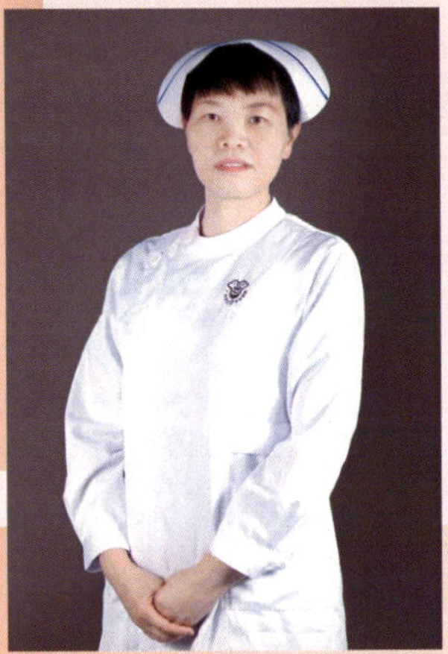

本科学历。现工作于广州市红十字会医院，任康复医学科、血管外科护士长，主管护师。从事临床护理及护理管理工作30年，积累了丰富的护理实践及护理管理经验，擅长脑血管疾病护理、伤口与造口护理、老年患者居家评估与延续护理、血管外科急重症疾病护理、腔内血管介入治疗护理等。2016年获广州市卫生系统优秀护士称号。担任广东省康复医学会康复护理分会理事，广东省护理学会第九届理事会脑康复护理专业委员会常务委员，广东省护理学会第九届理事会周围血管与淋巴管外科护理专业委员会常务委员，广东省护士协会重症康复分会常务委员，广州护理学会康复护理专业委员会副主委，广州市长期护理评估专家。

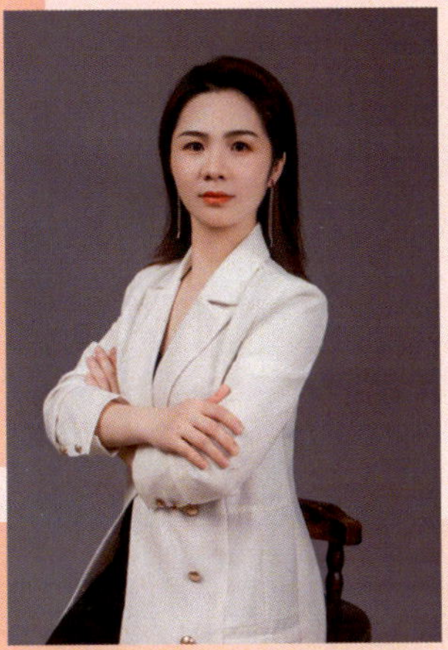

崔秀敏

本科毕业于郑州大学护理学专业。现工作于郑州大学第一附属医院，主管护师。擅长胸外科护理，如肺癌、自发性气胸、胸腔积液、贲门癌、食管癌、纵隔肿瘤、胸外伤（如肋骨骨折）等疾病的护理。从事胸外科护理工作10余年，对围术期患者的护理工作有着丰富的经验，对各种急、危、重症患者的护理工作也积累了一定的经验。同时参与科室护理质量与安全管理，以及临床实习生、进修生、研究生的临床带教工作。2016年在北京进修，获中华护理学会肿瘤专科护士荣誉证书。2020年获高等学校教师资格证书。发表论文2篇。

前言

护理学是以自然科学和社会科学理论为基础的综合性应用科学，其目的是研究护理理论、知识、技能及其发展规律，维护、促进、恢复人类健康。护理学科的发展得益于护理发展历史的沉淀及护理事业发展过程中护理前辈对护理概念、理论、模式等的完善与创新。

随着医院改革的不断深化和优质护理服务活动的不断深入开展，护理学科快速发展，诊疗技术不断更新，对护理人员的素质要求也越来越高。为进一步规范护理行为，提高专科护理质量和操作水平，指导临床护士运用专业技术知识，切实对患者实施优质护理，更好地体现人文关怀，特组织临床护理专家编写了本书。

本书主要讲述了神经内科、胸外科、心血管外科、妇产科、儿科疾病及肺结核相关并发症护理，并将真实案例与临床实践相结合，以便更好地总结经验，最后介绍了护理管理的相关内容。本书语言规范，贴近实际需要，可作为临床护理人员的实用性书籍。

护理学是一门正在发展壮大的学科，本书编写过程中虽参考了大量的相关文献，但由于受编者理论知识和实践经验的限制，书中难免会有不足之处，恳请广大读者批评指正。

编者

2023 年 8 月

目录

第一章　神经内科疾病护理 ······ 1

第一节　脑梗死 ······ 1
第二节　脑出血 ······ 12
第三节　帕金森病 ······ 18
第四节　三叉神经痛 ······ 25
第五节　急性炎症性脱髓鞘性多发性神经病 ······ 29
第六节　特发性面神经麻痹 ······ 34
第七节　多发性硬化 ······ 37
第八节　急性播散性脑脊髓炎 ······ 42
第九节　视神经脊髓炎 ······ 45
第十节　肝豆状核变性 ······ 50
病例 1　急性脑梗死 ······ 56
病例 2　脑出血 ······ 60
病例 3　帕金森病 ······ 63
病例 4　周围神经病 ······ 66
病例 5　面神经炎 ······ 69
病例 6　带状疱疹后神经痛 ······ 72

第二章 胸外科疾病护理 …… 76

第一节 肋骨骨折 …… 76
第二节 胸腺瘤 …… 79
第三节 食管癌 …… 82
第四节 肺癌 …… 88
第五节 原发性纵隔肿瘤 …… 100
第六节 气胸 …… 105
第七节 脓胸 …… 112
第八节 胸主动脉瘤 …… 117
第九节 手汗症 …… 121
病例 1 食管癌 …… 123
病例 2 肺癌 …… 129
病例 3 肺腺癌化疗复查 …… 133
病例 4 纵隔肿瘤 …… 138
病例 5 肋骨肿物 …… 142
病例 6 气胸 …… 145
病例 7 胸腔镜下胸交感神经节切断术治疗手汗症 …… 149

第三章 血管外科疾病护理 …… 153

第一节 腹主动脉瘤 …… 153
第二节 主动脉夹层动脉瘤 …… 157
第三节 布加氏综合征 …… 162
第四节 下肢动脉硬化闭塞症 …… 168
第五节 下肢静脉曲张 …… 174
第六节 深静脉血栓 …… 179
第七节 心血管手术围术期护理 …… 188
病例 1 胸主动脉夹层 …… 196
病例 2 腹主动脉瘤破裂 …… 200

病例 3　下肢动脉硬化症……203
病例 4　左下肢动脉硬化闭塞症合并急性血栓形成……207
病例 5　右下肢静脉曲张伴溃疡和炎症……210
● 测量大小腿周径操作流程……213
● 踝泵运动操作流程……214
● 血管外科疾病抢救规程……215

第四章　妇产科疾病护理……216

第一节　宫颈癌……216
第二节　卵巢肿瘤……221
第三节　妊娠滋养细胞肿瘤……231
第四节　妊娠期高血压疾病……237
第五节　妊娠合并糖尿病……245
第六节　妊娠期肝内胆汁淤积症……251
第七节　妇产科手术护理……255
第八节　妇产科疾病中医护理……276
病例 1　先兆子痫……283
病例 2　腔静脉滤器植入手术……286

第五章　儿科疾病护理……292

第一节　发热……292
第二节　急性上呼吸道感染……296
第三节　支气管肺炎……301
第四节　口炎……309
第五节　腹泻……312
第六节　水痘……320
第七节　麻疹……323
第八节　手足口病……327

第九节 贫血……330
第十节 化脓性脑膜炎……338
第十一节 癫痫……343
第十二节 急性中毒……349
病例 1 发热……356
病例 2 婴幼儿腹泻……357
病例 3 婴幼儿水痘……359
病例 4 小儿支气管炎……361
病例 5 手足口病……364

第六章 肺结核相关并发症护理……367

第一节 肺结核并发支气管哮喘……367
第二节 肺结核并发肺源性心脏病……370
第三节 肺结核并发肺癌……374
病例 1 结核性脑膜炎合并 DVT……381
病例 2 肺结核右颈内动脉交通段动脉瘤伴蛛网膜下腔出血术后合并 Ⅰ型呼吸衰竭……389
病例 3 肺结核胰腺炎合并液气胸……401
病例 4 肺结核合并肾功能不全腹膜透析……414
病例 5 结核性多浆膜腔积液合并重度营养不良……421
病例 6 肺结核多器官功能障碍……427
病例 7 耐多药结核病致重度贫血……438

第七章 护理管理……443

第一节 护理质量管理方法……443
第二节 护理质量评价……453

参考文献……459

第一章 神经内科疾病护理

第一节 脑梗死

脑梗死，又称为缺血性脑卒中，是指由于脑供血障碍引起脑缺血、缺氧，使局部脑组织发生不可逆性损害，导致脑组织缺血、缺氧性坏死。临床常按发病机制，将脑梗死分为脑血栓形成、脑栓塞、分水岭脑梗死、腔隙性脑梗死等。下面重点介绍脑血栓形成和脑栓塞。

一、脑血栓形成

脑血栓形成即动脉粥样硬化性血栓性脑梗死，是脑梗死常见的类型，约占全部脑梗死的 60%。是各种原因引起的血管壁病变，以脑动脉粥样硬化多见，导致脑动脉主干或分支动脉管腔狭窄、闭塞或形成血栓，引起该动脉供血区局部脑组织血流减少或中断，使脑组织缺血、缺氧性坏死，从而出现相应的神经系统症状和体征，如偏瘫、失语等。

（一）病因

1. 脑动脉粥样硬化

脑动脉粥样硬化是脑血栓形成的基本病因，常伴有高血压，二者相互影响，糖尿病和高脂血症可加速动脉粥样硬化的进程。脑动脉粥样硬化好发于管径 500 μm 以上的动脉，其斑块导致管腔狭窄或血栓形成。

2. 脑动脉炎

结缔组织病、抗磷脂抗体综合征，细菌、病毒，以及钩端螺旋体感染均可导致动脉炎症，使管腔狭窄或闭塞。

3. 其他

血液系统疾病，如红细胞增多症、血小板增多症、弥散性血管内凝血等；脑淀粉样血管病、夹层动脉瘤等；尚有极少数病因不明者。

（二）发病机制

在颅内血管病变致血管腔狭窄的基础上，因动脉壁粥样斑块内新生的血管破裂形成血肿，使斑块进一步隆起甚至完全闭塞管腔，导致脑组织急性供血中断；或斑块表面纤维帽破裂，粥样物逸入血流，形成溃疡，逸入血流的坏死组织和脂质形成栓子，引起动脉管腔闭塞；动脉粥样硬化斑块脱落、各种原因所致的动脉炎等引起血管内皮损伤，血小板及纤维素等血液中的有形成分黏附、聚集、沉着形成血栓，导致动脉管腔闭塞。睡眠状态、心律失常、心力衰竭和失水等使心排血量减少、血压下降、血流缓慢，均可促进血栓形成。血栓形成后，动脉供血减少或完全中断，若侧支循环不能有效代偿，病变动脉供血区的脑组织缺血、水肿、坏死、软化，3 ~ 4 周后液化坏死的脑组织被清除，脑组织萎缩，小病灶形成胶质瘢痕，大病灶形成中风囊。

急性脑梗死病灶由中心坏死区及周围的缺血半暗带组成。坏死区中的脑细胞死亡，但缺血半暗带由于存在侧支循环，尚有大量的神经元存活，如果在短时间内快速恢复缺血半暗带血流，该区脑组织损伤是可逆的，神经细胞可恢复功能。缺血半暗带脑组织损伤的可逆性是有时间限制的，即治疗时间窗。研究证实，脑缺血超早期治疗时间窗一般不超过 6 小时，进展性卒中可以相应延长。

（三）临床表现

脑梗死的临床表现取决于梗死灶的大小和部位，以及受损区侧支循环等情况。

1. 临床特点

（1）好发于中老年人，多见于 50 岁以上有动脉粥样硬化、高血压、高脂血症、糖尿病者；动脉炎性脑梗死以中青年多见；男性稍多于女性。

（2）安静或睡眠中发病，部分患者有短暂性脑缺血发作（TIA）前驱症状，如肢体麻木、无力、头晕、头痛等。

（3）起病缓慢，局灶性体征多在发病后数小时或数天内发展至高峰。

（4）患者一般意识清楚，以偏瘫、失语、偏身感觉障碍和共济失调等症状为主。

（5）当发生基底动脉血栓或大面积脑梗死时，可有意识障碍、头痛、呕吐，甚至危及生命。

2. 不同类型的主要表现

（1）完全型：多见于血栓栓塞，起病后 6 小时内病情达到高峰，病情重，表现为一侧肢体完全瘫痪甚至昏迷。

（2）进展型：发病后症状在 48 小时内逐渐进展，阶梯式加重，表现为对侧的偏瘫、偏深感觉障碍、失语等，严重者可昏迷、死亡。

（3）缓慢进展型：症状在起病 2 周后仍逐渐进展。多见于颈内动脉颅外段血栓形成，与全身或局部因素所致的脑血流灌注减少有关，注意与颅内肿瘤、硬膜下血肿相鉴别。

（4）可逆性缺血性神经功能缺损：症状和体征持续时间超过 24 小时，1 ~ 3 周可完全恢复，不留任何后遗症，因缺血未造成不可逆的神经细胞损害，侧支循环代偿迅速且充分，发生的血栓不牢固，伴发的血管痉挛及时解除等有关。

（四）辅助检查

1. 血液检查

血常规、血糖、血脂、肾功能、血液流变学、凝血功能和同型半胱氨酸检查是否正常。以上检查有助于发现危险因素并对病因进行鉴别。

2. 影像学检查

（1）头颅 CT：是最常用的检查。发病 24 小时内一般无影像学改变，但有助于与脑出血相鉴别，24 小时后梗死区呈低密度影像。脑干和小脑梗死 CT 显像不佳。

（2）MRI 检查：与 CT 相比，可以发现脑干、小脑梗死，以及小灶梗死。早期（发病 2 小时以内）显示缺血组织的部位、大小，甚至可以显示皮质下、脑干和小脑的小梗死灶，诊断早期梗死的敏感性为 88% ~ 100%，特异性达 95% ~ 100%。

（3）血管造影：数字减影血管造影（DSA）和磁共振血管成像（MRA）显示是否有血管狭窄、闭塞、动脉瘤和动静脉畸形等。DSA 是脑血管病变检查的金标准，因属于创伤性检查，故不作为临床常规检查项目。

3. 经颅多普勒（TCD）

可判断有无血管狭窄、闭塞、痉挛和侧支循环建立情况。用于溶栓治疗检测和判断预后。

（五）治疗原则及要点

脑梗死患者应在卒中单元（SU）中接受治疗，由多科医师、护士和治疗师参与，实施治疗、护理和康复一体化，最大限度地恢复卒中患者的受损功能。遵循超早期、个体化、整体化的原则。重点是急性期治疗。

1. 急性期治疗

（1）早期溶栓治疗：指发病 6 小时内进行溶栓治疗使血管再通，尽快恢复梗死区的血流灌注，减轻神经元损伤，挽救缺血半暗带，避免梗死范围扩大。

常用药物有：

1）重组组织型纤溶酶原激活剂（rt-PA）：一次剂量 0.9 mg/kg，最大剂量＜ 90 mg，其中 10% 的剂量先用于静脉推注，其余剂量在 1 小时内持续静脉滴注。

2）尿激酶（UK）：常用剂量 100 万 ~ 150 万 IU，溶于 0.9% 氯化钠注射液 100 ~ 200 mL 中，持续静脉滴注 30 分钟。溶栓后最常见的并发症是梗死灶继发性出血或身体其他部位出血，因此应严格掌握溶栓的指征和用药的剂量，同时需要患者签署知情同意书。

（2）降纤治疗：目前临床上发病时间超过溶栓时间窗的患者，一般采用积极的降纤治疗，其用药指征与溶栓药物相近，主要并发症也是出血，因此，用药前要监测凝血功能，同时患者签署知情同意书。

常用药物有：

1）巴曲酶：剂量 5 ~ 10 BU，溶于 0.9% 氯化钠注射液 100 ~ 200 mL 中，静脉滴注。

2）其他：降纤酶和安克洛酶等。

（3）防治脑水肿：发病 3 ～ 5 天是脑水肿的高峰期，多见于大面积脑梗死。严重的脑水肿导致颅内压增高而诱发脑疝，是脑梗死常见的并发症和死亡原因。

常用药物有：

1）20% 甘露醇注射液：125 ～ 250 mL 静脉滴注，1 次 /6 ～ 8 小时。

2）呋塞米：20 ～ 40 mg 静脉注射，1 次 /6 ～ 8 小时。

3）甘油果糖注射液：250 mL 静脉滴注，1 ～ 2 次 / 日。上述药物亦可交替使用，还可使用白蛋白等辅助治疗。

（4）调整血压：急性期为保证脑组织的血流灌注，防止梗死面积扩大，通常对于血压增高不做降压处理，除非血压过高（收缩压＞ 220 mmHg 或舒张压＞ 120 mmHg 及平均动脉压＞ 130 mmHg）。如出现持续性低血压，应补充血容量或增加心排血量，必要时应用升压药物，如多巴胺、间羟胺等。

（5）抗凝治疗：出血性梗死或高血压（收缩压＞ 180 mmHg，舒张压＞ 100 mmHg）者，应禁用抗凝治疗，一般梗死急性期不推荐使用抗凝药。该药主要不良反应是出血，使用前也需要监测凝血功能和签署知情同意书。

常用药物有：

1）肝素：剂量 50 ～ 100 mg，加入 0.9% 氯化钠注射液 250 ～ 500 mL 中，静脉滴注。

2）低分子肝素：剂量 0.4 ～ 0.6 mL，1 ～ 2 次 / 日，皮下注射。

3）华法林：口服用药，一般用于伴有房颤的患者，具体用药剂量应根据患者的体重，以及凝血功能的监测结果来调整。

（6）血管扩张药治疗：扩张血管，松弛血管平滑肌，增加脑血流量。不良反应有头部胀痛、颜面发红、血压降低等。常用药物有钙通道阻滞药，如尼莫地平。

（7）脑保护治疗：通过降低脑代谢，干预缺血引发的细胞毒性机制，从而减轻缺血性脑损伤。常用药物有依达拉奉、纳洛酮、胞磷胆碱等。

（8）防治上消化道出血：重症脑梗死患者急性期易发生应激性溃疡，可常规应用静脉抗溃疡药，常用药物有奥美拉唑钠 40 mg，溶于 0.9% 氯化钠注射液 100 mL 或 5% 葡萄糖注射液 100 mL 中，1 ～ 2 次 / 天，静脉滴注，滴注时间不少于 20 分钟；已发生应激性溃疡的患者，除常规静脉用药外，还可以使用去甲肾上腺素 4 ～ 8 mg，加入冰盐水（即 0.9% 氯化钠注射液 100 mL，冰箱内冷藏后使用）100 mL 中，1 次 /6 ～ 8 小时，口服或鼻饲。

（9）中医药治疗：可降低血小板聚集、降低血液黏稠度、抗凝、改善脑血液循环。常用药物有银杏叶制剂、川芎嗪、丹参、葛根素等。

（10）早期康复治疗：患者病情不再进展，生命体征稳定，即可进行早期康复治疗，目的是减少并发症和纠正功能障碍，降低致残率，调整心理状态，提高生活质量，早日重返社会。

2. 恢复期治疗

稳定病情，继续控制危险因素。恢复期患者的患侧肢体由弛缓性瘫痪逐渐进入痉挛性瘫痪，以康复治疗为主。

3. 手术治疗

大面积脑梗死伴有严重脑水肿或有脑疝形成征象的患者，可行去骨瓣减压术或部分脑组织切除术。颈动脉支架放置术是近年来的新技术，应慎重选择。

（六）护理评估

1. 健康史

（1）起病情况：了解起病的时间、方式，有无明显的前驱症状和伴随症状。多数脑梗死患者在安静休息或睡眠状态下发病，部分病例有 TIA 前驱症状。

（2）病因与危险因素：了解患者的年龄、性别，有无颈动脉狭窄、高血压、糖尿病、高脂血症及 TIA 病史，有无脑血管病的家族史，有无长期高盐、高脂饮食和烟酒嗜好。详细询问 TIA 发作的频率与表现形式，是否进行过正规、系统的治疗，是否遵医嘱正确服用降压、降糖、降脂、抗凝及抗血小板聚集药物，治疗效果如何，目前用药情况。

（3）既往病史：询问是否有除危险因素外的其他病史，如外伤史、手术史、肿瘤、感染病史、颈椎病、腰椎管狭窄、过敏或中毒等。

（4）其他：了解患者的一般情况，包括饮食、二便、睡眠、体重、精神状态、营养和发育情况等。

2. 身体状况

（1）生命体征：监测血压、脉搏、呼吸、体温情况。大脑半球大面积脑梗死患者因脑组织缺血、水肿而导致颅内压增高，可出现血压和体温升高、脉搏和呼吸减慢等异常体征。

（2）意识状态：评估患者有无意识障碍及其类型和严重程度。脑血栓形成患者多无意识障碍，椎－基底动脉系统脑梗死，以及大脑半球大面积脑梗死患者，由于影响到间脑、脑干的功能，起病不久即出现意识障碍。临床上昏迷患者可根据病情采用格拉斯哥昏迷评分量表来评定患者的昏迷程度。

（3）头颈部检查：观察双侧瞳孔是否等大等圆，对光反射是否正常；视野有无缺损；有无眼球震颤、活动受限及眼睑闭合不全；有无口角歪斜、鼻唇沟变浅和表情异常；有无耳鸣和听力下降；有无吞咽困难、饮水呛咳或咀嚼无力（临床上常采用洼田饮水试验评定）；有无语言障碍；颈动脉搏动是否减弱或消失，有无杂音。不同的异常体征常有助于对疾病的定位判断，如优势半球病变时常出现不同程度的失语，大脑后动脉梗死可出现对侧同向偏盲，椎－基底动脉系统梗死可出现眩晕、复视、眼球震颤、眼肌麻痹、发音不清、吞咽困难等。

（4）四肢脊柱检查：检查有无肢体运动和感觉障碍；有无步态不稳和肢体不自主运动；四肢的肌力、肌张力，有无肌萎缩或关节活动受限；皮肤有无水肿、多汗、脱屑或破损；有无括约肌功能障碍。如大脑前动脉梗死可引起对侧下肢瘫痪，颈动脉系统梗死主要表现为病变对侧肢体瘫痪或感觉障碍，如为大脑中动脉梗死，瘫痪和感觉障碍限于面部和上肢，后循环梗死可表现为小脑功能障碍。

3. 辅助检查

评估头部 CT 和 MRI 检查是否显现缺血性病灶；DSA、TCD 检查是否可见颅内外动脉狭窄，血流情况如何；实验室检查结果是否异常，如血糖、血脂、凝血功能、同型半胱氨酸、血液流变等。

4. 心理 – 社会评估

评估患者和家属对疾病相关知识的了解程度，如致病的危险因素、治疗和护理方法、预后、预防复发；患者是否因难以接受病情而产生自卑、焦虑、恐惧、绝望的心理；患者的家庭条件与经济状况，社区的就医环境，家属对患者的关心程度和对治疗的支持情况等。

（七）护理诊断 / 问题

1. 躯体活动障碍

与肢体瘫痪或平衡能力降低有关。

2. 语言沟通障碍

与语言中枢功能受损有关。

3. 吞咽障碍

与意识障碍或延髓麻痹有关。

4. 有失用综合征的危险

与意识障碍、偏瘫所致长期卧床有关。

5. 焦虑

与偏瘫、失语或缺少社会支持和担心预后有关。

6. 知识缺乏

缺乏疾病相关知识。

（八）护理目标

（1）患者能适应卧床或生活自理能力降低的状态，掌握肢体功能锻炼的方法，主动配合康复训练，持之以恒，安全无外伤发生，躯体活动能力逐渐恢复。

（2）能采取有效的沟通方式表达自己的需求，生活需要得到满足，情绪稳定，掌握语言康复训练的方法，语言表达能力逐渐增强。

（3）掌握恰当的进食方法，主动配合吞咽功能训练，保证正常的营养需要，吞咽功能逐渐恢复。

（4）患者未出现失用综合征。

（5）患者心理状态良好，积极配合治疗与护理，对康复充满信心。

（6）患者掌握疾病相关知识。

（九）护理措施

1. 重症患者的病情观察与护理

（1）病情监测：对于重症患者，护士应严格加强病情观察，临床上通常采用六联观察，即观察患者的意识、瞳孔、血压、脉搏、呼吸和体温，掌握脑疝前期的表现，及时协助医师予以处理，防止脑疝发生。为保证重症患者输液，必须选择粗大静脉，根据血管条件尽量选择大型号静脉留置针，同时注意输液管道的维护，保证输液及时、通畅。

（2）呼吸道的管理：重症患者采取侧卧位或头偏向一侧，根据病情使用口咽通气道防止舌后坠阻塞呼吸道，床旁备吸引器，增加翻身叩背的次数，及时清理呼吸道分泌物，如伴有潮式呼吸、下颌式呼吸，应在医师陪同下为患者吸痰，做好抢救准备。密切观察患者呼吸的频率、节律、形态，异常的呼吸提示病情变化，如果患者出现呼吸困难、喘憋、发绀、呼吸间停等现象，应立即报告医师，必要时给予气管插管或气管切开。

（3）管道的维护：重症患者身体上一般带有多个管道，同时连接监护仪器，如鼻饲管、尿管、吸氧管、负压吸引器、静脉留置针、输液管、心电线、血压袖带、血氧饱和度监测夹等，过多的管道和线路，需要护士精心维护，首先摆放要整齐有序，避免杂乱缠绕，保证安全、固定、通畅、在有效期内，防止牵拉、打折、脱落、过期留置等不良情况发生，尤其协助患者更换体位时，要先妥善安置各个管道，再为患者翻身。静脉留置针尽量不要和血压袖带放在同一肢体，避免因监测血压而影响留置针的留置时间。

2. 吞咽障碍的护理

（1）评定患者的吞咽功能（洼田饮水试验）和营养状态，了解患者进食的类型，是固体还是流食或半流食，进食的量和进食速度，饮水是否呛咳。

（2）进食要点：吞咽功能正常的患者，鼓励进食，少量多餐，保证营养充足。

1）食物的选择：柔软、密度和性状统一；不易松散，有一定黏度；能够变形，不易粘在黏膜上；便于在口腔内移送和吞咽；可将食物调成糊状或通过烹调使食物易于形成食团便于吞咽，如软饭、米糊、烂面条、蛋羹等，避免粗糙、干硬、辛辣等刺激性食物。

2）体位的选择：能坐起的患者取坐位进食，不能坐起的患者取仰卧位将床头摇起30°，头下垫枕使头部前屈。此种体位利于食团向舌根部运送，如需喂食，则应将食物送至口腔健侧近舌根处，不易漏出，减少向鼻腔逆流和误吸的危险。

3）吞咽方法的选择：吞咽时，头前屈，下颌内收，偏向健侧肩部，健侧咀嚼并吞咽，防止食物进入气管和残留在患侧。

4）洼田饮水试验3分以上的患者，给予鼻饲饮食，指导照顾者鼻饲的方法和注意事项，一般鼻饲量以2000～2500 mL/d为宜，也可以根据病情适当加减，加强留置胃管的护理和口腔护理，防止口腔感染。对躁动患者适当约束，防止拔管。

（3）防止窒息：进餐环境安静、舒适，进餐前注意休息；告知患者进餐时不要讲话，减少分散注意力的干扰因素，如关闭电视机、收音机，避免探视、停止护理活动等；吞咽困难的患者不可用吸管喝水及饮料，因为吸管饮水需要比较复杂的口腔肌肉功能，用杯子饮水时，杯中的水应装至半杯以上，防止因水少而低头饮水增加误吸的危险；床旁备吸引器，患者一旦发生呕吐、呛咳或误吸，应立即协助其取头侧位，及时清理口鼻分泌物和呕吐物，保持呼吸道通畅，防止窒息和吸入性肺炎。

（4）营养支持：吞咽障碍不能进食，但胃肠功能尚良好的患者，首选鼻饲法，有消化道出血的患者或其他原因不能鼻饲者，可考虑胃肠外营养。原则是保持机体充足的营养供给，防止因入量不足而导致相对的脱水状态或离子紊乱，影响疾病的治疗。

（5）用药护理：护士应掌握患者用药的时间、剂量、用法、注意事项、不良反应、观察要点，以及基本的药理作用，严格遵医嘱用药。

1）溶栓用药的护理：用药前监测凝血功能；用药时监测患者的意识状态和生命体征，尤其是血压的变化，收缩压＜ 180 mmHg，舒张压＜ 100 mmHg，如原有症状或体征加重，或出现严重的头痛、血压升高、脉搏缓慢、恶心、呕吐等，应考虑是否有继发的颅内出血，立即停药，行头颅 CT 检查；保证输液速度，过慢会影响溶栓效果，过快易增加出血的风险；用药后观察患者原有症状是否减轻或好转，有无血尿、黑便、皮肤瘀点瘀斑、牙龈出血、眼底出血等出血表现，观察有无栓子脱落所致其他部位栓塞的表现，如下肢静脉栓塞引起的皮肤肿胀、发红、疼痛或功能障碍，发现异常及时报告医师处理。

2）脱水利尿剂的护理：甘露醇应无结晶，选择粗大静脉穿刺并快速输注，250 mL 药液在 15 ～ 30 分钟滴完，注意观察患者用药后是否有静脉炎，尿液的颜色、量及性质，保证水分摄入，准确记录 24 小时液体出入量，定期复查尿常规、肝肾功能和离子情况，有无少尿、血尿、蛋白尿等肾衰竭和离子紊乱的表现；观察有无脱水过度引起的低颅压性头痛、呕吐、意识障碍等表现，注意与高颅压相鉴别。

3）调整血压的用药护理：调整血压期间，护士应严密观察患者的意识状态和血压变化，向患者解释急性期应慎重降压，避免脑组织灌注不足，指导患者遵医嘱合理用药，减少钠盐摄入，减少焦虑、紧张等易引起血压升高的危险因素。使用静脉滴注的降压药物时注意控制滴速，避免速度过快引起血压骤降。血压过低的患者使用多巴胺等血管活性药物时注意防止输液渗漏导致组织受损。鼻饲的患者应慎重应用缓释口服降压药。

4）抗凝用药的护理：护士在使用肝素时，应注意观察患者的血压变化和调节输液速度，不能过快，一般控制在每分钟 10 ～ 15 滴；使用低分子肝素前，向患者和家属解释如果注射部位出现皮肤青紫，属于用药所致，适当延长针刺点的按压时间，避免局部皮肤的揉捏，可减少皮肤青紫的发生。用药后观察患者原有症状是否减轻或好转，有无血尿、黑便、皮肤瘀点瘀斑、牙龈出血、眼底出血等出血表现。

5）血管扩张药的护理：常用药物如尼莫地平，护士应监测患者的血压变化，控制滴速，一般小于每分钟 30 滴，指导患者和家属不要自行调节输液速度，出现不良反应及时报告医护人员。

6）中药的用药护理：护士在应用此类药物时，应注意中西药间的配伍禁忌，合理安排，防止药物间相互作用导致药效降低，甚至出现输液反应。

（6）心理护理：患者常因偏瘫、失语、生活不能自理而产生悲观、恐惧、抑郁的心理，影响了患者的有效治疗和康复，降低了生活质量，因此，护士应经常巡视病房，与之交谈，了解患者心理状态，耐心解释，给予安慰，帮助患者认识疾病，树立信心，配合治疗和护理。同时还要关注家属的心理护理，由于患者病情危重，家属多有紧张情绪，加之陪护工作很辛苦，导致身心疲惫，故在患者面前易表现出烦躁、焦虑、易怒，引起患者情绪波动，可能加重病情。

（十）健康指导

1. 疾病知识指导

指导患者和家属疾病发生的基本病因和危险因素、早期主要症状和就诊的指征，使患者和家属认识到预防比治疗更重要。合理降低血压、血糖、血脂，健康的饮食和运动，规律的生活方式是预防疾病的基础。发病后及时就医、积极治疗是促进健康的保证。

2. 康复指导

一般在患者意识清楚、生命体征平稳、病情不再发展后 48 小时即可进行康复训练。康复训练所需时间较长，需要循序渐进、树立信心、持之以恒，不要急功近利和半途而废。家属要关心体贴患者，给予生活照顾和精神支持，鼓励患者坚持锻炼。康复过程中加强安全防范，防止意外发生。对于康复过程中的疑问请询问医师或康复师。

3. 饮食指导

（1）合理进食：选择高蛋白、低盐、低脂、低热的清淡食物，改变不良的饮食习惯，如油炸食品、烧烤等，多食新鲜蔬菜水果，避免粗糙、干硬、辛辣等刺激性食物，避免过多食用动物内脏、动物油类，每日食盐量不超过 6 g。

（2）洼田饮水试验 2 ～ 3 分者，可头偏向一侧，喂食速度慢，避免交谈，防止呛咳、窒息的发生；洼田饮水试验 4 ～ 5 分者，遵医嘱给予鼻饲饮食，要防止食物反流引起窒息。

（3）增加粗纤维食物的摄入，如芹菜、韭菜，适量增加进水量，顺时针按摩腹部，减少便秘发生。患者数天未排便或排便不畅，可使用缓泻剂诱导排便。

4. 用药指导

（1）指导患者应用溶栓抗凝降纤类药物时，有出血倾向的表现，为保障用药安全，患者应积极配合监测凝血功能。

（2）口服药应按时服用，不要根据自己的感受减药、加药，忘记服药或在下次服药时补上忘记的药量会导致病情波动；不能擅自停药，需按照医师医嘱（口服药手册）进行减量或停药。

（3）静脉输液的过程中不要随意调节滴速，如有疑惑需询问护士。

5. 日常生活指导

（1）患者需要安静、舒适的环境，保持平和、稳定的情绪，避免各种不良情绪影响。改变不良的生活方式，如熬夜、赌博等，适当运动，合理休息和娱乐，多参加有益的社会活动，做力所能及的工作及家务。

（2）患者起床、起坐、低头等体位变化时动作要缓慢，转头不宜过猛过急，洗澡时间不能过长，外出时有人陪伴，防止意外发生。

（3）气候变化时注意保暖，防止感冒。

（4）戒烟、限酒。

6. 预防复发

（1）遵医嘱正确用药，如降压、降脂、降糖、抗凝药物等。

（2）出现头晕、头痛、一侧肢体麻木无力、口齿不清或进食呛咳、发热、外伤等症状时及时就诊。

（3）定期复诊，动态了解血压、血脂、血糖和心脏功能，预防并发症和复发。

（十一）护理评价

（1）能掌握正确的肢体功能锻炼方法，在医护人员和家属的指导和协助下，主动锻炼，肢体的运动功能逐渐恢复，认识到长期坚持锻炼的重要性，安全无外伤发生，无压力性损伤和坠积性肺炎等并发症。

（2）能通过除语言外的其他方法与他人沟通，从而满足自己的需求，主动进行语言康复训练，语言功能逐渐恢复。

（3）能掌握正确的进食或鼻饲方法，吞咽功能逐渐恢复，营养充足，无误吸、窒息等不良情况发生。

（4）出现失用综合征。

（5）心理状态良好，积极配合治疗与护理，对康复充满信心。

（6）掌握疾病相关知识。

二、脑栓塞

脑栓塞是指血液中的各种栓子随血液流入脑动脉而阻塞血管，引起相应供血区脑组织缺血坏死，导致局灶性神经功能缺损。

（一）病因和发病机制

脑栓塞按栓子来源分为两类：

1. 心源性栓子

心源性栓子为脑栓塞最常见病因，约占95%。引起脑栓塞的心脏疾病有房颤、风湿性心脏病、心肌梗死、心肌病、感染性心内膜炎、先天性心脏病、心脏手术等，其中房颤是引起心源性脑栓塞最常见的原因。

2. 非心源性栓子

可见于主动脉弓和颅外动脉的粥样硬化斑块及附壁血栓的脱落，还可见于脂肪滴、空气、寄生虫卵、肿瘤细胞等栓子或脓栓。

（二）临床表现

任何年龄均可发病，风湿性心脏病、先天性心脏病等以中、青年为主，冠心病及大动脉病变以老年为主。一般无明显诱因，也很少有前驱症状。脑栓塞是起病速度最快的脑卒中类型，症状常在数秒或数分钟内达到高峰，多为完全性卒中。起病后多数患者有意识障碍，但持续时间常较短。临床症状取决于栓塞部位、大小及侧支循环的建立情况，表现为局灶性神经功能缺损。发生在颈内动脉系统的脑栓塞约占 80%。脑栓塞发生出血性梗死的机会比脑血栓形成多。

（三）辅助检查

（1）头颅 CT、MRI：可显示脑栓塞的部位和范围。

（2）常规进行超声心动图、心电图、胸部 X 线片等检查，以确定栓子来源。

（3）脑血管造影、MRA、CTA、血管彩超、经颅多普勒超声等检查，有助于发现颅内外动脉的狭窄程度和动脉斑块。

（4）脑脊液检查：压力正常或升高，蛋白质常升高。感染性栓塞时白细胞增加；出血性栓塞时可见红细胞。

（四）治疗

1. 脑部病变的治疗

与脑血栓形成的治疗大致相同。尤其主张抗凝、抗血小板聚集治疗，防止形成新的血栓，预防复发。但出血性梗死、感染性栓塞时，应禁用溶栓、抗血小板、抗凝治疗。

2. 原发病治疗

目的是根除栓子来源，防止复发。如心源性脑栓塞容易再发，急性期应卧床休息数周，避免活动，并积极治疗房颤等原发心脏疾病。感染性栓塞时应积极应用抗生素。脂肪栓塞时可用 5% 碳酸氢钠等脂溶剂。

（五）护理评估 / 诊断 / 目标及措施

参见本节“脑血栓形成”部分。

（六）健康指导

告知患者和家属本病的常见病因和控制原发病的重要性；指导患者遵医嘱长期抗凝治疗，预防复发；在抗凝治疗中定期门诊复诊，监测凝血功能，及时在医护人员指导下调整药物剂量。其他详见本节“脑血栓形成”。

（七）预后

脑栓塞急性期病死率为 5% ~ 15%，多死于严重脑水肿引起的脑疝、肺部感染和心力衰竭。栓子来源不能消除者容易复发，复发者病死率更高。

（梁燕华）

第二节 脑出血

一、概述

脑出血是指原发性非外伤性脑实质内的出血，占急性脑血管疾病的 20% ~ 30%。高血压并发动脉硬化是自发性脑出血的主要病因，高血压患者约有 1/3 的机会发生脑出血，而 93.91% 的脑出血患者都有高血压病史。脑出血常发生于 50 ~ 70 岁男性，冬春季易发，发病前常无预感，多在情绪紧张、兴奋、排便用力时发病，可出现头痛、头晕、肢体麻木等先驱症状，也可在原有基础上突然加重。

二、临床表现

高血压性脑出血常发生于 50 ~ 70 岁，男性略多，冬春季易发，通常在活动和情绪激动时发病，出血前多无预兆，半数患者出现头痛并很剧烈，常见呕吐，出血后血压明显升高，临床症状常在数分钟至数小时达到高峰，临床症状体征因出血部位及出血量不同而异，基底核、丘脑与内囊出血引起轻偏瘫是常见的早期症状；少数病例出现痫性发作，常为局灶性；重症者迅速转入意识模糊或昏迷。

1. 运动和语言障碍

运动障碍以偏瘫为多见；言语障碍主要表现为失语和言语含糊不清。

2. 呕吐

约一半的患者发生呕吐，可能与脑出血时颅内压增高、眩晕发作、脑膜受到血液刺激有关。

3. 意识障碍

表现为嗜睡或昏迷，程度与脑出血的部位、出血量和速度有关。在脑较深部位的短时间内大量出血，大多会出现意识障碍。

4. 眼部症状

瞳孔不等大常发生于颅内压增高出现脑疝的患者；还可能有偏盲和眼球活动障碍。脑出血患者在急性期常常两眼凝视大脑的出血侧（凝视麻痹）。

5. 头痛头晕

头痛是脑出血的首发症状，常常位于出血一侧的头部；有颅内压增高时，疼痛可以发展到整个头部。头晕常与头痛伴发，特别是在小脑和脑干出血时。

三、检查

（一）实验室检查

1. 脑脊液检查

诊断明确者，一般不做脑脊液检查，以防脑疝发生，但在无条件做颅脑 CT 扫描或脑 MRI 检查时，腰椎穿刺仍有一定诊断价值，脑出血后由于脑组织水肿，颅内压一般较高，80% 的患者在发病 6 小时后，脑脊液呈血性或黄色，但腰椎穿刺脑脊液清亮时，不能完全排除脑出血的可能，术前应给予脱水剂降低颅内压，有颅内压增高或有脑疝的可能时，应禁忌做腰椎穿刺。

2. 血常规、尿常规和血糖

重症患者在急性期血常规检查可见白细胞计数升高，可有尿糖与蛋白尿阳性，脑出血急性期血糖增高由应激反应引起，血糖升高不仅直接反映机体代谢状态，而且反映病情的严重程度，血糖越高，应激性溃疡、脑疝、代谢性酸中毒、氮质血症等并发症发生率越高，预后越差。

（二）神经影像学检查

1. CT 检查

颅脑 CT 扫描可清楚显示出血部位、出血量大小、血肿形态、是否破入脑室，以及血肿周围有无低密度水肿带和占位效应等。病灶多呈圆形或卵圆形均匀高密度区，边界清楚，脑室大量积血时多呈高密度铸型，脑室扩大。1 周后血肿周围有环形增强，血肿吸收后呈低密度或囊性变。动态 CT 检查还可评价出血的进展情况。

2. MRI 和 MRA 检查

对发现结构异常，检出脑干和小脑的出血灶和监测脑出血的演进过程优于 CT 扫描，对急性脑出血诊断不及 CT。

3. DSA 检查

可检出脑动脉瘤，脑动静脉畸形，脑底异常血管网症（Moyamoya 病）和血管炎等。

4. 心电图检查

脑血管病患者因为脑 – 心综合征或心脏本身就有疾病，可有心脏功能和血管功能的改变。

（1）传导阻滞：如 P–R 间期延长，结性心律或房室分离。

（2）心律失常：房性或室性期前收缩。

（3）缺血性改变：S–T 段延长，下降，T 波改变。

（4）其他：假性心肌梗死的心电图改变等。

5. TCD 检查

有助于判断颅内高压和脑死亡，当血肿大于 25 mL 时，TCD 显示颅内血流动力学不对称改变，表示颅内压力不对称，搏动指数较平均血流速度更能反映颅内压力的不对称性。

（三）其他检查

包括血液生化、凝血功能和胸部 X 线摄片检查。外周白细胞和尿素氮水平可暂时升高，凝血活酶时间和部分凝血活酶时间异常提示有凝血功能障碍。

四、治疗

治疗原则为安静卧床、脱水降颅压、调整血压、防止继续出血、加强护理维持生命功能。防治并发症，以挽救生命，降低死亡率、残疾率，减少复发。

（1）一般应卧床休息 2 ~ 4 周，保持安静，避免情绪激动和血压升高。严密观察体温、脉搏、呼吸和血压等生命体征，注意瞳孔变化和意识改变。

（2）保持呼吸道通畅，清理呼吸道分泌物或吸入物。必要时及时行气管插管或切开术；有意识障碍、消化道出血者禁食 24 ~ 48 小时，必要时应排空胃内容物。

（3）水电解质平衡和营养，每日入液量可按尿量 + 500 mL 计算，如有高热、多汗、呕吐，维持中心静脉压在 5 ~ 12 mmHg 水平。注意防止水电解质紊乱，以免加重脑水肿。每日补钠、钾、糖类及热量，必要时给予脂肪乳剂注射液（脂肪乳）、人血白蛋白、氨基酸或能量合剂等。

（4）调整血糖，血糖过高或过低者，应及时纠正，维持血糖水平在 6 ~ 9 mmol/L。

（5）明显头痛、过度烦躁不安者，可酌情适当给予镇静止痛剂；便秘者可选用缓泻剂。

（6）降低颅内压，脑出血后脑水肿约在 48 小时达到高峰，维持 3 ~ 5 天后逐渐消退，可持续 2 ~ 3 周或更长。脑水肿可使颅内压增高，并导致脑疝形成，是影响脑出血死亡率及功能恢复的主要因素。积极控制脑水肿、降低颅内压是脑出血急性期治疗的重要环节。

（7）一般来说，病情危重致颅内压过高出现脑疝，内科保守治疗效果不佳时，应及时进行外科手术治疗。

（8）康复治疗，脑出血后，只要患者的生命体征平稳、病情不再进展，宜尽早进行康复治疗。早期分阶段综合康复治疗对恢复患者的神经功能、提高生活质量有益。

五、护理

（一）护理要点

脑出血患者在临床护理中最重要的是绝对卧床休息、保持大便通畅和情绪稳定；根据出血量多少、部位不同决定绝对卧床时间；加强病情观察；高血压患者调整血压；观察患者应用脱水剂后的情况。

（二）护理问题

1. 急性意识障碍

与脑出血产生脑水肿所致的大脑功能受损有关。

2. 潜在并发症

包括脑疝、上消化道出血。

3. 清理呼吸道无效

与分泌物过多、咳嗽无力、意识障碍有关。

4. 有误吸的危险

与吞咽神经受损、意识障碍有关。

5. 有皮肤完整性受损的危险

与瘫痪、长期卧床、年老消瘦、营养低下、感知改变、大小便失禁有关。

6. 躯体活动障碍

与偏瘫、意识障碍有关。

7. 语言沟通障碍

与失语有关。

8. 进食、如厕自理缺陷

与偏瘫有关。

9. 有废用综合征的危险

与脑出血所致运动障碍或长期卧床有关。

（三）护理措施

1. 一般护理

（1）休息与安全：急性期患者绝对卧床 2 ~ 4 周，头部抬高 15° ~ 30° 减轻脑水肿，烦躁患者加护床挡，必要时给予约束带适当约束；病室保持清洁、安静、舒适，室内空气新鲜，室温保持在 18 ~ 22℃，相对湿度为 50% ~ 70%。

（2）日常生活护理：以高蛋白、高维生素、易消化的清淡饮食为主，发病 24 小时后仍有意识障碍、不能经口进食者，应给予鼻饲饮食，同时做好口腔护理。协助更换体位，加强皮肤护理，防止压力性损伤；保持二便通畅，尤其二便失禁患者注意保护会阴部皮肤清洁干燥，早期康复介入，保持肢体功能位置。

（3）心理护理：评估患者心理状况，实施健康宣教，在治疗期间，鼓励患者保持情绪稳定。告知本病治疗及预后的有关知识，帮助患者消除焦虑、恐惧心理。

2. 病情观察及护理

（1）密切观察意识、瞳孔、生命体征变化。掌握脑疝的前驱症状，如头痛剧烈、喷射状呕吐、血压升高、脉搏洪大、呼吸深大伴鼾声、意识障碍加重等。发现异常情况，及时报告医师。

（2）保持呼吸道通畅，患者取平卧位，将头偏向一侧，及时清除呕吐物及咽部分泌物，防止呕吐物及分泌物误入气管引起窒息。

（3）建立静脉通道，遵医嘱用药，颅内压增高者遵医嘱给予脱水药。维持血压稳定，患者的血压保持在 150 ~ 160/90 ~ 100 mmHg 为宜，过高易引起再出血，过低则可使脑组织灌注量不足。

（4）定时更换体位，翻身时注意保护头部，转头时要轻、慢、稳。呼吸不规则者，不宜频繁更换体位。

（5）如患者痰液较少或呼吸伴有痰鸣音，鼓励患者咳嗽，指导患者有效排痰的方法，痰液较多、部位较深或咳痰无力时给予吸痰，吸痰前协助患者翻身、轻叩背，叩背顺序要由下向上、由外向内，力度适宜。

（6）密切观察上消化道出血的症状和体征。如呕吐的胃内容物呈咖啡色，则应考虑是否发生应激性溃疡，留取标本做潜血试验。急性消化道出血期间应禁食，恢复期应避免食用刺激性食物及含粗纤维多的食物。观察患者有无头晕、黑便、呕血等失血性休克表现。

（7）保持良好肢体位置，做好早期康复护理。对于脑出血松弛性瘫痪期患者，加强良好肢体位置摆放，避免一些异常反射的出现，如牵张反射。

3. 用药护理

使用脱水降颅压药物时，如 20% 甘露醇注射液、呋塞米注射液、甘油果糖、托拉塞米注射液等，注意监测尿量与水电解质的变化，防止低钾血症和肾功能受损。应用抗生素，防止肺感染、泌尿系感染等并发症。

4. 心理护理

患者常因偏瘫、失语、生活不能自理而产生悲观、恐惧的心理，护士应经常巡视病房，与之交谈，了解患者心理状态，耐心解释，给予安慰，帮助患者认识疾病，树立信心，配合治疗和护理。同时还要关注家属的心理护理，由于患者病情危重，家属多有紧张情绪，加之陪护工作很辛苦，导致身心疲惫，故在患者面前易表现出烦躁、焦虑、易怒，引起患者情绪波动，可能加重病情。

（四）康复指导

1. 急性期

应绝对卧床休息 2 ~ 4 周，抬高床头 15° ~ 30°，减轻脑水肿。发病后 24 ~ 48 小时尽量减少头部的摆动幅度，以防加重出血。四肢可在床上进行小幅度翻动，每 2 小时一次，有条件者可使用气垫床预防压力性损伤。

2. 生命体征平稳后

应开始在床上进行主动训练，时间从 5 ~ 10 分钟 / 次开始，渐至 30 ~ 45 分钟 / 次，如无不适，可做 2 ~ 3 次 / 日，不可过度用力憋气。

3. 康复训练

需要请专业的医师，可以为患者进行系统的康复训练。

（五）饮食指导

选择营养丰富、低盐低脂饮食，如鸡蛋、豆制品等。避免食用动物内脏、动物油类，每日食盐量不超过 6 g，多吃蔬菜、水果，尤其要增加粗纤维食物，如芹菜、韭菜，适量增加进水量，预防便秘的发生。洼田饮水试验 2 ~ 3 分者，可头偏向一侧，喂食速度慢，避免交谈，尽量选用糊状食物，以防呛咳、窒息；洼田饮水试验 4 ~ 5 分者，遵医嘱给予静脉营养支持或鼻饲饮食。

（六）用药指导

1. 口服药

按时服用，不要根据自己的感受减药、加药，忘记服药或在下次服药时补上忘记的药量会导致病情波动；不能擅自停药，需按照医师医嘱（口服药手册）减药或停药。

2. 静脉输液过程中

不要随意调节滴速，如有疑惑请询问护士。

（七）日常生活指导

（1）患者需要一个安静、舒适的环境，特别是发病 2 周内，应尽量减少探望，保持稳定的情绪，避免各种不良情绪影响。

（2）脑出血急性期，请不必过分紧张。大小便需在床上进行，不可自行下床如厕，以防再次出血发生；保持大便通畅，可食用香蕉、火龙果、蜂蜜，多进水，适度翻身，顺时针按摩腹部，减少便秘发生；若患者 3 天未排便，可使用缓泻剂诱导排便，禁忌用力屏气排便，诱发二次脑出血。

（3）病程中还会出现不同程度的头痛，向患者解释这是本病常见的症状，随着病情的好转，头痛症状会逐渐消失。

（4）部分患者有躁动、不安的表现，为防止自伤（如拔出各种管道、坠床等）或伤及他人，应在家属同意并签字的情况下酌情使用约束带，使用约束带期间应注意松紧适宜，定时松放，密切观察局部皮肤血运情况，防止皮肤破溃；放置床挡可防止患者发生坠床，尤其是使用气垫床的患者，使用时要防止皮肤与铁制床挡摩擦，发生刮伤。

（5）长期卧床易导致肺部感染，痰多不易咳出，加强翻身、叩背，促使痰液松动咳出，减轻肺部感染。咳痰无力者，可给予吸痰。

（八）健康指导

1. 疾病知识指导

（1）脑出血指原发性（非外伤性）脑实质内的出血，占全部脑卒中的 20% ~ 30%。

（2）脑出血的病因：高血压并发细小动脉硬化；颅内肿瘤；动静脉畸形；其他如脑动脉炎、血液病、Moyamoya 病、抗凝或溶栓治疗、淀粉样血管病。

（3）脑出血的诱因：寒冷气候、精神刺激、过度劳累、不良生活习惯（吸烟、酗酒、暴饮暴食、食后沐浴等）。

（4）脑出血的治疗：脑出血急性期治疗的主要原则为防止再出血、控制脑水肿、维持生命功能和防治并发症。一般治疗包括绝对卧床休息，保持呼吸道通畅，预防感染等；调控血压；控制脑水肿；应用止血药和凝血药；手术治疗（大脑半球出血量＞ 30 mL 和小脑出血量＞ 10 mL）；早期康复治疗。

（九）预防复发

（1）遵医嘱正确用药。

（2）定期复诊，监测血压、血脂等，保持情绪稳定，避免生气、激动、紧张。适当参与体育活动，如散步、太极拳等。预防并发症和脑出血的复发。

（梁燕华）

第三节　帕金森病

一、概述

帕金森病（PD），是一种常见于中老年人的神经系统变性疾病。临床主要表现为静止性震颤、肌强直、运动迟缓和姿势步态异常。65 岁以上人群的患病率高达 1%，随年龄增长而升高，男性略高于女性。良好的生活管理及正确的服药对延缓疾病的发展具有重要的意义。

（一）病因与发病机制

1. 年龄老化

本病多发生于 60 岁以上的中老年人，40 岁以前发病少见，提示衰老与发病有关。研究表明在 30 岁以后，随着年龄的增长，黑质多巴胺能神经元呈退行性变，多巴胺能神经元进行性减少。按照正常老化速度，60 岁时，黑质多巴胺能神经元丢失总量少于 30%，纹状体多巴胺递质含量减少不超过 50%。只有当黑质多巴胺能神经元减少 50% 以上，纹状体多巴胺递质减少 80% 以上时，可出现帕金森病的相关症状，因此年龄老化仅是帕金森病的一个促成因素。

2. 环境因素

流行病学调查显示，长期接触杀虫剂、除草剂或某些化学品可能是本病的危险因素。研究发现，海洛因毒品中含有一种副产品 1– 甲基 –4– 苯基 –1，2，3，6– 四氢吡啶（MPTP），MPTP 可诱发人类及其他灵长类动物出现帕金森病的病理改变及临床表现。MPTP 在化学结构上与某些杀虫剂、除草剂相似，因此，有学者认为环境中与该神经毒结构类似的化学物质可能是帕金森病的病因之一。

3. 遗传因素

绝大多数患者为散发病例，约 10% 的 PD 患者有家族史，多具有常染色体显性遗传或隐性遗传特征。遗传因素在年轻患者（小于 40 岁）发病中起着较为重要的作用。基因易感性如细胞色素 P4502D6。基因可能是 PD 的易感基因之一。

目前普遍认为帕金森病并非单一因素所致，而是多种因素共同参与的结果。遗传因素使患病易感性增加，但不一定发病，只有与环境因素和衰老共同作用，才会导致黑质多巴胺能神经元大量变性、丢失而发病。

（二）病理生理

1. 病理

主要病理改变有两大特征，其一为黑质多巴胺能神经元和其他含色素的神经元大量变性丢失。黑质致密部多巴胺能神经元丢失最为严重，当出现临床症状时，多巴胺能神经元至少丢失达到 50%，丢失越严重，症状越明显。其二是在残留的神经元胞质中出现嗜酸性包涵体，即路易小体。

2. 生化病理

通过黑质－纹状体通路，黑质多巴胺能神经元将多巴胺输送到纹状体，参与基底核的运动调节。PD 患者的黑质多巴胺能神经元大量变性丢失，纹状体多巴胺递质浓度大幅降低，一般出现临床症状时，纹状体多巴胺递质浓度降低达 80% 以上。患者症状严重程度与多巴胺递质降低的程度一致。

多巴胺（DA）和乙酰胆碱（Ach）为纹状体的两种重要神经递质，两者功能相互拮抗，保持两者平衡对基底核环路活动起重要的调节作用。PD 患者由于纹状体多巴胺含量显著降低，导致乙酰胆碱功能相对亢进，产生震颤、肌强直、运动减少等症状。多巴胺替代药物和抗胆碱药物对 PD 的治疗可纠正递质失衡。

二、临床表现

1. 静止性震颤

常为首发症状，多始于一侧上肢远端。震颤的特点为静止时明显，精神紧张时加重，随意运动时减轻，睡眠后消失，故称为静止性震颤，典型表现是拇指与屈曲的示指间呈“搓丸样”动作，频率为 4 ～ 6 Hz。

2. 肌强直

表现为被动运动关节时伸肌和屈肌张力同时增高，检查者感受到均匀一致增高的阻力，类似弯曲软铅管的感觉，称为“铅管样强直”。肌强直同时伴有静止性震颤的患者，在屈伸关节时，检查者感觉到在均匀的阻力中存在断续的停顿，如同转动齿轮感，称为“齿轮样强直”。

3. 运动迟缓

表现为随意运动减少，动作缓慢。早期表现为手指的精细动作缓慢，如解扣、系鞋带困难；随着疾病的发展，出现全面性随意运动减少、缓慢；晚期合并肌张力增高，出现起床、翻身困难。表现为动作开始困难和缓慢，如行走时起步、变换方向、停止困难。出现面容呆板，瞬目减少，常出现双眼凝视，称为“面具脸”。书写时字体越写越小，呈现出“写字过小征”。

4. 姿势步态异常

姿势步态异常是疾病进展的重要标志，同时也是致残的重要原因。主要指由于平衡功能减退，姿势反射消失而引起的姿势、步态不稳。疾病的早期表现为患侧下肢拖曳，上肢自动摆臂动作减少或消失。随着疾病的进展，步伐变小变慢，启动、转弯或遇障碍物时步态障碍表现明显。有时行走过程中突然全身僵直，双脚不能抬起，称为“冻结”现象。步伐小且越走越快，不能立刻停止，为帕金森病的特有体征，称为“慌张步态”。

5. 其他

口、咽、腭肌运动障碍导致语速慢、流涎；吞咽活动减少导致口水过多，吞咽障碍；自主神经症状较为常见，如便秘、出汗异常、性功能减退等。

三、检查

1. 生化检测

放射免疫法能够检测出脑脊液生长抑素含量降低。高效液相色谱和高效液相色谱－电化学法能够检测出脑脊液和尿液中高香草酸含量降低。

2. 功能影像学检测

正电子发射断层扫描（PET）或单光子发射计算机断层显像（SPE-CT）利用特定放射性核素进行检测，疾病早期可显示患者脑内多巴胺转运体功能明显降低，D2 型多巴胺受体的活性早期为超敏，后期为低敏，多巴胺递质合成减少，对帕金森病早期诊断、病情进展检测和鉴别诊断具有一定的价值。

3. 基因诊断

部分有家族史患者，可采用 DNA 印迹技术、DNA 序列分析、PCR、全基因组扫描等，可能发现基因突变。

4. 血液、脑脊液常规化验

均无异常，CT、MRI 检查无特征性改变，但可作为临床鉴别诊断依据。

四、治疗

药物治疗的原则为小剂量开始，逐渐增加，以较小剂量达到最为满意的疗效。

1. 抗胆碱能药

主要有苯海索，适用于震颤明显且年轻患者，老年患者慎用，前列腺肥大和闭角型青光眼患者禁用。

2. 金刚烷胺

对少动、强直、震颤有改善作用，对伴异动症患者有一定治疗作用。肾功能不全和癫痫患者慎用，哺乳期女性禁用。

3. 复方左旋多巴

为目前治疗帕金森病最基本、最有效的药物，对震颤、强直、运动迟缓等有较好疗效。初始服用剂量为 62.5 ～ 125 mg，每日 2 ～ 3 次，根据病情逐渐增加剂量直至疗效满意和不出现不良反应。

（1）复方左旋多巴分为标准剂、控释剂、水溶剂等不同剂型。①标准剂：多巴丝肼和卡左双多巴控释片，为常规选用治疗剂型。②控释剂：血药浓度较稳定，药效作用时间长，有利于控制症状波动，缺点为生物利用度低，起效缓慢，适用于伴症状波动或早期患病者。③水溶剂：易在水中溶解、便于口服、吸收迅速、起效较快，适用于晨僵、吞咽困难、餐后“关闭”者。

（2）长期服用左旋多巴制剂的患者，可出现症状波动和异动症。症状波动有两种形式。①疗效减退，亦称为剂末恶化：指药物的有效作用时间逐渐缩短，症状随血药浓度发生规律波动。②开 – 关现象：指症状在突然缓解（开期）与加重（关期）之间波动，“开期”常伴有异动症。异动症表现为不自主的舞蹈样、肌张力障碍样动作，可累及头面部、四肢和躯干，常表现为摇头、怪相，以及双臂、双腿和躯干的各种异常运动。

4. 多巴胺受体激动药

目前大多推荐多巴胺受体激动药为首选药物，尤其用于年轻患者或疾病初期。此类药物可避免纹状体突触后膜多巴胺受体产生“脉冲”样刺激，从而减少或延迟运动并发症的发生。多巴胺受体激动药分为麦角类和非麦角类。

（1）麦角类：常用药物包括溴隐亭、培高利特等，麦角类多巴胺受体激动药可导致心脏瓣膜病变及肺胸膜纤维化，现已不主张使用。

（2）非麦角类：无麦角类不良反应，可安全使用。

五、护理

（一）护理诊断 / 问题

1. 躯体活动障碍

与疾病所致震颤、肌强直、运动迟缓、姿势步态异常有关。

2. 营养失调：低于机体需要量

与疾病所致吞咽困难及震颤所致机体消耗量增加有关。

3. 便秘

与活动量减少或（和）胃肠功能减退有关。

4. 长期自尊低下

与流涎、震颤、肌强直等形象改变，言语障碍及生活需依赖他人有关。

5. 知识缺乏

缺乏疾病相关知识及药物治疗相关知识。

6. 有皮肤完整性受损的危险

与疾病所致躯体活动障碍有关。

（二）护理目标

（1）患者日常生活需要能够得到满足。

（2）患者安全，无外伤发生。

（3）患者营养摄入能够满足机体需要。

（4）患者无便秘发生或便秘得到缓解。

（5）患者无自尊低下。

（6）患者了解疾病及相关知识。

（7）患者无皮肤破损。

（三）护理措施

1. 一般护理

（1）因部分患者手部震颤，不能进行手部精细活动，因此应避免选择系扣衣物，可选粘贴式或拉链式衣服。患者生活区域内如病室、卫生间、走廊等可增加扶手并调整室内座椅、病床和卫生间设施的高度，以方便患者使用。日常用品放置于患者易于取拿的位置，床旁设置呼叫器。

（2）为患者提供辅助行走的工具，下床活动前做好准备工作，先给予双下肢肌肉按摩，但应避免过度用力，以免造成患者疼痛或骨折。

（3）指导患者规律排便，根据个人排便习惯，选择舒适体位进行尝试性排便。便秘患者可遵医嘱给予口服缓泻剂或灌肠。

（4）卧床患者应保持床单位清洁、无渣屑，给予患者翻身、叩背，防止出现压力性损伤及坠积性肺炎。将肢体置于功能位，在骨隆突处垫软枕。

2. 病情观察

观察疾病晚期患者是否出现吞咽困难和饮水呛咳，观察药物疗效及是否出现开－关现象和剂末恶化。

3. 用药护理

（1）药物不良反应及应对方法。

1）抗胆碱能药：不良反应有口干、视物模糊、排尿困难、便秘，甚至出现幻觉、妄想。

2）金刚烷胺：不良反应有失眠、头晕、头痛、恶心、下肢网状青斑、踝部水肿等。

3）复方左旋多巴：服用早期可出现恶心、呕吐、直立性低血压等不良反应，可减少药物剂量或调整服药时间，以缓解症状。当出现严重的精神症状如幻觉、欣快、意识模糊、精神错乱时，需将患者置于无易碎品、危险品的单人病房内，由专人看护。若患者极度烦躁不安，有自伤的危险，可经家属同意并签署知情同意书后给予保护性约束，并定时给予松解。

长期服用左旋多巴制剂出现剂末恶化时，可增加每日服药次数或每次服药剂量，或改用缓释剂，或加用其他辅助药物。食物中的蛋白质对左旋多巴的吸收有一定的影响，因此，宜在餐前1小时或餐后1.5小时服药，出现开－关现象时可加用多巴胺受体激动药。

4）多巴胺受体激动药：不良反应与复方左旋多巴相近，差别在于直立性低血压和精神症状的发生率稍高，症状波动和异动症的发生率低。

（2）药效观察：观察用药后患者震颤、运动迟缓、肌强直、语言功能是否改善，改善程度如何，通过观察患者行走姿势、讲话的流利程度、系纽扣或书写等动作完成程度，确认药物疗效。

4. 安全护理

（1）病室内避免摆放易碎物品，保持地面防湿、防滑，去除门槛，方便患者出入。

（2）对于震颤、动作迟缓患者，使用不易碎钢制碗盘和大手柄的汤匙，指导患者勿独自倒热水和使用刀具等，以免发生烫伤、割伤。

（3）对有抑郁、意识模糊、幻觉、精神错乱或智能障碍的患者，由专人进行看护，防止发生碰伤、摔伤等。

（4）严格查对患者服药情况，药物专人管理、专人按时发放，以确保患者无错服、漏服发生。

5. 饮食护理

（1）鼓励患者每日摄入足够的营养及水分，以满足患者机体消耗。指导患者进食高热量、高纤维素、高维生素、易咀嚼、易消化、无刺激性的食物，亦可选择进食适量的优质蛋白及营养素，补充机体需要。鼓励患者进食粗纤维食物，指导患者多饮水，预防便秘的发生。

（2）为患者创造良好的进餐环境及选择舒适的体位，可取坐位或半坐位进食和饮水。给予患者充足的进餐时间，不打扰、不催促，若患者进食时间过长，导致食物变凉，可将食物再次加热后食用。

（3）部分患者胃肠功能、咀嚼及吞咽功能会有所减退，常导致机体营养摄入不足，加之肢体震颤消耗能量，因此，可鼓励少食多餐。咀嚼功能减退患者进食时，可将食物切成小块状或选择软食或半流食，便于咀嚼及吞咽。如吞咽障碍、进食量少无法满足机体需要时，可遵医嘱给予鼻饲置管。

（4）评估患者营养摄入情况及患者饮食情况，调整进食量及种类，观察患者的体重和精神状态。

6. 心理护理

帕金森患者早期可完成自我照顾，但外在形象的改变，如流涎、肢体震颤、动作迟钝等，可使患者产生自卑心理，寡言，逐渐远离人际交往。随着疾病的发生发展，患者逐渐需要依靠他人生活，产生焦虑、抑郁甚至绝望心理。护士应密切观察患者的心理变化，诚恳、和善地与患者沟通，耐心倾听，充分了解患者心理及生活需要。

7. 康复护理

（1）疾病初期，鼓励患者参加社交活动和体育锻炼，使身体各关节及肌肉适当活动。

（2）疾病中期，生活仍可基本自理，可通过日常活动进行功能训练，如穿脱衣服、洗漱、拖地等。鼓励患者进行大踏步训练，踏步时应专心且目视前方，双臂自然摆动，避免突然加速或转弯，转弯时应以弧线形前移，勿原地转弯。如出现突然僵直，不宜强行拉拽患者前行，应指导患者放松，先向后退一步，再前行。疾病中期常出现运动障碍或某些特定动作困难，可针对特定动作进行功能锻炼。如患者坐起困难，可在患者进行功能锻炼后，进行反复起坐练习。

（3）疾病晚期，卧床患者不能进行主动功能锻炼，需给予被动功能锻炼，可选择被动关节活动、按摩四肢肌肉，以保持关节灵活度及防止肌肉萎缩。

（4）言语及吞咽功能障碍患者，可进行伸舌、龇牙、鼓腮、吹吸、紧闭口唇等动作锻炼面部肌肉功能。言语障碍者，可指导患者读单字、词汇、短句，进行循序渐进的练习，以锻炼患者协调发音。

（四）健康指导

1. 药物指导

帕金森病主要的治疗方法为药物治疗，患者需长期服药或终身服药，向患者讲解常用药物的种类、服用方法、服用时间、疗效和用药后不良反应的观察。督促患者严格遵医嘱服药，不可随意增减或擅自停药，以免加速病情进展。

2. 生活指导

汗液分泌较多或卧床患者的皮肤抵抗力较差，易发生压力性损伤，应及时清洁皮肤，更换干净、柔软的衣物，定时翻身，以改善局部皮肤血液循环，预防压力性损伤。指导患者养成良好的生活习惯，保证睡眠充足，避免过度劳累。鼓励患者培养兴趣爱好，坚持适量运动，进行自我照顾。生活需依靠家人者，鼓励患者树立信心，进行力所能及的自我照顾，通过日常生活进行功能锻炼。避免从事高危、紧张工作，如攀高、操控精密仪器等工作。日常生活中勿独自进行有危险的活动，如使用热水器、燃气、锐器等。避免接触危险物品，如暖水瓶、瓷碗等。患者需随身携带填有患者姓名、家庭住址、家人联系方式、疾病诊断等的个人信息卡。

3. 饮食指导

合理膳食，少食多餐，多饮水，防止便秘发生。

4. 康复指导

疾病初期，鼓励患者参加社交活动和体育锻炼。疾病中期，鼓励患者进行自我照顾。疾病晚期，指导家属为患者进行被动功能锻炼。

（五）护理评价

通过治疗和护理，患者是否：①学会使用辅助器具，在他人协助下生活需要得到满足；②安全，无外伤发生；③营养摄入能够满足机体需要；④有便秘发生；⑤自信；⑥了解疾病及相关知识；⑦皮肤无破损。

（梁燕华）

第四节　三叉神经痛

一、概述

三叉神经痛是指三叉神经分布区的一种反复发作的、短暂的、难以忍受的阵发性剧痛。三叉神经痛归属于神经病理性疼痛。

（一）病因

三叉神经痛分为原发性和继发性两种类型。原发性三叉神经痛尚无确切病因；继发性三叉神经痛有明确病因，多为脑桥小脑角占位病变压迫三叉神经及多发性硬化等所致。

（二）发病机制及病理

三叉神经感觉根切断术活检可见：神经节细胞消失，神经纤维脱髓鞘或髓鞘增厚，轴索变细或消失。部分患者后颅窝有异常小血管团，压迫三叉神经根或延髓外侧。

二、临床表现

1. 性别与年龄

年龄多在 40 岁以上，以中、老年人为多。女性多于男性，约为 3 ∶ 2。

2. 疼痛部位

右侧多于左侧，疼痛由面部、口腔或下颌的某一点开始扩散到三叉神经某一支或多支，以第二支、第三支发病最为常见，第一支者少见。其疼痛范围绝对不超越面部中线，亦不超过三叉神经分布区域。偶尔有双侧三叉神经痛者，占 3%。

3. 疼痛性质

如刀割、针刺、撕裂、烧灼或电击样剧烈难忍的疼痛，甚至痛不欲生。

4. 疼痛的规律

三叉神经痛的发作常无预兆，而疼痛发作一般有规律。每次疼痛发作时间由仅持续数秒到 1 ～ 2 分钟骤然停止。初期起病时发作次数较少，间歇期亦长，数分钟、数小时不等，随病情发展，发作逐渐频繁，间歇期逐渐缩短，疼痛亦逐渐加重而剧烈。夜晚疼痛发作减少。间歇期无任何不适；说话、吃饭、洗脸、剃须、刷牙及风吹等均可诱发疼痛，以致患者精神萎靡不振，行动谨小慎微，甚至不敢洗脸、刷牙、进食，说话也小心，唯恐引起发作。

5. 表情和颜面部变化

发作时常突然停止说话、进食等活动，疼痛侧面部可呈现痉挛，即“痛性痉挛”，皱眉咬牙、张口掩目，或用手掌用力揉搓颜面以致局部皮肤粗糙、增厚、眉毛脱落、结膜充血、流泪及流涎。表情呈精神紧张、焦虑状态。

6. 神经系统检查

无异常体征，少数有面部感觉减退。此类患者应进一步询问病史，尤其询问既往是否有高血压病史，进行全面的神经系统检查，必要时包括腰椎穿刺、颅底和内听道摄片、颅脑 CT、MRI 等检查，有助于继发性三叉神经痛鉴别。

三、检查

（1）头颅 CT 或 MRI。

（2）必要时行脑脊液检查，寻找病因。

四、治疗

原发性三叉神经痛迅速有效止痛是关键，抗癫痫药物治疗有效。继发性者则主要针对病因治疗。

1. 药物治疗

（1）卡马西平：首选药物。初始剂量为 0.1 g，2 ~ 3 次 / 日，以后每次增加 0.1 g，疼痛停止后逐渐减量，最小有效维持剂量常为 0.6 ~ 0.8 g/d，有效率约 70%，孕妇忌用。常见不良反应有头晕、嗜睡、口干、恶心、行走欠稳，数日后消失。若出现皮疹、白细胞下降，须停药。若出现共济失调、复视、再生障碍性贫血和肝功能障碍，须立即停药。

（2）其次可选用苯妥英钠、氯硝西泮、氯丙嗪、氟哌啶醇，轻者可服用解热镇痛药物。

2. 封闭治疗

将无水乙醇或其他药物，如维生素 B_{12}、泼尼松龙等，注射到三叉神经分支或半月神经节内，可达到止痛目的。疗效可持续 6 ~ 12 个月。

3. 经皮半月神经节射频电凝疗法

采用射频电凝治疗对大多数患者有效，可缓解疼痛数月至数年，但可能有面部感觉异常、角膜炎、复视、咀嚼无力等并发症。

4. 手术治疗

原发者手术方式：

（1）三叉神经感觉根部分切断术。

（2）三叉神经脊髓束切断术。

（3）三叉神经显微血管减压术。近年来较多进行显微血管减压术，止痛的同时不产生感觉及运动障碍，并发症有面部感觉减退，滑车神经、展神经或面神经损伤等。

5. γ 刀或 X 线刀治疗

靶点是三叉神经感觉根，定位要求特别精确。

五、护理

（一）护理问题

1. 疼痛

与三叉神经病变有关。

2. 营养失调：低于机体需要量

与摄入量减少有关。

3. 焦虑

与疼痛困扰、担心疾病预后有关。

4. 知识缺乏

缺乏疾病、药物及护理等相关知识。

5. 家庭运作异常

与调整的需要、角色紊乱，以及不确定的愈合有关。

（二）护理目标

（1）疼痛缓解或消失。

（2）营养平衡。

（3）情绪稳定，配合治疗。

（4）患者及家属了解疾病相关知识。

（5）人际关系良好，家庭和谐。

（三）护理措施

标准化的常规护理内容应包括以下组成部分：对触、压、针刺、冷、热、振动刺激的反应及时间总和效应，并以正常、降低、增高记录。

1. 床旁评估

向患者介绍与本病有关的知识，帮助患者认清疾病的本质。尤其对那些久治不愈的患者，应使其认识到目前对他所患疾病还没有一种特定的最好方法，只能试用各种疗法。使患者心中既充满希望，又不至于对某种治疗期望过高。

2. 心理护理

安排患者到有相似病种并恢复较好的患者病室，促进患者之间交流，使其得到良好的影响；指导家属如何照顾、关心患者，使其感到家庭的支持；主动接近因害怕疼痛而不愿讲话的患者，理解、承认患者的痛苦，鼓励患者表达自身感受。

转移注意力，引导患者将注意力放在工作上，培养兴趣爱好，让其忘记病痛，在工作成绩和兴趣爱好上找到安慰和满足；针对个体情况进行针对性心理护理。

3. 饮食

在间歇期鼓励患者进食，给予营养丰富的流质或半流质饮食等，防止营养不良。饮食勿辛辣、油腻、避免用力咀嚼诱发疼痛；对食欲不佳的患者，尽量调整食物的色、香、味，以增进食欲；对担心进食会引起疼痛的患者，要耐心讲解饮食的重要性，鼓励进食。

4. 休息

保证休息和睡眠对疼痛患者来说至关重要。应合理安排镇痛药和镇静剂的服用时间，为患者提供安静、舒适的睡眠环境，必要时提供单间。

5. 基础护理

不能洗脸和刷牙的患者应给予口腔护理，1 ~ 2 次 / 日，保持口腔清洁，预防感染。

6. 健康宣教

向患者及家属讲解疾病相关知识，介绍一些缓解疼痛的方法。

7. 药物指导

合理使用缓解疼痛的药物，注意用药时间、剂量，以及药物的不良反应，防止药物依赖或毒麻药成瘾；做好患者的疼痛评估，了解患者疼痛程度；在饮水、吃饭、剃须、洗脸、漱口等时不要触及患者的“触发区”而加重疼痛；指导患者用盐水漱口或湿毛巾轻轻擦拭面部，切记避开“疼痛触发区”；当疼痛发作或加剧时，可暂停各项活动。

（四）并发症的处理及护理

三叉神经痛最常出现的并发症是显微血管减压术后头晕、恶心、口角疱疹、脑脊液漏、面瘫、肺部感染等。具体护理措施如下。

1. 头晕、头痛、恶心、呕吐

予以止痛、止吐、护胃等药物对症护理，改善口腔卫生，以免引起呼吸困难和口腔感染，保证病房环境卫生，提高舒适度。头痛和呕吐严重者要及时通知医师，行 CT 检查。

2. 口角疱疹

予以抗生素药物治疗，并做好口腔护理。

3. 脑脊液漏

术后体征检测若发现脑脊液漏应及时通知医师，行切口二次缝合处理，对切口处进行加压包扎，腰椎穿刺排空脑脊液，避免二次感染。

4. 面瘫、面部麻木、耳鸣、听力下降

密切关注患者面部五官对称性及面部颜色，眼睛闭合不严者注意保护患者眼角膜，予以解痉药物治疗，保证机体健康。

5. 高热

予以激素药物治疗，辅助冰敷等物理降温，降温护理可持续 3 日左右。

6. 肺部感染

给予抗生素药物治疗，感染严重的患者行体位引流，可配合拍背、纤维支气管镜下吸痰等方法。

7. 后颅窝硬膜下血肿

及时清除血肿，给予抗生素治疗，加强常规护理，提高并发症中的舒适度。

（五）预防

对不同发作程度的患者选用合适的治疗方法。指导患者生活规律，保持情绪稳定和心情愉快，培养多种兴趣爱好，适当分散注意力，保持正常作息和睡眠，洗脸、刷牙动作宜轻柔，食物宜软，忌生硬、油炸食物。

（梁燕华）

第五节　急性炎症性脱髓鞘性多发性神经病

一、概述

急性炎症性脱髓鞘性多发性神经病（AIDP）又称吉兰－巴雷综合征（GBS），是一组急性或亚急性起病，由自身免疫介导的周围神经病，常累及脑神经。病理改变为周围神经广泛炎症性节段性脱髓鞘和小血管周围淋巴细胞及巨噬细胞的炎性反应。临床表现为迅速出现双下肢或四肢弛缓性瘫痪，急性严重患者可很快出现四肢瘫痪及呼吸肌麻痹，继而危及生命。

（一）病因

病因尚未确定，大多数认为是多因素的，包括内外两方面。

外因：大于2/3的患者发病前4周内有呼吸道或消化道感染症状。临床及流行病学资料显示可能与空肠弯曲菌感染有关。此外，文献报道还与单纯疱疹病毒、带状疱疹病毒、流感A和B病毒、流行性腮腺炎、麻疹、柯萨奇病毒、甲型和乙型肝炎病毒、天花和人类免疫缺陷病毒等感染有关。

内因：免疫遗传学因素，与不同个体对疾病的易患性有差别。但目前尚无公认的GBS易感基因被发现。

（二）发病机制及病理

发病机制仍不是很明确，但是多数认为是由细胞免疫和体液免疫共同介导的自身免疫性疾病。

AIDP：周围神经组织中小血管周围淋巴细胞与巨噬细胞浸润及神经纤维的节段性脱髓鞘，严重病例出现继发轴突变性。

急性运动轴索型神经病（AMAN）型GBS：脊神经前根和周围神经运动纤维的轴突变性及继发的髓鞘崩解。

急性运动感觉轴索型神经病（AMSAN）型GBS：病理特点与AMAN相似，脊神经前、后根及周围神经纤维的轴突均可受累。

二、临床表现

（1）各年龄组均可发病，男性略多于女性，一年四季均可发病。

（2）发病前4周内有呼吸道、消化道感染症状，少数有疫苗接种史。

（3）急性或亚急性起病，3 ~ 15日达高峰。

（4）运动障碍：肢体对称性无力，多为首发症状。可自远端向近端发展或相反，亦可远、近端同时受累，并可累及躯干，严重病例可因累及肋间肌及膈肌而致呼吸麻痹。瘫痪特征为弛缓性瘫痪，腱反射减低或消失，病理反射阴性。常伴脑神经损害。

（5）感觉障碍：多数有肢体远端感觉异常，如刺痛、麻木、烧灼感，特征性的感觉障碍为感觉缺失或减退，呈手套袜子样分布。1/3的患者还有颈后部或四肢肌肉疼痛。

（6）自主神经症状：常见皮肤潮红、出汗多，窦性心动过速，暂时性尿潴留。

（7）主要危险：呼吸肌麻痹是其主要危险，其次为肺部感染。严重心律失常及心力衰竭等并发症也是致死的重要因素。

三、检查

1. 脑脊液

发病第2周出现蛋白细胞分离现象，即蛋白含量增高而白细胞计数正常。蛋白含量增高常在起病后第3周末达到高峰。蛋白细胞分离现象是本病的重要特点。

2. 神经传导速度和肌电图检查

根据神经电生理的理论，神经传导速度与髓鞘关系密切，波幅则主要代表轴突的功能。

3. 心电图

严重病例可有心电图改变，以窦性心动过速和ST-T改变最为常见。

四、治疗

（一）病因治疗

抑制免疫反应，清除致病因子，阻止病情发展。

1. 静脉注射用免疫球蛋白（IVIG）

IVIG是重型GBS患者的一线用药，有效率为50% ~ 70%。病情严重或进展者，应尽早使用。推荐用量：成人0.4 g/（kg · d），静脉滴注，连续使用5日；不良反应轻微且发生率低，对于发热、面红等，可通过减慢滴速预防和消除。有过敏者或存在IgA型抗体者，肾功能不全、心力衰竭的患者禁用。

2. 血浆置换（PE）

适用于体质情况较好的成人及大龄儿童。周围神经脱髓鞘时，由于体液免疫系统的作用，患者血液中存在与发病有关的抗体、补体和细胞因子，发病2周内采用PE疗法，可减轻临床症状，缩短需要呼吸机的时间，降低并发症发生率，并迅速降低抵抗周围神经髓鞘抗体的滴度。可能出现的不良反应：枸橼酸盐中毒，一过性低血压，心律失常等。

3. 皮质激素

曾经是治疗 GBS 的主要药物，近年来发现其效果未优于一般治疗，且可能发生并发症，现多已不主张应用，但慢性 GBS 对激素仍有良好的反应。

（二）对症治疗

1. 呼吸肌麻痹

呼吸肌麻痹是此病最主要的危险因素，应密切观察呼吸困难的程度，必要时行气管插管或气管切开术，给予机械通气。呼吸麻痹抢救成功与否是提高本病的治愈率、降低病死率的关键，呼吸机的正确使用则是成功抢救呼吸麻痹的保证。

2. 使用水溶性维生素

尤其增加维生素 B_1 和维生素 B_{12}（甲钴胺、氰钴胺）的补充，使用神经生长因子等促进神经修复。

3. 各种并发症

如肺炎、静脉栓塞、便秘、尿潴留的处理。

4. 康复治疗

进行针灸、理疗，加强被动、主动训练。

五、护理

（一）主要护理问题

1. 低效型呼吸形态

与周围神经损害、呼吸肌麻痹有关。

2. 清理呼吸道

低效或无效。

3. 不舒适

与感觉异常有关。

4. 营养失衡

摄入量低于机体需要量。

5. 自理能力缺陷

与肢体瘫痪有关。

6. 躯体活动障碍

与四肢肌肉进行性瘫痪有关。

7. 潜在并发症

包括肺部感染、深静脉血栓形成、便秘、尿潴留等。

8. 焦虑 / 恐惧

与呼吸困难、濒死感，害怕气管切开、担心疾病的进展及预后相关。

9. 知识缺乏

缺乏疾病、药物及护理等相关知识。

10. 家庭运作异常

与调整的需要、角色紊乱及不确定的预后有关。

（二）护理目标

（1）患者恢复正常的呼吸形态，无缺氧体征，血氧饱和度正常。

（2）保证有效清除呼吸道分泌物，保持呼吸道通畅。

（3）患者主诉不适感减轻或消失。

（4）营养供给保证疾病需求，营养指标符合要求。

（5）患者卧床期间感到清洁舒适，生活需要得到满足。

（6）能在外界帮助下活动，无压力性损伤发生。

（7）并发症得到有效预防或及时妥当的处理。

（8）患者焦虑 / 恐惧程度减轻，配合治疗及护理。

（9）患者及家属对疾病相关知识有较好的了解。

（10）患者及家属能配合采取预防并发症的措施，将并发症的发生率降到最低。

（三）护理措施

1. 一般护理

（1）常规护理内容：向患者介绍与本病有关的知识，使其了解其病程及预后；鼓励患者表达自身感受，激发患者的能动性。

（2）心理护理：指导家属照顾患者，使患者感到来自家庭的支持；针对个体情况进行针对性心理护理。

（3）饮食：供给高蛋白、高维生素及高热量饮食，以增强机体抵抗力；观察患者有无吞咽困难，必要时安置胃管，喂流质饮食。

（4）休息：卧床休息，保证充足的睡眠，适时进行床上活动，参与主动、被动训练，保持输液管通畅，妥善固定留置针，注意观察穿刺部位皮肤。

（5）各管道的观察及护理：包括胃管、尿管、气管。

（6）基础护理：做好口腔护理、胃管护理、尿管护理，定时翻身，向患者及家属讲明翻身的重要性，使患者能保证 2 ~ 3 小时翻身一次，保持床单平整、干燥，帮助患者建立舒适卧位。

2. 病情观察

密切观察生命体征变化，特别注意呼吸情况，如呼吸的频率节律、呼吸动度，有无缺氧表现，血气分析 SaO_2 等，并做好记录。如患者出现呼吸无力、吞咽困难应及时通知医师，做好相应处理。

3. 保持呼吸道通畅

保持呼吸道通畅是抢救呼吸肌麻痹的关键，应抬高床头，吸氧时氧流量根据病情的需要给予。鼓励患者咳嗽、深呼吸，帮助患者翻身、拍背或体位引流，及时排出呼吸道分泌物，必要时吸痰。

4. 辅助呼吸

如患者出现明显的呼吸困难、烦躁、出汗、指（趾）甲及口唇发绀，肺活量降至每千克体重 20 ~ 25 mL 以下，血氧饱和度降低，动脉血氧分压低于 9.3 kPa 等，应立即准备抢救用物并协助气管插管或气管切开术，安置人工呼吸机辅助呼吸，根据患者的临床情况及血气分析资料，适当调节呼吸机的通气量、压力等参数。做好气管切开术后护理和气道护理。

5. 用药护理

护士应熟悉患者所用的药物，应向患者解释清楚药物的使用时间、方法及不良反应。根据患者的血、痰培养结果合理使用抗生素。

6. 康复指导

（1）预防肢体畸形：四肢弛缓性瘫痪是本病特征，因此早期肢体远端的固定对后期的康复训练和生活质量有着重要的影响。一般足部放硬枕或穿直角夹板鞋使足背和小腿呈 90°，防止足下垂。早期对瘫痪肢体做被动运动，每日 2 ~ 3 次，每次 10 ~ 20 分钟，Ⅲ级以上肌力鼓励患者做主动运动，运动量和运动方式应根据患者的具体情况和康复医师的要求调整，如下肢的抗阻力训练等，促进肌力恢复，预防肌肉萎缩和关节挛缩。

（2）肢体功能恢复训练：急性期，尽早进行肢体功能训练，从卧位逐步改为半卧位和坐位，开始由他人扶持，后背有支架，逐渐变为自己坐起，端坐时间延长。能独立坐稳后，患者可以在他人协助下下地站立，开始扶床、桌等站立，以后扶拐靠墙站立、扶双拐站立至最后能独自站立。独自站稳后，再进行行走训练，开始由他人扶或用习步车，先练习迈步，然后过渡至扶拐走。运动量逐渐加大，注意安全，在训练时必须有人保护。

7. 保护性隔离

由于 GBS 患者活动受限，应用激素类药物，易感染，应减少探视，严格执行消毒、隔离措施，医护人员治疗前要洗手，病室用紫外线或消毒机照射 1 ~ 2 次 / 日，注意保暖，防止受凉。

（四）健康宣教

（1）指导患者正确使用药物，勿私自停药或滥用药物，合理膳食，加强营养。

（2）指导患者及家属了解本病相关知识及自我护理方法。

（3）告知患者功能锻炼的重要性，指导、鼓励患者加强肢体功能锻炼，避免感冒、感染等诱发因素。

（梁燕华）

第六节 特发性面神经麻痹

一、概述

特发性面神经麻痹是茎乳孔（面神经管）内面神经的非特异性炎症引起的周围性面肌瘫痪，又称为面神经炎或贝尔（Bell）麻痹。

（一）病因

病因尚不完全清楚，多数认为是病毒感染、风寒、自主神经功能障碍，导致面神经局部的营养血管痉挛、缺血、水肿，压迫面神经而发病。近些年的研究结果证实了受损面神经存在单纯疱疹病毒感染。

（二）发病机制及病理

发病机制尚未完全阐明，病理变化主要是神经水肿，严重者并发髓鞘脱失、轴索变性。

二、临床表现

（1）任何年龄和季节均可发病，男性略多于女性。

（2）发病前多有受凉史，发病前后患病一侧的耳后乳突区可有轻度疼痛。

（3）起病迅速，症状在数小时或 1 ~ 3 日达到高峰。

（4）典型表现：一侧面部表情肌瘫痪。病侧面部额纹消失，不能皱额蹙眉，睑裂变大，眼睑闭合无力或闭合不全，鼻唇沟变浅。示齿时口角歪向健侧，做鼓腮和吹口哨动作时，患侧漏气。颊肌瘫痪使食物常滞留于齿颊之间。下眼睑松弛、外翻，使泪点外转，泪液不能正常引流而表现出流泪。

（5）Bell 征：通常闭目时眼球向上外方转动，患侧因无法闭目而露出巩膜。

（6）面神经病变在中耳鼓室段者可出现说话时回响过度和病侧舌前 2/3 味觉缺失。影响膝状神经节者，除上述表现外，还出现病侧乳突部疼痛，耳郭与外耳道感觉减退，外耳道或鼓膜出现疱疹，称为亨特氏（Hunt）综合征。

三、检查

部分患者需做头颅 CT 或头颅 MRI 检查，以排除其他疾病。

1. 静止检查

（1）茎乳突：检查茎乳突是否疼痛或一侧颞部、面部是否疼痛。

（2）额部：检查额部皮肤皱纹是否相同、变浅或消失，眉目外侧是否对称、下垂。

（3）眼：检查眼裂的大小，两侧是否对称、变小或变大，上眼睑是否下垂，下眼睑是否外翻，眼睑是否抽搐、肿胀，眼结膜是否充血，是否有流泪、干涩、酸胀的症状。

（4）耳：检查是否有耳鸣、耳闷、听力下降或过敏。

（5）面颊：检查鼻唇沟是否变浅、消失或加深。面颊部是否对称、平坦、增厚或抽搐。面部是否感觉发紧、僵硬、麻木或萎缩。

（6）口：检查口角是否对称、下垂、上提或抽搐；口唇是否肿胀，人中是否偏斜。

（7）舌：检查味觉是否受累。

2. 运动检查

（1）抬眉运动：检查额枕肌运动功能。重度患者额部平坦，皱纹一般消失或明显变浅，眉目外侧明显下垂。

（2）皱眉：检查皱眉肌是否能运动，两侧眉运动幅度是否一致。

（3）闭眼：闭眼时应注意患侧有无提口角运动，患侧能否闭严及闭合的程度。

（4）耸鼻：观察鼻肌是否有皱纹，两侧上唇运动幅度是否相同。

（5）示齿：注意观察两侧口角运动幅度，口裂是否变形，上下牙齿暴露的数目及高度。

（6）努嘴：注意观察口角两侧至人中的距离是否相同，努嘴的形状是否对称。

（7）鼓腮：主要检查口轮匝肌的运动功能。

四、治疗

1. 急性期治疗

治疗原则：减轻面神经水肿，改善局部血液循环与防止并发症。

（1）肾上腺皮质激素治疗：泼尼松 30 ~ 60 mg，每日一次，连用 5 日，7 ~ 10 日以后逐渐减量。也可以用地塞米松 10 ~ 15 mg/d，静脉滴注，1 周后改用泼尼松 30 mg，每日一次，1 周后逐渐减量。

（2）B 族维生素的补充：口服或肌内注射维生素 B_1、维生素 B_2 等。

（3）抗病毒治疗：阿昔洛韦 10 ~ 20 mg/（kg · d），3 次 / 日静脉滴注，连续用 2 周。

2. 恢复期治疗

治疗原则：促进神经功能恢复。

（1）继续使用 B 族维生素。

（2）采用针灸、按摩等治疗方法。

3. 后遗症期治疗

少数在发病 2 年后仍留有不同程度的后遗症，严重者可以做面 – 副神经、面 – 舌下神经吻合术，但疗效不肯定。

五、护理

（一）主要护理问题

1. 焦虑、恐惧

与突然起病、担心预后有关。

2. 自我形象紊乱

与面部表情肌瘫痪有关。

3. 营养失调：低于机体需要量

与颊肌瘫痪、咀嚼困难有关。

4. 舒适的改变

与口角歪斜、眼睑闭合不全等有关。

（二）护理目标

（1）患者焦虑、恐惧程度减轻，情绪稳定，治疗信心提高。

（2）患者及家属能接受其形象改变。

（3）患者营养状况得到维持。

（4）患者主诉不适感减轻或消失。

（三）护理措施

1. 一般护理措施

（1）常规护理内容：向患者介绍与本病有关的知识，使其了解病程及预后；安排患者到有相似病种并恢复较好的患者房间，促进患者间的交流，以获得对治疗的信心。

（2）心理护理：指导家属对患者照顾，使患者能感到来自家庭的支持；鼓励患者表达自身感受；针对个体情况进行针对性心理护理。

（3）饮食：给予营养丰富的半流质或普食，以增强机体抵抗力。

（4）休息：保证睡眠充足，以增强机体抵抗力，利于疾病恢复。

（5）基础护理：协助患者做好口腔护理，保持口腔清洁。

（6）健康宣教：向患者及家属讲解相关疾病知识，并进行用药指导。

2. 特别指导

（1）注意保暖，防受风寒；温水洗脸、刷牙。

（2）进食时将食物放在患侧颊部，细嚼慢咽，促进患侧肌群被动训练。

（3）注意保护角膜、结膜，预防感染。必要时使用眼药水和眼罩。

3. 康复指导

面瘫后自我锻炼、按摩、理疗非常重要，主要为防止麻痹肌的萎缩及促进康复。具体做法是指导患者注意面部保暖，耳后部及病侧面部行温热敷。因面肌瘫痪后常松弛无力，而且面肌非常薄，故病后即应进行局部按摩，用力应柔和适度，持续稳重。方法：对镜用手紧贴于瘫痪侧面肌上做环形按摩，每日 3 次，每次 10 ~ 15 分钟，以促进血液循环，并可减轻瘫痪肌受健侧的过度牵引。当神经功能开始恢复后，鼓励患者练习瘫痪侧面肌的随意运动。

面瘫主要累及额肌、眼轮匝肌、提上唇肌、颧肌、提口角肌、下唇方肌和口轮匝肌。每日应针对这些肌肉进行功能训练，每个动作 20 次，每日 1 ~ 2 次。

（1）抬眉训练：让患者尽力上抬双侧眉目。

（2）皱眉训练：让患者双侧同时皱眉。

（3）闭眼训练：让患者双眼同时闭合。

（4）耸鼻训练：让患者往鼻梁方向用力耸鼻。

（5）努嘴训练：让患者用力收缩口唇并向前方努嘴。

（6）示齿训练：让患者的口角向两侧同时用力示齿。

（7）张嘴训练：让患者用力张大口。

（8）鼓腮训练：让患者鼓腮，漏气时让其用手上下扶住口轮匝肌进行训练。

康复训练有利于改善面部表情肌的运动功能，使患者面部表情肌对称协调，增强患者自信心，早日恢复健康。

（梁燕华）

第七节　多发性硬化

一、概述

多发性硬化（MS）是以中枢神经系统白质炎性脱髓鞘病变为主要特点的自身免疫疾病，常累及脑室周围白质、视神经、脊髓、脑干和小脑。主要临床特点是中枢神经系统白质散在的多灶性与病程呈现的缓解复发，症状和体征的空间多发性和时间多发性。

（一）病因

MS 的病因仍不明确，但目前认为该病是一种由遗传和环境因素共同作用引起的自身免疫性复杂性疾病。部分弱作用基因相互作用决定了 MS 的发病风险。

1. 病毒感染

MS 与儿童期接触的某种环境因素如病毒感染有关，曾高度怀疑嗜神经病毒，但从未在 MS 患者脑组织证实或分离出病毒。推测病毒感染后体内 T 细胞激活生成抗病毒抗体可与结构相同或相似的神经髓鞘多肽片段发生交叉反应，从而引起脱髓鞘病理改变。

2. 自身免疫反应

目前资料支持 MS 是自身免疫性疾病。MS 的组织损伤及神经系统症状被认为是直接针对自身髓鞘抗原的免疫反应所致，如针对自身髓鞘碱性蛋白产生的免疫攻击，导致中枢神经系统白质髓鞘的脱失，临床上出现各种神经功能的障碍。

3. 遗传因素

MS 有明显的家族倾向。MS 遗传易患性可能由多种弱作用基因相互作用决定 MS 发病风险。家族中两同胞可同时患病，约 15% 的 MS 患者有一个患病的亲属。患者的一级亲属患病风险较一般人群大 12 ~ 15 倍。

4. 环境因素

MS 发病率随纬度增高而呈增加趋势，离赤道愈远发病率愈高，高危地区患病率可达 40/10 万或更高。我国为低发病区，国内 MS 患病率的大规模研究较少，目前上海一项研究得出的 MS 患病率为 1.39/10 万。

（二）发病机制及病理

迄今发病机制仍不明确。多发性硬化的特征性病理改变是中枢神经系统白质内多发性脱髓鞘斑块，多位于侧脑室的周围，伴反应性神经胶质增生，也可有轴突损伤。病变可累及大脑白质、脊髓、脑干、小脑和视神经。镜下可见急性期髓鞘崩解和脱失，轴突相对完好，少突胶质细胞轻度变性和增生，可见小静脉周围炎性细胞浸润。病变晚期轴突崩解，神经细胞减少，代之以神经胶质形成的硬化斑。

二、临床表现

（1）肢体无力：最常见的症状之一，多为不对称痉挛性轻截瘫，约 50% 的患者首发症状为一个或多个肢体无力。

（2）感觉异常：往往由脊髓后柱或脊髓丘脑束病损引起。病灶多见于颈髓，或见皮质型感觉障碍。最常见的主诉为麻刺感、麻木感，也可有束带感、烧灼感、寒冷感或痛性感觉异常。

（3）精神异常：多表现为抑郁、易怒和脾气暴躁，部分患者出现兴奋，也可表现为强哭强笑。

（4）言语障碍：多因小脑病损或（和）假性延髓性麻痹，引起构音肌共济失调或痉挛，而致构音不清、语音轻重不一。严重时可有声带瘫痪。

（5）眼部症状：常表现为急性视神经炎或球后视神经炎，多为急性起病的单眼视力下降或双眼视力同时受累。

（6）运动功能障碍：手部动作笨拙和意向性震颤及下肢易于绊跌都是常见的早期症状。

（7）其他病症：少数患者起病时即有尿频、尿急，后常达尿潴留或失禁。部分男性患者有阳痿与性欲减退。

三、检查

1. 脑脊液（CSF）检查

脑脊液单个核细胞数轻度增高或正常，一般在 15×10^9/L 以内，通常不超过 50×10^9/L。约 40% 的 MS 患者脑脊液蛋白轻度增高。

2. 磁共振（MRI）检查

可见大小不一的类圆形的 T_1 低信号，T_2 高信号，常见于侧脑室前脚与后脚周围，半卵圆中心及胼胝体，或为融合斑，多见于侧脑室体部；脑干、小脑和脊髓可见斑点状不规则 T_1 低信号及 T_2 高信号斑块；病程长的多数患者可伴脑室系统扩张、脑沟增宽等脑白质萎缩征象。

3. 诱发电位

50% ~ 90% 的 MS 患者视觉诱发电位、脑干听觉诱发电位和体感诱发电位中可有一项或多项异常。

4. 电子计算机 X 线断层扫描（CT）

可见病损部位有斑块异常信号。

四、治疗

MS 治疗的主要目的是抑制炎性脱髓鞘病变进展，包括急性发作期的治疗和缓解期的治疗，晚期采取对症和支持疗法。临床常用的有以下几种疗法。

1. 肾上腺皮质激素治疗

常用的是大剂量甲泼尼龙短程疗法和口服泼尼松治疗 MS 的急性发作。激素治疗的方法：从 1 g/d 开始，共 3 日，然后剂量减半并改用口服，每 3 日减半量，每个剂量用 3 日，直到减完，一般 28 日减完。激素具有抗感染和免疫调节作用，是 MS 急性发作和复发的主要治疗药物，可加速急性复发的恢复和缩短复发期病程，但不能改善恢复程度。目前对激素的短期疗效基本认可，但对于它的长期疗效，还缺乏肯定的结论，但不良反应较多，因此一般不主张对 MS 患者长期应用激素治疗。

2. 免疫球蛋白疗法

大剂量免疫球蛋白静脉滴注（IVIG）0.4 g/（kg·d），连续 3 ~ 5 日。对降低 R-R 型患者复发率有肯定疗效，但最好在复发早期使用。

3. β－干扰素疗法

具有免疫调节作用，可抑制细胞免疫。常用的有干扰素（IFN）β－1a 和 IFNβ－1b 两类重组制剂。常见不良反应为流感样症状，持续 24 ~ 48 小时，2 ~ 3 个月后通常不再发生。IFNβ－1a 可引起注射部位红肿及疼痛、肝功能损害及严重变态反应如呼吸困难等。IFNβ－1b 可引起注射部位红肿、触痛，偶尔引起局部坏死、血清转氨酶轻度增高、白细胞减少或贫血。妊娠时应立即停药。

4. 环磷酰胺疗法

环磷酰胺用于治疗此病可能有助于终止继发进展型 MS 病情进展，但尚无定论，宜用于快速进展型 MS。

5. 血浆置换疗法

包括特异性淋巴细胞去除、淋巴细胞去除、免疫活性物质去除等。血浆置换对 MS 的疗效不肯定，通常不作为急性期的首选治疗，仅作为一种可以选择的治疗手段。

五、护理

（一）护理问题

1. 焦虑

与患者对疾病的恐惧、担心预后有关。

2. 躯体移动障碍

与肢体无力有关。

3. 视力障碍

与病变引起急性视神经炎或球后视神经炎有关。

4. 排尿异常

与膀胱功能障碍有关。

（二）护理目标

（1）患者焦虑程度减轻，配合治疗及护理。

（2）患者能使用辅助器械进行适当活动，在允许范围内保持最佳活动能力。

（3）患者能使用适当工具弥补视觉损害。

（4）患者排尿形态正常，未发生尿路感染。

（三）护理措施

1. 焦虑抑郁的干预

（1）建立良好的家庭支持系统：MS 病程长，病情反复，治疗时间长，给家庭和患者带来巨大的精神压力和经济压力，长期的压力导致患者情绪异常。焦虑抑郁影响患者的治疗和康复。良好的社会支持系统能减少患者不良情绪的发生，保证患者的及时治疗，延缓病情。

（2）自我减压，保持良好的心态：患者要自我调节心态，选择适合自己的减压方式。可以向朋友、同学倾诉，找到渠道发泄自己的不满和愤怒。选择自己喜欢的运动方式并坚持，刚发病还未有肢体功能障碍的患者可以选择慢跑、游泳、打太极拳，也可以自我放松，听一些轻快的音乐。

2. 饮食指导

（1）保证营养充足均衡的饮食：少吃脂肪、油、糖、盐，多吃瘦肉、鱼类、豆制品、水果、蔬菜和含钙丰富的食物。精神状态好时，可增加食量，小口吃饭，细嚼慢咽，少食多餐。

（2）吞咽或咀嚼困难者的指导：在 MS 晚期症状中，可以表现为延髓麻痹，饮水呛咳，进食困难。

1）吞咽障碍者应首选糊状食物，或使用加稠剂。

2）选择匙面小、柄长、柄粗的汤匙。

3）应选择杯口不接触鼻部的杯子。

4）应该选择广口平底瓷碗，同时可使用防滑垫。

吞咽困难者还要注意进食的体位。能坐起来的患者，要在坐位进食，不能坐起的患者喂食时床头抬高最少 30°，头部前屈，喂食者站于患者患侧，以健侧吞咽，禁忌平躺体位喂食。插胃管者宜选择稀流质或浓流质，牛奶、蛋羹、肉汤、婴儿米糊均可，每个月去医院换一次胃管，每次喂流质前要回抽胃液，确定在胃里才能喂。

3. 治疗护理

（1）激素治疗：最常见而重要的药物，服用时必须按照医嘱逐渐减量至停药，不能随意增加或减少，甚至停药。激素常见不良反应有肥胖、高血压、骨质疏松、胃十二指肠溃疡等，患者要注意观察血压、大便颜色、胃部有无不适情况，有异常及时就医。

（2）β－干扰素的全身性不良反应：类似流感样症状，头痛、发热、寒战、关节或肌肉疼痛，一般在开始用药时最明显，治疗的第一或第二个月就逐渐减轻，典型的在用药 3 ~ 4 小时出现。局部不良反应有注射部位出现局灶性红晕，可持续数周，严重者可发生坏死，但不多见。这些症状通常都不严重，不用担心，会慢慢减轻消失。由家属或患者皮下或肌内注射干扰素，每次注射需变换部位。

4. 预防尿路感染和便秘

MS 患者的大小便障碍明显，应保证充足的水分摄入，每天至少喝水 1500 ~ 2000 mL，睡前 2 小时不宜喝水。尿失禁者可用尿垫，需及时更换，每天清洗会阴 2 次，尿潴留者可采用间歇导尿（间隔 4 ~ 6 小时），如尿液混浊应多喝水并就医。认识早期尿路感染的症状和体征：尿频、尿急、尿痛。

预防便秘：食用高纤维食物如芭蕉，并在腹部呈顺时针方向按摩以促进肠道运动。

5. 康复功能训练

康复功能训练包括肢体运动功能训练和膀胱功能训练。

（1）肢体运动功能训练：肢体无力常导致患者行走困难或卧床不起，故早期的功能训练尤为重要。遵循被动运动和主动运动相结合的原则。对瘫痪肢体，早期注意肢位的摆放，行被动按摩及屈伸运动，鼓励和指导患者坚持生活自理能力的训练，如穿脱衣服及进餐等。条件许可则尽早下床活动，遵循扶杆、拄拐站立、移动、步行等循序渐进的原则，做到劳逸结合，从而使肢体功能恢复，防止肌肉萎缩、关节强直发生残障。

（2）膀胱功能训练：也是康复功能训练的一项重要内容。MS 患者常因排尿障碍需留置尿管，应加强尿道口护理，防止尿路感染，同时指导患者膀胱训练的方法和步骤，教会其排尿方法，达到自行排尿的目的。

6. 并发症的处理及护理

（1）排尿异常的护理：留置尿管者每日进行尿道口清洁、消毒，鼓励患者多饮水，保持 2000 ~ 3000 mL/d，注意观察尿液颜色、量、性质，必要时每日给予膀胱冲洗。

（2）排便异常的护理：便秘患者指导其多食用粗纤维食物，以促进肠蠕动，指导其按摩下腹部，并养成定时排便的习惯，严重便秘者给予保留灌肠。

（3）保持皮肤的完整性：加强翻身，每 1 ~ 2 小时 1 次，运用掌部大小鱼际按摩受压部位，必要时应用气垫床，以防压力性损伤。

（4）预防坠积性肺炎：长期卧床患者会出现肺纤毛运动减少，翻身的同时给予叩背，叩背时五指并拢呈腕状，借助腕关节的力量由下而上、由外向内依次震动叩击背部。

（梁燕华）

第八节　急性播散性脑脊髓炎

一、概述

急性播散性脑脊髓炎（ADEM）是一种免疫介导、临床表现多样、广泛累及中枢神经系统白质的特发性炎性脱髓鞘疾病，通常发生于感染或疫苗接种后，部分无前驱事件，但临床表现相似，且组织学、微生物学或血清学相同，故统称为 ADEM。临床主要分为脑型、脊髓型、脑脊髓型。其病理特点为广泛累及中枢神经系统小静脉周围的炎性脱髓鞘。

（一）病因及流行病学

ADEM 的病因迄今未明确，目前较多研究认为与病毒感染、疫苗接种有关，但仍未明确。ADEM 的发病率为每年（0.2 ~ 0.8）/10 万，好发于儿童及青壮年。儿童发病呈季节性，春冬季为高峰，可能与上呼吸道感染高发有关。约 2/3 的儿童和 1/2 的成人有前驱感染或疫苗接种的临床证据，其后数日或数周出现神经系统症状，潜伏期为 4 ~ 13 天。

（二）发病机制及病理

目前有研究认为可能有两种发病机制：①分子模拟理论；②炎症瀑布反应理论。ADEM 主要的病理改变为大脑、脑干、小脑、脊髓播散性的脱髓鞘改变，以脑室周围白质、颞叶、视神经最为显著，脱髓鞘改变多以小静脉为中心，其外层有以单个核细胞为主的围管性浸润，即血管“袖套”，静脉周围白质髓鞘脱失，并有散在胶质细胞增生。

二、临床表现

（1）本病好发于儿童和青壮年，在感染或疫苗接种后 1 ~ 2 周急性起病，多为散发，病情严重，有些病例病情凶险。

（2）脑炎型首发症状为头痛发热及意识模糊，严重者迅速昏迷和去大脑强直发作，可有痫性发作，脑膜受累出现头痛、呕吐和脑膜刺激征等。脊髓炎型常见部分或完全性弛缓性截瘫或四肢瘫、传导束型或下肢感觉障碍、病理征和尿潴留等。可见视神经、大脑半球、脑干或小脑受累的神经体征。发病时背部中线疼痛可为突出症状。

（3）急性坏死性出血性脑脊髓炎又称为急性出血性白质脑炎，认为是 ADEM 暴发型。起病急骤，病情凶险，病死率高。表现为高热、意识模糊或昏迷进行性加深、烦躁不安、痫性发作、偏瘫或四肢瘫；CSF 压力增高、细胞数增多，脑电图（EEG）显示弥漫活动，CT 见大脑、脑干和小脑白质不规则低密度区。

三、检查

1. EEG 检查

常见弥漫的 θ 和 δ 波，亦可见棘波和棘慢复合波。

2. CT 检查

显示白质内弥散性多灶性大片或斑片状低密度区，急性期呈明显增强效应。

3. MRI 检查

可见脑和脊髓白质内散在多发的 T_1 低信号、T_2 高信号病灶。

4. 外周血

白细胞增多，血沉加快。

5. 脑脊液检查

脑脊液压力增高或正常，CSF、单核细胞（MNC）增多，急性坏死性出血性脑脊髓炎则以多核细胞为主，红细胞常见，蛋白轻度至中度增高，以 IgG 增高为主，可发现寡克隆带。

四、治疗

1. 药物治疗

糖皮质激素被认为是一线治疗药物，但药物种类、剂量和减量方法至今尚未统一。现主张静脉滴注甲泼尼龙 500 ~ 1000 mg/d 或地塞米松 20 mg/d 冲击治疗，后逐渐减量。若不能耐受糖皮质激素治疗、存在禁忌证或治疗效果欠佳，可选择静脉注射丙种球蛋白（IVIG），为二线治疗药物，2 g/kg（总剂量）分 2 ~ 5 日静脉滴注。血浆置换疗法主要用于对糖皮质激素治疗无反应的急性暴发性中枢神经系统脱髓鞘疾病，隔日行血浆置换疗法，共 5 ~ 7 次。

2. 对症治疗

给予脱水降颅内压、抗感染、营养脑细胞等治疗。

五、护理

（一）护理问题

1. 焦虑与恐惧

与患者及家属对疾病的恐惧、担心预后有关。

2. 排尿异常

与膀胱功能障碍有关。

3. 潜在并发症－压力性损伤、坠积性肺炎

与长时间卧床、免疫力差有关。

4. 躯体移动障碍

与肢体无力有关。

（二）护理目标

（1）患者焦虑和恐惧程度减轻，配合治疗及护理。

（2）患者排尿形态正常，未发生尿路感染。

（3）患者未出现相关并发症。

（4）患者能使用辅助器械进行适当活动，在允许范围内保持最佳活动能力。

（三）护理措施

1. 心理护理

急性播散性脑脊髓炎由于病程较长，且有致死或遗留后遗症的风险，患者容易产生烦躁、恐惧、悲观等情绪。家属要多陪伴和鼓励患者，也可通过与医师的交流，了解疾病的基本情况，解除思想顾虑，树立治疗的信心，更好地配合治疗。

2. 用药护理

用药期间要遵医嘱定期复查，不能擅自停药或随意加减剂量。年龄较小的患者，家长应做到“送药到口”。

3. 生活管理

（1）将床头抬高30°，有利于降低颅内压。发热患者可给予冰帽、冰袋进行物理降温。

（2）保持室内安静、整洁及空气流通。

（3）患者要养成良好的生活习惯，注意休息，避免劳累，避免熬夜或情绪波动等。

（4）注意个人卫生，勤换衣物，加强口腔及皮肤护理，注意经期卫生，保持会阴部清洁。

（5）及时增添衣物，避免受凉，防止感冒的发生。

（6）长期卧床的患者可选用富有弹性的床垫，定时给患者翻身、清洁，按摩经常受压处的皮肤，同时注意保持床铺和衣物的干爽、整洁，防止压力性损伤的发生。

（7）对于肢体功能障碍者，家属应协助患者进行肢体活动和大小便等。

4. 病情监测

（1）注意监测生命体征（包括呼吸、心率、体温、血压）及意识、瞳孔等的变化。

（2）密切观察病情变化，如出现高热、抽搐等表现，应及时告知医师。

5. 饮食调理

合理正确的饮食对病情恢复有重要意义，急性播散性脑脊髓炎患者容易发生吞咽困难

或饮水呛咳，故应给予患者易咀嚼的食物，避免食用坚硬或刺激性食物，同时进食速度宜缓慢。

饮食建议：

（1）给予高蛋白、高维生素、高热量并易消化的食物。

（2）对于吞咽困难、构音障碍者，容易出现进食呛咳、误吸等情况，应给予流质或半流质食物，必要时可给予鼻饲。

（3）进食或饮水时，速度宜缓慢，避免发生呛咳。

（4）鼓励患者多饮水，多食用蔬菜、水果，饮食中适当增加纤维素等，以预防便秘的发生。

饮食禁忌：

（1）禁烟限酒，避免食用辛辣刺激、生冷、油腻的食物。

（2）避免食用干、硬、烫的食物，如坚果、热汤等，以免阻塞气道或发生呛咳。

无有效的预防方法，防止感染、感冒以及寒冷或炎热等诱发因素是防治的重点；此外，还要完善和规范疫苗的接种，保证疫苗的质量，接种前做好消毒工作，接种后注意后续的追踪和观察，一旦出现发热、头晕、头痛、抽搐等异常表现，应及时就医处理。

（四）健康教育

（1）指导患者严格遵医嘱服药，尤其在服用激素期间，不得随意更改药量和停药。

（2）告知患者肢体功能锻炼的重要性及方法，指导患者坚持肢体功能锻炼。

（3）指导患者保持良好的生活习惯，合理饮食，注意保暖，避免感染等诱因。

（4）指导患者按要求时间定期复诊。

（梁燕华）

第九节　视神经脊髓炎

一、概述

视神经脊髓炎（NMO）是免疫介导的主要累及视神经和脊髓的原发性中枢神经系统炎性脱髓鞘疾病。NMO 现被认为是一种不同于多发性硬化症（MS）的自身免疫性中枢神经系统疾病。Devic 于 1894 年首次描述了单向病程的 NMO，回顾了 16 例患者和他本人诊治的 1 例死亡患者，描述 NMO 的临床特征为急性或亚急性起病的单眼或双眼失明，在其前或其后数日至数周伴发横贯性或上升性脊髓炎，后来本病又被称为 Devic 病或 Devic 综合征。

（一）病因及流行病学

NMO 病因不明，既往认为 NMO 是 MS 的一个临床亚型，但近年来研究表明 NMO 可能是一种独立的疾病。NMO 患者血清常可检出一个或多个自身抗体如抗核抗体、抗双链 DNA 抗体、可提取核性抗原抗体（ENA）和抗甲状腺抗体，因此认为与自身免疫有关。研究发现针对水通道蛋白的新型血清自身抗体可用于鉴别 NMO 和典型的 MS，此方法具有高敏感性和特异性。

流行病学研究表明，不同民族 NMO 的患病率不同，NMO 在中国、日本等亚洲人群的中枢神经系统脱髓鞘疾病中较多见，而在欧美西方人群中较少见。日本的发病率约为 2.8/10 万，多种族的古巴人约为 0.52/10 万，黑色人种患病年龄偏大，并且更易复发和产生运动障碍。NMO 在白色人种中每年的发病率约为 0.4/10 万，但比以前更加多见。NMO 好发于女性（占 80%），男女比例为 1 ∶ 2.8。平均发病年龄为 35.6 岁。

（二）发病机制及病理

NMO 的发病机制复杂，认为一种新型血清自身抗体 NMO 免疫球蛋白 G（NMO-IgG）的产生在发病中起了重要作用，这有别于典型的 MS，因此可资鉴别 NMO 和典型 MS，此检查方法被认为具有高敏感性和高特异性，这对 NMO 的诊断标准是一个突破。

二、临床表现

NMO 典型的临床表现为视力障碍及由于视神经炎导致的在眼球运动时伴随眼周疼痛，或（和）由于脊髓炎导致的对称性截瘫或四肢瘫痪伴随感觉、大小便和自主神经功能障碍。其发病时临床症状严重，且恢复差，很多患者遗留明显的视力障碍甚至失明，以及双下肢功能障碍。

（1）发病年龄 5 ~ 60 岁，21 ~ 41 岁最多。

（2）急性横贯性或播散性脊髓炎，以及双侧同时或相继发生的视神经炎（ON）是本病的特征性表现。

（3）ON 急性起病者在数小时或数日内单眼视力部分或全部丧失，某些患者在视力丧失前 1 ~ 2 日出现眶内疼痛，眼球运动或按压时明显，眼底可见视乳头炎或球后视神经炎。亚急性起病者 1 ~ 2 个月症状达到高峰。少数呈慢性起病，视力丧失在数月内稳定进展，进行性加重。

（4）脊髓损害常为不完全横贯性损害，类似于 MS 的表现，呈单相型或慢性多相型复发。临床常见上升型或播散性脊髓炎，可表现为快速（数小时或数日）进展的截瘫，查体可见双侧巴宾斯基（Babinski）征、躯干感觉障碍平面和括约肌功能障碍等脊髓损害的体征，但症状和体征呈不对称性和不完全性。约 1/3 的复发型患者可见莱尔米特（Lhermitte）征和痛性痉挛发作，但单相病程患者通常很少发生。

（5）多数 NMO 为单相病程，少数患者为复发型病程。临床事件间隔时间为数月至半年，以后的 3 年内可多次复发孤立的 ON 和脊髓炎。

三、检查

1. CSF 检查

CSF 单核细胞数增多较 MS 显著，73% 的单相病程型和 82% 的复发型患者 MNC > 5×10^6/L，约 1/3 的单相型及复发型患者 MNC > 5×10^9/L，CSF 蛋白增高在复发型较病程型明显。

2. 脊髓 MRI 检查

NMO 患者脊髓 MRI 的特征性表现为脊髓长节段炎性脱髓鞘病灶，连续长度一般≥ 3 个椎体节段，通常为 6 ~ 10 个节段，脊髓肿胀和增强病灶较常见。轴位像上的病灶多位于脊髓中央，累及大部分灰质和部分白质。病灶主要见于颈、胸段，急性期病灶处脊髓肿胀，严重者见空洞样改变，增强扫描后病灶可强化；颈段病灶可向上延伸至延髓下部。恢复期病变处脊髓可萎缩，视神经 MRI 提示受累视神经肿胀增粗，T_2 加权像呈“轨道样”高信号：增强扫描可见受累视神经有小条状强化表现。超过半数的患者最初脑 MRI 检查正常，随病程的进展，复查 MRI 可发现脑内脱髓鞘病灶，多位于皮质下区、下丘脑、丘脑，三脑室、四脑室周围及大脑脚等部位，这些病灶不符合 MS 的影像诊断标准。

四、治疗

NMO 治疗的关键是尽早治疗以避免新的复发和远期残疾。

NMO 的治疗目标：①在急性发作期控制炎性损伤；②在缓解期治疗以降低复发率。急性期主要是大剂量静脉滴注皮质甾体激素和血浆置换，缓解期主要是低剂量口服糖皮质激素和免疫抑制剂。大剂量静脉滴注甲泼尼龙是急性加重期的一线治疗方案，如果皮质甾体激素无效，应尽快行血浆置换。

1. 糖皮质激素

甲泼尼龙大剂量冲击疗法可加速 NMO 等发作性症状恢复，终止或减少 NMO 恶化，近期有效率可达 80%，但不良反应较大，对远期预后改善不明显，也不能减少复发率。一般予 1000 mg/d 静脉滴注，连续用 3 ~ 5 日，疗程结束后改为泼尼松 60 mg/d 口服，并逐渐减量直至停药。应注意单独口服泼尼松可能增加 NMO 新的发作风险。

2. 血浆置换

血浆置换可有效清除血浆中的自身抗体、免疫复合物及炎性介质。激素难以控制时，应尽早采取血浆置换疗法，一般建议置换 3 ~ 5 个疗程，每个疗程血浆置换 2 ~ 3 L，多数置换 1 ~ 2 次后见效。临床试验表明，约半数皮质甾体治疗无效的患者经血浆置换可以改善症状。

缓解期治疗是预防患者复发、减少永久性功能障碍的关键。一线治疗通常推荐泼尼松 1 mg/（kg · d）及硫唑嘌呤 2.5 ~ 3.0 mg/（kg · d）口服维持，2 ~ 3 个月后可开始逐渐减少泼尼松的剂量。

部分 NMO 患者对激素有一定依赖性，在减量过程中病情可再次加重甚至复发。对这部分患者，激素减量要慢，可每周减 5 mg，直至维持量 15 ~ 20 mg/d。2010 年原欧洲神经病学联盟对 NMO 的诊断与治疗指南中提出：可以考虑与治疗重症肌无力相似，需持续服用硫唑嘌呤 5 年。利妥昔单抗也是 NMO 维持治疗的一线药物之一，应用该药治疗 NMO 的临床试验结果显示 B 细胞消减，治疗有显著疗效，静脉滴注，每周 1 次，连用 4 周。丙种球蛋白大剂量静脉滴注对很多自身免疫性疾病治疗有效，研究者认为每月 1 次的丙种球蛋白治疗对 NMO 复发有明显的保护作用，但也有研究报道其对 NMO 急性发作和激素耐受者无效。

五、护理

（一）护理问题

1. 视力障碍

与病变引起视神经炎有关。

2. 躯体移动障碍

与脊髓不完全性横贯性损伤有关。

3. 焦虑

与患者对疾病的恐惧、担心预后有关。

（二）护理目标

（1）患者能使用适当的工具弥补视觉损害。

（2）患者能使用适当的辅助器械进行适当活动，在允许范围内保持最佳活动能力。

（3）患者焦虑程度减轻，配合治疗及护理。

（三）护理措施

1. 心理护理

倾听患者诉说，体会患者的处境和感受，了解其心理状态，帮助患者树立战胜疾病的信心和勇气，使患者在积极气氛中产生乐观的态度，以积极的情绪接受治疗。

2. 安全护理

NMO 患者可能存在功能缺损，如视力障碍、肢体无力等，易发生碰伤、跌伤和坠床等意外。因此，病房内布局要安全合理，光线充足，地面平坦、清洁、无积水、无阻碍物，浴室内设有扶手，患者床两侧安放防护架，降低床的高度，不穿拖鞋，穿平底鞋或防滑鞋。

3. 药物护理

遵医嘱按时规律服药，不能随意减量或停用。

4. 饮食护理

避免粗纤维和热烫坚硬食物及刺激性食物，进食低脂、高蛋白、富含维生素及含钾高、钙高的饮食，同时以含丰富的亚油酸的食物为宜。多饮水，多食肉类、蔬菜与水果，以增加蛋白质和维生素的摄入量。

5. 预防感染护理

（1）预防肺部感染：瘫痪患者长期卧床，活动量减少，抵抗力低下，极易并发肺部感染，要经常鼓励和协助患者翻身及拍背，2 小时一次，拍背时由下向上，2 ~ 3 分钟 / 次，右侧卧位时拍左侧，左侧卧位时拍右侧，能避免分泌物淤积在下呼吸道，有利于分泌物的排出，防止坠积性肺炎的发生。保持口腔清洁，每日至少刷牙或口腔护理 2 次。保持室内清洁和空气流通，定期空气消毒，房间地面及物品表面用 0.5% 过氧乙酸擦拭。

（2）预防压力性损伤护理：定时翻身，同时按摩肩胛部、骶尾部、足跟、脚踝等骨突处，易受压部位用气圈、棉圈、海绵垫予以保护，经常用温水擦洗背部和臀部，涂爽身粉，保持皮肤清洁。用热水袋时水温不超过 50℃，定时按摩，促进血液循环，及时清洗或更换潮湿的床褥及衣服，保持床铺平整、清洁，使患者舒适，预防压力性损伤。

（3）预防尿路感染：对轻度尿潴留者，以温毛巾热敷下腹部并轻度按摩，改变体位，采用习惯的蹲位或直立位小便，听流水声诱导排尿，对诱导排尿失败的患者行导尿。

（4）预防便秘：由于脊髓损伤，瘫痪卧床，食欲下降，肠蠕动减弱，加之自主神经紊乱易致便秘，应多食水果蔬菜及粗纤维食物，养成定时排便的习惯，可在进食后 1 ~ 2 小时按摩腹部以促进肠蠕动，必要时给予开塞露、温开水或肥皂水灌肠以助排便。

6. 康复护理

应早期帮助患者采取肢体功能锻炼，主要包括体位摆放、定时翻身练习等。利用躯干肌的活动，通过联合反应、共同运动、姿势反射等手段，促使肩胛带功能恢复，达到独立完成仰卧位到床边坐位的转换，先从大关节开始，后到小关节，手法由轻到重，循序渐进恢复肌力，肌力尚可时，鼓励患者积极训练站立和行走，开始扶物训练和久站，逐渐训练独立行走，并可辅以按摩、理疗、针灸，加速神经功能恢复，改善患者的功能状态。

7. 出院指导

（1）饮食及休息：选择进食高蛋白、新鲜蔬果等丰富维生素食物，以利于眼部营养。保持环境安静舒适，温度、湿度适宜，室内空气新鲜；适当参加锻炼活动和较轻家务劳动，增强自信心，保持良好的心态；尽量避免诱发因素，如感冒、发热、感染、寒冷、过劳和精神紧张，有利于疾病的康复。

（2）用药指导：视神经脊髓炎病程长，易复发，让患者和家属充分了解疾病的预后及转归。护士应告诉患者服药的重要性，提高患者出院后用药的依从性，叮嘱患者严格遵医嘱用药，不得擅自减药、停药，以免造成剧烈的病情的反弹和肾上腺皮质功能减退症。

（3）定期复查：出院后遵医嘱按时复诊，并交代患者及家属注意观察视力情况，如出现视力下降、视物模糊、肢体麻木、痛性痉挛等症状时应及时就医。

8. 并发症的处理及护理

（1）精神症状：大剂量使用皮质甾体激素有中枢神经系统的兴奋作用，患者情绪可能发生变化。严密观察患者有无头痛、头晕、恶心、剧烈眼痛、视力下降等高血压症状，进行血压、眼压监测。为患者营造安静良好的休息环境，嘱患者保持心情平静，对于部分入睡困难的患者，及时告知医师，必要时给予镇静药物。

（2）继发感染：大剂量使用皮质甾体激素后，患者免疫功能降低，可能继发感染。需做好病房及物品的清洁消毒，定期开窗通风透气、监测血常规，加强口腔护理、皮肤护理，预防口腔感染及其他并发症。

（3）消化道症状：使用甲泼尼龙可能导致患者胃黏膜损伤，因此治疗过程中需给予保护胃黏膜药物。观察患者大便颜色及性状，询问有无腹部不适等症状，近期检查大便隐血试验。如果患者出现呕吐、排泄物异常等，应及时通知医师处理，并做好急救准备。

（4）尿路感染的预防：对于尿潴留患者可以留置导尿管。导尿时严格无菌操作；留置尿管期间保持会阴部清洁，每日用 0.5% 聚维酮碘棉球消毒尿道，鼓励患者多饮水。观察尿液的颜色或性状、量，发现异常及时报告医师。

（5）便秘的预防：由于脊髓损伤，瘫痪卧床，肠蠕动减弱，排便无力，易导致便秘。可鼓励患者多食富含膳食纤维的食物，多吃水果蔬菜，养成定时排便习惯。可行腹部顺时针按摩，必要时给予开塞露塞肛、肥皂水清洁灌肠以助排便。

（6）压力性损伤的预防：肢体瘫痪较重卧床者易并发压力性损伤，为避免局部皮肤长期受压，应协助患者 1 ~ 2 小时更换一次体位，保持皮肤清洁、干燥，如果条件许可，可使用气垫床。加强营养，增强机体的抵抗力。进行各项护理操作时，动作应轻柔，禁止拖、拉、拽，防止皮肤损伤。

（7）深静脉血栓形成的预防：加强四肢的主动及被动运动，鼓励患者经常更换体位。指导家属做肢体按摩，促进血液循环。

由于视神经脊髓炎病程长，多迁延，易复发，因此护士应告诉患者服药的重要性，使患者认识到不遵医嘱，擅自减药、停药带来的危害，提高患者出院后用药的依从性，尽量避免诱发因素。如避免感冒、发热、感染、精神紧张、劳累，尽量少到公共场所，注意保暖休息，加强肢体功能锻炼，保持心情舒畅，定期检查。

（梁燕华）

第十节　肝豆状核变性

一、概述

肝豆状核变性（HLD）是一种常染色体隐性遗传的铜代谢障碍导致肝功能损害和基底核变性的疾病，又称 Wilson 病，是 Wilson 在 1912 年首先报道的。主要临床表现为进行性加重的锥体外系症状、角膜色素环（K-F 环）、肝硬化、精神症状、肾功能损害等。患病率为（0.5 ~ 3）/10 万。本病为铜代谢障碍疾病，因此控制铜摄入、完善饮食护理对疾病的治疗起重要作用。

（一）病因与发病机制

本病为常染色体隐性遗传的铜代谢障碍性疾病，阳性家族史可达 25% ~ 50%，多见同胞一代发病或隔代遗传，罕见连续两代发病，人群中的杂合子频率为 1/200 ~ 1/100。肝豆状核变性的致病基因定位于染色体 13q14.3 区，编码一种由 1411 个氨基酸组成的 P 型铜转运 ATP 酶，此酶含有金属离子结合区、ATP 酶功能区、跨膜区三个功能区，目前已发现本病的基因突变点位于 ATP 酶功能区，且存在多种突变型。

正常人摄入的铜从肠道吸收入血，铜先与白蛋白疏松结合，然后进入肝细胞，与 α-球蛋白牢固结合成铜蓝蛋白，分泌到血液中。铜蓝蛋白具有氧化酶活性，因呈深蓝色而得名。循环中 90% ~ 95% 的铜与铜蓝蛋白结合，铜作为辅基参与多种重要酶的合成。约 70% 的铜蓝蛋白存在于血浆中，其余部分存在于组织中。多余的铜则以铜蓝蛋白的形式通过胆汁、尿和汗液排出体外。病态时，血清中过多的游离铜大量沉积在肝细胞内，造成肝细胞坏死。当肝细胞无法容纳时，铜通过血液向各个器官散布，沉积在脑、肾、肝外组织及角膜等而致病。

（二）病理

本病病理改变主要累及脑、肝、肾和角膜等，肝脏表面及切面均可见大小不等的假小叶或结节，逐渐发展为肝硬化。脑部的损害主要以壳核最明显，其次是苍白球和尾状核，大脑皮质也可受累，显示软化、萎缩、色素沉着甚至形成空洞。光镜下可见神经元明显减少或完全缺失及星形胶质细胞增生。角膜边缘后弹力层和内皮细胞质内有棕黄色细小铜颗粒沉积。

二、临床表现

本病多发生于儿童期或青少年期，以肝脏症状起病者平均年龄约为 11 岁，以神经症状起病者平均年龄约为 19 岁。如未经治疗最终会出现肝脏损害及神经系统损害。

1. 神经及精神症状

患者出现锥体外系症状，表现为手足徐动、舞蹈样动作、肌张力障碍、怪异表情、肌强直、运动迟缓、震颤、构音障碍、吞咽困难、屈曲姿势及慌张步态等。20 岁前起病者多以肌张力障碍或帕金森综合征为主，也可有广泛的神经损害，皮质损害表现为注意力不集中、记忆力减退、反应迟钝、智能障碍、行为或情感异常、对周围环境缺乏兴趣等，晚期可出现幻觉等器质性精神病症状；下丘脑损害可产生肥胖、高血压、持续高热等，少数患者出现癫痫发作；小脑损害导致语言障碍和共济失调；锥体系损害可出现腱反射亢进、病理征及延髓性麻痹等。症状常发展缓慢，可阶段性加重或缓解，也存在进展迅速者，特别是年轻患者。

2. 肝脏症状

约 80% 的患者出现肝脏症状，多数表现为慢性肝病症状，表现为无力、倦怠、食欲缺乏、肝大或缩小、肝区疼痛、蜘蛛痣、脾大及脾功能亢进、黄疸、腹水、食管静脉曲张破裂出血等。肝功能损害可导致体内激素代谢异常，致内分泌紊乱，出现月经不调或闭经、青春期延迟等。脾大可出现血小板减少症和溶血性贫血。极少数患者以急性肝衰竭和急性溶血性贫血起病，多在短期内死亡。

3. 眼部症状

角膜色素环（K–F 环）为本病的重要体征，95% ~ 98% 的患者会出现 K–F 环，个别见于单眼，多数见于双眼。K–F 环位于角膜与巩膜交界处，在角膜内表面上，呈暗棕色或绿褐色，宽约 1.3 mm，当光线斜照时观察得较清楚，早期需用裂隙灯检查才能观察到，典型者肉眼也可以看到，是铜沉积于后弹力膜所致。

4. 其他

部分患者出现皮肤色素沉着，面部及双小腿尤为明显，亦可出现肾损害，表现为肾性糖尿、蛋白尿、氨基酸尿等，少数患者出现肾小管性酸中毒。钙、磷代谢障碍可导致骨质疏松、骨和软骨变性等。

三、检查

1. 血清铜蓝蛋白、血清铜、尿铜及肝铜

（1）铜蓝蛋白正常值为 0.26 ~ 0.36 g/L，本病明显降低，甚至为零，$<$ 0.08 g/L 是诊断本病的重要证据，但血清铜蓝蛋白值与病情、病程及治疗效果无关。

（2）正常人血清铜含量为 14.7 ~ 20.5 μmol/L，本病患者约 90% 血清铜含量降低。血清铜与病情及治疗效果无关，诊断意义比铜蓝蛋白低。

（3）正常人 24 小时尿铜排泄量少于 50 μg，本病患者 24 小时尿铜排泄量明显增加，多为 200 ~ 400 μg。

（4）肝铜量为诊断本病的金标准之一，正常肝铜含量为 50 μg/g 干重，大部分患者肝铜量大于 250 μg/g 干重。

2. 血、尿常规

（1）血常规：肝硬化伴脾功能亢进者，血常规可见血小板、白细胞或（和）红细胞减少。

（2）尿常规：镜下可见微量蛋白尿、血尿等。

3. 肝、肾功能检查

（1）肝功能：以锥体外系症状为主要临床表现的患者，早期可无肝功能异常。以肝功能损害为主要表现者可出现不同程度的肝功能异常，如球蛋白升高、血清总蛋白降低，晚期发生肝硬化。肝活检显示大量铜过剩。

（2）肾功能：肾功能损害者可出现尿素氮、肌酐增高及尿蛋白等。

4. 影像学检查

CT 显示双侧豆状核区低密度影、大脑皮质萎缩；MRI 显示 T_1 低信号、T_2 高信号。骨关节 X 线平片可见骨关节炎、骨质疏松或骨软化。

5. 裂隙灯检查

可见 K–F 环。

6. 基因诊断

本病具有高度的遗传异质性，利用常规手段无法确诊的病例，或对症状前期患者或基因携带者筛查时，可应用基因检测。

四、治疗

治疗原则为低铜饮食、用药物减少对铜的吸收和增加铜的排出。治愈越早越好，对症状前期患者也需尽早治疗。

1. 低铜饮食

降低或限制饮食中的铜含量，同时选择高蛋白、高氨基酸食物，促进铜排泄。

2. 抑制铜吸收药物

锌剂在早期治疗效果较好，通过竞争机制抑制铜在肠道内的吸收，增加尿铜和粪铜的排泄。锌剂也可增加肠细胞与肝细胞合成金属硫蛋白，从而减弱游离铜的毒性。

3. 促进铜排泄药物

（1）D- 青霉胺是治疗本病的首选药物，可促使铜排出，同时能与铜在肝脏中形成无毒的复合物而清除铜在游离状态下的毒性。应用此药前应先进行青霉素过敏试验，皮试阴性者方可用药。成人服用量为每日 1 ～ 1.5 g，儿童服用量为每日 20 mg/kg，分 3 次口服。此药口服容易吸收，起效慢，有时数月方起效，需终生用药。可通过动态观察血清铜代谢指标及检查 K–F 环监测效果。长期服用 D- 青霉胺患者，医师建议同时服用维生素 B，防止继发视神经炎。

（2）三乙基四胺是一种络合剂，疗效及药理作用与 D- 青霉胺基本相同，成人服用量为每日 1.2 g，其不良反应小，可用于青霉胺出现毒性反应的患者。

（3）二巯基丁二钠为含双巯基的低毒高效重金属络合剂，以竞争机制抑制铜在肠道的吸收，可与血中游离铜、组织中与酶结合的铜离子相结合，形成低毒性硫醇化合物从尿液中排出。可将 1 g 二巯基丁二钠溶于 10% 葡萄糖溶液 40 mL 中缓慢静注，每日 1 ～ 2 次，5 ～ 7 日为一个疗程，可间断应用多个疗程。

五、护理

（一）护理评估

1. 健康史

（1）起病情况：评估患者发病的年龄，是否在青少年期或儿童期发病，评估患者是否起病缓慢。评估患者起病症状，是否以肝脏症状、神经或精神系统症状起病。

（2）病因与危险因素：评估患者是否有家族遗传史。

（3）生活方式与饮食习惯：评估患者的饮食习惯，是否经常进食含铜量较高的食物。

（4）其他：评估患者有无青霉素过敏史。

2. 身体状况

评估患者是否有锥体外系症状，如手足徐动、舞蹈样动作、肌张力障碍、怪异表情、肌强直、运动迟缓；评估患者是否出现肝脏症状；评估患者的言语能力、行走能力及肢体活动度等；评估患者是否有注意力不集中、反应迟钝、智能障碍等；评估患者是否出现肝损害症状及眼部 K–F 环；评估患者体表是否出现色素沉着；评估患者是否出现蛋白尿、肾性糖尿或氨基酸尿。

3. 心理 – 社会评估

评估患者职业、家庭经济状况及家族中是否出现其他发病成员；评估患者对疾病的了解程度及是否出现心理问题。

（二）护理诊断

1. 有受伤的危险

与肢体活动障碍，精神、智能障碍有关。

2. 营养失调：低于机体需要量

与食欲减退或吞咽困难导致摄入不足有关。

3. 长期自尊低下

与疾病所致个人形象改变有关。

4. 潜在并发症

包括肝衰竭。

5. 知识缺乏

与缺乏疾病知识有关。

（三）护理目标

（1）患者无外伤发生。

（2）患者营养摄入充足，满足机体需要。

（3）患者无自尊低下。

（4）患者无并发症发生。

（5）患者了解疾病相关知识。

（四）护理措施

1. 一般护理

嘱患者卧床休息，勿进行有危险的活动。

2. 病情观察

观察患者肝功能损害症状有无加重，黄疸是否加深，有无肝区疼痛、肝脾大及水肿，有无皮下、牙龈、鼻及消化道出血。监测患者的血清电解质与尿铜的变化，及早发现急性肝衰竭或肝性脑病。

3. 用药护理

指导患者严格遵医嘱长期服药，同时告知患者服药的注意事项及观察用药后是否出现不良反应。

（1）锌剂不良反应较轻，偶可有恶心、呕吐等消化道症状。

（2）促进铜排泄药物：①D-青霉胺不良反应有发热、皮疹、肌无力、震颤、白细胞减少，极少数发生骨髓抑制、狼疮样综合征、肾病综合征等严重不良反应；②三乙基四胺不良反应小；③二巯基丁二钠不良反应较轻，可出现鼻腔或牙龈出血，服药期间应观察患者是否有鼻腔或牙龈出血，是否有头痛、乏力、恶心、四肢酸痛等不适症状。

4. 饮食护理

（1）指导患者避免使用铜制的餐具和锅具，选择低铜或无铜食物，减少铜的摄入，可选择进食面条、牛奶、西红柿等，避免进食含铜量高的食物，如贝壳类、坚果类、巧克力、玉米、香菇、蜜糖、动物肝和血、蚕豆等。食管静脉曲张患者宜选择少渣食物，避免进食油腻、油炸、粗纤维食物，进食时应细嚼慢咽。

（2）饮食原则：低铜、低脂、高热量、高蛋白、高维生素、易消化食物。多进食含氨基酸和蛋白质食物，可促进肝细胞修复和尿铜的排出。规范饮食可减少铜在肝脏内的积聚，减慢或减轻对肝细胞的损害程度。

（3）食欲减退患者，可鼓励少食多餐，选择平日喜爱的低铜食物，增加患者食欲。

5. 心理护理

由于本病多为家族遗传疾病，在一个家庭中可有多个成员患病，因此给患者带来较大的心理压力。精神症状起病的患者由于反应迟钝、注意力不集中而导致自我照顾能力下降，也会对患者的心理产生一定的影响，轻则自卑，不愿与人沟通，重则产生绝望的心理。护士应关心患者，耐心倾听患者所表达的意愿，不应厌烦或歧视患者，避免使用伤害患者自尊的语言。针对患者存在的心理问题，给予适当的心理疏导。

6. 肝衰竭的护理

（1）指导患者卧床休息，保持病室安静。

（2）向患者及家属讲解饮食的原则及重要性，给予患者低铜或无铜饮食。

（3）严密观察患者疾病进展，有无腹水、意识改变与出血征象等，监测患者的尿铜及电解质的变化，尽早发现并发症。

（五）健康指导

1. 疾病知识指导

向患者讲解本病为基因隐性遗传病，是铜代谢障碍所导致的肝功能损害和脑部病变的疾病。告知患者疾病知识及治疗方案，让患者对疾病及自身治疗有所了解。告知患者和家属选择低铜或无铜饮食的原则和重要性。患者婚前应进行检查，基因携带者之间应禁忌结婚；长期服药的女性应避孕，未婚女性在病情稳定的情况下，可以在妇产科和神经科医师共同监测和指导下选择生育。

2. 用药指导

指导患者遵医嘱连续服药，如有不适，及时告知医护人员。指导患者服药期间监测血清铜。

3. 饮食指导

指导患者及家属出院后仍需继续选择低铜或无铜食物，如牛奶、鸡鸭肉、瘦猪肉等。

4. 日常生活指导

早睡早起，保证睡眠充足，避免过度劳累及情绪激动。鼓励患者多与他人沟通，主动表达内心想法。

（梁燕华）

病例 1　急性脑梗死

【案例介绍】

（一）一般资料

女，75 岁，以“发现意识不清、左侧肢体无力 9 小时”为主诉入院。患者 2022-01-18 13 时午休，睡至 17 时未醒，家属呼之不应，不能言语，左上肢及左下肢僵直，不能活动，同时发现其双眼向右凝视，意识不清，伴呕吐，无大小便失禁、抽搐。遂 120 急救送至我院，我院立即开通绿色通道，急诊科医护人员及我科住院护士组织抢救，急诊心电图提示快速型房颤；血细胞比容（HCT）52% ↑，二氧化碳总量（TCO_2）18 mmol/L ↓；B 型钠尿肽测定（急诊科）：氨基末端脑利钠肽前体（NT-proBNP）1060 μg/mL ↑，头颅 CT 排除出血，并以“脑梗死”收住我科。患者起病以来无畏寒、发热，精神差，未进食，近期体重未监测。

（二）病史

既往史：有高血压病史，曾服用厄贝沙坦治疗（具体不详）；有支气管哮喘病史（具体不详）；有房颤、脑梗后遗症病史，遗留有右侧肢体无力，曾服用阿司匹林、比索洛尔治疗（具体不详），但未规律用药。2020-10-11 至 2020-11-06 因右侧股骨转子间骨折，在我院关节骨科行右侧人工股骨头置换术，住院期间曾服用利伐沙班片 10 mg，1 片 / 日，按医嘱使用至术后 35 天，之后未再使用。术后长期卧床。患者近期觉胸闷、咳嗽、呼吸困难及咽部不适，在社区医院治疗后未有明显缓解（具体治疗不详）。否认糖尿病史，否认高脂血症，否认脑出血，否认蛛网膜下腔出血，否认烟雾病史，否认颈动脉内膜切除术，否认既往血管成形术，否认冠心病史，否认周围血管病，否认深静脉血栓史，否认其他疾病或者危险因素。否认过敏史，预防接种史不详。

个人史：久居原籍，性格随和、内向，未曾到过疫源地或者地方病流行区。否认性病史，否认爱人性病史，否认冶游史，否认爱人冶游史，无外伤史，无其他手术史，无药物过敏史，无毒物接触史，无药物滥用史。不吸烟，不饮酒。

婚育史：适龄婚育。

家族史：无家族脑血管病史。无家族脑血管病危险因素及相关疾病。

（三）医护过程

体格检查：T 37.8℃，P 98 次 / 分，R 24 次 / 分，BP 120/85 mmHg。发育正常，营养良好，急性面容，表情痛苦，被动体位，平车入室。全身皮肤黏膜正常，无皮下出血。口唇无发绀，双肺少量湿性啰音，心前区无隆起，心尖冲动正常，心浊音界正常，心率 143 次 / 分，心律绝对不齐，各瓣膜听诊区未闻及心脏杂音。腹平坦，无压痛、无震颤，腹部无包块。肠鸣音正常，4 次 / 分。双下肢无浮肿。

专科检查：意识模糊，完全性失语，眼球向右凝视，不能被头眼反射纠正，双侧瞳孔等大等圆，直径 2.5 mm，对光反射灵敏。双侧额纹对称，左侧鼻唇沟较右侧变浅，伸舌偏左。四肢肌张力痉挛样增高，双上肢肌力 3 级，双下肢肌力 2 级，四肢腱反射亢进，双侧 Babinski（+），掌颌反射（+）。行卒中相关评估：Essen 评分 4 分，美国国立卫生研究院卒中量表（NIHSS）评分 23 分。格拉斯哥昏迷评分法（GCS）评分：11 分。mRS 评分：4 分。

辅助检查：CTP 示左侧大脑半球低灌注，但无明显半暗带，有介入桥接治疗的指征，经沟通，患者家属拒绝介入治疗措施。患者来院时超静脉溶栓时间窗，未予静脉溶栓。给予告病重，心电监护，因 NIHSS 评分高，予氯吡格雷抗血小板，阿托伐他汀降脂稳斑，西地兰及比索洛尔减低心室率、丁苯酞改善循环等治疗。

洼田饮水试验 5 级，给予留置鼻肠管，评估营养状态，24 ~ 48 小时行肠内营养。患者有长期卧床史，肢体瘫痪，日常活动减少，查 D- 二聚体 3.43 μg/mL ↑，纤维蛋白原测定 5.51 g/L ↑，发生静脉血栓栓塞症（VTE）风险高，四肢静脉彩超排除静脉血栓形成，给予基本预防 + 机械预防：预防 VTE 发生。双侧脑梗死，有轻度舌后坠，院前有咳嗽，完善血常规、C- 反应蛋白（CRP）检查，预治卒中相关性肺炎。入科即予完善三大常规、血生化、心电图、胸部 X 线片、腹部及心脏彩超、头颅 CT、MRA 等。2022-01-19 头灌注 + 头颈 CTA（卒中包）+ 胸部 CT 平扫：①右侧额颞叶、岛叶脑梗死，右侧大脑中动脉 M_2 段闭塞；②右下肺少许慢性炎症，右侧少量胸腔积液。治疗上予氯吡格雷抗血小板，阿托伐他汀强化降脂稳斑，丁苯酞改善循环，呋塞米 + 白蛋白脱水，雷贝拉唑护胃，多潘立酮促胃动力，并辅以康复理疗。床旁心电图（十五导联）：①快速型心房颤动伴室内差异性传导；②不完全性右束支阻滞；③ST-T 改变（见蝉联现象）；NT-proBNP ＞ 35000 μg/mL ↑，患者快速心室率发作期，予补充钾镁极化液稳定心肌细胞膜，加用富马酸比索洛尔 5 mg /d 控制心室率，予西地兰静脉推注，必要时予胺碘酮复律，完善 24 小时动态心电图、心脏彩超等检查。

患者入院后有持续发热，最高体温达 39℃，有咳嗽、咯白色稀薄痰，听诊双肺有少量湿性啰音，阅片胸部 CT 见双肺散在少许炎症，胸腔积液。白细胞 18.57 $\times 10^9$/L ↑，中性粒细胞绝对值 17.80 $\times 10^9$/L ↑，CRP 77.8 mg/L ↑，二氧化碳结合力 19 mmol/L ↓，考虑患者近期有胸闷、咳嗽、呼吸困难及咽部不适症状，目前有高热，查血常规提示白细胞明显升高，CRP 升高，胸部 CT 提示肺炎，痰涂片可发现细菌及真菌，诊断肺部感染，考虑社区获得性肺部感染，给予氧疗，查痰培养 + 药敏完善病原学检验，予舒普深 3.0 g q8 h 静脉滴注抗感染治疗，氨溴索、布地奈德雾化祛痰治疗，完善纤支镜检查，监测感染指标，注意容量管理。2022-01-21 意识好转，可自主睁眼，可遵医嘱抬起上臂、握拳，但仍不能言语，NIHSS 评分 15 分，体温波动在 36.8 ~ 38.0℃，病情相对稳定，治疗同前。2022-01-23 嗜睡状态，仍不能言语，体温波动在 36.8 ~ 38.6℃，解烂便多次，予蒙脱石散止泻、双歧杆菌乳杆菌三联活菌片调节肠道菌群治疗。

积极给予肢体功能锻炼，预防下肢深静脉血栓，给予心理精神科干预。

【护理】

1. 治疗护理

（1）感染护理：定时翻身叩背，协助排痰，黏痰不易咳出时，予雾化吸入，及时清理分泌物，保持呼吸道通畅；床头摇高 30°，避免反流误吸，密切监测呼吸、血氧情况。出现高热时，行物理降温，如冰敷、冰毯机降温、温水擦浴、酒精擦拭等，必要时遵医嘱用药，并记录出入量；做好口腔护理，给予清淡易消化流食。

（2）皮肤护理：予气垫床，使用翻身枕，保持床单位整洁，定时协助翻身，翻身时正确使用移动技巧，检查受压部位皮肤，保持个人卫生，更换汗湿衣物，加强营养，预防压力性损伤；及时清理粪便，保持肛周皮肤清洁干燥。

（3）用药护理：使用抗血小板药需观察有无牙龈出血、皮下瘀斑、血尿、黑便等出血倾向，使用软毛牙刷，避免碰撞，定期监测凝血功能；使用脱水药应记录 24 小时出入量，监测有无电解质紊乱，定期复查头颅 CT；使用复律药物时，密切监测心率，发现异常情况及时报告医师；根据药敏试验，使用抗生素，注意有无菌群失调。

2. 观察护理

加强巡视，严密监测生命体征，记录 24 小时出入量，密切观察患者意识、瞳孔、肌力等情况，及早发现脑出血、脑疝等并发症。测量双下肢腿围，观察肢端血运情况，注意有无呼吸困难、胸痛、咯血等肺栓塞表现。进食前评估患者消化情况，避免呕吐、反流误吸。观察二便，有无尿路感染或出血倾向。

3. 生活护理

给予患者低盐低脂清淡饮食，卧床休息，协助患者做好大部分生活护理，做好个人卫生，预防口腔及尿路感染，防止压力性损伤及失禁性皮炎的发生。

4. 心理护理

行心理精神干预，做好心理疏导；行疾病相关知识宣教，消除患者恐惧心理，取得配合；与家属做好沟通，获取家人及社会支持和鼓励。

5. 健康教育

嘱患者保持良好心态，树立战胜疾病的信心。养成良好的生活习惯，避免过度劳累，饮食规律，不暴饮暴食，少食用肥腻、甜食、动物内脏等食物。急性期卧床休息，宜取半坐卧位或侧卧位，平卧位时应头偏一侧，预防误吸。24 小时留陪人，躁动或有精神症状者，应加设床栏，预防坠床，必要时遵医嘱使用镇静剂。定时监测血压，规律服药。早期配合语言、吞咽、肢体功能康复锻炼，保持肢体功能位，促进康复，预防下肢深静脉血栓形成等并发症。

【小结】

脑梗死是指各种原因所致的脑部血液循环障碍，缺血、缺氧导致局限性脑组织缺血性坏死或软化，临床症状主要体现为口角歪斜、构音障碍或失语、吞咽困难，伴随意识障碍、偏身感觉异常，临床上予以抗血小板聚集、降脂稳斑、营养神经、降压降糖、护胃等支持治疗。护理上，密切观察病情进展，严密监测生命体征，给予饮食指导、用药指导，加以吞咽和语言功能训练、肢体功能锻炼，预防肢体废用综合征、深静脉血栓形成等并发症。通过科学合理的观察护理，可以有效地降低并发症及其他疾病的发生率，将患者的致残率降到最低，缩短患者的康复时间，提高患者的生存率和生活质量。

【参考文献】

[1] 徐碧姬. 脑梗死患者的护理[J]. 解放军护理杂志，2010，27（16）：1262-1263.

[2] 刘京云. 脑梗死患者的护理体会[J]. 中国保健营养（下旬刊），2014（6）：3337-3338.

[3] 王金文. 80 例急性脑梗死患者的护理体会[J]. 健康必读（中旬刊），2012，11（11）：447.

[4] 范天群. 急性脑梗死患者的护理体会[J]. 山东医学高等专科学校学报，2010，32（4）：277-278.

[5] 李桂英. 102 例脑梗死患者的护理体会[J]. 中国现代药物应用，2013，7（16）：171-172.

（梁燕华）

病例 2 脑出血

【案例介绍】

（一）一般资料

男，48 岁，以“急起左侧肢体无力 5 小时余”为主诉，于 2022-08-12 入院。患者于 5 小时前休息时发现左侧肢体乏力，活动不灵，测血压偏高（收缩压 160 mmHg），服用硝苯地平缓释片 40 mg 后血压下降，但左侧肢体乏力未有缓解，无意识障碍、头痛、恶心、呕吐，无肢体抽搐不适，为求进一步诊治，来我院就诊，查头颅 CT 示：右侧内囊后肢脑出血，为进一步治疗而收治我科。起病后，无畏寒、发热，精神、饮食一般，大小便正常，体重无明显变化。既往睡眠较差，入睡困难、易醒。

（二）病史

既往史：发现“高血压”1 年，最高收缩压 160 mmHg，不规律服用硝苯地平缓释片降压治疗，血压控制不详。平素身体良好，否认肝炎、结核等传染病史，否认冠心病、糖尿病等慢性病史，否认手术史、外伤史、输血史，否认过敏史，预防接种史不详。

个人史：久居本地，未曾到过疫源地或者地方病流行区，无血吸虫疫水接触史，否认到过传染病流行地区。有饮酒史数十年，平素每天 1 瓶啤酒，未戒酒；否认吸烟史。无常用药品及麻醉毒品嗜好。否认工业毒物、粉尘、放射性物质接触史。否认冶游史。

婚育史：结婚 20 年，配偶健在。育 1 子 1 女。

家族史：父母已故，死因不详；兄弟、姐妹及子女健康，无遗传性、免疫性和精神性疾病，未患有与患者同样的疾病。

（三）医护过程

体格检查：T 36.5℃，P 87 次 / 分，R 14 次 / 分，BP 156/112 mmHg。发育正常，营养良好，面容无异常，表情自如，神志清楚，自主体位，平车入室，查体合作。全身皮肤黏膜色泽正常，口唇红润，呼吸节律正常，心律齐整，未闻及杂音；腹部平坦，无胃型、肠型、蠕动波，腹肌柔软，无压痛、反跳痛，肠鸣音正常。

专科检查：神清，瞳孔等大等圆，直径 3 mm，对光反射灵敏。双侧额纹、鼻唇沟对称，伸舌居中，口角无歪斜，构音清楚，无吞咽困难、饮水呛咳，四肢肌张力正常，左侧肢体肌力Ⅳ级，右侧肢体肌力Ⅴ级，四肢痛温触觉及运动觉、音叉振动觉正常。四肢腱反射（++），腹壁反射存在。左侧 Babinski 征（+），右侧（-）。颈无抵抗，克尼格（Kernig）征、布鲁氏（Brudzinski）征阴性。静脉血栓栓塞症（VTE）风险评估结果为高危风险，予基础预防措施预防 VTE 发生。

辅助检查：三大常规、血生化、凝血功能、甲功、感染四项、胸部 X 线片、心电图、彩超等。完善脑血管检查排除脑血管畸形，并定时复查头部 CT 了解血肿有无继续扩大、脑水肿情况。2022-08-12 头颅 CT 平扫：①右侧内囊后肢出血；②双侧基底核区陈旧性小梗死灶；左侧放射冠－半卵圆中心缺血梗死灶。患者有高血压病史，且内囊为高血压性脑出血好发部位，因此考虑为高血压性脑出血可能性大。予加强监测：收入 NICU，予心电监护，保持气道通畅。治疗上，予以氨基己酸止血、非诺贝特降脂、硝苯地平＋厄贝沙坦降压、阿普唑仑镇静、曲唑酮抗焦虑、莫沙必利护胃等对症治疗。积极控制血压，降压目标为 140/90 mmHg 以下。预防并发症如应激性溃疡、肺部感染、下肢深静脉血栓和肺栓塞等；保持大便通畅；维持水电解质平衡；控制体温。入院第三天：患者左侧肢体乏力较前缓解，可自主活动，能持物，无头痛、恶心、呕吐，精神、饮食、睡眠及二便可。查体：左侧肢体肌力Ⅳ＋级，右侧肢体肌力Ⅴ级，余专科查体同前。血常规、肝肾功能、电解质、感染四项、同型半胱氨酸、激酶、甲功三项、糖化血红蛋白、尿便常规未见明显异常。2022-08-12 血生化：尿酸 496 μmol/L ↑，总胆固醇 6.66 mmol/L ↑，甘油三酯 12.50 mmol/L ↑，低密度脂蛋白胆固醇 0.78 mmol/L。嘱患者低嘌呤饮食，戒酒，定期复查尿酸水平；血脂升高，以甘油三酯升高为主，予非诺贝特降脂处理，定期复查血脂。2022-08-12 急凝血五项：D- 二聚体 0.83 μg/mL ↑。嘱患者可进行床上关节肢体活动，定期复查。2022-08-12 男性肿瘤十二项检测：CEA（定量）8.76 ng/mL ↑，轻度升高，暂无肿瘤证据，予定期复查。2022-08-13 头颅 CT 平扫：①右侧内囊后肢出血，密度较前稍减低；②双侧基底核区陈旧性小梗死灶；左侧放射冠－半卵圆中心缺血梗死灶，均较前相仿。2022-08-12 床旁检查，肝、胆、胰、脾、双肾、输尿管、膀胱、前列腺：①脂肪肝；②胆、胰、脾、双肾、膀胱未见明显异常。2022-08-12 床旁心电图（十五导联，无线心电）：①窦性心律；②T 波异常。入院第五天：患者左侧肢体肌力恢复，可行走、持物稳，无头痛、恶心、呕吐，精神、饮食、睡眠及二便可。查体：左侧肢体肌力Ⅴ－级，右侧肢体肌力Ⅴ级，余专科查体同前。复查头颅 CT 未见明显血肿扩大，目前一般情况可，继续当前药物治疗，控制血压，必要时调整降压用药，续观病变。

【护理】

1. 治疗护理

（1）感染护理：动态评估吞咽功能，行防误吸相关知识宣教，预防误吸。指导有效排痰，黏痰不易咳出时，予雾化吸入，及时清理分泌物，保持呼吸道通畅。做好口腔护理，给予清淡易消化流食。定时监测体温，出现高热应给予物理降温，或遵医嘱使用降温药物，行痰液微生物检测，遵医嘱使用抗生素。

（2）皮肤护理：绝对卧床休息，定时协助翻身，保持床单位整洁及皮肤清洁干燥，保持个人卫生，定时温水擦浴按摩，促进局部血液循环，加强营养。

（3）用药护理：密切监测血压，根据血压及时调整用药剂量，嘱患者遵医嘱服药，不随意增减药量，以防血压骤升骤减，加重病情。观察有无胃肠道不良反应，保持大便通畅。

2. 观察护理

加强巡视，严密监测生命体征，记录24小时出入量，密切观察病情变化，警惕颅内压增高、脑疝等并发症，如出现意识改变、血压升高、心率减慢，甚至伴呕吐等症状，立即报告医师。

3. 生活护理

给予高热量、高蛋白、高维生素、低盐低脂易消化饮食，绝对卧床休息，保持二便通畅，协助部分生活护理，做好个人卫生，预防口腔及尿路感染，防止压力性损伤的发生。

4. 心理护理

做好心理疏导；行疾病相关知识宣教，消除患者恐惧心理，取得配合；与家属做好沟通，获取家人及社会支持和鼓励。

5. 健康教育

绝对卧床休息2 ~ 4周，嘱患者保持良好心态，安静卧床休息，避免情绪激动，翻身缓慢轻柔，以免血压升高。保持大便通畅，忌用力排便，多吃新鲜果蔬，必要时遵医嘱使用缓泻剂。积极配合治疗，密切监测血压，坚持服药。病情稳定后，早期指导进行康复锻炼。

【小结】

脑出血是指脑内小动脉、毛细血管破裂等原因引起的脑实质内出血，临床症状表现为突然发病、头痛呕吐、偏瘫和不同程度的意识障碍，治疗上应予控制脑水肿、止血降压等对症治疗；护理上，密切观察病情变化，严密监测血压，及时妥善地调控血压和控制脑水肿的发生，预防感染。正确得当的急性期护理，是挽救患者生命、减少并发症和预防复发的有效措施。

【参考文献】

[1] 王丽娟，刘爱华，李凤颖，等. 脑出血的护理[J]. 健康必读（下旬刊），2013（5）：178.

[2] 李倩倩. 脑出血的护理[J]. 心理医师，2016（25）：167-168.

[3] 卢来娟. 脑出血的护理[J]. 中国医药指南，2011（15）：2.

[4] 杨玲. 脑出血的护理[J]. 医学信息，2016（22）：201-202.

（梁燕华）

病例 3 帕金森病

【案例介绍】

（一）一般资料

男，70 岁，以“行动迟缓 2 年，加重半年”为主诉，于 2022-08-16 入院。患者于 2020 年无明显诱因出现运动迟缓，肢体僵硬，活动欠灵活，伴语言减少、语调变低沉，初始症状较轻，后逐渐缓慢加重，有时难以迈开脚步，自行敲打小腿后稍缓解。自觉记忆力较前减退，否认体位变化时头晕，否认饮水呛咳，否认视幻觉，否认胡言乱语，否认发热等不适。2021 年 1 月于外院就诊，诊断为“①淀粉样变脑血管损害（很可能）；②大脑动脉粥样硬化”，予对症治疗，症状缓解后出院。2021 年 4 月因症状再次加重，行动迟缓、开步和行走困难较前明显，至我院就诊，诊断为“①帕金森病（可能性大，帕金森叠加综合征待排）；②淀粉样脑血管损害（可能性大）”，予抗帕金森药物、他汀类药物调脂、调控血压、营养神经、康复锻炼及对症支持治疗，好转后出院。后定期门诊复查，规律服药。患者诉 2022 年 3 月开始出现多梦，有幻视、幻听，表现为见到以前的工友，躺在床上听到有人在耳边说话，曾至我院门诊就诊，予停“司来吉兰”后幻视、幻听、夜间多梦较前好转。为求进一步诊治至我院门诊，门诊拟“帕金森病”收入院。患者自起病以来，胃纳一般，便秘，小便自觉排尿不畅，睡眠欠佳，家属诉患者入睡后有大声喊叫和肢体舞动。

（二）病史

既往史：发现“高血压病”1 年，最高血压达 150/80 mmHg，平时规律服用“缬沙坦氨氯地平片”治疗，规律监测血压，自诉血压控制可，具体不详。平素身体良好，否认肝炎、结核等传染病史，否认冠心病、糖尿病等慢性病史，无明确卒中、头部外伤、颅内感染、中毒等病史及农药等接触史，有手术史，8 年前曾行“双下肢静脉曲张手术”（具体不详），否认外伤史、输血史，否认过敏史，预防接种史不详。

个人史：久居本地，否认有血吸虫疫水接触史，否认到过地方病高发及传染病流行地区，否认嗜酒史、吸烟史。无常用药品及麻醉毒品嗜好。否认工业毒物、粉尘、放射性物质接触史。否认冶游史。

婚育史：结婚 50 年，配偶健在。育 1 子 1 女。

家族史：配偶及子女健康，无遗传性、免疫性和精神性疾病，未患有与患者同样的疾病。无类似运动障碍性疾病家族遗传病史。

（三）医护过程

体格检查：T 36.5℃，P 84 次 / 分，R 20 次 / 分，BP 148/78 mmHg。发育正常，营养良

好，面容无异常，表情自如，神志清楚，自主体位，步行入室，查体合作。全身皮肤黏膜色泽正常，口唇红润，浅表淋巴结未扪及肿大。颈部无抵抗，双肺呼吸音清，未闻及干湿性啰音，心律齐整，心音正常。腹部膨隆，腹肌柔软，无压痛及反跳痛，肠鸣音正常；双下肢无浮肿。

专科情况：神清语利，双侧瞳孔等圆等大，直径 3.0 mm，对光反射正常。高级皮层功能粗测正常，构音清楚，语速慢，语调低沉，查体合作，对答切题，呈面具脸，瞬目减少，眼球各向活动充分，双侧额纹、鼻唇沟对称，伸舌居中，吞咽正常。四肢无静止性震颤，四肢肌张力增高，双下肢为显著，四肢肌力 5 级，双侧指鼻、跟膝胫试验稳准，躯干稍前倾前屈，行走时双上肢连带动作减少，双下肢行走步态拖曳、间断可见轻度冻结样步态，闭目难立征阴性。双侧颜面部及肢体痛触觉对称存在，四肢腱反射（+），病理征未引出。颈软，脑膜刺激征阴性。Caprini 评分 2 分，VTE 低危风险，予以基础预防。1 年前我科住院行美多芭试验提示阴性，诊断为“帕金森病（可能性大帕金森叠加综合征待排）”，长期予抗帕金森治疗，有效。近半年多梦、幻听、幻视，睡眠欠佳，有睡梦中大声喊叫和肢体舞动，停用“司来吉兰”后幻觉稍改善。结合病史及查体，考虑定位于锥体外系，定性为变性疾病，目前仍考虑帕金森病可能性大，予以完善美多芭试验、头颅 MRA、卧立位血压、膀胱残余尿量测定、神经心理评估、脑电图、TCD 等进一步明确诊断。

辅助检查：2021-04-17 颅脑磁共振平扫 + 时间飞跃法（TOF）血管成像 +DWI，颅脑磁共振单项功能成像：①TOF-MRA 示左侧椎动脉颅内段较对侧纤细；②双侧半卵圆中心多发缺血灶，脑萎缩；双侧筛窦炎症；③磁敏感加权成像（SWI）示双侧大脑半球多发低信号灶，不除外淀粉样脑血管病（CAA）；双侧黑质燕尾征欠清，结合临床，符合帕金森综合征。2021-04-17 肝、胆、胰、脾，双肾、输尿管、膀胱、前列腺，膀胱残余量：①双肾多发囊性病变；②左肾实性占位，不除外错构瘤；③排尿后，膀胱残余尿约 83 mL；④肝、胆、胰、脾、膀胱未见明显异常。治疗上予多巴丝肼片、吡贝地尔缓释片抗帕金森，盐酸多奈哌齐片改善认知，硝苯地平控释片降压，阿托伐他汀钙片调脂，盐酸坦索罗辛缓释胶囊改善前列腺增生等对症支持治疗。入科第三天，患者一般情况可，诉未再发生幻觉，运动和行走尚可，有尿频、尿急、小便费力感，大便 2 ~ 3 天一次，精神、胃纳尚可，睡眠一般。查体：血压 130/74 mmHg，专科查体大致同前。

2022-08-16 急血常规：血红蛋白（HGB）126.00 g/L ↓。2022-08-16 急生化：尿素 8.14 mmol/L ↑，尿酸 482 μmol/L ↑。2022-08-17 血同型半胱氨酸测定：同型半胱氨酸 14.7 μmol/L。2022-08-17 糖化血红蛋白：糖化血红蛋白 6.0%。凝血常规、甲功三项、术前急诊四项未见明显异常。2022-08-17 胸部正、侧位：①右肺门影稍增浓，血管影与病变鉴别；②右侧膈面局限性膨隆。2022-08-17 床旁心电图：①窦性心律；②T 波异常。继续完善相关检查后调整治疗方案。

【护理】

1. 治疗护理

（1）安全护理：谨防跌倒和烫伤等意外发生，帕金森患者存在不同程度的运动障碍，要特别注意患者的看护，嘱 24 小时留陪人，加强防跌倒宣教。如有吞咽异常患者，注意喂养安全，预防误吸。

（2）用药护理：告知患者及家属药物不良反应及服药相关注意事项，注意多巴丝肼片使用期间的开－关现象和剂末现象，遵医嘱服药，不擅自加减药物。

2. 观察护理

每日监测血压，加强巡视，预防跌倒。严密观察病情变化，如出现肢体言语障碍、不能进食、震颤加重、躯体强直等，应立即报告医师。

3. 生活护理

给予高热量、高维生素、高纤维素、低盐低脂、适量优质蛋白饮食。穿合脚的防滑鞋，衣着宽松，尽量减少选用扣子；多吃新鲜瓜果蔬菜，保持大便通畅。使用助行器，卫生间及过道安装扶手，或床旁使用坐便器，浴室铺防滑胶垫，避免地面湿滑，预防跌倒。

4. 心理护理

行本疾病相关知识宣教，消除焦虑心理；营造祥和的家庭氛围，家属多陪伴照顾；培养患者的兴趣爱好，建立良好的心态；积极参与社会活动。

5. 健康教育

保持室内光线充足，注意通风。保持良好心态，坚持运动，指导步态训练、平衡训练、关节活动范围训练、呼吸功能训练等，有助于改善平衡，增强肌肉力量。从小运动量开始，循序渐进，量力而行。

【小结】

帕金森病是一种由锥体外系统功能障碍引起的中枢神经系统退行性疾病，是中老年群体最常见的中枢系统疾病。主要临床特征为静止性震颤、肌强直、运动迟缓和姿势步态异常。

治疗上予多巴丝肼片、吡贝地尔缓释片抗帕金森，盐酸多奈哌齐片改善认知等对症支持治疗。

护理上予以合理的饮食指导，缓解心理压力，提高患者对疾病的认知水平，改善患者的遵医行为。

帕金森病是一种严重影响老年人生活的神经系统疾病，目前还不能根治本病，要提高生活质量，在采用药物治疗的同时，还依赖多方面的护理和康复训练，鼓励积极地增加活动训练和参加物理治疗，辅助患者开展维持肌肉能力和关节灵活性的训练，增强自我管理能力和自我保健意识，减少并发症的发生。

【参考文献】

［1］康秀岩，王淑娥，郭玉玲，等．帕金森病的护理［J］．中外健康文摘，2012（44）：1049.

［2］金国飞，徐威群，丁珠华．帕金森病的护理［J］．中国实用神经疾病杂志，2008（10）：2.

［3］徐文娟，庄燕．帕金森病的护理进展［J］．国际护理学杂志，2006（4）：3.

［4］陈碧云．帕金森病的护理［J］．齐齐哈尔医学院学报，2002（9）：1049.

（梁燕华）

病例 4　周围神经病

【案例介绍】

（一）一般资料

男，69 岁，以“左下肢麻痛乏力 5 年，右下肢麻痛乏力 5 天”为主诉入院。患者于 5 年前无明显诱因开始出现左下肢麻痛、乏力，无头晕、头痛，无畏寒、发热，无下肢水肿，当时未予特殊治疗。5 天前开始出现右下肢麻痛、乏力，为进一步诊治，门诊拟“双下肢麻痛乏力查因”于 2022-08-10 收入我科。起病以来，患者精神、睡眠、食欲可，大小便如常。近期体重无明显改变。

（二）病史

既往史：有高血压病史 10 年余，目前口服“苯磺酸氨氯地平、厄贝沙坦”药物降压，自诉血压控制良好。有 2 型糖尿病史 10 年余，目前口服“阿卡波糖、格列美脲、吡格列酮”等药物控制血糖，自诉血糖控制良好。平素身体良好，否认肝炎、结核等传染病史，有高血压、糖尿病史，否认冠心病史等慢性病史，2011 年前因白内障于本院行“双眼白内障手术”。2015 年前因右食指切割伤于我院行“右食指伤口清创修补术”。否认输血史，有“头孢类抗生素、赖氨匹林、百服咛口服液”过敏史，预防接种史不详。

个人史：久居本地，否认有血吸虫疫水接触史，否认到过地方病高发及传染病流行地区，否认嗜酒史、吸烟史。无常用药品及麻醉毒品嗜好。否认工业毒物、粉尘、放射性物质接触史。否认冶游史。

婚育史：结婚 40 余年，配偶健在，育 2 子。

家族史：兄弟、姐妹及子女健康，无遗传性、免疫性和精神性疾病，未患有与患者同样的疾病。

（三）医护过程

体格检查：T 36.5℃，P 96 次 / 分，R 18 次 / 分，BP 136/67 mmHg。发育正常，营养良好，面容无异常，表情自如，神志清楚，自主体位，步行入室，查体合作。全身皮肤黏膜色泽正常，口唇红润，浅表淋巴结未扪及肿大。颈部无抵抗，双肺呼吸音清，未闻及干湿性啰音，心律齐整，未闻及病理性杂音。腹部膨隆，腹肌柔软，无压痛及反跳痛，肠鸣音正常；双下肢无浮肿。

专科情况：神清语利，双侧瞳孔等圆等大，直径 3.0 mm，对光反射正常。眼球各向活动不受限，眼裂对称，双侧额纹、鼻唇沟无变浅，口角无歪斜，伸舌居中，转颈、耸肩有力，无饮水呛咳、吞咽困难，粗测听力正常。四肢肌张力正常，肌力均为Ⅴ级；双下肢稍乏力，左下肢触觉减弱，余肢体及躯干痛温触觉及关节位置觉、音叉振动觉、皮层觉正常。静脉血栓风险为中危风险。

辅助检查：入科即予完善三大常规、凝血项、血生化、胸部 X 线片、心电图、双侧颈动脉彩超、肌电图、双下肢动脉彩超等检查。给予基础预防，预防 VTE 发生。

予阿司匹林 + 贝前列素钠抗板、瑞舒伐他汀降脂稳斑、甲钴胺 +B 族维生素营养神经、罂粟碱改善循环、卡马西平解痉、氨氯地平 + 厄贝沙坦降压、吡格列酮 + 格列美脲 + 伏格列波糖降糖、瑞巴派特护胃等治疗。入科第三天：诉双下肢麻痛乏力，右下肢明显，左下肢触觉减弱，余肢体及躯干痛温触觉正常；四肢肌力Ⅴ级，肌张力正常。近日空腹血糖波动为 7.2 ~ 8.1 mmol/L，非空腹血糖波动为 5.3 ~ 10.4 mmol/L；血压 120 ~ 140 mmHg。入科第五天：仍诉双下肢麻痛乏力，右下肢明显，加用塞来昔布止痛治疗，追踪双下肢动脉 CT 动脉造影扫描（CTA）检查结果，余治疗同前，继续观察患者病情变化。近日空腹血糖波动为 6.7 ~ 7.4 mmol/L，非空腹血糖波动为 6.1 ~ 11.0 mmol/L，血压 110 ~ 135 mmHg；专科查体大致同前。2022-08-14 颅内多普勒：①双侧大脑前动脉血流速度不对称，左侧减慢；②所检动脉符合动脉硬化型频谱改变。2022-08-14 双侧下肢深浅静脉 B 超：双侧下肢所检静脉未见明显血栓形成。入科第七天：诉双下肢麻痛乏力较前稍缓解，近日空腹血糖波动为 5.8 ~ 7.6 mmol/L，非空腹血糖波动于 5.3 ~ 10.6 mmol/L；血压 110 ~ 130 mmHg。2022-08-15 双下肢动脉 CTA：提示多发斑块并狭窄及左侧胫前动脉、左侧足背动脉各分支闭塞，患者诉右下肢右小腿抽痛明显，予加用盐酸替扎尼定缓解肌肉痉挛、西洛他唑改善下肢循环，并根据康复医学科会诊意见，予以针灸康复治疗，追踪介入血管科会诊意见，余治疗同前，继续观察患者病情变化。

【护理】

1. 治疗护理

（1）安全护理：加强防跌倒宣教，24 小时留陪人。下肢乏力者，勿独自下床；使用降压药、降糖药期间，如出现头晕等不适，避免下床活动。规律监测血糖，定时定量进食，预防低血糖的发生。

（2）用药护理。

1）使用抗板药需观察有无牙龈出血、皮下瘀斑、血尿、黑便等出血倾向，使用软毛牙刷，避免碰撞，定期监测凝血功能。

2）使用降糖药应定时监测血糖，根据血糖情况调整用药，嘱患者定时定量进食，适当运动；行相关知识宣教，预防低血糖的发生。

3）使用降压药应定时监测血压，根据血压情况调整用药；行相关知识宣教，使用降压药期间，加强巡视，谨防跌倒；如有头晕、头痛等不适，及时告知医护人员。

4）遵医嘱用药，不随意增减药物。

2. 观察护理

加强巡视，严密监测生命体征及血糖。每日测量双下肢腿围，观察患者下肢肢端血运情况，嘱多饮水，指导下肢踝泵运动，予气压治疗，预防深静脉血栓形成。一旦血栓形成，禁止予按摩、气压等机械治疗，予下肢伸直制动，防止栓子脱落；观察有无呼吸困难、胸痛等肺栓塞表现。遵医嘱使用抗板药物，应观察有无牙龈出血、皮下瘀斑等出血倾向，定期监测凝血常规。

3. 生活护理

急性期应卧床休息，肢体保持功能位，协助部分生活护理，指导患者保持清淡易消化饮食，可适量食用新鲜蔬果，避免进食坚硬食物，保持大便通畅，预防消化道出血，观察排便情况。

4. 心理护理

行疾病相关知识宣教，做好心理疏导，消除患者焦虑情绪；与家属做好沟通，鼓励家属以积极的心态去照顾患者。

5. 健康教育

保持良好心态，情绪稳定，起居规律，加强锻炼，以太极为主。饮食宜富营养、清淡，忌烟酒。指导患者行双下肢功能锻炼，促进肢体功能康复，预防深静脉血栓形成。规律服药，定时监测血压、血糖，不适随诊。

【小结】

营养缺乏与代谢性疾病可引起周围神经病变，B 族维生素缺乏是常见的病因；糖尿病也可引起感觉运动性远端型神经病变，此为最常见病因。临床上周围神经病变最常累及股神经、坐骨神经、桡神经、尺神经等，早期症状以感觉障碍为主，呈对称性疼痛和感觉异常，下肢症状较上肢多见；可双侧，可单侧，可对称，可不对称，但以双侧对称性多见。

主要体征有：

（1）跟腱反射、膝腱反射减弱或消失。

（2）震动觉减弱或消失。

（3）位置觉减弱或消失，尤以深感觉减退为明显。

治疗上，给予 B 族维生素营养神经，疼痛明显者予卡马西平等解痉止痛，控制血糖、血压等综合治疗。护理上，结合糖尿病知识宣传教育，指导患者合理控制饮食，缓解心理压力，适量运动，提高患者对疾病的认知水平，改善患者的遵医行为，增强自我管理能力和自我保健意识，减少并发症的发生，提高其生活质量。

【参考文献】

[1] 滕怀英. 糖尿病周围神经病患者的持续护理干预 [J]. 糖尿病新世界，2014（19）：112.

[2] 张灵. 住院周围神经病患者下肢深静脉血栓的护理 [J]. 医学信息，2014（16）：1.

[3] 杜娟. 护理干预在糖尿病周围神经病变患者中的应用 [J]. 中国实用神经疾病杂志，2004（15）：138-139.

[4] 帅俊利，唐晓梅，周雪梅，等. 糖尿病周围神经病变的临床药物治疗与护理 [J]. 医学信息，2014（28）：1.

（梁燕华）

病例 5　面神经炎

【案例介绍】

（一）一般资料

男，68 岁，以“左眼闭合不全伴口角歪斜、流涎 12 小时”为主诉于 2022-08-16 入院。患者无明显诱因于 2022-08-16 中午吃饭时无意中被家属发现口角向右侧歪斜，左侧口角流涎，左眼闭合不全，不伴有耳鸣、听力减退，无乳突部压痛，无外耳道疼痛、疱疹，无溢泪减少，无眩晕、行走不稳，无复视，无一侧肢体无力、麻木，无外耳道流脓，于今日就诊我院门诊，门诊拟诊为“面神经炎”收入我科进一步治疗。患者自患病以来，精神状态良好，食欲良好，体力情况良好，睡眠佳，大便正常，尿频，夜尿增多。体重无明显减轻。

（二）病史

既往史：有高血压病史 2 年，最高达 214/100 mmHg，平素血压控制尚可（具体用药不详）。平素身体良好，否认肝炎、结核等传染病史，否认冠心病、糖尿病等慢性病史，否认手术史、外伤史、输血史，否认过敏史，预防接种史不详。

个人史：久居本地，无血吸虫疫水接触史，否认到过地方病高发及传染病流行地区，否认吸烟史，偶有饮酒。无常用药品及麻醉毒品嗜好。否认工业毒物、粉尘、放射性物质接触史。否认冶游史。

婚育史：结婚 40 年，配偶已故（精神病史）。育 1 子 1 女。

家族史：父母已故（死因不详），兄弟、姐妹及子女健康，无遗传性、免疫性和精神性疾病，未患有与患者同样的疾病。

（三）医护过程

体格检查：T 36.5℃，P 60 次 / 分，R 18 次 / 分，BP 193/84 mmHg，体重 63.0 kg。发育正常，营养良好，面容无异常，表情自如，神志清楚，自主体位，步行入室，查体合作。全身皮肤黏膜色泽正常，浅表淋巴结未扪及肿大。呼吸节律正常，心率 60 次 / 分，心律齐整，心音正常；腹部平坦，腹肌柔软，无压痛、反跳痛，肠鸣音正常。

专科情况：神清，双侧瞳孔等大等圆，直径 3 mm，直接、间接对光反射灵敏，咬肌、颞肌有力。左侧角膜反射减弱，左侧眼裂增大，左眼闭合不全，左侧贝尔征（+），不伴有耳鸣、听力减退，无乳突部压痛，无外耳道疼痛、疱疹，无溢泪减少，无眩晕、行走不稳，无复视，无一侧肢体无力、麻木，无外耳道流脓。左侧额纹、鼻唇沟变浅，口角向右歪斜。发音正常，无饮水呛咳、吞咽困难，口腔中舌位居中，伸舌无偏斜，肌张力正常，四肢肌力远端、近端均为Ⅴ级；大小便正常。Caprini 评分 2 分，VTE 风险为低危风险，予以基础措施预防 VTE 发生。入院完成以下检查：三大常规、感染八项、生化组套、凝血五项、头颅 MRA、胸腹部彩超、床旁心电图、面神经肌电图等。

辅助检查：心肺腹未见异常，甲功三项、凝血项、糖化血红蛋白、肿瘤筛查、粪常规、血常规未见异常。感染八项检测：抗乙型肝炎病毒表面抗原抗体 20.21 mIU/mL ↑，抗乙型肝炎病毒核心抗原抗体 0.01 S/CO ↓，抗乙型肝炎病毒 e 抗原抗体 0.84 S/CO ↓。乳酸脱氢酶（LDH）274 U/L ↑，α－羟丁酸脱氢酶（α-HBDH）212 U/L ↑，肌酸激酶 -MB 同工酶质量 6.87 ng/mL ↑，铁（Fe）10 μmol/L ↓，肌酸激酶（CK）355 U/L ↑。

治疗上予以地塞米松磷酸钠注射液 10 mg 静脉滴注，拟 3 天后改为口服激素，阿昔洛韦咀嚼片抗病毒感染，甲钴胺、维生素 B_1 注射液营养周围神经，厄贝沙坦片联合硝苯地平控释片控制血压，奥美拉唑肠溶胶囊护胃等，并配合康复治疗。患者左侧眼睑不全，为避免角膜干燥暴露，予以金霉素眼膏晚用预防感染保护角膜。入院第 3 天：患者左侧眼睑闭合不全及口角歪斜较前稍好转，无诉耳道疼痛，无头晕头痛等，精神可，睡眠可，饮食可，二便正常。查体：T 36.4℃，P 75 次 / 分，R 18 次 / 分，BP 159/84 mmHg。余专科查体大致同前。入院第 5 天：患者左侧眼睑闭合不全及口角歪斜较前好转，停用地塞米松磷酸钠注射液，改为口服醋酸泼尼松片抗感染，血糖稍高，考虑服用激素不良反应，继续监测血糖变化。入院第 8 天：患者眼睑闭合不全及口角歪斜明显好转，诉左侧耳部阵发疼痛，程度可忍受，无听力下降，无头晕头痛，加用阿昔洛韦咀嚼片抗感染症，嘱患者避免掏耳朵、沾水，以免加重感染。入院第 10 天：患者眼睑闭合不全及口角歪斜已好转，诉左侧耳部阵发疼痛较前减轻。

【护理】

1. 治疗护理

（1）感染护理：眼睑不能闭合者予以眼罩、眼镜、眼药等保护，预防眼部感染。做好口腔护理，监测体温。

（2）用药护理：使用糖皮质激素治疗的患者，应注意药物不良反应，观察有无胃肠道出血、感染征象，有无血糖升高等。注意监测血压，遵医嘱用药；出现头晕等症状时，避免下床活动，预防跌倒。

2. 观察护理

观察患者有无体温升高、口腔溃疡等感染情况，有无黑便等消化道出血征象。定时监测血压、血糖。

3. 生活护理

给予低盐低脂清淡饮食，保证营养的摄入，严重者予流质或半流质饮食。保持口腔清洁，饭后及时漱口，清除口腔患侧残留的食物。急性期注意休息，避免风寒。

4. 心理护理

鼓励患者表达自身感受，行本疾病相关知识宣教，使其了解本疾病的预后，消除焦虑心理，正确对待疾病，增强信心，积极配合治疗。

5. 健康教育

注意休息，饮食宜清淡，夜间避免吹凉风。注意眼部清洁，减少用眼，外出佩戴墨镜保护眼睛，可遵医嘱使用有润滑、消炎、营养作用的眼药水，睡觉时可戴眼罩或盖纱布保护。指导有效锻炼，加强面肌的主动和被动运动，如对镜子做挤眉、露齿、闭眼、鼓腮等动作，每次 5 ~ 15 分钟，并辅以理疗、针灸、按摩等治疗。规律监测血压，遵医嘱服药，定期复查头颅 CT。

【小结】

面神经炎是因茎乳孔内面神经非特异性炎症所致的周围性面瘫，主要表现为患侧耳后或乳突区疼痛，一侧表情肌瘫痪，眼裂闭合不能或闭合不全，口角歪斜、吹口哨或鼓腮不能等。予减轻面神经炎症和水肿，改善局部循环，促进神经机能恢复等对症治疗。护理上，注意休息，避免风寒，指导合理的饮食，缓解心理压力，行疾病相关知识宣教，给予日常生活和面肌功能锻炼指导，预防并发症的发生。

【参考文献】

[1] 张娜，冉秀丽. 面神经炎患者的护理 [J]. 中国医药指南，2009（13）：2.

[2] 惠海燕. 面神经炎患者的护理[J]. 饮食保健，2019（45）：103.

[3] 康爱玲. 面神经炎患者的护理[J]. 中国社区医师（医学专业），2012（30）：299.

[4] 胡四娥. 面神经炎的护理[J]. 内蒙古中医药，2013（14）：168.

（梁燕华）

病例 6 带状疱疹后神经痛

【案例介绍】

（一）一般资料

女，70 岁，以“头痛 5 天”为主诉于 2022-08-17 入院。患者于 2022-08-12 无明显诱因反复出现右侧头顶部拉扯样痛，持续半小时至数小时可缓解，无恶心、呕吐，无肢体麻木、乏力，病程中反复发作，自服“布洛芬缓释胶囊”，症状稍好转，今日来本院就诊查头颅 MR 提示脑缺血灶、左侧大脑中动脉可疑狭窄，自患病以来，精神状态一般，食欲一般，体力情况一般，平素思虑较多，睡眠欠佳，大便便秘，小便正常。体重无明显减轻。为进一步诊断治疗，门诊拟诊断为“带状疱疹后神经痛”收入院。

（二）病史

既往史：有高血压病史 10 年，最高血压 180/100 mmHg，近期服用缬沙坦氨氯地平降压治疗，血压控制于 140 ~ 50/70 ~ 85 mmHg。有带状疱疹病史 7 年，遗留肋间神经痛，近期服用普瑞巴林止痛治疗。平素身体良好，否认肝炎、结核等传染病史，否认冠心病、糖尿病等慢性病史，7 年前因白血病于外院行“骨髓移植术”，1 年后逐渐恢复，现未服药。否认外伤史、输血史，否认过敏史，预防接种史不详。

个人史：久居本地，否认有血吸虫疫水接触史，否认到过地方病高发及传染病流行地区。否认嗜酒史、吸烟史。无常用药品及麻醉毒品嗜好。否认工业毒物、粉尘、放射性物质接触史。否认冶游史。

婚育史：结婚 40 余年，配偶健在。育 1 女。

家族史：父已故（死因不详），母、兄弟、姐妹及女健康，无遗传性、免疫性和精神性疾病，未患有与患者同样的疾病。

（三）医护过程

体格检查：T 36.2℃，P 63 次 / 分，R 18 次 / 分，BP 118/58 mmHg。发育正常，营养良好，面容无异常，表情自如，神志清楚，自主体位，步行入室，查体合作。口唇红润，全身皮肤黏膜色泽正常，浅表淋巴结未扪及肿大，呼吸规整，心律齐，心音正常。腹部平坦，腹肌柔软，无压痛、反跳痛，肠鸣音正常；双下肢无浮肿。

专科情况：神清语利，双侧瞳孔等大等圆，直径 3 mm，直接、间接对光反射灵敏。眼裂对称，双侧额纹、鼻唇沟无变浅，口角无歪斜，无饮水呛咳、吞咽困难，四肢肌张力正常，肌力远端、近端均为Ⅴ级。Caprini 评分 2 分，VTE 风险为低危风险，给予基本预防措施预防 VTE 发生。

辅助检查：三大常规、血生化、凝血、糖化血红蛋白测定、甲功系列、心电图、心脏及腹部彩超、心理测量等检查。入科第二天：患者诉头痛减轻，无头晕，无肢体麻木、无力，睡眠可，大小便正常。专科查体同前，BP 138/78 mmHg。心电图：窦性心动过缓，完善 24 小时动态心电图监测。常规经胸超声心动图：①主动脉瓣微量反流，升主动脉增宽；②二尖瓣微量反流，左房大；③三尖瓣微量反流。心理测量：汉密尔顿焦虑量表（HAMA）8 分，汉密尔顿抑郁量表（HAMD）8 分，匹兹堡睡眠质量指数（PSQI）10 分；症状自评量表（SCL-90）103 分。2022-08-18 离子 7+CRP+ 血同型半胱氨酸测定 + 基础体检 + 血糖 + 血脂 5：血浆（晶体）渗透压 310.90 mOsm/L ↑，总蛋白 61.6 g/L ↓，甘油三酯 1.85 mmol/L ↑。双侧颈动脉（含椎动脉）：双侧颈动脉硬化并斑块形成。颅脑磁共振平扫 +TOF 血管成像提示脑内多发缺血灶。治疗上予阿托伐他汀钙片降脂稳斑；硫酸氢氯吡格雷片抗血小板聚集；灯盏生脉胶囊改善脑侧支循环；普瑞巴林胶囊止痛；缬沙坦氨氯地平片调整血压；维生素 B_6 片、甲钴胺片营养神经；草酸艾司西酞普兰片抗焦虑；阿普唑仑改善睡眠等治疗。检查上，要完善脑血管造影，明确脑血管病情。入科第三天：行颈动脉 + 主动脉弓 + 双肾动脉 + 全脑血管造影示：左侧大脑中动脉 M_1 段斑块伴狭窄 50%，术后密切关注术口渗血及双侧足背动脉搏动情况。治疗方案同前。

【护理】

1. 治疗护理

（1）一般护理。

1）保持室内安静舒适，避免噪声刺激。

2）注意休息，合理锻炼，提高抗病能力。

3）尽量减少刺激因素，如皮肤表面皮损区的物理摩擦、挤压，宜健侧卧位，应穿着柔软宽松棉质衣服。

4）避免进食刺激性食物，必要时使用镇痛助眠药物。

（2）疼痛护理。

1）指导患者运用分散注意力的方法，如听音乐、看电视、深呼吸，能够在一定程度上缓解疼痛。

2）为患者进行治疗、护理时，动作要轻柔。

3）遵医嘱应用止痛及营养神经药物。

4）采用针灸等理疗缓解疼痛。

（3）感染护理。

1）加强营养，增强机体抵抗力。

2）勿抓挠患处，衣服、被单保持洁净，预防患处皮肤破损感染。

3）局部如有破损，应及时换药，保护床面不受感染。

4）遵医嘱使用抗生素预防细菌感染。

5）监测体温，复查血常规。

（4）用药护理。

1）定时监测血压，根据血压遵医嘱调整服药剂量。

2）观察有无出血倾向，定期监测凝血功能。

3）使用降压药及安眠药期间，谨防跌倒。

4）遵医嘱用药，不随意增减药物，出现药物不良反应及时报告医师。

2. 观察护理

严密监测生命体征，加强疾病相关知识宣教，观察皮肤有无受损、术区有无皮下血肿或穿刺口渗血，以及双侧足背动脉搏动。观察二便，有无尿路感染或血尿、黑便或便秘。

3. 生活护理

保持室内温度、湿度适宜，给予患者清淡饮食，卧床休息，协助部分生活护理，修剪指甲，做好个人卫生，预防感染。

4. 心理护理

做好心理疏导，消除患者烦躁心理，取得配合；与家属做好沟通，获取家人及社会支持和鼓励。

5. 健康教育

保持良好的精神状态，忌恼怒；注意休息，保证睡眠充足，预防感冒。注意个人卫生，防止接触易感人群。宜清淡、易消化、高维生素饮食，忌辛辣、烟酒，多吃新鲜水果蔬菜，保持大便通畅。加强体育锻炼，增强体质。

【小结】

带状疱疹是一种由水痘－带状疱疹病毒感染侵犯神经根引起的疱疹性皮肤病，神经痛是本病的主要特征，30% ~ 50% 的中老年患者于损害消退后，仍遗留顽固性神经痛持续数月或更久。疾病产生皮肤灼烧感及难以忍受的神经剧烈疼痛，致使患者失眠、烦躁、焦虑，给患者身心带来极大痛苦，因此，针对性地进行相关护理干预尤为重要，减轻患者疼痛，减少并发症，提高患者生活质量。

【参考文献】

［1］赖显琴. 带状疱疹后遗神经痛的护理方法与效果研究［J］. 中国医药指南，2014（26）：299-300.

［2］曾晓兰. 78 例带状疱疹后遗神经痛护理干预效果对比研究［J］. 重庆医学，2009（23）：3043-3044.

［3］蔡爱华. 老年带状疱疹及后遗神经痛的护理干预［J］. 护理实践与研究，2008，5（24）：53-55.

［4］郭芬. 护理干预应用于带状疱疹的实际效果观察［J］. 饮食保健，2018（10）：222-223.

［5］曹悦玲，冯玉军. 带状疱疹后遗神经痛症中综合护理干预的临床疗效评价［J］. 健康之友，2019（3）：140.

（梁燕华）

第二章 胸外科疾病护理

第一节 肋骨骨折

一、概述

根据损伤暴力性质，胸部损伤可分为钝性伤和穿透伤；根据是否穿破全层胸壁造成胸膜腔与外界相通，分为闭合性损伤和开放性损伤。

在胸部损伤中，肋骨骨折最为常见，可为单根或多根肋骨骨折，同一肋骨又可在一处或多处折断。第 1 ~ 3 肋骨较短，且有锁骨、肩胛骨和肌肉的保护，较少发生骨折。第 4 ~ 7 肋骨较长且固定，最易折断。第 8 ~ 10 肋骨虽较长，但前端与胸骨连成肋弓，较有弹性，不易折断。第 11 ~ 12 肋骨前端游离不固定，故也不易折断。中年人和老年人的肋骨骨质疏松，脆性较大，容易发生骨折。肿瘤侵犯肋骨可发生病理性骨折。

单根或数根肋骨单处骨折，若上、下仍有完整的肋骨支持胸廓，对呼吸功能的影响不大。尖锐的肋骨断端向内移位，刺破壁层胸膜和肺组织，可产生气胸、血胸。多根多处肋骨骨折可使局部胸壁失去完整肋骨的支撑而软化，出现反常呼吸运动，即吸气时，软化区胸壁内陷，呼气时外突。此类胸廓又称连枷胸。若软化区范围较广泛，在呼吸时两侧胸膜腔内压力不平衡，形成纵隔左右扑动，影响肺通气和静脉血液回流，导致体内缺氧和二氧化碳潴留，严重者可发生呼吸和循环衰竭。

二、临床表现

1. 疼痛

主要为局部疼痛，尤其在深呼吸、咳嗽或转动体位时加剧。局部明显压痛，挤压胸部时疼痛加剧，甚至产生骨摩擦音，可与软组织挫伤鉴别。

2. 肿胀

胸壁肿胀，胸壁可有畸形。

3. 肺不张

胸痛使呼吸变得浅快、咳嗽无力，呼吸道分泌物潴留，易导致肺不张和肺部感染。

4. 其他

如合并气胸、血胸，患者可出现相应的临床表现，如气促、呼吸困难、咯血、发绀、休克。

三、检查

胸部 X 线检查显示肋骨骨折断裂线或断端错位情况，还可显示有无气胸、血胸。

四、治疗

处理原则是镇痛、清理呼吸道分泌物、固定胸廓和防治并发症。固定胸廓的方法因肋骨骨折的损伤程度与范围不同而异。

1. 固定

闭合性单处肋骨骨折，因骨折的断端有上、下完整的肋骨和肋间肌支撑，较少错位、重叠，多能自行愈合。固定胸廓的目的主要是减少肋骨断端活动、减轻疼痛，可采用多条胸带或弹性胸带固定胸廓。

2. 局部处理

闭合性多根多处肋骨骨折，因胸壁软化出现反常呼吸运动时，需进行局部处理。

（1）较小范围的胸壁软化，可用厚敷料加压包扎、沙袋压盖于胸壁软化区，再粘贴胶布固定，或用多头胸带包扎胸廓。

（2）对于大片胸壁软化，可在患侧胸壁放置牵引支架，在体外用毛巾钳或电视胸腔镜下导入不锈钢丝，固定在支架上。具备其他手术适应证而行开胸手术时，在肋骨两端分别钻孔，贯穿不锈钢丝固定肋骨断端。

3. 清创、固定

开放性肋骨骨折的胸壁伤口需彻底清创，固定肋骨断端。胸膜穿破者，行胸膜腔闭式引流术。

4. 保持呼吸道通畅

对咳嗽无力、不能有效排痰或呼吸衰竭者，行气管插管或气管切开，以利于抽吸痰液、给氧和施行辅助呼吸。

五、护理

（一）急救

1. 连枷胸

行胸壁加压包扎固定或牵引固定，消除或减轻反常呼吸运动，恢复呼吸功能。

2. 开放性气胸

将开放性气胸变为闭合性气胸。使用无菌敷料如凡士林纱布、棉垫或清洁器材如塑料袋、衣物等制作成不透气敷料和压迫物，在用力呼气末封盖伤口，并加压包扎。转运途中如伤员呼吸困难加重，应在呼气时开放密闭敷料，排出高压气体后再封闭伤口。

3. 张力性气胸

立即排气，在危急时可用一枚粗针头在伤侧第 2 肋间锁骨中线处刺入胸膜腔。在转送过程中，可于针柄外接剪有小口的柔软塑料袋、橡胶手指套或气球，即在呼气时能张开裂口排气，吸气时闭合，防止空气进入。

（二）病情观察

严密观察生命体征；注意有无气促、发绀、气管移位、皮下气肿征象；注意观察神志、瞳孔的变化；重视胸部和腹部体征，以及肢体活动等情况，警惕多发性损伤。

（三）减轻疼痛与不适

在疼痛限制患者深呼吸及有效咳痰时，应采取有效的镇痛措施。镇痛的方法有多种，可酌情使用吲哚美辛、布洛芬、可待因、曲马多、布桂嗪、哌替啶、吗啡等镇痛药，也可使用患者自控镇痛装置或 1% 普鲁卡因肋间神经阻滞。对肋骨骨折患者可采用胸带固定。

（四）维持呼吸功能

1. 保持呼吸道通畅，预防窒息

常规给予鼻导管吸氧；鼓励和协助患者翻身、深呼吸、有效咳嗽排痰，以减少肺不张等肺部并发症的发生；及时清除口腔和呼吸道内的血液、痰液及呕吐物，痰液黏稠不易排出时，应用祛痰药物，以及雾化吸入；大量呼吸道分泌物潴留和有误吸或呼吸衰竭的患者，采用鼻导管深部吸痰或支气管镜下吸痰，必要时行气管切开，呼吸机辅助呼吸。

2. 卧位

病情稳定者取半卧位，有利于呼吸、咳嗽排痰及胸膜腔引流。

（五）补充血容量，维持正常心排血量

迅速建立静脉通路。在监测中心静脉压（CVP）的前提下，补充液体，维持水电解质及酸碱平衡。通过补充血容量或抗休克处理，病情无明显好转且出现胸膜腔活动性出血征象者，如脉搏逐渐增快，血压持续下降，或经补充血容量后血压仍不稳定；胸膜腔闭式引流引出血性液体在 200 mL/h 以上，持续 3 小时；血红蛋白、红细胞计数、血细胞比容进行性降低；引流液的血红蛋白含量和红细胞计数与周围血接近，且迅速凝固，需迅速协助医师做好剖胸止血的准备。

（六）咯血的护理

痰中带血丝为轻度肺、支气管损伤，安静休息数日后可自愈。咯血或咳大量泡沫样血痰，常提示肺、支气管严重损伤，应首先稳定患者情绪，鼓励咳出支气管内积血，以减少肺不张的发生。大量咯血时，行体位引流以防止窒息，并做好剖胸探查的准备。

（七）预防感染

密切观察体温的变化，注意无菌操作，鼓励患者深呼吸，有效咳嗽、排痰，保持胸膜腔引流管通畅；遵医嘱应用抗生素，预防胸膜腔感染的发生。

（八）健康指导

（1）胸部损伤后出现肺功能下降或严重肺纤维化的患者，活动后可能出现气短症状，应嘱患者戒烟或避免刺激物的吸入。

（2）出院指导：①注意安全，防止意外事故的发生；②肋骨骨折患者3个月后复查胸部X线片，以了解骨折愈合情况；③根据损伤的程度注意休息和补充营养。

（崔秀敏）

第二节　胸腺瘤

一、概述

胸腺瘤指来源于胸腺上皮细胞的肿瘤，是纵隔常见肿瘤之一。肿瘤生长到一定体积时，常有的症状是胸痛、胸闷、咳嗽及前胸部不适。

二、临床表现

胸腺瘤的临床症状产生于对周围器官的压迫和肿瘤本身特有的症状——合并综合征。小的胸腺瘤多无症状，也不易被发现。肿瘤生长到一定体积时，常有的症状是胸痛、胸闷、咳嗽及前胸部不适。症状迁延时久，部分患者行X线检查或某些患者在查体胸透或摄胸部X线片时发现纵隔肿物阴影。被忽略诊断的胸腺瘤此时常生长到相当大体积，压迫无名静脉或有上腔静脉阻塞综合征的表现。剧烈胸痛，短期内症状迅速加重，严重刺激性咳嗽，胸腔积液所致呼吸困难，心包积液引起心慌气短，周身关节骨骼疼痛，均提示胸腺瘤的可能。

胸腺瘤特有的表现是合并某些综合征，如重症肌无力、单纯红细胞再生障碍性贫血、低球蛋白血症、肾病综合征、类风湿性关节炎、红斑狼疮、巨食管症等。下面详细介绍前三种。

1. 重症肌无力

经过长期研究，人们发现重症肌无力与胸腺（或胸腺瘤）有关。重症肌无力在临床上可分为三型，如眼睑下垂、视物长久疲劳、复视等为眼肌型；上肢伸举不能持久、步行稍远需坐下休息为躯干型；咀嚼吞咽费力，甚至呼吸肌麻痹为延髓型。临床上最危险的是肌无力危象，若患者呼吸肌麻痹，必须采用人工辅助呼吸。

目前认为重症肌无力是一种自身免疫性疾病，主要因胸腺受某种刺激发生突变，多年来一直采用抗乙酰胆碱酯酶药物治疗重症肌无力，如吡啶斯的明，近年来又加用免疫抑制剂，如激素、环磷酰胺等。

2. 单纯红细胞再生障碍性贫血

表现为正细胞正色素性贫血，伴有明显的网状红细胞减少、骨髓红细胞前体明显减少或缺乏。单纯红细胞再生障碍性贫血可为原发的，原因不清，也可继发于药物、感染和肿瘤。

3. 肾病综合征

肾病综合征与胸腺瘤的关系尚不明了。肾病综合征可以是某些肿瘤，如霍奇金病全身表现的一部分。可能的解释是，胸腺瘤与肾小球肾炎的抗原抗体复合物形成交叉反应。

三、检查

1. X 线检查

可以显示纵隔增宽，前纵隔肿物影像，并可了解心脏影像有无增大，肺组织有无浸润。

2. 胸部 CT 或 MRI 检查

有助于了解肿瘤侵犯范围、大小和心包情况，以利于分期和制订治疗方案。

3. 病理活检

治疗前活检进行组织学分类是必要的，因为纵隔肿瘤种类很多，简单方法是，用针刺做细胞学检查或特殊空针穿取组织学分类更好。

四、治疗

1. 治疗原则

胸腺瘤一经诊断即应行外科手术尽早切除。切除的胸腺瘤可取病理活检指导术后治疗，部分切除者术后放射治疗可缓解症状，延长患者存活时间。

2. 手术时应注意的问题

孤立无粘连的良性胸腺瘤，完整摘除无困难，手术可顺利完成，但某些复杂病例手术时要充分估计困难。须先探查胸腺瘤，搞清楚肿瘤与周围邻近器官的关系再行解剖。胸腺瘤位于纵隔心底部，心脏与大血管交界处；胸腺瘤向周围粘连浸润；肿瘤增长时邻近组织器官被推移，正常解剖关系改变；纤维结缔组织粘连增厚，使之与血管不易辨别，这些均可造成术中误伤血管而引起大出血。

五、护理

（一）术前护理

1. 休息与活动

指导患者注意休息，重症肌无力、贫血者适当卧床休息。

2. 协助检查

配合完成胸部 X 线片、心电图、胸部 CT 等各项检查。

3. 呼吸道管理

戒烟；指导患者有效咳嗽、咳痰、呼吸功能训练方法。注意保暖，预防上呼吸道感染。

4. 用药护理

按时、按量服用抗胆碱酯酶药物，安排在患者活动或进食前 30 分钟使用。

5. 治疗护理

遵医嘱控制感染、胆碱能危象、重症肌无力危象，纠正水电解质紊乱。按医嘱配血。手术日晨留置导尿管。

6. 皮肤护理

给予术前备皮，指导进行手术野皮肤的清洁。

7. 心理护理

胸腺肿瘤患者常担心手术治疗效果，应注意患者心理状况，及时给予疏导，减轻其不良心理反应。

（二）术后护理

1. 常规护理

按麻醉护理常规进行护理。

2. 休息与活动

鼓励进行早期床上肢体运动及下床活动。

3. 体位

患者清醒、血压稳定后予半坐卧位。

4. 饮食护理

遵医嘱进食温补、高蛋白食物。

5. 病情观察

（1）观察记录患者生命体征，每小时一次，连续测量 3 次，稳定后改每 2 ~ 3 小时一次，24 小时后视病情而定。建议采用床边持续心电监护。

（2）观察血氧饱和度、血氧及二氧化碳分压、呼吸音和呼吸道分泌物的量、性质及颜色，咳嗽是否有力。

（3）观察患者四肢肌力、吞咽情况。

（4）观察患者有无烦躁不安、大汗淋漓、四肢冰冷、无力咳痰、血氧饱和度下降、呼吸困难、吞咽困难、瞳孔扩大、肠鸣音正常或降低等重症肌无力危象的症状。

（5）观察患者有无恶心、呕吐、腹痛、腹泻、大汗淋漓、流涎、瞳孔缩小、肠鸣音亢进等胆碱能危象的症状。

（6）观察引流液的颜色、性质、量和温度。

6. 呼吸道管理

（1）保持呼吸道通畅，遵医嘱行氧气雾化吸入稀释痰液后，协助拍背咳出，痰多不能咳出者给予吸痰，必要时使用吸痰机。

（2）使用呼吸功能训练器进行呼吸功能训练，每次 15 分钟，每天 4 ~ 6 次。

7. 用药护理

（1）按时按量服用抗胆碱酯酶药物，安排在患者活动或进食前 30 分钟使用。

（2）重症肌无力危象者遵医嘱给予抗胆碱酯酶药物（新斯的明）肌内注射；胆碱能危象者遵医嘱给予阿托品肌内注射。

（3）根据医嘱给予抗感染、免疫冲击等药物治疗，观察有无药物不良反应，及时报告医师处理。

8. 治疗护理

遵医嘱吸氧、心电监护及持续血氧饱和度监测。

9. 管道护理

保持胸腔引流管通畅，必要时遵医嘱给予负压吸引。

10. 心理护理

告知患者遵医嘱正确使用药物的重要性及注意事项，指导其保持乐观的情绪。

（崔秀敏）

第三节　食管癌

一、概述

食管癌是一种常见的消化道癌肿，全世界每年约有 30 万人死于食管癌。发病年龄多在 40 岁以上，男性多于女性。我国是世界上食管癌高发地区之一，发病率以河南省最高，此外，江苏、山西、河北、福建、陕西、安徽、湖北、山东、广东等省均为高发区。

（一）病因

食管癌的病因尚不明确，据流行病学调查发现，食管癌与种族、地理位置、生活环境、饮食、生活习惯、营养状况、慢性疾病史、家族遗传史等有一定关系。

1. 化学因素

如长期进食亚硝胺含量较高的食物。

2. 生物因素

如某些真菌有致癌作用，能促使亚硝胺及其前体形成。

3. 缺乏某些微量元素

如钼、铁、锌、氟、硒等在粮食、蔬菜、饮水中含量偏低。

4. 缺乏维生素

缺乏维生素 A、维生素 B_1、维生素 B_2、维生素 C 以及动物蛋白、新鲜蔬菜、水果摄入不足，是食管癌高发区的一个共同特点。

5. 其他

烟、酒、热食、热饮、口腔不洁等因素，如长期饮烈性酒、嗜好吸烟、食物过硬或过热、进食快、炎症、创伤或龋齿等对局部黏膜的慢性刺激引起癌变。

6. 遗传易感因素

据统计，在食管癌高发区，家族史阳性者达 27% ~ 61%。

（二）病理

临床上食管的解剖分段包括两段。①颈段：自食管入口至胸骨柄上沿的胸廓入口处。②胸段：又分为上、中、下三段。胸上段－自胸廓上口至气管分叉平面；胸中段－自气管分叉平面至贲门口全长度的上一半；胸下段－自气管分叉平面至贲门口全长度的下一半。通常将食管腹段也包括在胸下段内。食管癌以胸中段较多见，下段次之，上段较少，多系鳞癌。

按病理形态，食管癌可分为四型。①髓质型：食管壁明显增厚并向腔外扩展，癌肿的上下缘呈坡状隆起，多数累及食管周径的全部或大部分。②蕈伞型：瘤体呈卵圆形扁平肿块状，向腔内呈蘑菇样突起。③溃疡型：瘤体的黏膜面呈深陷而边缘清楚的溃疡。④缩窄型（即硬化型），瘤体部位形成明显的环状狭窄，累及食管全周，较早出现梗阻症状。

扩散及转移：癌肿最先向黏膜下层扩散，继而向上、下及全层浸润，很容易穿过疏松的外膜侵入邻近器官。癌肿主要通过淋巴转移，血行转移发生较晚。

二、临床表现

早期症状常不明显，仅在吞咽粗硬食物时有不同程度的不适感觉，包括咽下食物哽噎感、停滞感，胸骨后烧灼样、针刺样或牵拉摩擦样疼痛，食管内异物感。哽噎、停滞感常在饮水后缓解。症状时轻时重，进展缓慢。

中、晚期食管癌典型的症状为进行性咽下困难。先是难咽干硬食物，继而半流质，最后水和唾液也不能咽下，常吐黏液样痰。患者逐渐消瘦、贫血、无力、脱水。当癌肿侵及邻近器官时，可出现相应的临床表现，如癌肿侵犯喉返神经，可发生声音嘶哑；侵入主动脉，溃烂破裂，可引起大量呕血；侵入气管，可形成食管气管瘘，引起进食时呛咳及肺部感染；高度阻塞可致食物反流，亦可引起肺部感染；持续胸痛或背痛为晚期症状，表示癌肿已侵犯食管外组织。

体格检查时应特别注意锁骨上有无肿大淋巴结，肝有无肿块，有无腹腔积液、胸腔积液等远处转移体征。

三、检查

1. 食管吞钡X线双重对比造影

早期可见：①食管黏膜皱襞紊乱、粗糙或有中断现象；②小的充盈缺损；③局限性管壁僵硬，蠕动中断；④小龛影。中、晚期有明显的不规则狭窄和充盈缺损，管壁僵硬。有时狭窄上方食管有不同程度的扩张。

2. 纤维食管镜检查

对临床已有症状或怀疑而未能明确诊断者，应早做纤维食管镜检查，可直视肿块并钳取活组织做病理组织学检查。

3. CT、超声内镜检查

可判断食管癌的浸润层次、向外扩展深度，以及有无淋巴结转移。

四、治疗

对食管癌采用综合治疗方法，包括手术治疗、放射治疗、化学药物治疗等。

1. 手术治疗

适用于全身情况和心肺功能储备良好、无明显远处转移征象的患者；对较大的鳞癌估计切除可能性不大而全身情况良好者，可先采用术前放疗，待瘤体缩小后再做手术。手术方法应根据病变部位及患者具体情况而定。手术路径常经左胸切口，中段食管癌切除有经右胸切口者。联合切口有经胸腹联合切口或颈、胸、腹三切口者。

食管下段癌与代食管器官吻合多在主动脉弓上；食管中段或上段癌应吻合在颈部，可用器械或手工吻合。常用的代食管器官是胃，有时用结肠或空肠。

对晚期食管癌，不能根治且吞咽困难者，可做姑息性减状手术，如食管腔内置管术、食管－胃转流吻合术、食管－结肠转流吻合术或胃造瘘术等。

2. 放射疗法

（1）放射和手术综合治疗：可提升手术切除率，也能提高远期生存率。术前放疗后，间隔2～3周再做手术较为合适。手术时不能完全切除的残留癌组织处做金属标记，一般在术后3～6周开始术后放疗。

（2）单纯放射疗法：多用于颈段、胸上段食管癌，因手术难度大，并发症多，手术疗效常不满意；也可用于有手术禁忌证而病变长度不长，尚可耐受放疗的患者。

3. 化学药物治疗

采用化疗与手术治疗相结合或与放疗、中医中药相结合的综合治疗，有时可提高疗效，或使食管癌患者症状缓解，延长存活期。

4. 食管原位癌的内镜治疗

对食管原位癌，可在内镜下行黏膜切除，术后5年生存率可达86%～100%。

五、护理

（一）术前护理

1. 营养支持

术前应保证患者的营养摄入，能口服者，指导患者合理进食高热量、高蛋白、富含维生素的饮食；若患者仅能进流质饮食或长期不能进食，可经静脉补充液体、电解质或提供肠外营养。

2. 保持口腔卫生

口腔内细菌可随食物或唾液进入食管，而食管梗阻可造成食物积存，易引起细菌繁殖，造成局部感染，影响术后吻合口愈合，故应保持口腔清洁，进食后漱口，并积极治疗口腔疾病。

3. 呼吸道准备

手术前患者戒烟 2 周以上，训练患者有效咳痰和腹式深呼吸，练习使用深呼吸训练器，为改善手术后肺部通气，预防术后肺炎和肺不张做好准备。

4. 消化道准备

（1）食管癌可导致不同程度的梗阻和炎症，手术前 1 周每餐后嘱患者饮少量温开水，并口服抗生素溶液，以起到冲洗食管和局部消炎抗感染作用。

（2）食管有明显梗阻者，术前 3 日每晚以 0.9% 氯化钠溶液加抗生素经鼻胃管冲洗食管，可减轻局部充血水肿，减少术中污染，防止吻合口瘘。

（3）结肠代食管手术患者，术前 3 ~ 5 日口服肠道抗生素；术前 2 日进无渣流质饮食，术前晚行清洁灌肠或全肠道灌洗后禁饮、禁食。

（4）术日晨常规置胃管时，如不能通过梗阻部位，可置于梗阻部位上端，待手术中直视下再置于胃中。若强行插管，有致癌细胞大量脱落或局部穿孔的危险。

（二）术后护理

1. 监测生命体征

手术后密切监测生命体征；麻醉苏醒，且生命体征平稳后改为 0.5 ~ 1 小时测量 1 次。

2. 呼吸道护理

食管与胃吻合术后，胃拉入胸膜腔，使肺受压，肺扩张受限；手术后切口疼痛、体质虚弱使咳痰无力等，患者易发生呼吸困难、缺氧，以及肺不张、肺炎，甚至呼吸衰竭。术后应密切观察呼吸状况，协助患者咳嗽、咳痰，保持呼吸道通畅，必要时行纤维支气管镜吸痰或气管切开吸痰。

3. 饮食护理

（1）手术后 3 ~ 4 日吻合口处于充血水肿期，胃肠蠕动尚未恢复正常，需禁食、禁饮。

（2）肛门排气、胃肠减压引流量减少后，拔除胃管。停止胃肠减压 24 小时后，若无吻合口瘘症状，先试饮少量水，若无异常，可给予少量全清流质饮食，每 2 小时给 100 mL，每日 6 次。如无不适，进食量逐渐增加至全量。

（3）一般术后 10 天左右考虑进半流质饮食，术后 3 周后患者若无特殊不适可进普食。应注意少食多餐，防止进食过多、速度过快，避免进食生、冷、硬食物。进食量过多、过快或因吻合口水肿可导致进食时呕吐，水肿严重者应禁食，给予肠外营养，待 3 ~ 4 日水肿消退后再继续进食。

（4）留置十二指肠营养管者，遵医嘱早期经营养管注入 38 ~ 40℃的营养液。一般在手术后留置十二指肠营养管 7 ~ 10 天。营养管拔除后经口摄入流食或半流食。

4. 胃肠道护理

（1）胃肠减压的护理：食管癌手术后胃肠减压的目的是减轻腹胀和胃内胀气，以免影响吻合口的愈合。手术后 3 ~ 4 日持续胃肠减压，保持胃管通畅并妥善固定，防止脱出。严密观察引流量、性状、气味并准确记录。若引流出大量鲜血或血性液体，患者出现烦躁、血压下降、脉搏增快等，应考虑吻合口出血，需立即通知医师并配合处理。经常挤压胃管，避免管腔堵塞。如胃管不通畅，可用少量 0.9% 氯化钠溶液冲洗并及时回抽，避免胃扩张增加吻合口张力，导致吻合口瘘。胃管脱出后不应再盲目插入，以免戳穿吻合口，造成吻合口瘘。

（2）胃肠造瘘术后的护理：行胃肠造瘘术的患者，在手术 72 小时后，胃肠蠕动功能逐渐恢复正常，即可由导管灌食。观察造瘘管周围有无渗出液或胃液漏出。由于胃液对皮肤刺激较大，应保持敷料的清洁，并在瘘口周围涂氧化锌软膏或置凡士林纱布保护皮肤，防止发生皮炎。妥善固定胃造瘘管，防止脱出、阻塞。

（3）结肠代食管术后护理：①保持置于结肠袢内的减压管通畅；②注意观察腹部体征；③若从减压管内吸出大量血性液体或呕吐较多咖啡样液并伴全身中毒症状，应考虑代食管的结肠袢坏死；如出现以上情况，须及时通知医师并配合抢救；④结肠代食管吻合术后，因结肠逆蠕动，患者常嗅到粪便味，需向患者解释清楚，并指导其注意口腔卫生，一般此情况于半年后逐步缓解。

（三）术后并发症

1. 吻合口瘘

吻合口瘘是食管癌术后极为严重的并发症，也是术后死亡的主要原因之一，死亡率达 50%。吻合口瘘多发生在术后 5 ~ 10 日。颈部吻合的吻合口瘘比胸内吻合发生率高数倍。吻合口瘘的临床表现为呼吸困难，胸膜腔积液，全身中毒症状，休克甚至脓毒血症。胸穿可抽出带臭味的混浊液体，往往呈暗褐色。口服亚甲蓝，如引出蓝色液体则可诊断为吻合口瘘。手术后 5 ~ 10 日应严密观察有无吻合口瘘的症状，一旦出现，应立即通知医师并配合处理：①嘱患者立即禁食；②肠外营养支持；③严密观察生命体征，若出现休克症状，应行积极抗休克治疗；④早期应用广谱抗生素，控制感染和全身中毒症状；⑤如为胸内吻合口瘘，应行胸膜腔闭式引流，保持引流通畅；⑥如为颈部吻合口瘘，切开引流，保持局部清洁，多可自愈，无须特殊处理。

2. 乳糜胸

多发生在术后 2 ~ 10 日，少数患者可在 2 ~ 3 周后出现，因术中损伤胸导管所致。乳糜液的多少与性质同进食的量与性质有密切关系。术后早期由于禁食，乳糜液含脂肪甚少，胸膜腔闭式引流可为淡血性或淡黄色液，但量较多；恢复进食后，乳糜液漏出量增多，呈白色乳状液体或小米饭汤样。由于乳糜液大量积聚在胸膜腔内，可压迫肺及纵隔并使之向健侧移位。患者表现为胸闷、气急、心悸，甚至血压下降。由于乳糜液中 95% 以上是水，并含有大量脂肪、蛋白质、胆固醇、酶、抗体和电解质，若未及时治疗，可在短期内造成全身消耗、衰竭而死亡。

乳糜胸发生后，行胸膜腔闭式引流，及时引流出胸膜腔内乳糜液，使肺膨胀。嘱患者进低脂甚至无脂饮食，必要时禁食，给予肠外营养支持。输血、血浆及白蛋白，纠正营养失衡，并注意纠正水电解质紊乱。行胸导管结扎术者，手术前 1 ~ 2 小时口服或经营养管注入牛奶 200 mL 或芝麻油 50 mL，有利于术中瘘口的暴露。

（四）健康指导

1. 饮食指导

（1）少食多餐，由稀到干，细嚼慢咽，逐渐增加食量，并注意进食后的反应。

（2）避免进食刺激性食物与碳酸饮料，防止进食过多、速度过快；避免进食生、冷、硬食物（包括质硬的药片和带骨刺的肉类、花生、豆类等），质硬的药片可碾碎后服用。

2. 卧位

食管癌、贲门癌切除术后，可发生胃液反流至食管，患者可有反酸、呕吐等症状，平卧时加重。嘱患者饭后 2 小时内不宜平卧，睡觉时上身适当垫高。

3. 并发症

食管 – 胃吻合术后患者，可能有胸闷、进食后呼吸困难症状，建议患者少食多餐，经 1 ~ 2 个月后，症状多可缓解。

4. 术后

3 周后仍有吞咽困难，有吻合口狭窄的可能，应随时复诊。

（崔秀敏）

第四节 肺癌

一、概述

肺癌是起源于肺部支气管黏膜或腺体的恶性肿瘤，发病率和死亡率上升最快，对人群健康和生命威胁最大的恶性肿瘤之一。近50年来，全世界肺癌的发病率明显上升，发病年龄大多在40岁以上，以男性多见，男女之比为3 ~ 5 ：1。

肺癌的分布右肺多于左肺，上叶多于下叶。起源于主支气管、肺叶支气管的肺癌，位置靠近肺门者称为中心型肺癌；起源于肺段支气管以下的肺癌，位于肺的周围部分者称为周围型肺癌。

（一）病因

肺癌的病因尚未完全明确。据流行病学调查发现，肺癌与个人生活史、职业史及某些疾病史、家族史等关系密切。

1. 吸烟

大量资料表明，长期大量吸烟是肺癌的一个重要致病因素。吸烟量越多、时间越长、开始吸烟年龄越早，则肺癌发病率越高。多年每日吸烟40支以上者，肺鳞癌和小细胞癌的发病率比不吸烟者高4 ~ 10倍。

2. 致癌物质接触史

某些工业部门和矿区职工，肺癌的发病率较高，这可能与长期接触石棉、铬、镍、铜、锡、砷、放射性物质等致癌物质有关。城市居民的肺癌发病率比农村高，这可能与大气污染和烟尘中致癌物有关。此外，家庭炊烟的小环境污染也是致癌因素之一。

3. 人体内在因素

如免疫状态、代谢活动、遗传因素，以及肺部慢性感染等，也可能对肺癌的发病有影响。近年来在肺癌分子生物学方面的研究表明，某些基因表达的变化及基因突变与肺癌的发病有密切关系。

（二）分类

肺癌主要分两类：非小细胞肺癌（NSCLC）和小细胞肺癌（SCLC）。

1. 非小细胞肺癌

（1）鳞状细胞癌（鳞癌）：患者年龄大多在50岁以上，以男性多见。一般起源于较大的支气管，以中心型肺癌多见。鳞癌生长缓慢，病程较长。通常先经淋巴转移，血行转移发生较晚，对放射、化学疗法较敏感。

（2）腺癌：发病年龄较小，多见于女性。多数起源于较小的支气管上皮，多为周围型肺癌。一般生长较慢，但局部浸润和血行转移在早期即发生，淋巴转移则较晚发生。早期无明显症状，往往在胸部 X 线检查时发现。近年来肺腺癌的发病率明显升高。

（3）大细胞癌：此型肺癌少见。约半数起源于大支气管。分化程度低，预后很差，常在发生脑转移后才被发现。

2. 小细胞肺癌（未分化小细胞肺癌）

小细胞肺癌又称燕麦细胞肺癌，发病年龄小，多见于男性。一般起源于较大支气管，生长速度快，恶性程度高，转移较早。对放射、化学疗法虽较敏感，但在各型肺癌中预后较差。

此外，少数肺癌病例同时存在不同类型的癌肿组织，称为混合型肺癌。

（三）转移

肺癌的扩散和转移主要有直接扩散、淋巴转移、血行转移三种途径。

1. 直接扩散

癌肿可沿支气管壁并向支气管腔内生长，亦可直接扩散侵入邻近肺组织或侵犯胸膜、胸壁、胸内其他组织和器官。

2. 淋巴转移

最常见。癌细胞经支气管和肺血管周围的淋巴管道，先侵入邻近的肺段或肺叶支气管周围的淋巴结，然后到达肺门或气管隆嵴下淋巴结，或侵入纵隔和气管旁淋巴结，最后累及锁骨上前斜角肌淋巴结和颈部淋巴结。纵隔和气管旁，以及颈部淋巴结转移一般发生在肺癌同侧，但也可以在对侧，即所谓交叉转移。肺癌侵入胸壁或膈肌后，可向腋下或主动脉旁淋巴结转移。

3. 血行转移

癌细胞随肺静脉回流到左心后，可转移到体内任何部位，常见转移部位为肝、脑、肺、骨骼系统、肾上腺、胰等器官。

二、临床表现

肺癌的临床表现与肿瘤的部位、大小、是否压迫或侵犯邻近器官、有无转移等情况有着密切关系。症状和体征的有无、轻重，以及出现早晚，取决于肿瘤发生部位、病理类型、有无转移及有无并发症，以及患者的反应程度和耐受性的差异。肺癌早期症状常较轻微，甚至可无任何不适。中央型肺癌症状出现早且重，周围型肺癌症状出现晚且较轻，甚至无症状，常在体检时被发现。肺癌的症状大致分为局部症状、全身症状、肺外症状、浸润和转移症状。

（一）局部症状

局部症状是指由肿瘤本身在局部生长时刺激、阻塞、浸润和压迫组织引起的症状。

1. 咳嗽

咳嗽是最常见的症状，以咳嗽为首发症状者占 35% ~ 75%。肺癌所致的咳嗽可能与支气管黏液分泌的改变、阻塞性肺炎、胸膜侵犯、肺不张及其他胸内并发症有关。肿瘤生长于管径较大、对外来刺激敏感的段以上支气管黏膜时，可产生类似异物样刺激引起的咳嗽，典型的表现为阵发性刺激性干咳，一般止咳药常不易控制。肿瘤生长在段以下较细小支气管黏膜时，咳嗽多不明显，甚至无咳嗽。对于吸烟或患慢性支气管炎的患者，如咳嗽程度加重，次数变频，咳嗽性质改变如呈高音调金属音时，尤其在老年人，要高度警惕肺癌的可能性。

2. 痰中带血或咯血

痰中带血或咯血亦是肺癌的常见症状，以此为首发症状者约占 30%。由于肿瘤组织血供丰富，质地脆，剧咳时血管破裂而致出血，咳血亦可能由肿瘤局部坏死或血管炎引起。肺癌咳血的特征为间断性或持续性、反复少量的痰中带血丝，或少量咯血，偶因较大血管破裂、大的空洞形成或肿瘤破溃入支气管与肺血管而导致难以控制的大咯血。

3. 胸痛

以胸痛为首发症状者约占 25%。常表现为胸部不规则的隐痛或钝痛。大多数情况下，周围型肺癌侵犯壁层胸膜或胸壁，可引起尖锐而断续的胸膜性疼痛，若继续发展，则演变为恒定的钻痛。难以定位的轻度的胸部不适有时与中央型肺癌侵犯纵隔或累及血管、支气管周围神经有关，而恶性胸腔积液患者有 25% 诉胸部钝痛。持续尖锐剧烈、不易为药物控制的胸痛，则常提示已有广泛的胸膜或胸壁侵犯。肩部或胸背部持续性疼痛提示肺叶内侧近纵隔部位有肿瘤外侵可能。

4. 胸闷、气急

约有 10% 的患者以此为首发症状，多见于中央型肺癌，特别是肺功能较差的患者。引起呼吸困难的原因：①肺癌晚期，纵隔淋巴结广泛转移，压迫气管、隆突或主支气管时，可出现气急，甚至窒息症状；②胸腔大量积液时压迫肺组织并使纵隔严重移位，或有心包积液时，也可出现胸闷、气急、呼吸困难，但抽液后症状可缓解；③弥漫性细支气管肺泡癌和支气管播散性腺癌，使呼吸面积减少，气体弥散功能障碍，导致严重的通气 / 血流比例失调，引起呼吸困难逐渐加重，常伴有发绀；④其他包括阻塞性肺炎、肺不张、淋巴管炎性肺癌、肿瘤微栓塞、上气道梗阻、自发性气胸，以及合并慢性肺疾病如慢性阻塞性肺疾病（COPD）。

5. 声音嘶哑

有 5% ~ 18% 的肺癌患者以声嘶为第一主诉，通常伴有咳嗽。声嘶一般提示直接的纵隔侵犯或淋巴结长大累及同侧喉返神经而致左侧声带麻痹。声带麻痹亦可引起程度不同的上气道梗阻。

（二）全身症状

1. 发热

以此为首发症状者占 20% ~ 30%。肺癌所致的发热原因有两种，一为炎性发热，中央型肺癌肿瘤生长时，常先阻塞段或支气管开口，引起相应的肺叶或肺段阻塞性肺炎或不张而出现发热，但多在 38℃左右，很少超过 39℃，抗生素治疗可能奏效，阴影可能吸收，但因分泌物引流不畅，常反复发作，约 1/3 的患者可在短时间内反复在同一部位发生肺炎。周围型肺癌多在晚期因肿瘤压迫邻近肺组织引起炎症而发热。二为癌性发热，多由肿瘤坏死组织被机体吸收所致，对于此种发热，抗感染药物治疗无效，激素类或吲哚类药物有一定疗效。

2. 消瘦和恶病质

肺癌晚期由于感染、疼痛所致食欲减退，肿瘤生长和毒素引起消耗增加，以及体内肿瘤坏死因子（TNF）、瘦素（Leptin）等细胞因子水平增高，可引起严重的消瘦、贫血、恶病质。

（三）肺外症状

由于肺癌所产生的某些特殊活性物质（包括激素、抗原、酶等），患者可出现一种或多种肺外症状，常可出现在其他症状之前，并且可随肿瘤的消长而消退或出现，临床上以肺源性骨关节增生症较多见。

1. 肺源性骨关节增生症

临床上主要表现为杵状指（趾），长骨远端骨膜增生，新骨形成，受累关节肿胀、疼痛和触痛。长骨以胫腓骨、肱骨和掌骨，关节以膝、踝、腕等大关节较多见。杵状指（趾）发生率约 29%，主要见于鳞癌；增生性骨关节病发生率 1% ~ 10%，主要见于腺癌，小细胞癌很少有此种表现。确切的病因尚未完全清楚，可能与雌激素、生长激素或神经功能有关，手术切除癌肿后可获缓解或消退，复发时又可出现。

2. 与肿瘤有关的异位激素分泌综合征

约 10% 的患者可出现此类症状，可作为首发症状出现。另有一些患者虽无临床症状，但可检测出一种或几种血浆异位激素增高。此类症状多见于小细胞肺癌。

（1）异位促肾上腺皮质激素（ACTH）分泌综合征：由于肿瘤分泌 ACTH 或类肾上腺皮质激素释放因子活性物质，使血浆皮质醇增高。临床症状与柯兴氏综合征大致相似，可有进行性肌无力、周围性水肿、高血压、糖尿病、低钾性碱中毒等，其特点为病程进展快，可出现严重的精神障碍，伴有皮肤色素沉着，而向心性肥胖、多血质、紫纹多不明显。该综合征多见于肺腺癌及小细胞肺癌。

（2）异位促性腺激素分泌综合征：由于肿瘤自主性分泌促性腺激素（LH）及人绒毛膜促性腺激素（HCG）而刺激性腺甾体分泌所致。多表现为男性双侧或单侧乳腺发育，可发生于各种细胞类型的肺癌，以未分化癌和小细胞癌多见。偶可见阴茎异常勃起，除与激素异常分泌有关外，也可能因阴茎血管栓塞所致。

（3）异位甲状旁腺激素分泌综合征：由于肿瘤分泌甲状旁腺激素或一种溶骨物质（多肽）所致。临床上以高血钙、低血磷为特点，症状有食欲减退、恶心、呕吐、腹痛、烦渴、体重下降、心动过速、心律不齐、烦躁不安和精神错乱等。多见于鳞癌。

（4）异位胰岛素分泌综合征：临床表现为亚急性低血糖综合征，如精神错乱、幻觉、头痛等。可能与肿瘤大量消耗葡萄糖、分泌类似胰岛素活性的体液物质或分泌胰岛素释放多肽等有关。

（5）类癌综合征：由于肿瘤分泌5-羟色胺所致。表现为支气管痉挛性哮喘、皮肤潮红、阵发性心动过速和水样腹泻等。多见于腺癌和燕麦细胞肺癌。

（6）神经－肌肉综合征［兰伯特－伊顿（Lambert-Eaton）综合征］：因肿瘤分泌毒性样物质所致。表现为随意肌力减退和极易疲劳。多见于未分化小细胞癌。其他尚有周围性神经病、脊根节细胞与神经退行性变、亚急性小脑变性、皮质变性、多发性肌炎等，可出现肢端疼痛无力、眩晕、眼球震颤、共济失调、步履困难及痴呆。

（7）异位生长激素综合征：表现为肥大性骨关节病，多见于腺癌和未分化癌。

（8）抗利尿激素分泌异常综合征：由于癌组织分泌大量的抗利尿激素（ADH）或具有抗利尿作用的多肽物质所致。主要临床特点为低钠血症，伴有血清和细胞外液低渗透压（＜270 mOsm/L）、肾脏持续排钠、尿渗透压大于血浆渗透压（尿比重＞1.200）和水中毒。多见于小细胞肺癌。

3. 其他表现

（1）皮肤病变：黑棘皮病和皮肤炎多见于腺癌，皮肤色素沉着是由于肿瘤分泌黑色素细胞刺激素（MSH）所致，多见于小细胞肺癌。其他尚有硬皮病、掌跖皮肤过度角化症等。

（2）心血管系统：各种类型的肺癌均可使凝血机制异常，出现游走性静脉栓塞、静脉炎和非细菌性栓塞性心内膜炎，可在肺癌确诊前数月出现。

（3）血液学系统：可有慢性贫血、紫癜、红细胞增多、类白血病样反应。可能为铁质吸收减少、红细胞生成障碍寿命缩短、毛细血管性渗血性贫血等原因所致。此外，各种细胞类型的肺癌均可出现弥散性血管内凝血（DIC），可能与肿瘤释放促凝血因子有关。肺鳞癌患者可伴有紫癜。

（四）外侵和转移症状

1. 淋巴结转移

最常见的是纵隔淋巴结和锁骨上淋巴结，多在病灶同侧，少数可在对侧，多为较坚硬、单个或多个结节，有时可为首发的主诉而就诊。气管旁或隆突下淋巴结肿大可压迫气道，出现胸闷、气急甚至窒息，压迫食管可出现吞咽困难。

2. 胸膜受侵和转移

胸膜是肺癌常见的侵犯和转移部位，包括直接侵犯和种植性转移。临床表现因有无胸腔积液及胸腔积液的多寡而异，胸腔积液的成因除直接侵犯和转移外，还包括淋巴结的阻塞，以及伴发的阻塞性肺炎和肺不张。常见的症状有呼吸困难、咳嗽、胸闷与胸痛等，亦可完全无任何症状；查体时可见肋间饱满、肋间增宽、呼吸音减低、语颤减低、叩诊实音、纵隔移位等，胸腔积液可为浆液性、浆液血性或血性，多数为渗出液，恶性胸水的特点为增长速度快，多呈血性。极为罕见的肺癌可发生自发性气胸，其机制为胸膜的直接侵犯和阻塞性肺气肿破裂，多见于鳞癌，预后不良。

3. 上腔静脉综合征（SVCS）

肿瘤直接侵犯或纵隔淋巴结转移压迫上腔静脉，或腔内的栓塞，使其狭窄或闭塞，造成血液回流障碍，出现一系列症状和体征，如头痛、颜面部浮肿、颈胸部静脉曲张、压力增加、呼吸困难、咳嗽、胸痛，以及吞咽困难，亦常有弯腰时晕厥或眩晕等。前胸部和腹上区静脉可代偿性曲张，反映上腔静脉阻塞的时间和阻塞的解剖位置。上腔静脉阻塞的症状和体征与其部位有关。若一侧无名静脉阻塞，头面、颈部的血流可通过对侧无名静脉回流心脏，临床症状较轻。若上腔静脉阻塞发生在奇静脉入口以下部位，除了上述静脉扩张，尚有腹部静脉怒张，血液以此途径流入下腔静脉。若阻塞发展迅速，可出现脑水肿而有头痛、嗜睡、激惹和意识状态的改变。

4. 肾脏转移

死于肺癌的患者约 35% 发现有肾脏转移，亦是肺癌手术切除后 1 个月内死亡患者的最常见转移部位。大多数肾脏转移无临床症状，有时可表现为腰痛及肾功能不全。

5. 消化道转移

肝转移可表现为食欲减退、肝区疼痛，有时伴有恶心，血清 γ-GT 常呈阳性，碱性磷酸酶（AKP）呈进行性增高，查体时可发现肝脏肿大、质硬、结节感。小细胞肺癌好发于胰腺转移，可出现胰腺炎症状或阻塞性黄疸。各种细胞类型的肺癌都可转移到肝脏、胃肠道、肾上腺和腹膜后淋巴结，临床多无症状，常在查体时被发现。

6. 骨转移

肺癌骨转移的常见部位有肋骨、椎骨、髂骨、股骨等，但以同侧肋骨和椎骨较多见，表现为局部疼痛并有定点压痛、叩痛。脊柱转移可压迫椎管导致阻塞或压迫症状。关节受累可出现关节腔积液，穿刺可能查到癌细胞。

7. 中枢神经系统症状

（1）脑、脑膜和脊髓转移：发生率约 10%，其症状可因转移部位不同而异。常见的症状为颅内压增高表现，如头痛、恶心、呕吐，以及精神状态的改变等，少见的症状有癫痫发作、脑神经受累、偏瘫、共济失调、失语和突然昏厥等。脑膜转移不如脑转移常见，常发生于小细胞肺癌患者中，其症状与脑转移相似。

（2）脑病和小脑皮质变性：脑病的主要表现为痴呆、精神病和器质性病变，小脑皮质变性表现为急性或亚急性肢体功能障碍，四肢行动困难、动作震颤、发音困难、眩晕等。有报道肿瘤切除后上述症状可获缓解。

8. 心脏受侵和转移

肺癌累及心脏并不少见，尤其多见于中央型肺癌。肿瘤可通过直接蔓延侵及心脏，亦可以淋巴管逆行播散，阻塞心脏的引流淋巴管引起心包积液，发展较慢者可无症状，或仅有心前区、肋弓下或腹上区疼痛。发展较快者可呈典型的心脏压塞症状，如心急、心悸、颈面部静脉怒张、心界扩大、心音低远、肝大、腹水等。

9. 周围神经系统症状

癌肿压迫或侵犯颈交感神经引起霍纳（Horner）综合征，其特点为病侧瞳孔缩小、上睑下垂、眼球内陷和颜面部无汗等。压迫或侵犯臂丛神经时引起臂丛神经压迫症，表现为同侧上肢烧灼样放射性疼痛、局部感觉异常和营养性萎缩。肿瘤侵犯膈神经时，可造成膈肌麻痹，出现胸闷、气急，X 线透视下可见膈肌矛盾运动。压迫或侵犯喉返神经时，可致声带麻痹出现声音嘶哑。肺尖部肿瘤（肺上沟瘤）侵犯颈 8 和胸 1 神经、臂丛神经、交感神经节，以及邻近的肋骨，引起剧烈肩臂疼痛、感觉异常，一侧臂轻瘫或无力、肌肉萎缩，即所谓潘科斯特（Pancoast）综合征。

三、检查

1. X 线检查

通过 X 线检查可以了解肺癌的部位和大小，可能看到由于支气管阻塞引起的局部肺气肿、肺不张或病灶邻近部位的浸润性病变或肺部炎变。

2. 支气管镜检查

通过支气管镜可直接窥察支气管内膜及管腔的病变情况。可采取肿瘤组织供病理检查，或吸取支气管分泌物做细胞学检查，以明确诊断和判定组织学类型。

3. 细胞学检查

痰细胞学检查是肺癌普查和诊断的一种简便有效的方法，原发性肺癌患者多数在痰液中可找到脱落的癌细胞。中央型肺癌痰细胞学检查的阳性率可达 70% ~ 90%，周围型肺癌痰检的阳性率仅约 50%。

4. 剖胸探查术

肺部肿块经多种检查和短期诊断性治疗仍未能明确病变性质，肺癌的可能性又不能除外者，应作剖胸探查术。这样可避免延误病情致使肺癌患者失去早期治疗的机会。

5. ECT 检查

ECT 骨显像可以较早地发现骨转移灶。X 线片与骨显像都有阳性发现，如病灶部成骨反应静止，代谢不活跃，则骨显像为阴性，X 线片为阳性，二者互补，可以提高诊断率。需要注意的是，ECT 骨显像诊断肺癌骨转移的假阳性率可达 20% ~ 30%，因此 ECT 骨显像阳性者需要做阳性区域骨的 MRI 扫描。

6. 纵隔镜检查

纵隔镜检查主要用于伴有纵隔淋巴结转移，不适合外科手术治疗，而其他方法又不能获得病理诊断的患者。纵隔镜检查需在全身麻醉下进行。在胸骨上凹部做横切口，钝性分离颈前软组织到达气管前间隙，钝性游离出气管前通道，置入观察镜缓慢通过无名动脉之后方，观察气管旁、气管支气管角及隆突下等部位的肿大淋巴结，用特制活检钳解剖剥离取得淋巴结组织送病理学检查。

原发性支气管肺癌的诊断依据包括症状、体征、影像学表现，以及痰癌细胞检查。

四、治疗

肺癌采取以外科手术为主的综合治疗。具体的治疗方案应根据肺癌的TNM分期、细胞病理类型、患者的心肺功能和全身情况，以及其他因素来决定。

（一）化学治疗

化疗是肺癌的主要治疗方法，90%以上的肺癌需要接受化疗。化疗对小细胞肺癌的疗效无论早期或晚期均较肯定，甚至有约1%的早期小细胞肺癌患者通过化疗治愈。化疗也是治疗非小细胞肺癌的主要手段，化疗对非小细胞肺癌的肿瘤缓解率为40%～50%。化疗一般不能治愈非小细胞肺癌，只能延长患者生存期和改善生活质量。化疗分为治疗性化疗和辅助性化疗。化疗需根据肺癌组织学类型不同选用不同的化疗药物和不同的化疗方案。化疗除能杀死肿瘤细胞外，对人体正常细胞也有损害，因此化疗需要在肿瘤专科医师指导下进行。近年来化疗在肺癌中的作用已不再限于不能手术的晚期肺癌患者，而常作为全身治疗被列入肺癌的综合治疗方案。化疗会抑制骨髓造血系统，主要是白细胞和血小板的下降，可以应用粒细胞集落刺激因子和血小板刺激因子治疗。化疗分为治疗性化疗和辅助性化疗。

（二）放射治疗

1. 治疗原则

放疗对小细胞肺癌疗效较好，鳞状细胞癌次之，腺癌最差。肺癌放疗照射野应包括原发灶、淋巴结转移的纵隔区，同时要辅以药物治疗。鳞状细胞癌对射线有中等度的敏感性，病变以局部侵犯为主，转移相对较慢，故多用根治治疗。腺癌对射线敏感性差，且容易出现血道转移，故较少采用单纯放射治疗。放疗是一种局部治疗方法，常常需要联合化疗。放疗与化疗的联合可以视患者的情况不同，采取同步放化疗或交替化放疗的方法。

2. 放疗的分类

根据治疗的目的不同分为根治治疗、姑息治疗、术前新辅助放疗、术后辅助放疗及腔内放疗等。

3. 放疗的并发症

肺癌放疗的并发症包括放射性肺炎、放射性食管炎、放射性肺纤维化和放射性脊髓炎。上述放射治疗相关并发症与放疗剂量存在正相关关系，同时也存在个体差异性。

（三）外科治疗

外科治疗是肺癌首选和最主要的治疗方法，也是唯一能使肺癌治愈的治疗方法。外科手术治疗肺癌的目的是：完全切除肺癌原发病灶及转移淋巴结，达到临床治愈；切除肿瘤的绝大部分，为其他治疗创造有利条件，即减瘤手术。

减状手术：适合于少数患者，如难治性胸膜腔和心包积液，通过切除胸膜和心包种植结节，切除部分心包和胸膜，治愈或缓解心包和胸膜腔积液导致的临床症状，延长生存期或改善生活质量。减状手术需同时作局部和全身化疗。外科手术治疗常常需在术前或术后作辅助化疗、放疗治疗，以提高外科手术的治愈率和患者的生存率。肺癌外科治疗的5年生存率为30% ~ 44%；外科手术治疗的死亡率为1% ~ 2%。

1. 手术适应证

肺癌外科治疗主要适合于早中期（Ⅰ ~ Ⅱ期）肺癌、Ⅲ a期肺癌和肿瘤局限在一侧胸腔的部分选择性的Ⅲ b期肺癌。

（1）Ⅰ、Ⅱ期肺癌。

（2）Ⅲ a期非小细胞肺癌。

（3）病变局限于一侧胸腔，能完全切除的部分Ⅲ b期非小细胞肺癌。

（4）Ⅲ a期及部分Ⅲ b期肺癌，经术前新辅助化疗后降期的患者。

（5）伴有孤立性转移（即颅内、肾上腺或肝脏）的非小细胞肺癌，如果原发肿瘤和转移瘤均适合于外科治疗，又无外科手术禁忌证，并能达到原发肿瘤和转移瘤完全切除者。

（6）诊断明确的非小细胞Ⅲ b期肺癌，肿瘤侵犯心包、大血管、膈肌、气管隆嵴，经各种检查排除远处或（和）微转移，病变局限，患者无生理性手术禁忌证，能够达到肿瘤受侵组织器官完全切除者。

2. 手术禁忌证

（1）已有广泛转移的Ⅳ期肺癌者。

（2）伴有多组融合性纵隔淋巴结转移，尤其是侵袭性纵隔淋巴结转移者。

（3）伴有对侧肺门或纵隔淋巴结转移的Ⅲ b期肺癌者。

（4）伴有严重内脏功能不全，不能耐受外科手术者。

（5）患有出血性疾病，又不能纠正者。

3. 肺癌外科手术术式的选择

手术切除的原则：彻底切除原发灶和胸腔内有可能转移的淋巴结，且尽可能保留正常的肺组织，全肺切除术宜慎重。

（1）肺楔形及局部切除术：是指楔形癌块切除及部分肺段切除。主要适合于体积较小、年老体弱、肺功能差或癌分化好、恶性程度较低的早期肺癌。

（2）肺段切除术：是解剖肺段的切除术。主要适合于老年、心肺功能较差的周围型孤立性早期肺癌，或病变局限的位于肺癌根部的部分中心型肺癌。

（3）肺叶切除术：适合局限于一个肺叶内的周围型和部分中心型肺癌，中心型肺癌必须保证支气管残端无癌残留。如果肺癌累及两叶或中间支气管可行上中叶或下中叶两叶肺切除术。

（4）支气管袖状成形肺叶切除术：主要适合于肺癌位于肺叶支气管或中间支气管开口的中心型肺癌。

（5）支气管肺动脉袖状成形肺叶切除术：主要适合于肺癌位于肺叶支气管或中间支气管开口、肺癌同时侵犯肺动脉干的中心型肺癌。手术除需要进行支气管切除重建外，还需要同时进行肺动脉干的切除重建。该术式的好处是既使肺癌完全切除，又保留了健康的肺组织。

（6）气管隆嵴切除重建术：肺瘤超过主支气管累及隆突或气管侧壁但未超过 2 cm 时，可作气管隆嵴切除重建术或袖式全肺切除术，若还保留一叶肺叶时，应力争行保留肺叶的气管隆嵴切除重建术。

（7）全肺切除术：是指一侧全肺，即右侧或左侧全肺切除术，主要适合于心肺功能良好、病变较为广泛、年龄较轻，不适合于肺叶或袖式肺叶切除术的肺癌。全肺切除术的并发症发生率和死亡率均较高，患者的远期生存率和生活质量均不如肺叶切除术，故需严格把握手术适应证。

4. 复发性肺癌的外科治疗

复发性肺癌包括外科手术后局部残留癌的复发和肺部新发生的第二个原发性肺癌。对于支气管残端残留癌复发，应争取再手术，施行支气管袖状成形术切除残留癌。

对于肺癌完全切除术后发生的第二个原发性肺癌，只要肺癌适合于外科治疗，患者内脏功能可耐受再手术治疗，同时也不存在外科技术上的问题，就应该考虑再施行开胸手术切除复发性肺癌。

五、护理

（一）术前护理

1. 改善肺泡的通气与换气功能

（1）戒烟：术前应戒烟 2 周以上。

（2）维持呼吸道通畅：支气管分泌物较多者，行体位引流；痰液黏稠不易咳出者，行雾化吸入。注意观察痰液的量、颜色、黏稠度及气味。遵医嘱给予支气管扩张剂、祛痰药等，以改善呼吸状况。

（3）注意口腔卫生：口腔是细菌进入下呼吸道的门户，故应加强口腔卫生。

（4）控制感染：对伴有慢性支气管炎、肺内感染、肺气肿的患者，遵医嘱应用抗生素。

2. 术前指导

（1）腹式呼吸训练：指导患者用鼻吸气，吸气时将腹部膨起，随即屏气 1 ~ 2 秒，呼气时让气体从口中慢慢呼出。手术前每天均应坚持训练数次。

（2）有效咳嗽训练：咳嗽前嘱患者做数次深呼吸。咳嗽时，嘱患者吸气后屏气 3 ~ 5 秒，口型呈半开状态，用力从胸部深处咳嗽，不要从口腔后面或咽喉部咳嗽，用两次短而有力的咳嗽将痰咳出。有效的咳嗽声音应是低音调、深沉的。

（3）练习使用深呼吸训练器，预防肺部术后并发症的发生。深呼吸训练器的使用方法为：将深呼吸训练器的刻度指针置于预期刻度，平静呼气后，用口含住口含器，缓慢吸气，使呼吸训练器内的活塞缓慢升起。活塞到达预定刻度后，保持吸气状态 5 ~ 10 秒后平静呼气，待活塞下降至底部，松开口含器。根据患者的身高、体重、性别、年龄、病情调整预期刻度，3 ~ 4 次 / 天，15 ~ 20 分钟 / 次。

（二）术后护理

1. 监测生命体征

手术后每 15 ~ 30 分钟测生命体征 1 次；麻醉苏醒，且脉搏和血压平稳后改为 0.5 ~ 1 小时测量 1 次。术后 24 ~ 36 小时，血压常有波动现象，需严密观察。

2. 呼吸道护理

（1）肺切除术后 24 ~ 36 小时，由于肺通气量和肺换气面积减少、麻醉后遗不良反应、伤口疼痛、肺膨胀不全等，会造成不同程度的缺氧，常规给予鼻导管吸氧。

（2）对于术前心肺功能差、全身麻醉清醒较迟、动脉血氧饱和度过低者，术后可短时间使用呼吸机辅助呼吸。

（3）观察呼吸频率、幅度及节律；双肺呼吸音；有无气促、发绀等缺氧征象，以及经皮血氧饱和度情况。

（4）鼓励并协助患者深呼吸及咳嗽：患者清醒后鼓励并协助患者深呼吸及有效咳嗽，术后早期每 1 ~ 2 小时 1 次。叩背可使存在于肺叶、肺段处的分泌物松动流至支气管中并咯出，咳嗽前应给患者叩背。此外，按压胸骨切迹上方的气管也可刺激患者咳痰。患者咳痰时固定其胸部，避免或减轻由于胸廓震动而引起的疼痛。

（5）稀释痰液：痰液黏稠不易咳出时，可采用雾化吸入。

（6）吸痰：对于咳痰无力、呼吸道分泌物潴留的患者，可行鼻导管深部吸痰，必要时协助医师行纤维支气管镜下吸痰或气管切开术。

3. 维持胸膜腔引流通畅

定时挤压引流管，避免引流管受压、折曲、滑脱及阻塞。观察引流液的量、颜色、性状的变化。

4. 减轻疼痛

肺手术切口较大，引流管穿过肋间使肋间神经受压，故手术后切口疼痛较剧烈。手术后应适当应用镇痛药。

5. 活动与锻炼

（1）肩关节与手臂的活动：须及早进行，当患者完全清醒后先开始患侧肩、臂的被动活动，每 3 ~ 4 小时活动 1 次；手术后第 1 天鼓励患者做主动活动，以患肩的前屈、后伸、外展、内收、内旋、外旋活动为主。

（2）早期下床活动：术后早期生命体征平稳后，协助患者坐起。鼓励患者逐步下床活动，根据患者的情况逐渐增加活动量，如出现头晕、气促、心动过速、心悸和出汗等症状时，应立即停止活动。

6. 一侧全肺切除术后护理的特殊要求

（1）胸膜腔引流管呈钳闭状态，以减轻或纠正明显的纵隔移位。

（2）注意胸膜腔内压力的改变：经常检查颈部气管的位置有无变化。如气管偏向健侧，可酌情放出适量的气体或积液，以维持气管、纵隔于中间位置。每次放液时，速度宜慢，每次放液量不宜过多，否则快速多量放液可引起纵隔突然移位，患者出现胸闷、呼吸困难、心动过速，甚至心搏骤停。

（3）严格掌握输液的速度和量：一侧全肺切除术后 24 小时补液量宜控制在 2000 mL 内，速度以 20 ~ 30 滴 / 分为宜。

（4）一侧全肺切除术后的患者，其支气管残端缝合处就在气管隆嵴下方，深部吸痰时吸痰管进入气管长度以不超过气管的 1/2 为宜。

（5）休息与活动：患者手术后早期应卧床休息，禁忌健侧卧位。但要适当活动肢体，进行功能锻炼，促进循环、呼吸功能恢复。

（三）术后并发症的预防及护理

1. 肺不张与肺部感染

患者表现为烦躁不安、不能平卧、心动过速、体温升高、哮鸣、发绀、呼吸困难等症状，肺部听诊可有管状呼吸音，血气分析显示为低氧血症、高碳酸血症。肺不张的护理应着眼于预防。术前劝患者戒烟。术前、术后加强口腔卫生，加强深呼吸和咳嗽动作的训练。做好呼吸道管理，及时清除呼吸道分泌物，必要时行鼻导管深部吸痰或支气管镜吸痰，病情严重者可行气管切开术。

2. 支气管胸膜瘘

多发生于术后 1 周。表现为术后 3 ~ 14 天仍可从胸膜腔引流管引出大量液体，患者可出现发热、刺激性咳嗽、呼吸困难、血痰等症状。胸膜腔内注入亚甲蓝后，患者咳出蓝色痰液即可确诊。支气管胸膜瘘可造成张力性气胸、皮下气肿、脓胸等，如从瘘口吸入大量胸膜腔积液则可导致窒息。一旦发生，立即通知医师，患者取患侧卧位，以防漏液流向健侧；继续行胸膜腔闭式引流。早期瘘可及早手术修补瘘口，并遵医嘱给予抗生素治疗。小瘘口可自行愈合，但应延长胸膜腔引流时间；较大瘘口，必要时行开胸手术。

（四）健康指导

1. 防止便秘

一侧全肺切除术后应保持排便通畅，必要时可应用缓泻剂，防止用力排便增加心脏负担。

2. 身体活动

术后教会患者综合进行患侧肩、肘、前臂、肩胛区及健侧肢体活动，并逐渐增加运动量和扩大范围。全肺切除术后患者，在坐、立、行走或卧床时，都应保持脊柱的直立功能姿势，预防脊柱侧弯畸形的发生。

3. 出院后定期复查

出院后如出现伤口疼痛、剧烈咳嗽、咯血等症状，或有进行性倦怠情形，应立即就医。

（崔秀敏）

第五节　原发性纵隔肿瘤

一、概述

原发性纵隔肿瘤是一组起源于纵隔的肿瘤，常见肿瘤包括神经源性肿瘤、畸胎瘤与皮样囊肿、胸腺瘤、纵隔囊肿、胸内甲状腺肿、淋巴瘤等。

（一）病因

1. 胚胎学说

纵隔内含有多种组织，这些组织在胚胎发育早期为组织胚芽。随着胚胎的成长，胚芽趋于成熟，成为胚叶，并互相分离，遗留于纵隔内的残存胚芽是形成纵隔肿瘤的重要原因。如畸胎类肿瘤就是典型胚胎性肿瘤。

2. 组织迷走学说

纵隔外的组织异位种植于纵隔内，异常生长为肿瘤。如纵隔内甲状腺肿瘤。

3. 组织突变学说

纵隔内的组织在一定原因作用下，组织细胞发生突变形成肿瘤。如恶性淋巴瘤。

（二）病理和分类

纵隔位于胸廓的中央。上自胸腔入口，下达膈肌，左右以纵隔胸膜，前后以胸骨和胸椎为界。胸骨角水平以上的区域称为上纵隔。心包前称为前纵隔，心包所在处称为中纵隔，心包、脊柱之间称为后纵隔。常见的纵隔肿瘤各有其好发部位，这对临床诊断有参考意义。

1. 上纵隔肿瘤

最常见的是胸腺瘤和胸内甲状腺瘤。

（1）胸腺瘤：多位于前上纵隔或前中纵隔，占原发性纵隔肿瘤的 1/5 ~ 1/4，男女发病相等。30% 为恶性，30% 为良性，40% 为潜在或低度恶性。良性者常无症状，偶在 X 线检查时发现。若肿瘤体积较小，密度较淡，紧贴于胸骨后，X 线检查颇难发现。胸腺瘤多邻接升主动脉，故可有明显的传导性搏动。按组织学特点可分为淋巴细胞型、上皮网状细胞型、上皮细胞和淋巴细胞混合型等。常见的是上皮细胞和淋巴细胞占优势的良性胸腺瘤，若手术切除不彻底，有复发和浸润转移之可能。复旦大学附属中山医院报告 12 例胸腺瘤，手术时 5 例已有明显恶变，故胸腺瘤可认为是低度恶性肿瘤，术后应给予放射治疗。恶性胸腺瘤易侵犯周围组织，可发生程度不等的胸骨后疼痛和气急，晚期患者可产生血管、神经受压的症状，如上腔静脉阻塞综合征、膈肌麻痹、声音嘶哑等。10% ~ 75% 的胸腺瘤患者可有重症肌无力的症状，但重症肌无力患者仅有 15% ~ 20% 有胸腺的病变。切除肿瘤后约 2/3 的患者的重症肌无力症状得到改善。少数患者可发生再生障碍性贫血、皮质醇增多症、红斑狼疮、γ－球蛋白缺乏症和特发性肉芽肿性心肌炎。X 线检查，在前上纵隔见到圆形或椭圆形块影，良性者轮廓清楚光滑，包膜完整，并常有囊性变；恶性者轮廓粗糙不规则，可伴有胸膜反应。胸腺瘤手术切除效果良好。Legg 分析 51 例胸腺瘤手术疗效，有局部浸润者 5 年生存率为 23%，无浸润者 5 年生存率达 80%。上海市胸科医院报告 207 例胸腺瘤术后 5 年生存率为 59.7%，10 年生存率为 43.4%。

（2）胸内甲状腺肿：包括先天性迷走甲状腺和后天性胸骨后甲状腺。前者少见，为胚胎期残留在纵隔内的甲状腺组织发育成甲状腺瘤，完全位于胸内，无一定位置。后者为颈部甲状腺沿胸骨后伸入前上纵隔，多数位于气管旁前方，少数在气管后方，胸内甲状腺肿大多数为良性，个别病例可为腺癌。肿块牵引或压迫气管，可有刺激性咳嗽、气急等。这些症状可能在仰卧或头颈转向侧位时加重。胸骨或脊柱受压可出现胸闷、背痛，偶可出现甲状腺功能亢进症状。出现剧烈咳嗽、咯血、声音嘶哑时，应考虑到恶性甲状腺肿的可能。约有半数患者可在颈部摸到结节样甲状腺肿。X 线检查可见到前上纵隔块影，呈椭圆形或梭形，轮廓清晰，多数偏向纵隔一侧，也向两侧膨出。在平片上如见到钙化的肿瘤，具有诊断价值。多数病例有气管受压移位和肿瘤阴影随吞咽向上移动的征象。

2. 前纵隔肿瘤

生长在前纵隔的肿瘤以畸胎样瘤较为常见。可发生于任何年龄，但半数病例症状出现在 20 ~ 40 岁。组织学上均是胚胎发生的异常或畸形。畸胎样瘤可分成两型。

（1）皮样囊肿：是含液体的囊肿，囊内有起源于外胚层的皮肤、毛发、牙齿等。常为单房，也有双房或多房。囊壁由纤维组织构成，内壁被覆多层鳞状上皮。

（2）畸胎瘤：为一种实质性混合瘤。由外、中、内三胚层组织构成，内有软骨、平滑肌、支气管、肠黏膜、神经血管等成分。畸胎瘤恶变倾向较皮样囊肿大，常可变为表皮样癌或腺癌。文献报道 386 例畸胎瘤，其中 14.2% 呈恶变。复旦大学附属中山医院 10 例畸胎瘤中 2 例为恶性。体积小者，常无症状，多在 X 线检查中发现。若瘤体增大压迫邻近器官，则可产生相应器官的压迫症状，如上腔静脉受压，可发生上腔静脉综合征；喉返神经受压，则发生声音嘶哑；气管受压，可发生气急，患者仰卧时气急加剧。囊肿向支气管溃破，可咳出含毛发、皮脂的胶性液。胶性液吸入肺内，可发生类脂性肺炎和类脂性肉芽肿。囊肿有继发感染时，可出现发热和周身毒性症状。囊肿若在短期内迅速增大，应想到恶变、继发感染或瘤体出血的可能。化脓性囊肿破入胸腔或心包时，可发生脓胸或心包积液。

X 线检查发现囊肿位于前纵隔、心脏和主动脉弓交接处，少数位置较高，接近前上纵隔，也可位于前下纵隔。多向一侧纵隔凸出，少数可向两侧膨出，巨大者可凸入后纵隔，甚至占满一侧胸腔。多呈圆形或椭圆形，边缘清楚，囊壁钙化较常见。有时可见特征性的牙齿和碎骨阴影。

3. 中纵隔肿瘤

绝大多数是淋巴系统肿瘤。常见的有霍奇金病、网状细胞肉瘤、淋巴肉瘤等。多以中纵隔淋巴结肿大为特征，但也可侵入肺组织形成浸润性病变。本病病程短，症状进展快，常伴有周身淋巴结肿大、不规则发热、肝脾大、贫血等。X 线检查示肿大淋巴结位于气管两旁及两侧肺门。明显肿大的淋巴结可融合成块，密度均匀，可有大分叶，但无钙化。支气管常受压变窄。

4. 后纵隔肿瘤

几乎皆是神经源性肿瘤。可原发于脊髓神经、肋间神经、交感神经节和迷走神经，可为良性和恶性。良性者有神经鞘瘤、神经纤维瘤和神经节瘤；恶性者有恶性神经鞘瘤和神经纤维肉瘤。电镜检查发现神经鞘瘤与神经纤维肉瘤的超微结构类似，但胶原含量有所不同。绝大多数神经源性肿瘤位于后纵隔脊柱旁沟内，有时也可位于上纵隔，多数有被膜。X 线征象为光滑、圆形的孤立性肿块。巨大的肿块迫使肋间隙增宽或椎间孔增大。有时肿瘤呈哑铃状伸进椎间孔，侵入脊椎管，引起脊髓压迫症状。神经纤维瘤多见于青壮年，通常无症状。肿瘤较大可产生压迫症状，如肩胛间或后背部疼痛、气急等。

5. 支气管囊肿

可发生在纵隔的任何部位，多半位于气管、支气管旁或支气管隆嵴附近。支气管囊肿多属先天性，来自气管的迷芽，多见于 10 岁以下儿童。通常无症状，若与支气管或胸膜相通，则形成瘘管。继发感染时则有咳嗽、咯血、脓痰，甚至发生脓胸。X 线检查发现在中纵隔的上中部、气管或大支气管附近，呈现圆形或椭圆形、密度均匀、边界清晰的块状阴影，无分叶或钙化。若囊肿与支气管相通，可见到液平面。

二、临床表现

纵隔肿瘤或囊肿长大到一定体积时出现压迫症状，或因并发感染，破溃入气管、支气管而出现症状。最常见的症状是咳嗽、呼吸困难和发绀，咯血并不常见。在上纵隔的肿瘤可能压迫上腔静脉，引起颈静脉怒张，以及面、颈和上胸部水肿。如食管受压则发生咽下困难。当肿瘤压迫或侵入迷走神经时有声音嘶哑。压迫交感神经可有 Horner 综合征。有剧痛则常是肿瘤侵及神经或骨质的征象。肿瘤较大时，叩诊有局部浊音，有时可发现肿块自纵隔延续至颈部或胸壁。

三、检查

1. X 线检查

X 线检查是诊断纵隔肿瘤的重要手段。透视检查可观察肿块是否随吞咽上下移动、是否随呼吸有形态改变，以及有无搏动等。由于常见的纵隔肿瘤都有其特定的好发部位，因而后前位和侧位胸部摄片往往能够初步判定肿瘤的类别。体层摄片可准确显示肿块层面结构及其与邻近组织器官的关系，弥补平片的不足。食管吞钡检查可了解食管受压情况。用二氧化碳做纵隔充气造影可了解肿瘤与纵隔组织器官的关系。

2. CT 扫描与磁共振检查（MRI）

CT 扫描与 MRI 的应用极大地提高了纵隔肿瘤和囊肿的诊断准确率。CT 空间分辨率较高，对显示病变边缘征象、间质性病变与小结节病变较 MRI 好，CT 能清楚地显示各种病变的钙化灶，是诊断畸胎瘤的最佳影像方法。MRI 在肿瘤与大血管疾病鉴别时不需要对比剂，能够准确地显示血管受侵情况，矢状面和冠状面的图像能够清楚地显示肿瘤的解剖，在判断神经源性肿瘤有无椎管内或硬脊膜内扩展方面优于 CT。

3. 超声检查

有助于了解肿瘤为囊性或实性，肿瘤的具体位置及其与心脏、大血管等的关系，并能在其指引下穿刺活检。

4. 放射性核素扫描

怀疑胸内甲状腺肿，可作放射核素 ^{131} 碘扫描，对异位甲状腺肿、甲状腺瘤的诊断很有帮助。

5. 标志物检查

年轻的前纵隔肿瘤患者应行甲胎蛋白（AFP）和 β 绒毛膜促性腺激素（β-HCG）的检查。若二者之中的一个升高或二者均升高，则有可能是非精原性恶性生殖细胞瘤。后纵隔（脊柱旁）肿瘤的婴儿和儿童应检查肾上腺素和去甲肾上腺素的水平，以除外神经母细胞瘤等。

6. 活体组织检查

方法有纵隔镜检查术、手术探查及经皮穿刺等。纵隔镜不仅能采取标本，还能估计肿瘤切除的可能性。

7. 纤维支气管镜或纤维食管镜检查

有助于明确支气管受压情况、程度，肿瘤是否已侵入支气管或食管，从而估计手术切除的可能性。

8. 诊断性气胸

可判断肿瘤发生于胸壁或肺脏、肺内或肺外。

9. 纵隔充气造影

对显示前纵隔肿瘤的形态和明确有无纵隔淋巴结转移颇有帮助。

10. 纵隔镜检查

可明确气管旁、隆突下有无肿大的淋巴结，并可钳取活组织明确病因诊断。

11. 颈淋巴结活组织检查

支气管淋巴结和淋巴瘤常伴有周围淋巴结和颈淋巴结受累，活组织检查有助于诊断。

12. 诊断性放射治疗

怀疑恶性淋巴瘤，经其他检查未能证实时，可试用放射治疗。恶性淋巴瘤对放射较敏感，照射 20 ~ 30 Gy（2000 ~ 3000 rad），肿瘤迅速缩小。

13. 剖胸探查

经各种检查未能明确肿瘤性质，但已除外恶性淋巴瘤者，在全身情况许可下，可行剖胸探查。

四、治疗

外科手术是治疗纵隔肿瘤的首选方法，因此除恶性淋巴瘤和已有远处转移者外，均应尽早手术切除。

对于纵隔的恶性淋巴瘤，可进行放疗和化疗。如已出现上腔静脉与气管压迫综合征，通常应先做化疗，根据情况继续采用放疗或化疗。

侵袭性纵隔胸腺瘤原则上先行术前新辅助放射治疗，放疗结束后 15 ~ 20 天实行外科手术治疗。

五、护理

（一）术前护理要点

1. 常规护理

按心胸外科疾病术前护理常规护理。

2. 与本病相关的其他护理

（1）评估要点。

1）健康史及相关因素：有无肌无力危象史；目前抗胆碱酯酶药用量。

2）症状体征：多数纵隔肿瘤无特异症状，当肿瘤生长到一定程度时出现压迫症状和与肿瘤相关的特异性症状，常见症状如下。①胸闷、胸痛。②呼吸道症状：咳嗽、气短、呼吸困难。③霍纳征：同侧眼睑下垂、瞳孔缩小、面部无汗等。④上腔静脉压迫综合征：面部及前胸浅表静脉曲张、上肢发绀和肿胀等。10% ~ 20% 的胸腺瘤患者可合并重症肌无力症状，表现为眼睑下垂、斜视、复视、闭目无力；吞咽困难、下颌下垂、闭合无力；呼吸困难，呼吸道分泌物无力咳出；四肢无力等。

3）辅助检查：了解胸部 X 线检查、CT 或磁共振检查等阳性结果。

4）心理和社会支持状况。

（2）护理措施。

1）有上腔静脉压迫症状者，应下肢输液，避免加重上肢负担。

2）胸腺瘤合并重症肌无力。①呼吸道管理：观察呼吸幅度，评估咳嗽能力，指导有效咳嗽和深呼吸。②饮食管理：观察患者进食情况，有无吞咽困难，吞咽乏力者进半流质饮食，速度宜慢，防止误吸或窒息。③活动与安全：四肢乏力者指导其活动方法，告知注意事项，预防坠床、跌倒等。④用药护理：遵医嘱按时、正确应用抗胆碱酯酶药物，观察用药后肌无力症状改善情况，术日晨仍需遵医嘱应用；避免使用加重神经 - 肌肉传递障碍的药物，如氨基糖苷类抗生素、地西泮、吗啡、氟哌啶醇、秋水仙碱等。

（3）并发症护理。

1）肌无力危象：表现为呼吸微弱、发绀、烦躁、吞咽和咳痰无力、腹胀、心率加快等。给予机械通气，遵医嘱使用抗胆碱酯酶药物及激素，静脉营养支持，纠正水电解质紊乱和酸碱失衡，预防感染。

2）胆碱能危象：表现为瞳孔缩小、焦虑、失眠、心率减慢、肌肉震颤及汗液、唾液、呼吸道分泌物大量增加等。遵医嘱停用抗胆碱酯酶药，给予拟胆碱药，如阿托品，并适当加大激素用量；床边备吸引器，及时清除口腔内分泌物，保持呼吸道通畅。

（二）术后护理要点

1. 常规护理

按心胸外科疾病术后护理常规护理。

2. 与本病相关的其他护理

（1）评估要点：评估生命体征、心肺功能、水电解质和酸碱平衡情况，各引流管引流液颜色、量、性状，切口及周围敷料情况。评估有无出血、肌无力危象、胆碱能危象等并发症发生。

（2）护理措施：胸腺瘤伴重症肌无力；导管护理，做好胸腔引流管、纵隔引流管等导管的护理。

（3）并发症护理：出血、肌无力危象、胆碱能危象。

（三）出院指导

（1）自我监测：胸腺瘤术后肌无力症状加重者需及时就诊。

（2）用药指导：胸腺瘤伴重症肌无力患者应遵医嘱按时、正确服用抗胆碱酯酶药物，避免使用加重神经－肌肉传递障碍的药物。

（3）定期复诊。

（崔秀敏）

第六节　气胸

一、概述

胸膜腔内积气称为气胸。气胸是由于利器或肋骨断端刺破胸膜、肺、支气管或食管后，空气进入胸腔造成的。

（一）病因

1. 外伤气胸

外伤气胸常见各种胸部外伤，包括锐器刺伤及枪弹穿透伤，肋骨骨折端错位刺伤肺，以及诊断治疗性医疗操作过程中的肺损伤，如针灸刺破肺活检、人工气胸等。

2. 继发性气胸

继发性气胸为支气管疾患破入胸腔形成气胸。如慢性支气管炎，肺尘埃沉着病、支气管哮喘等引起的阻塞性肺疾病，肺间质纤维化，蜂窝肺和支气管肺癌部分闭塞气道产生的肺泡性气肿和肺大疱，以及靠近胸膜的化脓性肺炎，肺脓肿结核性空洞，肺真菌病，先天性肺囊肿等。

3. 特发性气胸

患者平时无呼吸道疾病史，但胸膜下可有肺大疱，一旦破裂形成气胸，称为特发性气胸，多见于瘦长体型的男性青壮年。

4. 慢性气胸

慢性气胸指气胸经 2 个月尚无全复张者。其原因为：吸收困难的包裹性液气胸，不易愈合的支气管胸膜瘘肺大疱或先天性支气管囊肿形成的气胸，以及与气胸相通的气道梗阻或萎缩肺覆以较厚的机制化包膜阻碍肺复张。

5. 创伤性气胸

创伤性气胸的发生率在钝性伤中占 15% ~ 50%，在穿透性伤中占 30% ~ 87.6%。气胸中空气绝大多数病例来源于肺被肋骨骨折断端刺破（表浅者称肺破裂，深达细支气管者称肺裂伤），亦可来源于由于暴力作用引起的支气管或肺组织挫裂伤，或因气道内压力急剧升高而引起的支气管或肺破裂。锐器伤或火器伤穿通胸壁，伤及肺、支气管和气管或食管，亦可引起气胸，且多为血气胸或脓气胸。偶尔在闭合性或穿透性膈肌破裂时伴有胃破裂而引起脓气胸。

（二）分类

根据脏层胸膜破口的情况及其发生后对胸腔内压力的影响，将自发性气胸分为以下三种类型。

1. 闭合性气胸（单纯性）

在呼气肺回缩时，或因有浆液渗出物使脏层胸膜破口自行封闭，不再有空气漏入胸膜腔。胸膜腔内测压显示压力有所增高，抽气后，压力下降而不复升，说明破口不再漏气。胸膜腔内残余气体将自行吸收，胸膜腔内压力即可维持负压，肺亦随之逐渐复张。

2. 张力性气胸（高压性）

胸膜破口形成活瓣性阻塞，吸气时开启，空气漏入胸膜腔；呼气时关闭，胸膜腔内气体不能再经破口返回呼吸道而排出体外。其结果是胸膜腔内气体愈积愈多，形成高压，使肺脏受压，呼吸困难，纵隔推向健侧，循环也受到阻碍，需要紧急排气以缓解症状。若患侧胸膜腔内压力升高，抽气至负压后，不久又恢复正压，应安装持续胸膜腔排气装置。

3. 开放性气胸（交通性）

因两层胸膜间有粘连和牵拉，使破口持续开启，吸气和呼气时，空气自由进出胸膜腔。患侧胸膜腔内压力为 0 上下，抽气后观察数分钟，压力并不降低。

根据发病原因，气胸可分为以下类型。

（1）创伤后气胸：胸部被锐器刺伤后引起。

（2）原发性气胸：没有肺部明显病变的健康者所发生的气胸，多见于 20 ～ 40 岁的青壮年，男性多见。

（3）继发性气胸：在肺部各种疾病基础上发生的气胸，如慢性支气管炎、肺气肿、肺结核、肺癌等。

原发性气胸通常是由于先天性肺组织发育不全，胸膜下存在的肺小疱或肺大疱破壁后引起的，病变常位于肺尖部；继发性气胸是由于原有的肺脏病变，形成胸膜下的肺大疱破裂或者由于病变本身直接损伤胸膜所致。

自发性气胸多为单侧，双侧同时存在仅占 10% 左右，继发性气胸双侧同时存在的概率极大，患者气胸后常有突发胸痛，为尖锐持续性刺痛或刀割痛。吸气加重，多在前胸、腋下部，可放射到肩、背、腹上区，随之出现呼吸困难，严重程度与气胸发生的快慢、类型、肺萎缩程度和基础肺功能有密切关系，单侧闭合型气胸，尤其肺功能正常的青年人可无明显呼吸困难，甚至肺压缩 80% ～ 90% 或仅在活动、上楼时稍感气短，而张力性气胸或原有阻塞性肺气肿的老年人可有明显呼吸困难，即使肺压缩仅 20% ～ 30% 时也有气急。刺激性干咳是由于气体刺激胸膜产生的，多不严重，无痰或偶有少量血丝痰，可能来自肺破裂部位。

二、临床表现

患者常有持重物、屏气、剧烈运动等诱发因素，但也有在睡眠中发生气胸者，患者突感一侧胸痛、气急、憋气，可有咳嗽但痰少，少量闭合性气胸先有气急，但数小时后逐渐平稳，X 线也不一定能显示肺压缩。若积气量较大或者原来已有广泛肺部疾病，患者常不能平卧。如果侧卧，则被迫使气胸患侧在上，以减轻气急。患者呼吸困难程度与积气量的多寡，以及原来肺内病变范围有关。当有胸膜粘连和肺功能减损时，即使少量局限性气胸也可能明显引发胸痛和气急。

张力性气胸由于胸腔内压骤然升高，肺被压缩，纵隔移位，出现严重呼吸循环障碍，患者表情紧张、胸闷，甚至有心律失常，常挣扎坐起，烦躁不安，有发绀、冷汗、脉快、虚脱，甚至呼吸衰竭、意识不清。

在原有严重哮喘或肺气肿基础上并发气胸时，气急、胸闷等症状有时不易觉察，要与原先症状仔细比较，并做胸部 X 线检查。X 线片显示气管多移向健侧，胸部有积气体征。

少量胸腔积气者，常无明显体征。积气量多时，患者胸廓饱满，肋间隙变宽，呼吸度减弱；语音震颤及语音共振减弱或消失。气管、心脏移向健侧。叩诊患侧呈鼓音。右侧气胸时可致肝浊音界下移。听诊患侧呼吸音减弱或消失。有液气胸时，则可闻及胸内振水声。血气胸如果失血过多，可出现血压下降，甚至发生失血性休克。

三、检查

1. 影像学检查

X 线检查是诊断气胸的重要方法。胸部 X 线片作为气胸诊断的常规手段，若临床高度怀疑气胸，而后前位胸部 X 线片正常时，应该进行侧位胸部 X 线片或者侧卧位胸部 X 线片检查。气胸胸部 X 线片上大多有明确的气胸线，即萎缩肺组织与胸膜腔内的气体交界线，呈外凸线条影，气胸线外为无肺纹理的透光区，线内为压缩的肺组织。大量气胸时，可见纵隔、心脏向健侧移位。合并胸腔积液时可见气液面。局限性气胸在后前位 X 线检查时易漏诊，侧位胸部 X 线片可协助诊断，在 X 线透视下转动体位也可发现。若围绕心缘旁有透光带应考虑有纵隔气肿。胸部 X 线片是最常应用于诊断气胸的检查方法，CT 对于小量气胸、局限性气胸，以及肺大疱与气胸的鉴别比胸部 X 线片敏感和准确。气胸的基本 CT 表现为胸膜腔内出现极低密度的气体影，伴有肺组织不同程度的压缩萎陷改变。

2. 气胸的容量

就容积而言，很难从胸部 X 线片精确估计。如果需要精确估计气胸的容量，CT 扫描是最好的方法。另外，CT 扫描还是气胸与某些疑难病例（例如，肺压缩不明显而出现窒息的外科性肺气肿、复杂性囊性肺疾病有可疑性肺大疱等）相鉴别的唯一有效手段。

3. 胸膜腔内压测定

有助于气胸的分型和治疗。可通过测定胸膜腔内压来明确气胸类型（闭合性、开放性、张力性）的诊断。

4. 血气分析和肺功能检查

多数气胸患者的动脉血气分析不正常，有超过 75% 的患者 PaO_2 低于 80 mmHg。16% 的继发性气胸患者 $PaO_2 < 55$ mmHg、$PaCO_2 > 50$ mmHg。肺功能检查对检测气胸发生或者容量的大小帮助不大，故不推荐采用。

5. 胸腔镜检查

可明确胸膜破裂口的部位，以及基础病变，同时可以进行治疗。

四、治疗

自发性气胸若未及时处理，往往影响工作和日常生活，尤其是持续性或复发性气胸患者诊疗不及时或不恰当，常损害肺功能，甚至威胁生命。因此，积极治疗、预防复发是十分重要的。在确定治疗方案时，应考虑症状、体征、X 线变化（肺压缩的程度、有无纵隔移位）、胸膜腔内压力、有无胸腔积液、气胸发生的速度及原有肺功能状态，首次发病抑或复发、血流动力学是否稳定、气胸量大小、气胸发生原因、初发或复发、初始治疗效果等因素选择治疗的合适方法。基本治疗原则包括卧床休息的一般治疗、保守观察治疗、排气疗法、胸膜腔穿刺抽气、胸腔闭式引流、防止复发措施、手术疗法及原发病和并发症防治等。气胸早期处理目标主要是排除张力性气胸，缓解呼吸困难症状。根据患者是原发性还是继发性气胸选择合理的治疗方法。

1. 一般治疗

气胸患者应绝对卧床休息、充分吸氧，尽量少讲话，使肺部活动减少，有利于气体吸收和肺的复张。适用于首次发作，肺萎陷在 20% 以下，不伴有呼吸困难者。

2. 排气疗法

根据症状、体征、X 线所见，已有胸内测压结果，判断是何种类型气胸，是否需要即刻排气治疗，如需排气，采用何种方法适宜。

（1）闭合性气胸：闭合性气胸积气量少于该侧胸腔容积的 20% 时，气体可在 2 ～ 3 周内自行吸收，不需抽气，但应动态观察积气量变化。气量较多时，可每日或隔日抽气一次，每次抽气不超过 1 L，直至肺大部分复张，余下积气任其自行吸收。

（2）高压性气胸：病情急重，危及生命，必须尽快排气。可用气胸箱一面测压，一面进行排气。紧急时，将消毒针头从患侧肋间隙插入胸膜腔，使高度正压胸内积气得以由此自行排出，缓解症状。紧急时，还可用大注射器接连三路开关抽气，或者经胸壁插针，尾端用胶管连接水封瓶引流，使高压气体得以单向排出。亦可用一粗注射针，在其尾部扎上橡皮指套，指套末端剪一小裂缝，插入气胸腔作临时简易排气，高压气体从小裂缝排出，待胸腔内压减至负压时，套囊即行塌陷，小裂缝关闭，外间空气不能进入胸膜腔。

为了有效地持续排气，通常安装胸腔闭式水封瓶引流。插管部位一般多取锁骨中线外侧第 2 肋间，或腋前线第 4 ～ 5 肋间。如果是局限性气胸，或是为了引流胸腔积液，则须在 X 线透视下选择适当部位进行插管排气引流。安装前，在选定部位先用气胸箱测压以了解气胸类型，然后在局部麻醉下沿肋骨上缘平行作 1.5 ～ 2 cm 皮肤切口，用套管针穿刺进入胸膜腔，拔去针芯，通过套管将灭菌胶管插入胸腔。一般选用大号导尿管或硅胶管，在其前端剪成鸭嘴状开口，并剪一两个侧孔，以利引流。亦可在切开皮肤后，经钝性分离肋间组织达胸膜，再穿破胸膜将导管直接送入胸膜腔内，导管固定后，另端置于水封瓶的水面下 1 ～ 2 cm，使胸膜腔内压力保持在 1 ～ 2 cmH_2O 以下，若胸腔内积气超过此正压，气体便会通过导管从水面逸出。

未见继续冒出气泡 1 ～ 2 天后，患者并不感气急，经透视或摄片，见肺已全部复张时，可以拔除导管。有时虽见气泡冒出水面，但患者气急未能缓解，可能是由于导管不够通畅，或部分滑出胸膜腔，如果导管阻塞，则应更换。

若这种水封瓶引流仍不能使胸膜破口愈合，透视见肺脏持久不能复张，可选胸壁另处插管，或在原先通畅的引流管端加用负压吸引闭式引流装置。由于吸引机可能形成负压过大，用调压瓶可使负压保持在 –0.8 ～ –1.2 kPa（–8 ～ –12 cmH_2O），如果负压超过此限，则室内空气即由压力调节管进入调压瓶，因此，患者胸腔所承受的吸引负压不会比 –0.8 ～ –1.2 kPa（–8 ～ –12 cmH_2O）更大，以免过大的负压吸引对肺造成损伤。

使用闭式负压吸引宜连续开动吸引机，但如 12 小时以上肺仍不复张时，应查找原因。若无气泡冒出，肺已完全复张，可夹住引流管，停止负压吸引，观察 2 ～ 3 天，如果透视证明气胸未再复发，便可拔除引流管，立即用凡士林纱布覆盖手术切口，以免外界空气进入。

3. 胸膜粘连术

由于自发性气胸复发率高，为了预防复发，用单纯理化剂、免疫赋活剂、纤维蛋白补充剂、医用黏合剂及生物刺激剂等引入胸膜腔，使脏层和壁层两层胸膜粘连，从而消灭胸膜腔间隙，使空气无处积存，即所谓“胸膜固定术”。英国胸科协会（BTS）指南认为化学性胸膜固定术仅适用于不适宜外科手术治疗的持续性漏气患者，不推荐作为首选治疗方法。

4. 肺或大疱破口闭合法

在诊断为肺气肿大疱破裂而无其他的肺实质性病变时，可在不开胸的情况下经内镜使用激光或黏合剂，使裂口闭合。

5. 手术治疗

美国胸科医师学会（ACCP）和 BTS 指南均建议引流失败或引流超过 4 天才考虑手术治疗。手术目的第一是控制肺漏气，第二是处理肺病变，第三是使脏层和壁层胸膜粘连以预防气胸复发。近年来由于胸腔外科的发展，主要是手术方式的改进及手术器械的完善，尤其是电视胸腔镜器械和技术的进步，手术处理自发性气胸已成为安全可靠的方法。外科手术可以消除肺的破口，又可以从根本上处理原发病灶，如肺大疱、支气管胸膜瘘、结核穿孔等，或通过手术确保胸膜固定。因此是治疗顽固性气胸的有效方法，也是预防复发的最有效措施。有研究表明，自发性气胸胸腔漏气超过 4 天或经过再次胸腔引流的患者行电视辅助胸腔镜手术（VATS）肺大疱切除钉扎加用机械性或化学性胸膜固定术安全有效。

6. 支气管镜下封堵治疗

在常规胸腔闭式引流基础上，采用支气管镜下气囊探查及选择性支气管封堵术，封堵住通往破损肺的支气管达到治疗的目的。

五、护理

（一）护理评估

1. 临床症状评估与观察

（1）闭合性气胸：小的气胸多无症状。超过 30% 的气胸，可有胸闷及呼吸困难；气管及心脏向健侧偏移；伤侧叩诊呈鼓音，呼吸渐弱，严重者有皮下气肿及纵隔气肿。

（2）开放性气胸：患者有明显的呼吸困难及发绀，空气进入伤口发出“嘶嘶”的响声。

（3）张力性气胸：重度呼吸困难，发绀常有休克，颈部及纵隔皮下气肿明显。

2. 辅助检查

根据上述指征，结合胸部 X 线片即可确诊，必要时做患侧第 2 肋间穿刺，常能确诊。

（二）护理问题

1. 低效性呼吸形态

与胸壁完全受损可能合并有肺实质损伤。

2. 疼痛

与胸部伤口及胸腔引流管刺激有关。

3. 恐惧

与呼吸窘迫有关。

4. 有感染的危险

与污染伤口有关。

（三）护理措施

1. 维持或恢复正常的呼吸功能

（1）半卧位，卧床休息。膈肌下降利于肺复张、疼痛减轻及增加非必要的氧气需要量。

（2）根据缺氧状态给予鼻导管及面罩吸氧，并及时发现患者有无胸闷、气短、烦躁、发绀等缺氧症状，以及皮肤、黏膜的情况。

（3）协助患者翻身，鼓励其深呼吸及咳痰，及时排出痰液，可给予雾化吸入及化痰药，必要时吸痰，排出呼吸道分泌物，预防肺不张及肺炎的发生。

2. 皮下气肿的护理

皮下气肿在胸腔闭式引流第 3 ～ 7 天可自行吸收，也可用粗针头做局部皮下穿刺，挤压放气。纵隔气肿加重时，要在胸骨柄切迹上做一 2 cm 的横行小切口。

3. 胸腔引流管的护理

（1）体位：半卧位，利于呼吸和引流。鼓励患者进行有效的咳嗽和深呼吸运动，利于积液排出，恢复胸膜腔负压，使肺复张。

（2）妥善固定：下床活动时，引流瓶位置应低于膝关节，运送患者时双钳夹管。引流管末端应在水平线下 2 ～ 3 cm，保持密封。

（3）保持引流通畅：闭式引流主要靠重力引流，水封瓶液面应低于引流管胸腔出口平面 60 cm，任何情况下不得高于胸腔，以免引流液逆流造成感染。高于胸腔时，引流管要夹闭。定时挤压引流管以免阻塞。水柱波动反应残腔的大小与胸腔内负压的大小。其正常时上下可波动 4 ～ 6 cm。如无波动，患者出现胸闷气促、气管向健侧移位等肺受压的症状，应疑为引流管被血块堵塞，应挤捏或用负压间断抽吸引流瓶短玻璃管，促使其通畅，并通知医师。

（4）观察记录：观察引流液的量、性状、颜色、水柱波动范围，并准确记录。若引流量多≥ 200 m/h，并持续 2 ～ 3 小时及以上，颜色为鲜红色或红色，性质较黏稠、易凝血则疑为胸腔内有活动性出血，应立即报告医师，必要时开胸止血。每天更换水封瓶并记录引流量。

（5）保持管道的密闭和无菌：使用前注意引流装置是否密封，胸壁伤口、管口周围用油纱布包裹严密，更换引流瓶时，双钳夹管，严格执行无菌操作。

（6）脱管处理：如引流管从胸腔滑脱，立即用手捏闭伤口处皮肤，消毒后油纱布封闭伤口协助医师做进一步处理。

（7）拔管护理：24 小时引流液＜ 50 mL，脓液＜ 10 mL，胸部 X 线片示肺膨胀良好、无漏气，患者无呼吸困难即可拔管。拔管后严密观察患者有无胸闷、憋气、呼吸困难、切口漏气、渗液、出血、皮下气肿等症状。

4. 急救处理

（1）积气较多的闭合性气胸：经锁骨中线第 2 肋间行胸膜腔穿刺，或行胸膜腔闭式引流术，迅速抽尽积气，同时应用抗生素预防感染。

（2）开放性气胸：用无菌凡士林纱布加厚敷料、封闭伤口，再用宽胶布或胸带包扎固定，使其转变成闭合性气胸，然后穿刺胸膜腔抽气减压，解除呼吸困难。

（3）张力性气胸：立即减压排气。在危急情况下可用一粗针头在伤侧第 2 肋间锁骨中线处刺入胸膜腔，尾部扎一橡胶手指套，将指套顶端剪一约 1 cm 开口，起活瓣作用。

5. 预防感染

（1）密切观察体温变化，每 4 小时测体温一次。

（2）有开放性气胸者，应配合医师及时清创缝合。更换伤口及引流瓶应严格无菌操作。

（3）遵医嘱合理应用化痰药及抗生素。

6. 健康指导

（1）教会或指导患者腹式呼吸及有效排痰。

（2）加强体育锻炼，增加肺活量和机体抵抗力。

（崔秀敏）

第七节 脓胸

一、概述

所谓脓胸是指脓液积聚于胸膜腔内。按病理发展过程，分为急性脓胸和局限性脓胸。

（一）急性脓胸

1. 病因

致病菌多来自肺部感染病灶，少数为胸部损伤或其他脏器感染病灶，直接或经淋巴进入胸膜腔，引起化脓性感染。全身化脓性感染的致病菌也可经血行播散至胸膜腔，常见的致病菌为金黄色葡萄球菌、肺炎球菌和链球菌。厌氧菌感染形成的脓胸，称为腐败性脓胸。

2. 病理

脓胸早期脓液稀薄，含有白细胞和纤维蛋白。此时，若能排出脓液，肺容易膨胀。随着病情进展。脓细胞和纤维蛋白增多，渗出液逐渐转为脓性，不断有纤维蛋白沉积于胸膜表面。使肺膨胀受限，并使脓液局限化。此病理阶段属于临床上的急性期，以后纤维蛋白机化。胸膜增厚形成厚纤维板，从而影响呼吸功能，临床上即进入慢性期。

3. 治疗

治疗原则为应用抗生素、全身支持治疗和排净脓液。

（1）抗生素的应用：可根据脓液性状、细菌培养和药物敏感试验结果选择有效的抗生素。以控制原发病灶和胸膜腔内感染。

（2）全身支持治疗：积极补充热量和维生素、维持水电解质平衡、纠正贫血等。

（3）及时排净胸腔积脓：这是促进肺复张成功的关键。脓胸早期可采用反复胸腔穿刺，尽快排尽脓液，并向胸腔内注入有效维生素。若反复穿刺脓液不见减少，脓液稠厚不易抽出，疑有支气管胸膜瘘或食管胸膜瘘及腐败性脓胸，宜尽早行胸腔闭式引流术。多数情况下采用经肋间插管闭式引流术，对于脓液稠厚者可采取切除一段肋骨的经肋床插管法。

（二）慢性脓胸

1. 病因

慢性脓胸是由急性脓胸迁延发展而成的，主要原因是急性期治疗不当或未及时治疗，如引流管过细、引流管放置位置不当、拔管过早等引起。另外，胸膜腔内异物存留、原发病灶未被控制、特殊感染（如结核、真菌感染）亦可造成迁延不愈的慢性脓胸。

2. 病理

特征是胸膜增厚形成纤维板，肺扩张受限。

3. 治疗

慢性脓胸的治疗原则是闭合脓腔、消除感染；改善全身状况；尽可能促进肺复张。根据具体病情可以采用：①改进引流：根据引流不畅的原因采取改进引流措施，如更换粗口径引流管、调整引流位置等。②胸膜纤维板剥除术：对于病期不长、纤维板粘连不紧密的患者，可手术剥除胸膜壁层及脏层上的纤维板，以消除脓腔，并能使肺复张。③胸廓成形术：切除局部病变组织，利用胸壁内陷而消灭无效腔。但手术可造成畸形和其他并发症。④胸膜肺切除术：可同时切除纤维板和肺，适用于慢性脓胸并发肺和支气管严重病变者。

二、护理

（一）护理评估

1. 健康史

了解患者的年龄、营养状况，了解上呼吸道感染和肺部感染史，以及诊断、治疗经过。

2. 身体状况

急性脓胸以急性中毒症状为主，慢性脓胸以低热、贫血等症状为主。

（1）急性脓胸的症状：通常在急性肺炎好转后不久出现，主要表现有高热、脉快、胸痛、呼吸急促、白细胞计数增高，以及咳嗽、咳痰。体检：可见患侧肋间隙饱满，叩诊浊音，呼吸音减弱或消失；病情严重者可伴有发绀和休克征象。

（2）慢性脓胸的症状：主要表现为慢性全身中毒症状，如低热、贫血、消瘦、食欲减退，可并发气促、咳痰、胸部不适等。体检：常可见气管向患侧偏移，患侧胸部塌陷，叩诊实音，呼吸音减弱或消失，脊柱侧弯。

3. 辅助检查

影像学检查和胸腔穿刺对于病情的评估意义较大。①急性脓胸胸部X线检查可显示胸腔内积液所形成的均匀致密阴影，慢性脓胸的胸部X线摄片可显示胸膜增厚，有钙化影，心脏及纵隔向患侧移位。B型超声检查发现胸腔内积液有助于诊断和定位。②急性脓胸患者血常规检查可见白细胞计数增高和核左移；慢性脓胸患者可有贫血及血沉增快。③胸腔穿刺抽得脓液即可确诊。根据脓液的性状和细菌培养及药物敏感试验的结果可判断病原菌的种类，早期应用敏感抗生素。

4. 心理状况

评估患者对疾病的认知程度，对住院费用的考虑。

（二）护理诊断

1. 体温过高

与肺部感染有关。

2. 气体交换受损

与脓液压迫肺、呼吸道痰液堵塞有关。

3. 营养失调：低于机体需要量

与营养摄入不足、消耗增加有关。

4. 焦虑

与病情迁延、对疾病的认知不足、住院费用高有关。

（三）护理目标

（1）配合药物治疗使患者体温正常或接近正常。

（2）呼吸困难和发绀等缺氧症状得到纠正。

（3）患者机体需要量得到补充，增加手术的耐受力。

（4）患者能向医务人员诉说焦虑的原因，能以积极的态度接受手术治疗。

（四）护理措施

1. 一般护理

患者通常取半卧位，以利于呼吸和胸部引流。为了保持呼吸道通畅，应协助患者排痰。根据患者需要酌情给氧，根据医嘱进行输液和给予抗生素。

2. 病情观察

密切观察生命体征和胸腔闭式引流，尤其是手术后的患者，若出现血压下降、脉搏增快、胸腔闭式引流出现大量鲜红色引流物，应立即报告医师，加快输液和输血速度，并做好术前准备。

3. 胸腔穿刺术后的护理

急性脓胸早期，应尽早反复行胸腔穿刺抽脓。一次抽脓量不应超过 1000 mL。每次抽脓后，可向胸腔内注入抗生素。在穿刺过程中，若出现面色苍白、气急、脉搏增快，应立即停止穿刺，给予对症处理。胸腔穿刺术后应密切观察呼吸、血压和脉搏等，若有异常，应分析原因并做相应处理。

4. 胸腔闭式引流的护理

（1）保持胸闭引流的密闭性：由于胸腔内是负压，为了防止引流液倒流而发生逆行感染，要确保患者的胸闭引流瓶平面低于胸腔引流口平面至少 60 cm，嘱患者活动时不要将引流瓶提得太高，更不能跨床。引流管不要过长，以防折叠。为防止胸腔管与外界相通，更换引流瓶时，必须用双钳双向夹管；为防止患者外出做检查时，管路连接不紧密或引流瓶倾斜至水封管露出水面等情况发生，应用两把钳子在不同方向进行夹管。若为有齿钳，其齿端需包裹纱布或胶套，防止夹管时导致引流管破裂、漏气。

（2）保持胸闭引流的通畅性。

1）观察引流管的水柱波动情况：水柱波动不仅可以观察胸闭引流的通畅性，还可反映肺膨胀的程度。正常平静呼吸时水柱波动为 3 ~ 250 px，而咳嗽及深呼吸时波动幅度可增至 12 ~ 400 px。胸腔内残腔大的患者，水柱波动较大，有的高达 500 px，甚至水封瓶内的液体会吸入储液瓶中。随着余肺膨胀、残腔变小，负压逐渐变小，水柱波动仅为 2 ~ 4 cm 或有轻微波动时可以考虑拔管。水柱波动的范围愈大，提示胸腔内残腔较大，肺膨胀不好。水柱波动逐渐消失是引流管拔除的重要指征之一；而当水柱波动突然消失，则考虑可能是管路不通畅或阻塞。

2）定时挤压引流管，保证引流管通畅：当引流液为血性液时，需每 1 ~ 2 小时挤压管路 1 次。操作时双手握住引流管 10 ~ 15 cm 处，双手前后相接，一手手心向上，贴近胸壁，将引流管置于指腹与大鱼际之间，另一手在距前面一只手的下端 4 ~ 5 cm 处阻断引流管，前面的手高频快速用力地挤压引流管，随后两只手同时松开，利用引流管内液体或空气冲击，将堵塞引流管的血凝块或组织块冲出，如此反复。或用滑石粉捋管：将滑石粉涂抹胸管表面，右手卡住上端胸管，左手自上而下卡住胸管向下滑行，致胸管下段后右手松开。此方法可加大胸管负压，引流出不太坚固的血凝块或凝固的纤维素。

（3）观察引流管气体排出情况漏气可分为 3 度：患者用力咳嗽、屏气时，引流管内有气泡排出者为Ⅰ度；深呼吸、咳嗽时有气泡排出为Ⅱ度；平静呼吸时有气泡排出为Ⅲ度。Ⅰ ~ Ⅱ度漏气在 2 ~ 5 天后即可自愈；Ⅲ度可逐渐转为Ⅱ度、Ⅰ度，于 5 ~ 7 天后自愈，若有大的支气管瘘或残端瘘会出现持续有Ⅲ度漏气及出血或感染征象，需另行处理。

（4）持续负压吸引胸腔闭式引流的护理：一般开胸术后，胸腔闭式引流的负压吸引，应以超过吸气末胸腔负压 5 ~ 250 px 即可。若患者肺弹性较差、压缩时间较长，或肺表面有薄纤维膜覆盖致肺复张困难、肺段切除肺断面持续漏气较多或气胸患者，负压可适当加大至 10 ~ 375 px。负压吸引开始应设置在低负压水平，根据患者情况进行缓慢微调。负压吸引时应严密观察胸腔压力的变化，密切观察患者有无胸闷、气短、发绀、血性引流液增多等情况，判断气管是否居中，听诊双肺呼吸音是否对称。负压吸引一般应在术后 24 小时以后开始使用，防止出现胸腔内渗血。在临床工作中，不要随意调整或中断负压吸引，防止复张的肺泡再次发生萎陷。

（5）预防感染：一切均应坚持无菌操作，换瓶拔出接管时要用消毒纱布包好，保持引流管、接管及引流瓶清洁，定时用无菌蒸馏水冲洗；水封瓶应位于胸部以下，不可倒转，维持引流系统密闭，接头牢固固定，以预防胸腔内感染。

（6）拔管指征：胸腔闭式引流术后 48 ~ 72 小时，观察引流液少于 50 mL，无气体溢出，胸部 X 线片呈肺膨胀或无漏气，患者无呼吸困难或气促时，可考虑拔管。拔管时指导患者深吸一口气，吸气末迅速拔管，用凡士林纱布封住伤口，包扎固定。拔管后注意观察患者有无胸闷、呼吸困难等症状，切口漏气、渗液、出血和皮下血肿等。

5. 胸部手术后的护理

（1）患者回病房后严密监测血流动力学变化，如血压、心率、中心静脉压（CVP）、四肢冷暖等。

（2）连接好胸腔闭式引流管，并观察胸腔引流液的量和性状、有无血块。

（3）在呼吸机辅助呼吸阶段，要密切观察呼吸道压力，及时吸痰，保持呼吸道通畅。拔管后立即给予面罩或鼻导管吸氧，流量以 2 ~ 4 L/min 为宜。

（4）术后第 1 天给予雾化吸入，协助患者拍背排痰。必要时，应用祛痰药物，以防止肺部感染发生。

（5）慢性脓胸患者行胸廓成形术后，在肋骨切除范围用厚棉垫和弹性胸带加压包扎，并经常检查，随时调整。

6. 加强营养支持

向患者解释增加营养支持的重要性和必要性，给予高热量、高蛋白、富含维生素的饮食。必要时给予静脉高营养、少量多次输血，以纠正低蛋白血症和贫血。

7. 降温

高热者给予物理降温，包括乙醇浴、冰敷等；每天测体温 6 次；要嘱患者多饮水，或遵医嘱静脉补液，保持水电解质平衡。

8. 减轻疼痛

取半卧位，以降低胸壁张力，减轻疼痛，以及镇静、镇痛药物的应用。

9. 健康指导

指导患者进食高蛋白、高维生素、易消化的食物。正确进行呼吸运动和咳嗽，促进肺复张和痰液排出。坚持正确的运动锻炼，防止因胸廓成形术后引起的脊柱侧弯。

（崔秀敏）

第八节　胸主动脉瘤

一、概述

胸主动脉瘤指的是从主动脉窦、升主动脉、主动脉弓、降主动脉至膈水平的主动脉瘤，是由于各种原因造成的主动脉局部或多处向外扩张或膨出而形成的包块，如不及时诊断、治疗，死亡率极高。

由于先天性发育异常或后天性疾病，引起动脉壁正常结构的损害，主动脉在血流压力的作用下逐渐膨大扩张形成动脉瘤。胸主动脉瘤可发生在升主动脉、主动脉弓、降主动脉各部位。

胸主动脉瘤常见发病原因：①动脉粥样硬化；②主动脉囊性中层坏死，可为先天性病变；③创伤性动脉瘤；④细菌感染；⑤梅毒。胸主动脉瘤在形态学上可分为囊性、梭形和夹层动脉瘤三种病理类型（胸主动脉瘤分类）。

二、临床表现

本病发病缓慢，早期多无症状和体征，至后期由于动脉瘤压迫周围组织而产生症状，其临床表现由于动脉瘤的大小、形状、部位和生长方向而有不同。如主动脉瘤压迫气管和支气管可引起咳嗽、气急、肺炎和肺不张；压迫食管可引起吞咽困难；压迫喉返神经可引起声音嘶哑；压迫膈神经可引起膈肌麻痹；压迫上腔静脉和头臂静脉可引起上肢及颈部、面部、上胸部浮肿；压迫胸骨可引起胸痛。

1. 无症状

在瘤体对邻近器官无明显压迫、牵扯或破裂之前，大多数胸主动脉瘤可无症状，于胸摄片时发现，患者的临床表现与瘤体的大小和部位有关。

2. 胸痛

胸主动脉瘤最常见的症状一般不严重，多为胀痛或跳痛，系动脉瘤膨出增大、牵拉或压迫周围组织所引起，压迫侵袭胸骨、肋骨和脊椎及神经时，疼痛可加重。若出现撕裂样剧痛，可能为瘤体扩展，濒临破裂。

3. 压迫症状

动脉瘤压迫气管支气管可出现咳嗽或呼吸困难，以及气管支气管偏移，压迫食管可出现吞咽困难，压迫喉返神经可出现声音嘶哑，邻近血管受压可出现肺动脉狭窄或上腔静脉综合征，头臂血管阻塞可引起脑缺血。

4. 破裂

可能是该病首发的症状，血液流入纵隔障、胸膜腔、气管支气管或食管，均可致命。

病变累及主动脉根时可产生主动脉瓣关闭不全，严重时出现左心衰竭。

5. 胸主动脉瘤分类

（1）升主动脉瘤：从主动脉根起，至无名动脉起始部止，可并发主动脉瓣关闭不全。

（2）主动脉弓动脉瘤：从无名动脉至左锁骨下动脉。

（3）胸部降主动脉瘤：从左锁骨下动脉起至膈肌一段主动脉。

（4）胸部降主动脉下端：从胸部降主动脉下端至腹主动脉上端。其好发部位依次为：降主动脉、升主动脉、主动脉弓及胸腹主动脉。

三、检查

1. X 线表现

（1）纵隔阴影增宽或形成局限性块影，至少在某一个体位上，与胸主动脉某部相连而不能分开。一般升主动脉瘤位于纵隔的右前方，弓降部和降主动脉动脉瘤多位于左后方。

（2）包块或纵隔增宽阴影，可见扩张性搏动。

（3）瘤壁有时可有钙化。

（4）瘤体（尤其囊状）可压迫侵蚀周围器官，例如，压迫脊椎或胸骨的侵蚀性骨缺损，有助于动脉瘤的诊断。

2. 超声心动图

可显示主动脉某段的梭形和囊状扩张，并可直接测量其径线，还可显示动脉瘤内附壁血栓的情况。

3. CT 表现

不仅可显示动脉瘤的存在和瘤壁的钙化，还可测量其宽径。对比增强扫描，可清楚显示附壁血栓及其范围。主动脉弓部连续扫描，对明确该部动脉瘤与头臂动脉的关系也有一定的帮助。

4. MRI 表现

不用对比剂可显示主动脉内脏、管壁及其与周围组织的关系，能直接摄取横断、冠状、矢状等任何层面图像，对立体地把握动脉瘤的形态、大小、范围，以及与主要动脉分支的关系有重要意义。

5. 血管造影

以胸主动脉造影为宜，可直接显示梭形或（和）囊状动脉瘤及其部位、大小、范围，以及动脉分支受累情况。

6. 实验室检查

（1）血常规：大多数患者血常规检查在正常范围。如合并夹层动脉瘤，急性期可出现轻度贫血，发病数小时内白细胞计数升高，大于 10×10^9/L。感染性主动脉瘤，白细胞计数升高，中性粒细胞增加。

（2）尿常规：大多数在正常范围。如合并夹层动脉瘤，尿中可出现尿蛋白阳性、管型和大量红细胞。

（3）血脂动脉粥样硬化的患者：多表现为血脂和血黏度升高。

四、治疗

（一）手术治疗

手术切除动脉瘤是最有效的外科治疗方法。

1. 切线切除或补片修补

较小的囊性动脉瘤，主动脉壁病变比较局限者可游离主动脉瘤后，于其颈部放置钳夹，切除动脉瘤，根据情况直接缝合或用补片修补缝合切口。

2. 胸主动脉瘤切除与人工血管移植术

梭形胸主动脉瘤或夹层动脉瘤若病变较局限者，可在体外循环下切除病变胸主动脉，用人工血管重建血流通道。

3. 升主动脉瘤切除与血管重建术

对于升主动脉瘤或升主动脉瘤合并主动脉瓣关闭不全的患者应在体外循环下行升主动脉瘤切除人工血管重建术，或应用带人工瓣膜的复合人工血管替换升主动脉，并进行冠状动脉口移植（Bentall 手术）。

4. 对主动脉弓部动脉瘤或多段胸主动脉瘤的手术方法

主要在体外循环合并深低温停循环状态下经颈动脉或锁骨下动脉进行脑灌注，做主动脉弓部切除和人工血管置换术。

（二）介入治疗

近年来覆膜人工支架的问世，为胸主动脉瘤的治疗提供了新的治疗方法和手段。一大部分胸主动脉瘤均可通过置入覆膜人工支架而得到治疗，且手术成功率高，并发症相对手术明显减少。

五、护理

（一）评估要点

1. 一般情况

观察生命体征有无异常，询问患者有无过敏史、家族史、高血压病史。

2. 专科情况

（1）评估并严密观察疼痛性质和部位。

（2）评估、监测血压变化。

（3）评估外周动脉搏动情况。

（4）评估呼吸系统受损的情况。

（5）评估有无排便异常。

（二）护理诊断

1. 心排血量减少

与瘤体扩大、瘤体破裂有关。

2. 疼痛

与疾病有关。

3. 活动无耐力

与手术创伤、体质虚弱、伤口疼痛有关。

4. 知识缺乏

缺乏术前准备及术后康复知识。

5. 焦虑

与疾病突然发作、即将手术、恐惧死亡有关。

（三）术前准备

（1）给予心电监护，密切观察生命体征改变，做好急诊手术准备。

（2）卧床制动，保持环境安静、情绪稳定。

（3）充分镇静、止痛，用降压药控制血压在适当的水平。

（4）吸烟者易并发阻塞性呼吸道疾患，术前宜戒烟，给予呼吸道准备。

（四）术后护理

（1）持续监测心电图变化，密切观察心率改变、心律失常、心肌缺血等，备好急救器材。

（2）控制血压稳定，防止术后吻合口漏，血压的监测以有创动脉压监测为主，术后需分别监测上下肢双路血压，目的是及时发现可能出现的分支血管阻塞及组织灌注不良。

（3）术后保持中心静脉导管通畅，便于快速输液、肠外营养和测定中心静脉压。

（4）监测尿量：了解循环状况、液体的补充、血管活性药物的反应、肾功能状况、肾灌注情况等。

（5）一般情况和中枢神经系统功能的观察：皮肤色泽与温度、外周动脉搏动情况是反应全身循环灌注的可靠指标。术后瞳孔、四肢与躯干活动、精神状态、定向力等的观察是了解中枢神经系统功能的最基本指标。术中用深低温停循环的患者常苏醒延迟，这时应注意区分是麻醉状态还是昏迷状态。

（6）体温的监测：体温的监测能反应组织灌注状况，特别是比较肛温与末梢温度的差别更有意义。当温差大于5℃时，为末梢循环不良，间接地反映血容量、心功能状况。同时应注意低温体外循环后体温反跳升高。要进行必要的降温处理。

（7）观察单位时间内引流液的颜色、性质、量，准确记录。

（8）及时纠正酸中毒和电解质紊乱：术后早期，每4小时做1次动脉血气分析和血电解质测定。根据血电解质测定和尿量，及时补钾。

（五）应急措施

胸主动脉瘤破裂可出现急性胸痛、休克、血胸、心脏压塞，患者可能很快死亡。所以重点应在于及时诊断和治疗，预防胸主动脉瘤破裂的发生。

（六）健康教育

（1）注意休息，适量活动，循序渐进地增加活动量，若运动中出现心率明显加快，心前区不适，应立即停止活动，需药物处理，及时与医院联系。

（2）注意冷暖，预防感冒，及时发现和控制感染。

（3）出院后按医嘱服用药物，在服用地高辛时要防止中毒。

（4）合理膳食，多食高蛋白、高维生素、营养价值高的食物，如瘦肉、鸡蛋、鱼类等食物，以增加机体营养、提高机体抵抗力，不要暴饮暴食。

（5）遵医嘱定时复查。

（崔秀敏）

第九节　手汗症

一、概述

手汗症是一种外分泌腺过度分泌引起的多汗症，发病率大约 0.3%，即大约一千人中，就有三人患有相当明显的手掌多汗，不分男女。大约 13% 的手汗症患者其父、母或兄弟姐妹患有此种情况（有家族遗传性）。大部分手汗症患者自幼儿期就有手掌多汗的表现，到了青春期更严重，症状一般持续终生。但也有报道，部分患者 40 岁以后症状会减轻。绝大多数的手汗症患者同时合并有足底多汗，也有相当多患者合并腋下多汗，但合并腋臭者很少。手汗症患者除了手掌多汗之外，其他都健康正常。临床上遇到的到医院主动求诊求治的手汗症患者多数是 17 ~ 35 岁的青年人。这是因为在这个年龄段手掌多汗的问题对他们的学习、工作和社交生活影响最大。

手汗症是一种先天性疾患。目前病因尚不清楚，可能与交感神经功能紊乱有关。人体的汗腺是受交感神经支配的。交感神经兴奋后，腺体分泌，就会产生汗液。交感神经是人体内脏神经（又称自主神经）中的一部分。这种神经的兴奋不受人意识的直接支配。人在紧张、兴奋、烦躁等情绪状态时，交感神经的兴奋性就会自动增加。正常情况下，交感神经与副交感神经相互拮抗，又相互配合，巧妙地调节着人体的内脏活动和精神与生理状态。但在手汗症患者中，支配手掌的交感神经功能亢进，于是造成手掌大量出汗，同时交感神经功能亢进后还引起毛细血管收缩，所以这类患者手掌往往手掌皮温低，呈一种“湿冷”

状态。目前，对于这种功能亢进的原因尚不清楚。

二、临床表现

其主要症状为全身或局部出汗过多。以足底、手掌及腋窝为甚，部分患者和情绪有关。

三、检查

根据临床体征可判断。

四、治疗

目前对于手汗症，还没有有效的药物或局部治疗手段，最理想的治疗方法是胸腔镜辅助下的胸交感神经切断术。这是一种创伤性很小、安全性较高的微创外科手术，有效率在95% ~ 100%。手术采用全身麻醉，在腋下切开一个20 px左右的小切口，放入胸腔镜镜头和一个操作器械，外科医师通过监视屏幕，可清楚地看到支配手掌出汗的胸交感神经，在一个特定位置切断这一神经后，便可准确地实现手掌的去交感化，从而达到治疗手汗的目的。

五、护理

（一）术前护理

1. 休息与活动

术前晚确保良好睡眠。

2. 饮食护理

术前禁食8小时，禁饮4 ~ 6小时。

3. 协助检查

配合完成胸部X线片、心电图等各项检查。

4. 呼吸道管理

注意保暖，预防上呼吸道感染。戒烟。指导患者有效咳嗽、咳痰、呼吸功能训练方法。

5. 治疗护理

术前常规准备；术晨测量体温，如体温超过37.3℃，应报告医师。

6. 皮肤护理

给予术前备皮，指导进行手术野皮肤的清洁。

7. 心理护理

了解患者对疾病、手术认知程度，告知术前准备和术后注意事项，鼓励其配合治疗。

（二）术后护理

1. 常规护理

按麻醉护理常规护理。

2. 休息与活动

术后 24 小时即可下床活动。

3. 体位

麻醉完全清醒后予半坐卧位。

4. 饮食护理

术后麻醉清醒后如无恶心、呕吐、腹胀等胃肠道异常情况即可进食。

5. 病情观察

（1）观察患者的血压、脉搏、呼吸、体温等。

（2）观察患者出汗的程度、部位等。

（3）观察患侧上肢感觉情况，是否有手麻或感觉异常等。

6. 呼吸道管理

保持呼吸道通畅，鼓励患者做深呼吸运动、有效咳嗽、咳痰。

7. 治疗护理

必要时遵医嘱予心电监测及低流量吸氧。

8. 皮肤护理

多汗时协助患者勤换衣裤，保持床单位清洁干燥，防止受凉。

（崔秀敏）

病例 1　食管癌

【案例介绍】

（一）一般资料

男，66 岁，以“呃逆伴呕吐 2 个月”为主诉入院。患者 2 个月前无明显诱因出现呃逆伴呕吐，无吞咽困难、反酸、胃灼热、声嘶、心悸。于 ×× 市医院行胃镜检查示：距门齿 29 ~ 35 cm 处可见环状溃疡；镜下诊断：食管癌。病理示：（距门齿 29 ~ 35 cm 食管）鳞状上皮高级别内瘤变，局灶癌变。现为进一步诊治收入院。患者自发病以来，神志清，精神可，食欲正常，睡眠正常，大小便正常，体重无减轻。

（二）病史

既往史：高血压病史 10 余年；无心脏疾病病史，无糖尿病、脑血管疾病病史，无肝炎、结核、疟疾病史，预防接种史随社会计划免疫接种，无手术、外伤、输血史，无食物、药物过敏史。

个人史：久居本地，无疫区、疫情、疫水接触史，无牧区、矿山、高氟区、低碘区居住史，无化学性物质、放射性物质、有毒物质接触史，无吸毒史，吸烟史：40 年余（1 天 20 支），戒烟 5 年余、无饮酒史，否认冶游史。

婚育史：已婚，20 岁结婚，爱人体健，夫妻关系和睦，有 2 子 1 女。

家族史：父母均已故，兄弟、姐妹、子女健康状况良好，无与患者类似疾病，无家族性遗传病史。

（三）医护过程

体格检查：T 36.5℃，P 80 次 / 分，R 20 次 / 分，BP 110/80 mmHg，身高 172 cm，体重 80.0 kg，发育正常，营养良好，体形匀称，神志清楚，自主体位，正常面容，表情自如，查体合作。专科检查：胸廓无畸形，双侧对称，无桶状胸。双侧胸廓呼吸活动度一致，两侧触觉语颤对称，无胸膜摩擦感。双肺呼吸音粗，未闻及明显干湿性啰音。心前区无隆起，触诊无震颤，无心包摩擦感。心界正常。心率 80 次 / 分，律齐，各瓣膜听诊区未闻及明显病理性杂音。

辅助检查：胃镜检查示距门齿 29 ~ 35 cm 处可见环状溃疡。镜下诊断：食管癌。病理示：（距门齿 29 ~ 35 cm 食管）鳞状上皮高级别内瘤变，局灶癌变。初步诊断：①食管肿瘤；②高血压。完善血常规、肝肾功、电解质、血生化，CT、肺功能等检验检查，2022-07-17 血常规：白细胞计数 6.46×10^9/L，红细胞计数 4.48×10^{12}/L，血红蛋白计数 147.0 g/L，血小板计数 201×10^9/L，中性粒细胞百分数 76.1% ↑；ECG：诊断意见①窦性心动过速；②偶发房性期前收缩，建议做动态心电图检查。US：主动脉瓣轻度关闭不全左室舒张功能下降，双下肢彩超未见明显异常，肝胆脾胰未见明显异常，双侧肾上腺区未见明显异常。CT：左冠状动脉主干钙斑，管腔未见明显狭窄。左前降支近段及中段管壁钙斑，近段管腔重度狭窄，中段管腔轻度狭窄。左旋支近段软斑，管腔轻中度狭窄，远段管壁钙斑影，管腔重度狭窄。右冠状动脉近段钙斑，管腔约轻中度狭窄；冠状动脉后降支（PDA）钙斑，管腔轻度狭窄。RF：食道占位病变。CT：食管中段管壁增厚，考虑食管癌，请结合胃镜。右肺多发肺大疱。右上肺轻微炎症。左肺下叶小结节，建议动态观察。腹上区 MSCT 未见明确异常。MRI：①双侧额叶、双侧侧脑室旁、双侧基底核区、双侧外囊及右侧丘脑腔隙性脑梗死或扩大的血管间腔；②双侧额顶叶、双侧侧脑室旁白质脱髓鞘；③老年性脑萎缩；④左侧晶状体变薄；⑤双侧上颌窦及筛窦轻度炎症；⑥脑 MRI 增强未见明显异常强化。

2022-07-23 患者在全身麻醉下，行胸腹腔镜下食管癌根治术（右侧），经胸腔镜胸膜粘连烙断术，喉返神经探查术（双侧），腹腔镜肠粘连松解术。

患者术后第 1 天，T 36.60℃，P 80 次 / 分，R 20 次 / 分，BP 116/76 mmHg，患者神志清，精神可。查体：四肢活动度良好，引流管引出血性液体引流量 500 mL。患者诉切口处疼痛，余无特殊不适。

术后第 2 天医师查房后指示：现患者自觉症状明显缓解，切口处疼痛给予止疼对症处理，继续行一级护理及心电监护，嘱患者卧床休息活动四肢预防血栓形成，加强营养促进切口愈合。密切观察患者各项生命体征，积极给予消炎、抗感染、静脉营养等治疗。

术后查肾功（急）+肝功（急）+电解质（急）：肌酐 55 μmol/L，尿素 8.39 mmol/L，尿酸 185 μmol/L，谷氨酰转肽酶 1288 U/L，谷丙转氨酶 156 U/L，谷草转氨酶 68 U/L，直接胆红素 19.10 μmol/L，总胆红素 31.40 μmol/L，总蛋白 58.8 g/L，钙 2.07 mmol/L，钾 3.55 mmol/L，磷 0.81 mmol/L，氯 105.1 mmol/L，镁 1.06 mmol/L，钠 140.0 mmol/L。2022-08-06 查血常规（急）：白细胞计数 10.26×10^9/L，红细胞计数 4.44×10^{12}/L，血红蛋白计数 143.0 g/L，血小板计数 248×10^9/L。2022-07-18（US）：双侧锁骨上未见明显异常肿大淋巴结。2022-07-31（US）：双侧股总静脉、股浅静脉、腘静脉、胫后静脉、胫前静脉、腓静脉、小腿肌间静脉未见明显血栓。

术后护理：患者神志清，鼻塞吸氧 6 L/min，查患者右颈内中心静脉导管固定于 13 cm 处，穿刺处无红肿及渗出，接硝普钠配置液以 5 mL/h 泵入顺利。查患者胃管固定于 55 cm 处，胃管末端接负压引流器引流通畅，引流出咖啡色胃液。颈部手术切口处敷料固定，清洁干燥无渗出。查看患者右侧肩胛下角线第九肋间有一胸腔引流管接负压引流器引流通畅，引流出淡红色引流液，查看患者右侧腋中线第七肋间有一胸腔引流管接胸腔闭式引流瓶引流通畅，引流出淡红色引流液，水柱波动明显，咳嗽时无气体溢出。胸腹部多个手术切口均有敷料固定，清洁干燥无渗出。留置尿管引流通畅，引流出淡黄色透明尿液。气垫床应用，加强翻身。暂禁食水。给予患者术后健康宣教。

2022-08-05（CT）：胸腹腔镜下食管癌根治术后，吻合口左侧少许积气，吻合口瘘待排，请结合临床评估。双肺炎症。左下肺轻度膨胀不全。主动脉及冠状动脉管壁钙化灶。右侧胸腔积液。右肺多发肺大疱。左肺下叶小结节，建议动态观察。

【护理】

（一）护理评估

全面评估患者身体状况，观察各引流管的引流情况，密切观察病情变化，术后控制好血压，无并发症发生。

（二）护理诊断

（1）气体交换受损：与呼吸道分泌物多而黏稠不易咳出，影响通气有关。

（2）有皮肤完整性受损的危险：与局部持续受压有关。

（3）疼痛：与组织创伤、炎症、缺血、缺氧有关。

（4）营养失调：低于机体需要量，与禁食、机体消耗较多有关。

（5）有导管滑脱的危险：与导管未妥善固定或患者躁动、谵妄、不配合有关。

（6）有跌倒、坠床的风险：与患者有高血压有关。

（7）潜在并发症：感染、出血、吻合口瘘等。

（三）护理计划

（1）维持理想的气体交换，患者自述呼吸困难程度减轻。

（2）患者能识别可造成皮肤损伤的危险因素。

（3）患者自诉疼痛消除或减轻。

（4）给予患者补充营养，改善营养失调。

（5）患者未发生导管滑脱。

（6）患者未发生跌倒、坠床。

（7）患者未发生感染、出血、吻合口瘘等。

（四）护理措施

1. 治疗护理

（1）用药护理：遵医嘱给予硝普钠、二羟丙茶碱、丹参多酚酸盐、比阿培南针、斑蝥酸钠注射液、注射用西维来司他钠、人血白蛋白注射液、罗沙替丁醋酸酯针、注射用盐酸丙帕他莫配置液应用，给予丙酸倍氯米松 + 布地奈德混悬液 + 乙酰半胱氨酸溶液雾化吸入，配合机械排痰治疗。观察药物疗效及不良反应。向患者及家属告知输液目的，并向患者及家属告知输液后可能出现的不良反应，交代家属注意观察患者的病情变化，以便护士及时进行处理。在输液过程中，不得自行调节输液开关，年老、心衰的患者（特殊药物例外）严格控制滴速。

（2）高热护理：高热时注意休息，必要时吸氧，如有寒战进行保暖。注意口腔卫生，必要时口腔护理。根据医嘱用降温药，注意观察药物作用和不良反应。病区内定时开窗通风，高热患者监测体温。给予冰敷，温水、酒精擦浴等物理降温措施。出汗较多时更换衣裤、被服，保持皮肤、床单位干燥清洁。如有其他不适及时告知医务人员，如头晕、头痛、恶心、呕吐等。降低体温，常采用的有物理降温，如冰袋、冰敷、冰枕等，若腋表温度>38.5℃时遵医嘱给予药物降温，如肛门塞吲哚美辛栓等。30 分钟后复测体温。

（3）疼痛护理：胸外科手术后常规给予肋间神经冷冻或止疼泵（药物持续泵入 72 小时）镇痛。如患者疼痛难以忍受请及时告知医师。咳嗽、肺完全复张后可引起胸痛，向患者做好解释，必要时使用镇痛剂。刺激性咳嗽剧烈时，遵医嘱给予适当的止咳药。加强家属的宣教，告知家属要帮助患者转移注意力。可采用听音乐、聊天等方式；此外可通过按摩，改变体位等方式减轻患者疼痛。有止痛泵的患者可适当加量。止痛泵加量后无明显效果可遵医嘱给予止痛药肌内注射。

（4）肺部感染护理。①雾化吸入：稀释痰液，利于痰液咳出。②机械深度排痰：利于肺深部痰液排出。③伤口光子照射治疗：减少伤口渗出，促进切口愈合，减轻疼痛、预防感染。请遵从医护人员指导，配合治疗。严格执行抗感染治疗并做好其护理。

（5）引流管的护理：患者翻身、下床活动时注意保护各种引流管（胃管、营养管、胸腔引流管、伤口引流管等），避免过度牵拉，避免引流管打折、弯曲、受压，防止导管滑脱，引流袋或引流瓶不要高于引流口平面，避免逆行感染。定期挤压引流管，预防引流管堵塞。

（6）胃肠减压护理：术后 3 ~ 4 天患者吻合口处于充血水肿期，胃肠蠕动功能尚未恢复需持续胃肠减压和禁饮禁食。持续胃肠减压，保持胃管通畅。妥善固定，防止脱出。胃管脱出后严密观察病情，不应盲目再插入，以免戳穿，导致吻合口瘘。观察引流物性状、量、气味并准确记录。术后 6 ~ 12 小时内可引流出少量血性液或咖啡色液，以后引流液颜色逐渐变淡，若引流出大量鲜血或血性液，患者出现血容量减少的表现，应考虑有吻合口出血，通知医师并配合及时处理。经常挤压胃管，防止管腔堵塞。如发现胃管不通畅，可用少量生理盐水冲洗并抽出，以免胃扩张增加吻合口张力致吻合口瘘形成。禁食期间应注意静脉补充营养和口腔的护理，术后 4 ~ 5 天待胃肠蠕动恢复、肛门排气、胃肠减压引流减少后，可拔除胃管，拔管后 12 ~ 24 小时内不宜饮水；此后，若无胸痛、呼吸困难、发热等吻合口瘘的症状，可饮少量水。

2. 观察护理

吻合口瘘多发生在术后 5 ~ 10 天，故须严密观察病情变化，一旦发现患者呼吸困难、胸内剧痛、患侧呼吸音减弱及叩诊呈浊音等表现，应立即通知医师并协助处理。严密观察神志和生命体征（体温、脉搏、呼吸、血压），以及各种炎性指标的情况、胸部手术伤口愈合和肿胀的程度，保持切口敷料清洁、干燥，定时更换切口敷料，观察切口有无红、肿、热、痛等炎症表现。观察胃液及胸腔引流液的量、色、质，还有感染预防及控制的情况。

3. 生活护理

（1）饮食护理：术后禁食期间不可下咽唾液，以免感染造成食管吻合口瘘。可按常规指导患者进食。一般在术后 5 ~ 6 天起每 2 小时给 1 次流质，每日 6 次，以后逐渐增加，约在术后第 10 天给全流质饮食，3 周后进半流质，3 周后如无特殊，可进普食。术后严禁暴饮暴食、服质硬的药丸或药片、带骨刺的肉类等，应少食多餐，细嚼慢咽，以免导致晚期吻合口瘘。食管癌术后，可发生胃液返流至食管，可有反酸、呕吐等症状。平卧位时加重，因此，饭后勿立即平卧或弯腰，睡眠时可将枕头垫高。食管胃吻合术后，可能有胸闷、进食后呼吸困难，是由于胃已拉入胸腔，肺受压暂不能适应所致。建议少食多餐，经 1 ~ 2 个月后，此症状多可缓解。术后恢复期应保持心情舒畅、饮食规律、充分休息，有利于早日康复。

（2）皮肤护理：使用皮肤保护膜剂保护粉，保持床单位及衣物的清洁平整，使用吸收垫或干燥垫控制潮湿，及时更换；正确摆放管道，预防管道压迫。骨突部位予防护，足背避免受压，使用软枕、翻身垫及其他辅助物支托；使用特殊床垫（如气垫床）；使用辅助器具，搬运患者，使用溃疡贴等敷料或产品保护皮肤。了解压力性损伤的防护目的及方法，了解防护、肢体活动及防护用品的使用方法。

（3）活动及卧位：定时翻身和更换体位（至少每 2 小时一次），建立翻身卡，侧卧位小于 30°，床头抬高小于 30°，坐轮椅至少 15 ~ 30 分钟抬臀一次，指导 / 执行肢体主动 / 被动运动。术后活动是促进康复的最佳方法，活动可促进血液循环，防止血栓形成。

可增加肺的通气量，有利于气管内分泌物排出，减少肺炎、肺不张等并发症，改善呼吸循环功能。能促进肠蠕动，减少腹胀，增进食欲。术后6小时后，生命体征平稳，鼓励及协助患者翻身活动。活动计划：一般麻醉清醒后即可做深呼吸，床上活动，如伸臂、蹬腿。尤其是患侧肢体上举、外展。术后第一天，可协助在床上坐起，或床边坐5～10分钟。24～48小时后可在扶持下慢慢走动5～10分钟，并逐渐增加活动量及次数。如出现头晕、气促、心悸、出汗等症状应立即停止活动。

（4）预防患者跌倒、坠床的护理：穿合适的裤子，并穿防滑鞋，裤子不能太长。指导患者起床或久蹲/久坐后站立动作要缓慢，并有旁人协助。私人物品固定放置，不影响患者行走，特别是使用拐杖和轮椅的患者，保证行动和活动的安全。床边呼叫铃处于功能状态，患者如需要时及时请求帮助，如上厕所、起床等。有台阶的地面有项目标志提醒。必要时给予患者搀扶或提供轮椅、平车。湿性拖地后避免不必要的走动。睡觉时请将床栏拉起，离床活动时应有人陪护。请患者将信号灯、眼镜、杂志等放在随手易取之处，学会床边呼叫器的使用。如您在行走时出现头晕、双眼发黑、下肢无力、步态不稳和不能移动时，立即原地坐、蹲下或靠墙，呼叫他人帮助。改变体位应遵循“三部曲”：即平躺30秒，坐起30秒，站立30秒，再行走。避免突然改变体位，尤其是夜间。病区通道和走廊无障碍物，及时清除地面上的积水、油、冰、水果皮等，尽量将私人常用物品放置在固定位置，保持走道通畅。

4. 心理护理

患者与医护人员或家属建立相互信赖的友好关系，及时将紧张、忧郁、焦虑、恐惧等不良情绪告诉医护人员和家属。可采用参加活动，如唱歌、玩游戏、看电视、下棋、画画、听音乐、按摩、深呼吸等方式来转移注意力，减轻您的焦虑、忧郁、恐慌等负性情绪。总结以往应对挫折的办法，和医护人员及家属共同探讨应对疾病的方法。告知所患疾病的相关知识及治疗过程，以消除顾虑及恐惧，积极配合治疗。如有自伤或伤人倾向，请家属24小时陪护，密切关注患者有无异常情绪及行为，及时与医护人员沟通。

5. 健康教育

戒烟、戒酒，注意预防感冒，防止肺部感染。根据身体恢复情况进行活动，循序渐进。进软食，少量多餐，进餐后勿立即平卧或弯腰，防止食物反流，进食不宜过快、过饱，易消化、富含营养为宜，避免食用坚硬粗糙的食物，切勿大口吞下，忌刺激性食物或碳酸饮料。保持大便通畅。定期复查，如出现哽噎、呕吐、黑便等情况及时到医院就诊。

【小结】

食管鳞癌是一种常见的消化道恶性肿瘤，目前被列为全球九大恶性疾病。我国是世界上食管癌高发区之一，男多于女，发病年龄在40岁以上。食管癌确切病因不明，考虑其发病与亚硝胺类化合物、霉菌、不良饮食习惯，以及遗传等因素相关。

早期食管癌的症状一般不明显，常表现为反复出现吞咽食物时有异物感或哽噎感，或胸骨后疼痛。中晚期上述症状多持续出现或吞咽食物有明显的吞咽哽噎感或困难，以及病变播散出现消瘦、发热、声音嘶哑、饮水呛咳、呕血、咳嗽、呼吸困难等临床表现。

（崔秀敏）

病例 2　肺癌

【案例介绍】

（一）一般资料

女，54 岁，以“发现右肺中叶磨玻璃结节 1 年余”为主诉入院。1 年前，患者于本院行甲状腺切除术，行胸部 CT 时发现。偶有咳嗽、咳痰，无胸闷、心悸、胸痛、发热、盗汗。期间未进行任何治疗，医师建议随诊。复查胸部 CT 示：右肺中叶见直径约 8.4 mm 的磨玻璃结节影，边界尚清。两肺门影不大，气管及支气管通畅。胸廓对称，纵隔无偏移。纵隔内未见明确肿大淋巴结。现为进一步治疗，门诊以“右肺中叶磨玻璃结节”收入，患病以来，神志清，精神可，食欲正常，睡眠正常，大小便正常，体重无减轻。

（二）病史

既往史：既往体健，无高血压、心脏疾病病史，无糖尿病、脑血管疾病病史，无肝炎、结核、疟疾病史，预防接种史随社会计划免疫接种，2020 年于本院行甲状腺切除术，2021 年于当地医院行乳腺纤维瘤切除术，无外伤、输血史，无食物、药物过敏史。

个人史：生于原籍，久居本地，无疫区、疫情、疫水接触史，无牧区、矿山、高氟区、低碘区居住史无化学性物质、放射性物质、有毒物质接触史，无吸毒史，无吸烟、饮酒史，否认冶游史。

婚姻史：已婚，22 岁结婚，爱人体健，夫妻关系和睦，有 1 子 1 女。

月经生育史：初潮 16 岁，每次持续 4 ～ 5 天，周期 30 天，月经周期规则，月经量中等，颜色正常。无血块、无痛经；妊娠 3 次，生产 2 次、流产 1 次，无早产、手术产、死产。

家族史：父亲因淋巴瘤去世，母、1 弟、2 妹、1 子 1 女健康状况良好，无与患者类似疾病，无家族性遗传病史。

（三）医护过程

体格检查：T 36.2℃，P 80 次 / 分，R 15 次 / 分，BP 120/80 mmHg，身高 166 cm，体重 66.0 kg，发育正常，营养良好，体形匀称，神志清楚，自主体位，正常面容，表情自如，查体合作。

专科检查：胸廓无畸形，双侧对称，无桶状胸。双侧胸廓呼吸活动度一致，两侧触觉语颤对称，无胸膜摩擦感。双肺呼吸音粗，未闻及明显干湿性啰音。心前区无隆起，触诊无震颤，无心包摩擦感。心界正常。心率 80 次 / 分，律齐，各瓣膜听诊区未闻及明显病理性杂音。

辅助检查：胸部 CT 示右肺中叶见直径约 8.4 mm 的磨玻璃结节影，边界尚清。两肺门影不大，气管及支气管通畅。胸廓对称，纵隔无偏移。纵隔内未见明确肿大淋巴结。初步诊断为：右肺占位性病变。积极完善血常规、肝肾功、电解质、血生化，CT、肺功能等检验检查，12 项肿瘤标志物（女）：糖类抗原 125 10.46 U/mL，糖类抗原 15–3 3.31 U/ mL，糖类抗原 19–9 7.73 U/mL，糖类抗原 72–4 0.20 U/mL，甲胎蛋白 3.66 ng/mL，癌胚抗原 1.18 ng/mL，细胞角蛋白 19 片段 0.34 ng/mL，神经元特异性烯醇化酶 4.28 ng/mL，胃蛋白酶原 I 37.25 ng/mL，胃蛋白酶原Ⅱ 6.30 ng/mL，PG Ⅰ /PG Ⅱ 5.91，促胃液素释放肽前体 0.010 ng/mL，人绒毛膜促性腺激素 β 亚单位 0.18 ng/mL。MRI：①双侧额叶点状轻微白质脱髓鞘；②右侧筛窦囊；③脑 MRI 增强扫描未见明显异常强化，请结合临床并动态复查。根据检查结果行对症治疗。全身骨扫描未见骨转移征象。无手术禁忌证情况下，在全身麻醉下行胸腔镜下肺段切除术、胸腔镜胸膜粘连烙断术。术中见：右胸腔部分膜性粘连，无胸腔积液，右肺中叶可见一肿块，质硬，累及脏层胸膜。支气管旁、隆突下、上腔静脉后方可见多枚肿大淋巴结。病理结果为微浸润性腺癌。术后右侧腋中线第七肋间及腋后线第九肋间各有一胸腔引流管，接同一胸腔闭式引流瓶引流通畅，引流出暗红色引流液，水柱波动明显，咳嗽时有少许气体溢出，切口敷料清洁干燥无渗出。术后双下肢彩超未见异常。遵医嘱给予拉氧头孢、氨溴索、罗沙替丁、血栓通配置液应用，左沙丁胺醇 + 氨溴索 + 乙酰半胱氨酸雾化吸入，配合机械排痰治疗。

患者伤口已愈合出院，做好出院健康宣教。

【护理】

（一）护理评估

（1）一般评估：患者无家族史、无过敏史，营养尚可。

（2）症状评估：自诉无明显畏寒、发热，无咳嗽、气促及胸痛、呼吸困难，无咯血表现，无明显声嘶、吞咽困难。

（3）心理评估：患者有焦虑的心理，有巨大的心理压力，对疾病的认知不够。

（4）手术情况：手术顺利，生命体征平稳。

（5）伤口与管道：伤口敷料清洁干燥，引流管固定好，引流通畅。

（二）护理诊断

（1）疼痛：与疾病、手术创伤有关。

（2）清理呼吸道无效：与痰液黏稠，不易咳出有关。

（3）有管道滑脱的风险：与引流管扭曲、受压有关。

（4）有皮肤完整性受损的危险：与术后长期卧床及留着多根管道等有关。

（5）焦虑：与环境陌生及担心疾病预后有关。

（6）潜在并发症：出血、感染等。

（三）护理计划

（1）减轻患者疼痛，遵医嘱应用止疼药。

（2）保持呼吸道通畅，学会有效咳嗽、咳痰，痰液易咳出。

（3）做好术后管道护理，预防管道滑脱。

（4）术后勤翻身及早期下床活动，预防压力性损伤及深静脉血栓形成。

（5）患者适应新环境，了解相关疾病知识及治疗方案，主诉焦虑感减轻或消失。

（6）在治疗期间，避免并发症的发生。

（四）护理措施

1. 治疗护理

（1）用药护理：氨溴索不良反应：偶有轻微的胃肠道不良反应，主要为胃部灼热、消化不良和偶尔出现恶心、呕吐；变态反应极少出现，主要为皮疹，极少病例报道出现严重的急性过敏性反应。

拉氧头孢不良反应：本品不良反应轻微，很少发生过敏性休克。主要有发疹、荨麻疹、瘙痒、恶心、呕吐、腹泻、腹痛等，偶有转氨酶（SGOT）升高，停药后均可自行消失。

（2）疼痛的护理：疼痛会引起一系列心理变化，如焦虑、恐惧、悲哀、绝望等，易失去生存的信心。这时应及时与患者沟通，重视其心理活动，关心、体贴、安慰患者，增加信心。遵医嘱，合理应用止疼药，有效止疼，保证睡眠。

（3）肺部气道的护理：保持呼吸道通畅，采取有利于呼吸的体位，胸外科术后患者常规取半卧位（床头抬高 30° ～ 60° ），有利于改善呼吸，减轻心脏负担，便于分泌物及残余液的引流及炎症局限，鼓励患者多咳嗽排痰，给予雾化吸入、机械排痰，做好痰液的细菌培养。

1）咳嗽训练：患者尽可能坐直，进行深而慢的腹式呼吸，咳嗽时口型呈半月形状态，吸气 5 秒后用力从肺部深处咳嗽，不要从口腔后面或咽喉部咳嗽，用两次短而有力的咳嗽将痰咳出。锻炼标准：每分钟咳 2 ～ 3 次，每次咳 5 ～ 10 分钟，每小时进行 2 ～ 3 组 5 ～ 10 分钟的咳嗽。

2）深呼吸：教会患者用鼻吸气用口呼气，呼气时做吹口哨样，吸与呼的时间比为 1 ∶ 2 或 2 ∶ 3。深呼吸的方法：尽可能坐高，进行深而慢的呼吸，可以用腹式呼吸，用鼻子深吸气，腹部鼓起。呼气时，嘴唇呈噘嘴状，慢慢呼出，腹部下陷。锻炼标准：每分钟深呼吸 2 ～ 3 次，每次坚持做 5 ～ 10 分钟，每小时进行 2 ～ 3 组 5 ～ 10 分钟的深呼吸。

3）腹式呼吸法：腹式呼吸是以运动为主的呼吸。患者采用鼻吸气，吸气时将腹部向外隆起，屏气 1 ～ 2 秒，以使肺泡张开，呼气时让气体从口中慢慢呼出，收肚子呼气。

4）吹气球方法：先深吸一口气，对着气球口慢慢吹，直到吹不动为止。需要强调的是，吹气球不在于吹得快，也不在于吹得多，只要尽量把气吹出就可以，不要过于勉强，患者要根据自己的身体状况量力而行。锻炼标准：吸气后憋气 2 ~ 3 秒，一次性将气球吹起，每天做吹气球运动 200 次。

2. 观察护理

严密观察患者神志和生命体征（体温、脉搏、呼吸、血压），以及各种炎性指标的情况，胸部手术伤口愈合和肿胀的程度，胸腔引流液的量、色、质，还有感染预防，以及控制的情况。

3. 生活护理

（1）饮食护理：对肺癌患者术后营养补充是极为重要的。根据患者的病情需要，除了要鼓励多进食以维持机体的代谢消耗外，还要进行饮食搭配，改变饮食花样及品种，并加强饮食卫生，鼓励患者进食高蛋白、高热量、高维生素易消化的食物。

（2）管道护理：患者翻身、下床活动时注意保护各种引流管（胸腔引流管、尿管等），避免过度牵拉，避免引流管打折、弯曲、受压，防止引流管滑脱，引流袋或引流瓶不要高于引流口平面，避免逆行感染。定期挤压引流管，预防引流管堵塞。

（3）卧位护理。

1）肺段切除术或肺楔形切除术者，尽量选择健侧卧位，以促进患侧肺组织扩张。

2）一侧肺叶切除者，如呼吸功能尚可，可取健侧卧位，如呼吸功能较差则取平卧。

3）全肺切除术者，避免过度侧卧，可取 1/4 患侧卧位。

4）咯血或支气管瘘者取患侧卧位。

（4）皮肤护理：保持皮肤清洁，尤其是大小便失禁患者，保持床铺清洁、平整，勤翻身，减轻局部压力，降低骶尾部压力性损伤发生率。嘱患者保持良好的心情，大便通畅。

4. 心理护理

做好患者术前健康教育及心理护理。此类患者确诊后，可出现不同的心理改变，如焦虑、抑郁、悲观、绝望等。根据患者的不同职业、性格、文化程度有针对地开展健康教育，内容包括：疾病的知识、手术的必要性及术前准备的意义。做到与患者交谈时语言亲切、态度和蔼，以高度的责任感、同情心和人道主义，体贴和关心患者，满足患者的心理需要，协助患者顺利度过手术期。

5. 健康教育

（1）肺叶切除者供氧时间不宜过长，保持湿化、避免呼吸道干燥引起排痰不畅，戒烟。

（2）注意休息、合理营养。

（3）适量活动，包括正确进行呼吸功能锻炼。

（4）定期复查。

有烟酒史的要戒烟、戒酒，避免出入公共场所或与上呼吸道感染者接近，避免居住或工作于布满灰尘、烟雾及化学刺激物品的环境。注意预防感冒，防止肺部感染。保持良好的营养状况，每天有充分的休息与活动。

【小结】

肺癌患者早期可无任何症状，部分患者表现为刺激性干咳和痰中带血。肺癌手术时间长、创伤大、并发症多、死亡率相对较高，术后患者呼吸功能会明显降低，患者术后体质和心理都比较脆弱，给予患者良好的护理，可以减轻患者的心理压力，缓解其郁闷、恐惧心理。因此，认为通过有效的围术期护理，能提高手术疗效，促进患者顺利康复。

【参考文献】

[1] 吴凯红. 肺癌围术期的护理 [J]. 实用心脑肺血管病杂志，2007，15（1）：1.

[2] 田宝玲，胡兴云，梁立秋. 肺癌病人的心理护理措施 [J]. 医学美学美容：中旬刊，2014，23（10）：1.

[3] 杨月. 肺癌患者围手术期护理 [J]. 引文版：医药卫生，2015，1（8）：139.

[4] 关伟华，李佳. 肺癌病人的家庭护理 [J]. 全科护理，2007，5（33）：88-89.

[5] 曹秀玲. 肺癌病人的护理 [J]. 中外健康文摘：临床医师，2008（3）：1.

[6] 冯海霞. 肺癌病人术后护理 [J]. 中外女性健康月刊，2013（5X）：44.

[7] 何晓丹. 老年肺癌患者预防术后并发症的护理体会 [J]. 健康必读（下旬刊），2013，8（1）：223-224.

（崔秀敏）

病例 3　肺腺癌化疗复查

【案例介绍】

（一）一般资料

女，47岁，以“确诊左上肺腺癌3个月余”为主诉入院。3个月前，患者于我院行肺穿刺活检，第一次报告：（2022-04-27）（肺穿刺活检）癌，需免疫组化协诊分类（已做）。第二次报告：（2022-04-29）（肺穿刺活检）腺癌，建议行基因检测协助指导治疗。免疫组化结果：AE1/AE3（+），CK7（+），TTF-1（+），NapsinA（+），P40（-），SYN（-），GATA-3（-），Ki-67（15%+）。查无明显化疗禁忌证后，于2022-05-12、2022-06-07、2022-07-10始行“培美曲塞+卡铂”方案化疗3周期。今为求进一步诊治，门诊以“左上肺腺癌”收入院。自发病以来，食欲正常，睡眠正常，大小便正常，精神正常，体重无减轻。

（二）病史

既往史：2006年在外院行“剖宫产术”，4个月前在我院行“双乳肿物微创旋切术”，无高血压、心脏疾病病史，无糖尿病、脑血管疾病病史，无肝炎、结核、疟疾病史，预防接种史随社会计划免疫接种，无外伤、输血史，无食物、药物过敏史。

个人史：生于原籍，久居本地，无疫区、疫情、疫水接触史，无牧区、矿山、高氟区、低碘区居住史，无化学性物质、放射性物质、有毒物质接触史，无吸毒史，无吸烟、饮酒史，否认冶游史。

婚姻史：已婚，28岁结婚，爱人体健，夫妻关系和睦，有1女。

月经生育史：初潮15岁，月经周期规则，月经量中等，颜色正常。无血块、无痛经。

家族史：母亲患有“乳腺癌”，父亲、1弟、1姐、1妹、1女健康状况良好，无与患者类似疾病，无家族性遗传病史。

（三）医护过程

体格检查：T 36.6℃，P 86次/分，R 21次/分，BP 127/86 mmHg，身高160 cm，体重62.0 kg，发育正常，营养良好，体形匀称，神志清楚，自主体位，正常面容，表情自如，查体合作。专科检查：胸廓无畸形，双侧对称，无桶状胸。双侧胸廓呼吸活动度一致，两侧触觉语颤对称，无胸膜摩擦感。双肺呼吸音粗，未闻及明显干湿性啰音。心前区无隆起，触诊无震颤，无心包摩擦感。心界正常。心率86次/分，律齐，各瓣膜听诊区未闻及明显病理性杂音。

辅助检查：（2022-04-27）（肺穿刺活检）癌，需免疫组化协诊分类（已做）。（2022-04-29）（肺穿刺活检）腺癌，建议行基因检测协助指导治疗。免疫组化结果：AE1/AE3（+），CK7（+），TTF-1（+），NapsinA（+），P40（-），SYN（-），GATA-3（-），Ki-67（15%+）。初步诊断：①左肺上叶恶性肿瘤，腺癌；②双乳房肿物切除术后；③剖宫产术后。充分评估患者病情及全身状况，给予对症支持治疗。入院后，2022-08-03查葡萄糖+肝功能+电解质+肾功能：谷丙转氨酶80 U/L，谷草转氨酶50 U/L，谷氨酰转肽酶88 U/L。查血常规：白细胞计数 4.90×10^9/L，红细胞计数 3.69×10^{12}/ L，血红蛋白112.0 g/L。查9项细胞因子检测：IL-6 10.73 μg/mL。查肿瘤异常蛋白TAP：肿瘤异常糖链蛋白TAP 143.817。查7项肿瘤标志物（肺）：糖类抗原19-9 17.90 U/ mL。糖类抗原125 8.95 U/mL，糖类抗原72-4 0.29 U/mL，癌胚抗原1.15 ng/mL。2022-08-05复查肝功（急）：谷氨酰转肽酶83 U/L，谷丙转氨酶65 U/L，谷草转氨酶42 U/ L。2022-08-07查肝功（急）：谷氨酰转肽酶93 U/L，谷丙转氨酶69 U/L，谷草转氨酶46 U/L。2022-08-09查肝功（急）：谷氨酰转肽酶84 U/L，谷丙转氨酶59 U/L。2022-08-03CT：左乳癌术后，左乳皮肤增厚，左上肺前段结节，较2022-07-01片稍减小。右肺中叶小类结节及微小结节，较前相仿。主动脉弓旁及左肺门旁稍大淋巴结，较前相仿。脂肪肝，较前相仿。左侧肾上腺不均匀增粗并结节，较前相仿。十二指肠降段小憩室。MRI：双侧额叶轻度白质脱髓鞘，请结合临床并动态复查。遵医嘱给予保肝药物舒肝宁注射液、蟾酥注射液、谷胱甘肽片（阿拓莫兰）、促肝细胞生长素注射液治疗，观察病情变化。

【护理】

（一）护理评估

患者家族史、手术史，营养状态，口腔黏膜完整性，有无恶心、呕吐胃肠道反应，对疾病的认知程度，有无焦虑、悲观的心理等。

（二）护理诊断

（1）焦虑：与担心疾病预后有关。

（2）有感染的风险：与多次化疗引起身体免疫力低有关。

（3）知识缺乏：缺乏疾病相关知识。

（4）有体液不足的危险：与化疗药物引起恶心、呕吐、进食量少有关。

（5）潜在并发症：出血、感染、骨髓抑制等。

（三）护理计划

（1）给予患者树立信心，告知患者已有治愈的病例。

（2）提高免疫力，避免受凉、预防感冒。

（3）讲解疾病及化疗相关知识。

（4）补充营养，满足机体需要。

（5）不发生并发症。

（四）护理措施

小细胞肺癌的化疗，由于小细胞肺癌所具有的生物学特点，目前公认除少数充分证据表明无胸内淋巴结转移者外，应首选化学治疗。非小细胞肺癌的化疗，对非小细胞肺癌虽然有效药物不少，但有效率低且很少能达到完全缓解。在使用化疗方法治疗肺癌后，应对化疗患者进行相关的护理。

1. 用药护理

培美曲塞：第一次给予本品治疗开始前 7 天至少服用 5 次日剂量的叶酸，一直服用整个治疗周期，在最后 1 次本品给药后 21 天可停服。患者还需在第一次本品给药前 7 天内，肌内注射维生素 B_{12} 一次，以后每 3 个周期肌内注射一次，以后的维生素 B_{12} 给药可与本品用药在同一天进行。

2. 心理护理

化疗患者的心理护理的实施，首先要抓好四要素：前提、基础、关键和核心。良好的医患关系是化疗患者的心理护理前提；护士与患者家属的默契配合是实施心理护理的基础；正确掌握患者的心理特点是化疗患者的心理护理关键；帮助患者正确认识疾病，积极配合诊断治疗，激发患者潜在的生存意识，提高机体的抗病能力是化疗患者的心理护理核心，护理人员在工作中要多与患者沟通交流，耐心倾听患者的讲述，语言亲切、态度诚恳，鼓励患者说出自己的心理感受，及时开导，主动向患者介绍病情好转的信息。

3. 疼痛护理

癌痛患者用药的增强多为病情的发展和药物身体耐受的表现，不应视为成瘾。早期癌痛的患者对镇痛药的需求量会较大，护理人员不能滥用。晚期癌痛的患者则应按时用药，止痛剂应有规律地按时给予，而不是需要时才给药。一般非肠道用药者应在用药 15 ~ 20 分钟，口服给药 1 小时后开始评估，了解疼痛缓解程度和镇痛作用持续时间。当所制定的用药方案不能有效止痛时，应及时通知医师并重新调整止痛方案。根据病情，采用听音乐、广播感受疗法，让患者的精神集中于疼痛以外的刺激，提高疼痛的阈值，达到止痛的目的。

4. 肝功能异常护理

化疗引起的肝功能指标偏高，这样的患者需要进行保肝和护肝治疗，需要使用保肝和护肝的药物。常用的药物有葡醛内酯、ATP、辅酶类肝脏保护药物等等，很多药物都是起到保护肝脏的作用。同时，如果肝脏功能受到了严重的影响，需要先停止化疗等肝脏功能修复以后再进行化疗。化疗是治疗恶性肿瘤，一个常用的，非常有效的治疗方法。但是化疗的不良反应是比较严重的，主要是胃肠道的反应，主要是对肝功能和肾功能在伤害。化疗中间要积极对症治疗，防止严重并发症的发生。

5. 饮食护理

鼓励患者进食高蛋白、高热量、高维生素易消化的食物。应食用优质蛋白的食物，如鸡蛋、牛奶等。对于出现轻、中度腹泻的化疗患者，观察、评估并记录大便次数、颜色、性状和量及肛周皮肤受刺激情况，协助患者做好肛周皮肤护理，告知化疗患者便后清洁肛门的重要性；指导化疗患者进食易消化、含纤维素少的流质、半流质食物，避免辛辣、生冷、过硬及过于油腻的食物。

6. 并发症的预防护理

（1）预防感染：密切观察患者外周血常规，每日对化疗患者护理查房问诊后，对心血管、呼吸、消化、泌尿、运动、神经等系统进行认真检查和记录。除做好病房、被褥消毒外，还要做好口腔黏膜、皮肤、会阴部的清洁消毒，指导化疗患者注意休息，不去其他病房走动，减少探访，避免交叉感染。嘱化疗患者不要随便抠鼻，防止鼻腔出血；用软毛牙刷刷牙，防止牙龈出血。

（2）皮肤毒性反应：嘱化疗患者避免搔抓，注意保持皮肤的清洁干燥，避免发生感染。

（3）肌肉酸痛反应：常发生于化疗 2 ~ 3 天，多数 1 周左右恢复正常。除按医嘱给予止痛药外，应注意向化疗患者解释，让化疗患者知道这种症状是可逆的。并协助化疗患者日常生活护理，按摩酸痛处，帮助其转移注意力，减轻其不适，条件许可的情况下可以进行理疗。

（4）心律失常：护理人员应在床边观察，以便及时发现问题、及时处理，用药时给予心电监护，严密观察患者生命体征的变化，出现变化立即报告医师并配合医师做出相应的处理，同时做好心理护理使患者感觉安全。

（5）超敏反应：化疗患者出现气管痉挛、呼吸困难、血压下降等超敏反应时，应立即停药，并予吸氧，应用肾上腺素、升压药物，直至恢复正常。在化疗患者的护理过程中，要克服麻痹大意的思想，严密观察，做好抢救准备。

（6）水肿及多浆腔积液：主要表现为患者出现周围水肿，严重者出现浆膜腔积液。护士应配合医师，严格执行医嘱，特别是要督促化疗患者按医嘱使用激素，并密切观察化疗患者体重及周围水肿变化。出现水肿时予以评估水肿情况，每天测量水肿部位最严重时的周长，指导患者抬高下肢，增加静脉血回流，嘱患者穿宽松柔软的衣服，防止擦伤皮肤。

（7）消化道不良反应的护理：消化道不良反应护理的质量，直接影响到化疗能否坚持和化疗效果。鼓励化疗患者少量多餐，饮食宜清淡。在第 3 次化疗过程中，化疗患者普遍存在食欲缺乏，单从静脉补充不能保证患者的能量供应，不利于疾病恢复，可给患者口服多酶片，帮助消化、增进食欲。同时，要耐心劝导、鼓励患者进食。呕吐严重者注意观察呕吐的次数、量及颜色，配合应用止吐治疗。有肝功能损害的，应指导化疗患者卧床休息，少食多餐，进食有营养的易消化食物。

（8）骨髓抑制的护理：患者白细胞低于 3×10^9/L，遵医嘱予应用升白细胞药物；白细胞低于 1.0×10^9/L 时，应对患者进行隔离，进层流室或给予层流床，每天进行病房消毒 1 ～ 2 次。按医嘱给予升白细胞药物注射，合并感染者给予抗感染治疗。血小板严重减少者应观察有无牙龈出血，鼻出血、瘀斑、血尿、便血等，按医嘱予注射升血小板药物，必要时予输注血小板。指导患者多进食花生红外衣、大枣、枸杞等食品；减少活动量，避免到人多的地方；嘱患者用软毛牙刷，以减少牙龈损伤；避免磕碰；避免多次注射，拔针后按 6 ～ 7 分钟，避免或减少皮下出血。

7. 健康教育

面临出院，化疗患者大都忧虑重重。他们担心因失去良好的医疗环境而不能进一步康复，甚至病情恶化。因而，医护人员必须耐心细致地做好化疗患者的思想工作，解除患者的各种顾虑。指导患者出院后如何坚持化疗，定期到医院做化疗，养成有规律的生活，劳逸结合，适当到户外活动，对脱发严重者，可戴假发，同时注意饮食卫生。

【小结】

化疗是治疗肺癌的主要方法之一，由于化疗药物不良反应大、疗程长，部分患者因各种因素导致化疗不能顺利进行。因此，对肺癌化疗患者做好心理护理，对各种不良反应实施相应的护理及饮食指导、出院指导等，可以帮助患者树立信心，以积极的心态对待化疗，提高疗效，保证化疗顺利进行，提高患者生存质量。

【参考文献】

[1] 邵旭彩. 肺癌化疗的护理体会 [J]. 内蒙古中医药，2010，29（9）：168-169.

（崔秀敏）

病例4　纵隔肿瘤

【案例介绍】

（一）一般资料

女，27岁，以“体检发现前纵隔占位4个月”为主诉入院。4个月前，体检时查胸部CT发现前纵隔占位，无咳嗽、咳痰、胸闷、心悸、胸痛、发热、盗汗。门诊以“前纵隔占位”收入，患病来，神志清，精神可，食欲正常，睡眠正常，大小便正常，体重无减轻。

（二）病史

既往史：既往体健，无高血压、心脏疾病病史，无糖尿病、脑血管疾病病史，无肝炎、结核、疟疾病史，预防接种史随社会计划免疫接种，无手术、外伤、输血史，无食物、药物过敏史。

个人史：生于原籍，久居本地，无疫区、疫情、疫水接触史，无牧区、矿山、高氟区、低碘区居住史无化学性物质、放射性物质、有毒物质接触史，无吸毒史，无吸烟、饮酒史，否认冶游史。

婚姻史：未婚。

月经生育史：初潮13岁，月经周期规则，月经量中等，颜色正常。无血块、无痛经。

家族史：父母、兄弟、姐妹、子女健康状况良好，无与患者类似疾病，无家族性遗传病史。

（三）医护过程

体格检查：T 36.6℃，P 76次/分，R 19次/分，BP 127/65 mmHg，身高170 cm，体重75.0 kg，发育正常，营养良好，体形匀称，神志清楚，自主体位，正常面容，表情自如，查体合作。专科检查胸廓无畸形，双侧对称，无桶状胸。双侧胸廓呼吸活动度一致，两侧触觉语颤对称，无胸膜摩擦感。双肺呼吸音粗，未闻及明显干湿性啰音。心前区无隆起，触诊无震颤，无心包摩擦感。心界正常。心率76次/分，律齐，各瓣膜听诊区未闻及明显病理性杂音。

辅助检查：查胸部CT发现前纵隔占位。初步诊断：前纵隔肿瘤。完善各项必要检查检验，如血常规、肿标、肝肾功能、凝血功能等，待诊断明确后进一步治疗。积极行各项术前准备，必要时择期手术。术前US：心内结构及功能未见明显异常，双侧股总静脉瓣膜功能不全。MRI：胸2、3椎体右旁、后纵隔区占位性病变，神经源性肿瘤？CT：右侧第3、4后肋间软组织病变，考虑神经源性肿瘤可能。

患者于2022-08-05 16：50在全身麻醉下行胸腔镜下纵隔肿瘤切除术（右侧），经胸腔镜胸膜粘连烙断术。术中探查见：右侧胸腔少许胸腔积液，肿瘤位于右后纵隔第3、4肋间，大小约 26 mm × 13 mm，质硬，无活动度。术后给予一级护理及心电监护。术后应特别注意观察事项：密切关注患者生命体征变化及胸腔引流液，积极对症处理。

患者术后第一天，T 36.60℃，P 76 次 / 分，R 19 次 / 分，BP 127/65 mmHg，患者神志清，精神可。查体：四肢活动度良好，引流管引出血性液体引流量 300 mL。患者诉症状较前明显缓解，切口处疼痛，余无特殊不适。

术后查肾功 + 肝功 + 电解质：肌酐 47.3 μmol/L。复查血常规：白细胞计数 7.02×10^9/L，嗜酸性粒细胞绝对值 0.01×10^9/L，嗜酸性粒细胞百分数 0.2 %，红细胞计数 3.49×10^{12}/L，血红蛋白 105.0 g/L。主任医师查房后指示：患者手术顺利，术中、术后患者生命体征平稳。现患者自觉症状明显缓解，切口处疼痛给予止疼对症处理，停止一级护理及心电监护，嘱患者卧床休息活动四肢预防血栓形成，加强营养，促进切口愈合。密切观察患者各项生命体征，积极给予消炎、抗感染、止疼等治疗。

患者伤口已愈合出院，做好出院健康宣教。

【护理】

（一）护理评估

患者整体身体状态良好，对疾病知识了解多少，术后观察伤口敷料清洁干燥，引流管固定好，引流通畅。

（二）护理诊断

（1）疼痛：与疾病、手术创伤有关。

（2）清理呼吸道无效：与痰液黏稠，不易咳出有关。

（3）有管道滑脱的风险：与引流管扭曲、受压有关。

（4）有双下肢深静脉血栓形成的危险：与术后伤口疼痛、长期卧床等有关。

（5）焦虑：与环境陌生及担心疾病预后有关。

（6）潜在并发症：出血、感染等。

（三）护理计划

（1）减轻患者疼痛，遵医嘱应用止疼药。

（2）保持呼吸道通畅，学会有效咳嗽、咳痰，痰液易咳出。

（3）做好术后管道护理，预防管道滑脱。

（4）术后勤翻身及早期下床活动，预防压力性损伤及深静脉血栓形成。

（5）患者适应新环境，了解相关疾病知识及治疗方案，主诉焦虑感减轻或消失。

（6）在治疗期间，避免并发症的发生。

（四）护理措施

1. 治疗护理

（1）用药护理。

氨溴索不良反应：偶有轻微的胃肠道不良反应，主要为胃部灼热、消化不良和偶尔出现恶心、呕吐。变态反应极少出现，主要为皮疹，极少病例报道出现严重的急性过敏性反应。

拉氧头孢不良反应：本品不良反应轻微，很少发生过敏性休克。主要有发疹、荨麻疹、瘙痒、恶心、呕吐、腹泻、腹痛等。

（2）高热护理：降低体温，常采用的有物理降温，如冰袋、冰敷、冰枕等，若腋表温度> 38.5℃时遵医嘱给予药物降温，如肛门塞吲哚美辛栓等。30 分钟后复测体温。

（3）疼痛护理：按三阶梯止痛原则，遵医嘱使用止痛药物，指导患者家属正确用药并观察疗效及不良反应，针对不良反应及时采取有效的措施。采取转移注意力的方法，如看电视、听音乐等，增加患者对疼痛的耐受力。在医师的指导下进行止痛治疗，不能擅自调整止痛药的剂量。

（4）肺部护理：术前使用呼吸功能锻炼器进行有阻力的呼吸功能锻炼，1 天 3 次，平均每次 20 分钟，必要时伴随深呼吸抬高上肢吸气，促进下肺通气和膈肌运动训练。

术后需要胸带固定保持胸廓稳定时，在不造成呼吸障碍的情况下，用双掌轻按术侧胸壁，双手放松状态下嘱患者吸气、咳嗽和呼气中按压胸部，从而减少大幅度胸廓运动所导致疼痛。患者在咳嗽时，轻叩其背部，促进呼吸道分泌物排出。保持呼吸道通畅，采取有利于呼吸的体位，鼓励患者多咳嗽排痰，必要时给予雾化吸入。

（5）引流管护理：合理固定引流管，避免发生滑脱，且注意引流液色、质、量变化情况，一般引流液具有淡黄色，在创口周围出现大量渗出液时，须立即更换敷料。观察是否存在活动性出血症状。定时由引流管近心端往远心端进行挤压，避免引流管发生堵塞，确保引流具有高度通畅。在引流量< 10 mL/d，液体变为清澈时，可以考虑拔管处理。

（6）术后预防：为了避免肿瘤出现复发情况，巩固治疗效果，确保患者恢复健康，定期复查具有较为重要作用。所以肿瘤患者在完成治疗后需定期实施复查。根据医嘱，患者应定期到医院实施相关身体检查，若发现问题需立即进行治疗，避免肿瘤出现复发或转移的现象。携带治疗前后患者肿瘤诊断检测报告，将其与复查检测结果进行对比，以便应用适宜的治疗方案。通过有效复查后，如未检测到转移或复发征象，也需坚持到医院进行复查工作。

2. 观察护理

严密观察患者神志和生命体征（体温、脉搏、呼吸、血压），观察胸部敷料是否清洁干燥，引流管固定是否妥善，观察引流液的量、色和性状。

3. 生活护理

（1）饮食护理：鼓励患者进食高蛋白、高热量、高维生素易消化的食物。应食用优质蛋白的食物，如鸡蛋、牛奶等。

（2）皮肤护理：做好术后引流管处皮肤的观察护理，还要观察骶尾部皮肤，预防压力性损伤的发生。

保持皮肤清洁，保持床铺清洁、平整，勤翻身，减轻局部压力，降低骶尾部压力性损伤发生率。长期卧床易导致下肢深静脉血栓形成，尤其是老年人或有糖尿病血管病变患者，术后早期阶段即按摩下肢或使用气压泵，下床行走后可慢行，避免下肢血栓形成。

4. 心理护理

消除恐惧心理：根据病情需要，适当对患者真实病情保密，避免患者心理压力过分紧张。若患者已知疾病情况，则应对疾病情况告知科学的解释，讲解疾病相关知识，促使患者正确面对疾病，从而树立治疗信心和正确乐观心态。同时通过和相同疾病患者的良好沟通和相互交流，消除患者恐惧、焦虑的情绪，使其以健康的心理状态接受治疗。

5. 健康教育

避免去人多密集的地方，注意防寒保暖，避免感冒。适当运动、呼吸锻炼、饮食合理、保持良好情绪，胸部疼痛影响生活或休息时，可适当应用止疼药。做好伤口的观察，伤口愈合后可洗澡。

【小结】

手术治疗是治疗纵隔肿瘤的重要手段。但是对于患者来说，手术本身又是一种严重创伤，干扰正常生理及心理状态，且纵隔肿瘤手术多采用正中开胸，需要从正中剖开胸骨，患者术后疼痛明显、持续时间长、术后并发症发生率高，给患者带来巨大的心理压力，从而加大围术期护理难度。全面的康复护理干预是从评估患者手术前后各阶段功能恢复，提供相应的康复指导，帮助患者建立起有效的治疗应对措施，包括疾病相关知识、日常生活锻炼、功能锻炼方法等，充分发挥患者潜能，促进术后的早期康复，以期重建患者的自理能力。

【参考文献】

[1] 厉婷婷. 康复护理干预在纵隔肿瘤手术的应用体会[J]. 内蒙古中医药，2014，33（9）：1.

[2] 吴志娟，孙仁娟. 巨大胸腺瘤术后重症吸入性肺炎早期集束化护理体会[J]. 山东医药，2011，51（46）：94.

[3] 孙春晓. 原发性纵隔肿瘤患者的护理分析[J]. 中国现代药物应用，2015，9（2）：2.

（崔秀敏）

病例 5　肋骨肿物

【案例介绍】

（一）一般资料

女，32 岁，以“右侧胸部疼痛 2 年，加重 1 周”为主诉入院。2 年前无明显诱因开始出现右侧胸部疼痛，近 1 周来疼痛加重，无胸闷、气促、发热、盗汗、呼吸困难等其他不适。2022-03-24 于市人民医院行胸部 CT 检查结果示：①右侧第三肋骨局限性膨胀骨质破坏，局部骨皮质不连续，骨质密度不均，其内见片状、磨玻璃状高密度影及囊性密度影，上述征象，考虑骨纤维异常增生症可能；②左肺下叶后基底段条索影。今为求进一步诊治，就诊于我院。门诊以“右侧第三肋骨肿物”收入我科。自发病以来，精神状态良好，食欲良好，睡眠良好，大便正常，小便正常，体重无明显减轻。

（二）病史

既往史：既往体健，无高血压、心脏疾病病史，无糖尿病、脑血管疾病病史，无肝炎、结核、疟疾病史，预防接种史随社会计划免疫接种，无手术、外伤、输血史，无食物、药物过敏史。

个人史：久居本地，无疫区、疫情、疫水接触史，无牧区、矿山、高氟区、低碘区居住史无化学性物质、放射性物质、有毒物质接触史，无吸毒史，无吸烟、饮酒史，否认冶游史。

婚姻史：未婚未育。

月经生育史：初潮 15 岁，月经周期规则，月经量中等，颜色正常。无血块、无痛经。

家族史：父母、1 弟健康状况良好，无与患者类似疾病，无家族性遗传病史。

（三）医护过程

体格检查：T 36.6℃，P 72 次 / 分，R 18 次 / 分，BP 136/74 mmHg，身高 160 cm，体重 65 kg，发育正常，营养良好，体形匀称，神志清楚，自主体位，正常面容，表情自如，查体合作。专科检查：胸廓无畸形，双侧对称，无桶状胸。双侧胸廓呼吸活动度一致，两侧触觉语颤对称，无胸膜摩擦感。双肺呼吸音清，未闻及明显干湿性啰音。心前区无隆起，触诊无震颤，无心包摩擦感。心界正常。心率 72 次 / 分，律齐，各瓣膜听诊区未闻及明显病理性杂音。

辅助检查：胸部 CT 检查示：①右侧第三肋骨局限性膨胀骨质破坏，局部骨皮质不连续，骨质密度不均，其内见片状磨玻璃状高密度影及囊性密度影，上述征象，考虑骨纤维异常增生症可能；②左肺下叶后基底段条索影。初步诊断：右侧第 3 肋骨肿物。术前检查未发现手术禁忌证。给予行右侧第 3 肋骨肿物切除术。术中探查见右侧第 3 肋骨前外侧段明显膨大，骨质变疏松，部分囊性变，内有黄色囊液。肿物与部分右肺上叶组织粘连紧密。行右肺上叶楔形切除，切除受累之部分肺组织。游离第 3 肋骨膨大处至前后正常肋骨处，连同部分第 2 及第 3 肋间组织一并切除。切除肋骨长度约 16 cm。于右侧腋中线第 3 肋间放置闭式引流。手术顺利，术中失血约 50 mL，未输血，术后全身麻醉清醒，拔气管插管，安返术后观察室，标本示家属后送检。术后第 1 天，患者一般情况可，未诉明显不适，神志清，精神可，双肺呼吸音粗，敷料干燥清洁，无渗出。持续鼻吸氧 4 L/min，心电监护示：生命体征平稳。胸管通畅，共引流淡红色胸腔积液约 250 mL，遵医嘱给予抗感染、祛痰、对症支持治疗。嘱多咳嗽、咳痰。密切观察病情变化，观察引流量，积极对症处理。嘱患者注意休息，避免受凉。

术后 US：双侧下肢静脉未见明显血栓。

患者恢复可，已治愈出院。

【护理】

（一）护理评估

患者长期胸部疼痛，心理压力较大，术前做好评估及护理，术后多给予患者心理支持及健康指导，促进患者身体康复。

（二）护理诊断

（1）疼痛：与疾病本身有关。

（2）知识缺乏：缺乏相关专业知识。

（3）焦虑：与长时间疾病引起的情绪不良有关。

（4）潜在并发症：出血、感染等。

（三）护理计划

（1）予患者合理应用止疼药，使患者身心处于理想状态。

（2）加强疾病知识宣教，让患者了解治疗过程。

（3）给予心理疏导，促使患者树立战胜疾病的信心。

（4）治疗护理期间，不发生并发症。

（四）护理措施

1. 治疗护理

（1）用药护理：按三阶梯止痛原则，遵医嘱使用止痛药物，指导患者家属正确用药并观察疗效及不良反应，针对不良反应及时采取有效的措施。采取转移注意力的方法，如看电视、听音乐等，增加患者对疼痛的耐受力。在医师的指导下进行止痛治疗，不能擅自调整止痛药的剂量。

（2）高热护理：降低体温，常采用的有物理降温，如冰袋、冰敷、冰枕等，若腋表温度> 38.5℃时，遵医嘱给予药物降温，如肛门塞吲哚美辛栓等。30 分钟后复测体温。

（3）疼痛护理：局部固定胸壁，可稳定肋骨、减轻疼痛，避免骨断端刺伤肺脏、胸膜。应用宽胶布或接骨散外敷，保持松紧度，有固定作用，不妨碍呼吸运动。胸部疼痛逐渐缓解，可渐坐起或在保护下室内下床活动，以利全身血气通畅，预防并发症，有利于康复。

（4）肺部护理：肋骨肿物切除术后患者呼吸不畅，换气不充分而致痰液排出不畅，继发肺部感染，故除注意排痰外，应用有效抗生素抗感染，给予持续吸氧，保持肺换气充分。中药血府逐淤汤加减，以活血化瘀行气宽胸。注意避风寒、防感冒，以免引起或加重肺部感染。鼓励患者自行咳痰，若痰稠难以咳出可行雾化吸入，每日 2 ~ 3 次，每次 15 ~ 20 分钟，稀释痰液，使易于咳出。若痰多难咳，可轻拍背部，嘱其深呼吸后屏气用力咳嗽，必要时给予吸痰。

2. 观察护理

观察生命体征的变化，可以掌握病情的发展动态，若有下列情况，应立即报告医师作紧急处理，以挽救患者的生命。

（1）患者面色苍白、表情淡漠、四肢湿冷、脉搏细数、血压进行性下降，多为胸腔内出血所致的早期休克症状。

（2）患者呼吸困难或浅促、口唇紫绀、血压下降等，多为张力性气胸，可致纵隔摆动，出现缺氧表现。

3. 生活护理

（1）饮食护理：营养丰富、易消化之饮食，多饮水，多食蔬菜，保持大便通畅。中医认为：“肺与大肠相表里”，肺气不宣、大便难下，大便通畅也有利于肺气宣发。必要时可给番泻叶代茶饮或应用其他通便药物。

（2）皮肤护理：患者需要卧床休息期间，患者家属需要帮助患者做好局部卫生清洁工作，尤其是对于长期受压迫部位皮肤要定期进行清洁，避免皮肤压力性损伤。

4. 心理护理

患者术后创伤，胸痛、功能障碍、呼吸困难，造成心理负担过重，表现为情绪焦虑、忧虑等。这就要求护士采取情志护理，告知患者这种情况是短时、一过性的，与患者沟通、交流，增强患者对医护人员的信任感和住院治疗的安全感，树立战胜疾病的信心，以积极的态度配合治疗、护理。

5. 健康教育

肋骨骨肿瘤有良性和恶性之分，良性肿瘤以骨纤维异常增生症最为常见，早期症状表现为肋骨部位局限性肿胀，这种肿胀与恶性肿瘤不同，仅有单纯肿块，周围无明显水肿，而且还会有疼痛感，只有当病理性骨折出现时，疼痛才会逐渐加重。恶性肿瘤会出现局部肿胀，并且肿胀较明显，疼痛较剧烈。此外，肋骨骨肿瘤如果过大，会压迫肺，导致呼吸功能不全。骨肿瘤后期因肿瘤消耗、毒素刺激及疼痛折磨，会出现一系列全身症状，如失眠、烦躁、食欲缺乏、精神萎靡、脸色苍白、进行性消瘦、贫血、恶病质等。

【小结】

肋骨上的肿瘤应该及时治疗。有必要分析这种疾病是良性的还是恶性的。如果是良性的，可以观察一段时间；如果是恶性的，应该通过手术和放疗、化疗及时治疗，以防止疾病恶化。平时应注意局部保护，避免过度运动和二次伤害。

（崔秀敏）

病例6　气胸

【案例介绍】

（一）一般资料

女，42岁，以“胸闷伴后背部疼痛1天”为主诉入院。1天前，患者无明显诱因出现胸闷伴后背部疼痛，无咳嗽、咳痰、心悸、发热、盗汗。于当地医院就诊，查胸部X线片示：左侧气胸。现患者为进一步治疗来我院就诊，急诊以“左侧气胸”收入，患病来，神志清，精神可，食欲正常，睡眠正常，大小便正常，体重无减轻。

（二）病史

既往史：既往体健，无高血压、心脏疾病病史，无糖尿病、脑血管疾病病史，无肝炎、结核、疟疾病史，预防接种史随社会计划免疫接种，无手术、外伤、输血史，无食物、药物过敏史。

个人史：久居本地，无疫区、疫情、疫水接触史，无牧区、矿山、高氟区、低碘区居住史，无化学性物质、放射性物质、有毒物质接触史，无吸毒史，无吸烟、饮酒史，否认冶游史。

婚姻史：已婚，23岁结婚，爱人体健，夫妻关系和睦，有1子2女。

月经生育史：初潮13岁，月经周期规则，月经量中等，颜色正常。无血块、无痛经。

家族史：父母已故、兄弟、姐妹、子女健康状况良好，无与患者类似疾病，无家族性遗传病史。

（三）医护过程

体格检查：T 36.70℃，P 72次/分，R 18次/分，BP 135/74 mmHg，身高166 cm，体重52.5 kg，发育正常，营养良好，体形匀称，神志清楚，自主体位，正常面容，表情自如，查体合作。

专科检查：胸廓无畸形，双侧对称，无桶状胸。双侧胸廓呼吸活动度一致，两侧触觉语颤对称，无胸膜摩擦感。双肺呼吸音粗，未闻及明显干湿性啰音。心前区无隆起，触诊无震颤，无心包摩擦感。心界正常。心率 78 次 / 分，律齐，各瓣膜听诊区未闻及明显病理性杂音。

辅助检查：当地医院胸部 X 线片示左侧气胸。初步诊断：左侧气胸。

US：心内结构及功能未见明显异常，肝、胆、脾、胰未见明显异常，双下肢静脉未见明显血栓。CT：左侧气胸引流术后，左侧胸腔少量积气、积液。左肺上叶及右肺中叶多发小结节，炎性？左下肺少许炎症。

患者术前检查完善，具有手术指征，未见明显手术禁忌证。积极行各项术前准备，必要时择期手术。

患者于 2022-08-03 08：29 在全身麻醉下行胸腔镜下肺段切除术（左肺上叶），胸腔镜下肺大疱切除术（左肺上叶），经胸腔镜胸膜粘连烙断术。于腋后线第 8 肋间及腋中线第 7 肋间各放置闭式引流管一根。

术后给予一级护理及心电监护。术后应特别注意观察事项：密切关注患者生命体征变化及胸腔引流液，积极对症处理。患者术后第一天，患者神志清，精神可。查体：四肢活动度良好，引流管引出血性液体引流量 400 mL。患者诉症状较前明显缓解，切口处疼痛，余无特殊不适。查房后指示：患者手术顺利，术中、术后患者生命体征平稳。现患者自觉症状明显缓解，切口处疼痛给予止疼对症处理，2022-08-04 停止一级护理及心电监护，嘱患者卧床休息活动四肢预防血栓形成，加强营养促进切口愈合。密切观察患者各项生命体征，积极给予消炎、抗感染、止疼等治疗。

2022-08-04 查血常规（急）：红细胞计数 3.51×10^{12}/L，血红蛋白 110.0 g/L，中性粒细胞百分数 81.2 %，嗜酸性粒细胞百分数 0.3 %，中性粒细胞绝对值 6.31×10^{9}/L，淋巴细胞绝对值 0.95×10^{9}/L，血细胞比容 0.337 L/L。2022-08-04 查肾功（急）+ 肝功（急）+ 电解质（急）：肌酐 45 μmol/L，尿酸 138 μmol/L，白蛋白 34.1 g/L。2022-08-08 查心肌酶（急）+B 型钠尿肽前体 PRO-BNP+ 血清肌钙蛋白 T：肌酸激酶 25 U/L，B 型钠尿肽前体 371.00 μg/mL。

术后 US：双侧下肢静脉未见明显血栓。CT：左肺术后改变，左侧胸腔积气。双肺炎症。双侧胸膜增厚。

患者胸闷、疼痛症状已缓解，切口愈合，已出院，做好出院健康宣教。

【护理】

（一）护理评估

患者胸闷、缺氧是否严重，必要时给予吸氧，或紧急手术处理。术后患者有无并发症。

（二）护理诊断

（1）低效性呼吸形态：与肺扩张能力下降、切口疼痛有关。

（2）胸痛：与手术切口及胸腔置管有关。

（3）有感染的风险：与胸腔置管有关。

（4）知识缺乏：缺乏气胸防治的相关知识。

（5）有管道滑脱的风险：与管道留置引起不适、改变体位活动有关。

（6）潜在并发症：皮下气肿、纵隔气肿、呼吸衰竭等。

（三）护理计划

（1）改善患者缺氧，保持呼吸道通畅。

（2）缓解疼痛症状，使患者处于满意的状态。

（3）抗感染治疗，做好引流管的护理。

（4）加强术后健康宣教，了解气胸防治知识。

（5）做好病情观察，不发生并发症。

（四）护理措施

1. 治疗护理

（1）用药护理：遵医嘱给予消炎、化痰、平喘、营养等药物应用，观察药物疗效及不良反应。采用外周静脉输液时，预防药物外渗，不可随意调节输液滴注速度，穿刺点有疼痛、发痒等不适，应及时告知医护人员。

（2）高热护理：鼓励患者多饮水，清淡饮食，加强营养、多进食高热量食物。卧床休息，必要时吸氧，如有寒战进行保暖。注意口腔卫生，必要时进行口腔护理。根据医嘱用降温药，注意观察药物作用和不良反应。病区内定时开窗通风，高热患者监测体温，给予冰敷，温水、酒精擦浴等物理降温措施。出汗较多时更换衣裤、被服，保持皮肤、床单位干燥清洁。

（3）疼痛护理：选择适宜的环境，分散注意力，如看电视、听音乐、深呼吸等。咳嗽或活动时用枕头或用手压住引流管处伤口，体位改变时固定好引流管，避免刺激引起疼痛。肺完全复张时疼痛会加重，应做好解释工作，必要时按医嘱给予止疼药。

（4）肺部护理：术后给予氧气吸入，根据病情需要停止。保持呼吸道通畅，采取利于呼吸的体位，胸外科术后患者常规取半卧位（床头抬高30°～60°），有利于改善呼吸，减轻心脏负担，便于分泌物及残余液的引流及炎症局限，鼓励患者多咳嗽排痰，给予雾化吸入、机械排痰。

2. 观察护理

如头晕、头痛、恶心、呕吐等，自感切口周围（前胸部、颈下、面部）有肿胀、按压有握雪感并伴有呼吸困难者及时告知医护人员。皮下气肿少量且症状较轻者可自行吸收，无须特殊处理。皮下气肿量大并伴有胸闷、呼吸困难者，告知医护人员及时对症处理。如有畏寒、发热、咳嗽、咳痰、胸闷、气短等不适，及时处理。切口如有渗出或红、肿、热、痛等炎症表现，及时告知医护人员。

3. 生活护理

（1）饮食护理：饮食以高蛋白、高热量、富含纤维素、易消化的食物为主，建立合理的饮食习惯，调整饮食内容，增加富含纤维素的蔬菜和水果。多饮水，每日液体摄入量不少于 2000 mL。如病情允许，可饮用蜂蜜水亦有助于通便。养成良好的排便习惯。建立每日定时排便的习惯，不要拖延。进行腹部按摩，从右下腹开始向上、向左、再向下顺时针对向按摩，每天 2 ~ 3 次，每次 10 ~ 20 圈。

（2）皮肤护理：保持床单位及衣物的清洁平整，使用吸收垫或干燥垫控制潮湿，及时更换；正确摆放管道，预防管道压迫。卧床休息时，做到“七勤”，预防压力性损伤发生。

（3）引流管护理：①保持引流通畅，妥善固定，避免扭曲、受压，防止滑脱；②引流瓶位置低于胸壁引流口平面 60 ~ 100 cm，依靠重力引流，以免引流液逆流入胸腔，造成逆行感染；③密切观察并准确记录引流液的颜色、量、性质及水柱波动情况，定期更换引流袋和引流瓶；④若胸腔引流管从胸腔或连接处脱出，请立即用手捏闭胸壁切口处皮肤，告知医护人员及时处理。保持切口敷料清洁、干燥，定时更换切口敷料，观察切口有无红、肿、热、痛等炎症表现。

4. 心理护理

熟悉病区环境，知晓科主任、护士长、主管医师及责任护士。保持积极乐观的情绪，正确对待疾病，树立战胜疾病的信心。可以听一些轻柔、舒缓的音乐，缓解紧张不安的情绪。

5. 健康教育

根据患者掌握知识的程度，有针对性地讲解相关知识。做好引流管的护理，定时呼吸锻炼的重要性。避免气胸诱发因素，如抬举重物、剧烈咳嗽、屏气、大笑、用力排便等，保持好心情，避免情绪激动。在气胸痊愈后的 1 个月内，不要进行剧烈运动，如打球、跑步等。注意预防感冒防止肺部感染。出院后定期复查，如有胸闷、气急等不适，及时就诊。

【小结】

气胸如果是初次发作，肺压缩大于 30%，需要放置胸腔闭式引流管，通过胸腔闭式引流，能够达到缓解甚至治愈的目的。如果是二次复发的气胸，一般需要手术进行治疗。气胸发生的常见原因就是肺大疱的破裂，大多数的气胸都合并有肺大疱，通常手术切除后，是能够治愈的。如果是顽固性的反复发作的气胸，比如肺气肿引起肺大疱，手术效果可能不是很好，可以注射粘连剂，促进气胸愈合。气胸的手术方式有胸腔闭式引流，还有微创胸腔镜的手术切除等。

（崔秀敏）

病例 7　胸腔镜下胸交感神经节切断术治疗手汗症

【案例介绍】

（一）一般资料

女，24 岁，以“手汗症 3 年加重 1 年”为主诉入院。3 年前，患者无明显诱因出现双手发汗，以腋下为主，无咳嗽、咳痰、胸闷、心悸、胸痛、发热、盗汗。门诊以“手汗症”收入，患病来，神志清，精神可，食欲正常，睡眠正常，大小便正常，体重无减轻。

（二）病史

既往史：既往体健，无高血压、心脏疾病病史，无糖尿病、脑血管疾病病史，无肝炎、结核、疟疾病史，预防接种史随社会计划免疫接种，无手术、外伤、输血史，无食物、药物过敏史。

个人史：生于原籍，久居本地，无疫区、疫情、疫水接触史，无牧区、矿山、高氟区、低碘区居住史，无化学性物质、放射性物质、有毒物质接触史，无吸毒史，无吸烟、饮酒史，否认冶游史。

婚姻史：已婚，24 岁结婚，爱人体健，夫妻关系和睦。

月经生育史：初潮 15 岁，月经周期规则，月经量中等，颜色正常。无血块、无痛经。

家族史：父母、兄弟、姐妹、子女健康状况良好，无与患者类似疾病，无家族性遗传病史。

（三）医护过程

体格检查：T 36.2℃，P 80 次 / 分，R 20 次 / 分，BP 125/84 mmHg，身高 160 cm，体重 45.0 kg，发育正常，营养良好，体形匀称，神志清楚，自主体位，正常面容，表情自如，查体合作。

专科检查：胸廓无畸形，双侧对称，无桶状胸。双侧胸廓呼吸活动度一致，两侧触觉语颤对称，无胸膜摩擦感。双肺呼吸音粗，未闻及明显干湿性啰音。心前区无隆起，触诊无震颤，无心包摩擦感。心界正常。心率 80 次 / 分，律齐，各瓣膜听诊区未闻及明显病理性杂音。

辅助检查：入院后遵医嘱查血常规、血凝试验，肝肾功能、电解质、血沉、血型、传染病筛查、肿瘤标志物。术前查血常规：白细胞计数 2.86×10^9/L，红细胞计数 4.19×10^{12}/ L，血红蛋白 103.0 g/L，血小板计数 177×10^9/L。2022-08-05 查血凝试验：纤维蛋白原测定 1.72 g/L。查 7 项肿瘤标志物（消化）：糖类抗原 125 10.06 U/mL，糖类抗原 19-9 39.76 U/ mL。US：心内结构及功能未见明显异常，副脾，双侧肾上腺区未见明显异常，双下肢静脉未见明显血栓。CT：胸部 CT 平扫未见明显异常。患者术前检查完善，具有手术指征，未见明显手术禁忌证。给予患者全身麻醉下行胸腔镜下双侧交感神经链切断术。术后患者病情稳定，左、右胸部两侧各留置一胸腔引流管，遵医嘱给予抗感染、止疼药物应用。

术后患者配合治疗，给予拔除胸腔引流管，伤口已愈合，已康复出院。

【护理】

（一）护理评估

评估患者心理、术前、术后、术后饮食、疾病知识、并发症的观察与预防。

（二）护理诊断

（1）焦虑：与环境陌生及担心疾病预后有关。

（2）疼痛：与疾病、手术创伤有关。

（3）清理呼吸道无效：与痰液黏稠，不易咳出有关。

（4）有管道滑脱的风险：与引流管扭曲、受压有关。

（5）潜在并发症：出血等。

（三）护理计划

（1）患者适应新环境，了解相关疾病知识及治疗方案，主诉焦虑感减轻或消失。

（2）减轻患者疼痛，遵医嘱应用止疼药。

（3）保持呼吸道通畅，学会有效咳嗽、咳痰，痰液易咳出。

（4）做好术后管道护理，预防管道滑脱。

（5）密切观察病情变化，避免并发症的发生。

（四）护理措施

1. 术前护理

（1）心理护理：患者如果对此疾病的了解不清楚，会产生心理负担，大多数患者担心自己的病情给家里人造成过多的经济负担，或者是害怕手术无效果，从而出现焦躁，甚至拒绝治疗等不良情绪。护理人员要密切关注患者的心理变化，详细、耐心地向患者讲解手汗症的一般常识，让患者彻底了解自身的病情，护理人员要对患者多关心、多体贴，安慰患者，鼓励患者树立信心。

（2）呼吸道准备：嘱患者术前戒烟，每日早晚刷牙 2 次，饭后漱口。训练患者作深呼吸运动，训练患者吹气球，上午、下午各 1 次，每次 15 分钟。指导患者学会控制咳嗽、排痰。

（3）术前准备：为了保证手术的顺利进行，充分的术前准备是必要条件。①充分的术前检查：如血化、血常规、出凝血时间、胸部 X 线摄片、肝脏彩超等。②术区皮肤准备：范围应在前胸、后背、双上肢肘关节以上、双侧腋窝。③胃肠道准备：术前 12 小时禁食、6 小时禁水。

2. 术后护理

（1）体位：全身麻醉未清醒的患者，取平卧位，头偏向一侧，防止呕吐物吸入肺内。患者意识清醒、生命体征平稳后可取半卧位，有利于呼吸。

（2）疼痛护理：手术后疼痛常与许多负性心理因素同时存在，要达到理想的镇痛效果，心理支持极为重要。术后护士多巡视病房，了解患者的生活、心理需要，创造良好的就医环境。术后常规予以舒适的体位为半坐卧位，患者在咳嗽、变换体位时可加重疼痛，护士在协助患者翻身、拍背、坐起时，动作应轻柔。遵医嘱应用镇痛药物，观察药效及不良反应。

3. 并发症的处理

（1）切口感染：胸腔镜下胸交感神经节切断术进行过程中，严格遵守无菌技术操作原则，术后加强营养，搞好个人卫生，密切观察切口有无渗血、渗液，及时换药，保持切口敷料清洁干燥。

（2）出血：注意穿刺口有无渗血、局部有无血肿。一旦发生局部血肿，及时加压包扎，早期冰袋冷敷止血，3 天后热敷，以促进血肿消散吸收。

（3）气胸、血胸及皮下气肿：严密观察呼吸情况，检查切口周围皮肤是否有捻发音，但应与患者的紧张而引起的呼吸急促相鉴别。胸腔镜下胸交感神经节切断术过程中可能灼烧胸膜范围偏大，术后可能引起患者胸腔积液，所以术后要严密观察患者的呼吸音是否减弱或消失，患侧胸部叩诊是否为实音等，如若出现上述情况，可疑为胸腔积液，再经过 B 超或 X 线检查，可确诊胸腔积液。如果患者的积液量不大，可自行吸收；如果患者积液量很大，则需在局部麻醉下行胸腔穿刺抽液。

（4）霍纳综合征护理：少量胸腔积血亦无须特殊处理，待其自行吸收。霍纳综合征是术后较重的并发症。主要临床表现为患侧眼睑下垂，瞳孔缩小，眼球内陷，同侧额部或胸壁无汗或少汗，其发生与术中星状神经节损伤密切相关。一旦发生，立即告知医师给予处理。

4. 观察护理

术前充分评估患者病情及全身状况，给予对症支持治疗。术后即行 T、HR、BP、R、SaO_2 等生命体征的监测，每小时记录 1 次，待患者病情稳定后可改为 4 小时记录 1 次。护理人员如发现有异常变化时，随时记录并及时汇报医师。由于交感神经被切断，术后可出现代偿性心率增快，患者可感到心慌、心悸，但不需要特殊处理。血压、血氧饱和度的降低，提示有出血、血胸的可能。如有胸闷、呼吸困难、口唇发绀等症状，及时通知医护人员。切口如有渗出或红、肿、热、痛等炎症表现，及时告知医护人员。

5. 生活护理

（1）饮食护理。

1）麻醉清醒后，可少量饮水。术后第一天可进流质饮食，如乳类、豆浆、米汤等。以后逐渐过渡到高热量、高蛋白、富营养、易消化的普通饮食。

2）如术后有恶心、呕吐或消化功能紊乱时，可静脉补液，待症状缓解后逐渐恢复饮食。

3）食物宜富含纤维素，以保持大便通畅。

（2）体位护理：麻醉未清醒前取平卧位，清醒后改为半卧位（床头抬高 30° ~ 45°）以利于呼吸和引流，头偏向一侧，以免呕吐物、分泌物吸入而致窒息或并发吸入性肺炎。清醒后，根据病情早期下床活动，肢体功能锻炼，嘱患者尽早下床活动，促进身体恢复。

6. 心理护理

与家属做好沟通，告知家属患者的病情变化，取得家属的配合和同意。并鼓励家属树立战胜疾病的信心，保持乐观的态度去照顾患者。

7. 健康教育

保证情绪积极乐观，多进行一些有氧运动。定期复查。如果在治疗后，出现幻觉多汗症、味觉多汗症、神经痛、霍纳综合征、代偿性多汗症、局部皮肤干燥、皲裂的症状，要及时就医。

【小结】

胸腔镜下胸交感神经节切断术治疗手汗症，切口少、创伤小、定位简单、疗效理想、易于被患者接受，充分的术前准备和精心的术中护理能保证手术安全，促进患者的康复。

【参考文献】

[1] 陈秀玲，李素英，梁艳娉，等. 胸腔镜下治疗手足多汗症的术后疼痛护理[J]. 中国中医药咨讯，2010（11）：2.

[2] 汤聚雅，张若. 电视胸腔镜下胸交感神经节切断术治疗手汗症患者的护理[J]. 护理研究，2007，21（12）：3249-3250.

（崔秀敏）

第三章 血管外科疾病护理

第一节 腹主动脉瘤

一、概述

腹主动脉瘤（AAA）大多由动脉粥样硬化引起，少数因创伤、感染引起。多见于男性、高龄，可发生在腹主动脉的各个部位。通常以肾动脉平面为界，分两类，肾动脉平面以下的腹主动脉瘤，可累及双侧或一侧髂动脉；肾动脉水平以上的腹主动脉瘤，又称胸腹主动脉瘤，可累及腹腔脏器的供血动脉。

其常见的病因有动脉粥样硬化，动脉中层囊性变性、梅毒性、先天性、创伤性及感染性。其中以动脉粥样硬化是最常见的病因。动脉发生动脉粥样硬化后，中层弹性纤维断裂、管壁薄弱，不能耐受主动脉内血流压力而发生局部膨大，形成主动脉瘤。由于动脉瘤承受的血流压力较大，使动脉瘤逐渐扩大，并可压迫邻近器官，甚至侵蚀胸骨、肋骨或向体表膨出，成为搏动性肿块。在膨大的瘤部，血流减慢，形成涡流，可产生附壁血栓。患者可因动脉瘤严重压迫重要脏器或自行破裂而死亡，囊性的动脉瘤较梭形的更容易破裂。

二、临床表现

60 岁以前少见，最常见于 60 ~ 80 岁的男性。

1. 多数患者无症状

常因其他原因查体而偶然发现。典型的腹主动脉瘤是一个向侧面和前后搏动的膨胀性肿块，约 50% 患者伴有血管杂音。

2. 疼痛

为破裂前的常见症状，多位于脐周及中腹上区。动脉瘤侵犯腰椎时，可有腰骶部疼痛，若近期出现腹部或腰部剧烈疼痛，往往预示瘤体濒临破裂。腹部包块：最重要的体征是脐周或上脐区有膨胀性搏动的包块，除非患者肥胖，一般均可触及，有压痛及细震颤，还可听到收缩期杂音。股动脉或足背动脉搏动减弱或消失。

3. 破裂

可为致命性并发症的初发症状，最常见为瘤破裂，血液从瘤破入腹腔，所幸破入腹膜后腔者更为常见，该部出血较为缓慢。腹痛及失血休克可持续数小时或数天，患者多可就医，偶尔出血局限，患者可有腹痛、发热，轻至中度失血，往往再次破裂。还可破入下腔静脉，产生主动脉静脉瘘，出现连续性杂音，高心排血量及心力衰竭。偶尔可入十二指肠引起胃肠道出血。

4. 其他严重并发症

瘤内偶可形成急性血栓。腹主动脉瘤血栓或动脉粥样硬化碎片可造成下肢栓塞。十二指肠受压可发生肠梗阻，下腔静脉阻塞可引起周围水肿。继发性细菌感染罕见。

三、检查

1. 腹部 X 线片

若有典型的卵壳形钙化阴影，诊断多可确定。

2. 彩色多普勒超声

对腹主动脉瘤的诊断很有价值，探查动脉瘤的准确性高，可发现腹主动脉的管腔增粗，清晰地显示其外形及附壁血栓等，为目前优选的诊断方法。

3. CT 血管造影（CTA）

CTA 是腹主动脉瘤最常用的检查手段，与超声检查相比，可以更清晰地显示腹主动脉瘤的全貌及其与周围组织结构，如肾动脉、腹膜后及脊柱的关系，以及腹膜后血肿等。其诊断准确率几乎达 100%。

4. MRA 和血管造影

二者虽然也可以作为腹主动脉瘤的诊断手段，但相对少用，尤其是后者，主要作为腹主动脉瘤腔内修复术中的评估手段。对于肾功能不全的患者，可以考虑行 MRA 检查。

四、治疗

腹主动脉瘤不医者可能自愈，最严重的后果是破裂出血致死，瘤体直径≥ 4 cm，发生破裂的比例明显增高，即使瘤体较小者，同样存在急性破裂的心脏可能。因此，腹主动脉瘤原则上应做择期手术，对于手术耐受性不佳者应积极治疗，为手术创造条件。动脉瘤直径较小，应定期采用影像诊断技术（如 B 型超声）检查，有增大趋势时，即需作出手术治疗的抉择。腹主动脉瘤破裂者，需及时行急症手术。

手术方法有动脉瘤切除术、动脉瘤旷置术和动脉瘤切开人工血管移植术。目前以第三种术式最为常用。根据动脉瘤与肾动脉的关系，手术的基本原则如下。

（1）肾动脉平面以下的腹主动脉瘤经腹腔或腹膜后途径，显露肾动脉下腹主动脉及双侧髂动脉，游离瘤体上缘腹主动脉及双侧髂总动脉，全身投以肝素后阻断主动脉及双侧髂动脉；切开动脉瘤壁，迅速缝扎腰动脉。清除瘤腔内血栓及粥样化碎片；根据动脉瘤的形态和规范，植入直形或 Y 形人工康复血管；完成吻合后，用先前切开的动脉瘤壁将人工血管包裹缝合。肠系膜下动脉可以缝至人工血管侧壁，或予结扎，应根据左侧结肠的血供情况而定，远端吻合口如建在髂总动脉分叉平面远侧时，至少应保留一侧髂内动脉的血流。

（2）肾动脉平面以上的腹主动脉瘤需经胸腹腔联合切口，暴露并阻断胸腔主动脉；与上述手术步骤暂时相同，在植入人工血管后，必须迅速将腹腔动脉、肠系膜上动脉及肾动脉依次与人工血管完成吻合，尽可能缩短内脏缺血时间，减少缺血引起的损害。

（3）20 世纪 30 年代初，已研制出人工血管的金属支架。利用特制的传递装置经股动脉将其送入动脉瘤腔内，借助球囊导管扩张支架，依靠金属支架的弹性及头端的钩状附件与动脉壁固定。这一方法被称为腹主动脉瘤腔内支架旁路术，具有创伤小、康复快的优点，尤其适用于不能耐受手术的高危患者，目前仍在临床试用阶段，尚需积累经验及验证远期效果。

五、护理

（一）术前护理

1. 评估要点

（1）健康史及相关因素：①有无吸烟史。②有无家族史。③有无高血压、高脂血症或糖尿病史，有无腹腔感染史及创伤史。④是否高龄。

（2）症状体征。①疼痛：多位于腹部、脐周、两肋部或腰部。性质为钝痛、胀痛、刺痛或刀割样痛。②压迫症状：动脉瘤压迫肠道可出现腹部不适、恶心呕吐、排气排便停止等类似肠梗阻症状。泌尿系统受压迫可出现腰部胀痛，甚至向腹股沟放射，也可表现为剧烈腹痛及伴有血尿。压迫胆道可出现消化道症状及黄疸。③栓塞症状：可引起脏器或肢体血管的栓塞，出现急性缺血症状，如剧烈腹痛、血便、血压下降，肢体疼痛、苍白、发冷、动脉搏动减弱或消失、肢体瘫痪等。④腹部搏动性包块：可自觉脐周有跳动感，腹部可触及搏动性肿块。⑤破裂症状：典型破裂三联征：突然出现的脐区或弥漫性腹痛；低血压，轻度至重度失血性休克；腹部搏动性肿块消失。

（3）辅助检查：了解 B 超、腹主动脉造影、CTA、MRA 检查等阳性结果。

（4）心理和社会支持状况。

2. 护理措施

（1）防止瘤体破裂。①视患者病情需要遵医嘱卧床休息。②避免突然加大腹压，如剧烈咳嗽、用力排便或剧烈运动等。③警惕瘤体破裂的先兆征象。患者出现突发腹痛或腰背部疼痛常常提示是破裂前的征象。应及时通知医师，密切观察患者意识、心率、血压，以及腹部、腰背部是否膨隆。绝对卧床休息，尽可能在床边完成必要的检查。

（2）观察双下肢血运：多普勒监测胫后动脉、足背动脉搏动强度及踝肱指数的变化，以便术后观察肢体的血运情况。

（3）皮肤准备：严格备皮，皮肤黏膜有感染者应控制感染，防止术后人工血管感染。

（4）肠道准备：术前一晚遵医嘱通便灌肠。

（5）心理护理：向患者做好与疾病有关知识的宣教，减轻患者焦虑、紧张情绪，给患者提供一个安静、舒适的环境，以最佳状态接受治疗。

3. 并发症护理

瘤体破裂：表现为疼痛加剧、疼痛范围扩大、面色苍白、出冷汗、血压下降、脉搏细速、腹部搏动性肿块消失等。应立即报告医师，采取积极的抢救措施，做好急诊手术准备。

（二）术后护理要点

1. 评估要点

评估生命体征、腹部体征、水电解质和酸碱平衡情况，切口及周围敷料情况。评估肢体末梢血液循环。监测凝血功能常规及踝肱指数。评估有无腹腔出血、下肢缺血、人工血管内血栓形成、栓塞、急性肾衰等并发症发生。

2. 护理措施

（1）体位与活动：低半卧位休息，轴式法翻身，防止人工血管扭曲、牵拉、受压。一周内床上活动，一周后可视病情离床活动。

（2）体液管理：严密观察尿量、出入量，监测肾功能，合理安排输液速度和顺序。发现异常及时报告医师，警惕急性肾衰竭的发生。

（3）呼吸道管理。

（4）饮食管理：待肠功能恢复后，方可进食，饮食宜高热量、高维生素、低脂，避免进食产气食物。

3. 并发症护理

（1）腹腔出血：表现为伤口敷料渗血，腹痛、腹胀，面色苍白、口干、心率加快、血压下降等低血容量表现。

（2）下肢缺血：表现为下肢疼痛、肤色苍白、皮肤温度下降、感觉减弱、运动障碍、末梢动脉搏动消失、踝肱指数低于术前水平。一旦发生，立即报告医师，禁止抬高患肢。

（3）人工血管内血栓形成：多发生于术后48小时内，表现为股动脉搏动减弱及下肢缺血症状和体征。应立即报告医师，做好溶栓准备。

（4）栓塞：表现为下肢缺血症状和体征。应立即报告医师，监测腘动脉、胫后动脉、足背动脉搏动情况，做好溶栓、取栓准备。

（三）出院指导

1. 自我监测

告知患者定时监测血压，糖尿病患者应定期监测血糖。如有异常，及时就诊。

2. 活动与休息

避免劳累和过度活动，出院后三个月内避免大幅弯腰、扭腰等动作，六个月内避免剧烈运动。保持大便通畅，禁止做突然增加腹压的动作。

3. 用药指导

遵医嘱服用阿司匹林等血小板解聚药，不得擅自停药或改变药物的剂量。

4. 饮食指导

高热量、高维生素、低脂饮食，戒烟酒，少喝咖啡、浓茶，避免进食辛辣刺激性食物。糖尿病患者应进糖尿病饮食。

5. 心理护理

保持乐观、稳定的心理状态，避免精神紧张、悲观等不良情绪，避免情绪波动诱发血管扩张及破裂。

6. 定期复诊

术后1个月复查，如无异常每6个月复查一次，随访2年。

（黄婉妍）

第二节　主动脉夹层动脉瘤

一、概述

主动脉夹层动脉瘤（AD）是指主动脉腔内血液从主动脉内膜撕裂处进入主动脉中膜，使中膜分离，并沿主动脉长轴方向扩展，形成主动脉壁的二层分离状态。

病因至今未明，大部分主动脉夹层的患者有高血压，不少患者有囊性中层坏死。高血压并非引起囊性中层坏死的原因，但可促进其发展。临床与动物实验发现，不是血压的高度而是血压波动的幅度，与主动脉夹层分裂相关。遗传性疾病马方综合征中，主动脉囊性中层坏死颇为常见，发生主动脉夹层的机会也多，其他遗传性疾病如特纳综合征、埃莱尔－当洛综合征，也有发生主动脉夹层的趋向。主动脉夹层还易在妊娠期发生，其原因不明，可能是妊娠时内分泌变化使主动脉的结构发生改变而易于裂开。

正常成人的主动脉壁耐受压力颇强，使壁内裂开需66.7 kPa（500 mmHg）以上。因此，造成夹层裂开的先决条件为动脉壁缺陷，尤其是中层的缺陷。一般而言，年长者以中层肌肉退行性变为主，年轻者则以弹性纤维的缺少为主。至于少数主动脉夹层无动脉内膜裂口者，则可能由于中层退行性变病灶内滋养血管的破裂引起壁内出血所致。合并存在动脉粥样硬化者更易促使主动脉夹层的发生。

二、临床表现

1. 疼痛

为本病突出而有特征性的症状，部分患者有突发、急起、剧烈而持续且不能耐受的疼痛，不像心肌梗死的疼痛是逐渐加重，且不如其剧烈。疼痛部位有时可提示撕裂口的部位；如仅前胸痛，90% 以上在升主动脉，痛在颈、喉、颌或面部也强烈提示升主动脉夹层；若肩胛间最痛，则 90% 以上在降主动脉，背、腹或下肢痛也强烈提示降主动脉夹层。极少数患者仅诉胸痛，可能是升主动脉夹层的外破口破入心包腔而致心脏压塞的胸痛，有时易忽略主动脉夹层的诊断，应引起重视。

2. 休克、虚脱与血压变化

约半数或 1/3 患者发病后有苍白、大汗、皮肤湿冷、气促、脉速、脉弱或消失等表现，而血压下降程度常与上述症状表现不平行。某些患者可因剧痛导致血压增高。严重的休克仅见于夹层瘤破入胸膜腔大量内出血时。低血压多数是心脏压塞或急性重度主动脉瓣关闭不全所致。两侧肢体血压及脉搏明显不对称，常高度提示本病。

3. 其他系统损害

由于夹层血肿的扩展可压迫邻近组织或波及主动脉大分支，从而出现不同的症状与体征，致使临床表现错综复杂，应引起高度重视。

三、检查

1. 心电图

可示左心室肥大，非特异性 ST–T 改变。病变累及冠状动脉时，可出现心肌急性缺血甚至急性心肌梗死改变。心包积血时可出现急性心包炎的心电图改变。

2. X 线

胸部平片见上纵隔或主动脉弓影增大，主动脉外形不规则，有局部隆起。如见主动脉内膜钙化影，可准确测量主动脉壁的厚度。正常在 2 ~ 3 mm，增到 10 mm 时则提示夹层分离可能性，若超过 10 mm 则可肯定为本病。主动脉造影可以显示裂口的部位，明确分支和主动脉瓣受累情况，估测主动脉瓣关闭不全的严重程度。缺点是它属于有创性检查，术中有一定危险性。CT 可显示病变的主动脉扩张。发现主动脉内膜钙化优于 X 线平片，如果钙化内膜向中央移位提示主动脉夹层，如向外围移位则提示单纯主动脉瘤。此外 CT 还可显示由于主动脉内膜撕裂所致内膜瓣，此瓣将主动脉夹层分为真腔和假腔。CT 对降主动脉夹层分离准确性高，主动脉升、弓段由于动脉扭曲，可产生假阳性或假阴性。但 CT 对确定裂口部位及主动脉分支血管的情况有困难，且不能估测主动脉瓣关闭不全的存在。

3. 超声心动图

对诊断升主动脉夹层分离具有重要意义，且易识别并发症（如心包积血、主动脉瓣关闭不全和胸腔积血等）。在M型超声中可见主动脉根部扩大，夹层分离处主动脉壁由正常的单条回声带变成两条分离的回声带。在二维超声中可见主动脉内分离的内膜片呈内膜摆动征，主动脉夹层分离形成主动脉真假双腔征。有时可见心包或胸腔积液。多普勒超声不仅能检出主动脉夹层分离管壁双重回声之间的异常血流，而且对主动脉夹层的分型、破口定位及主动脉瓣反流的定量分析都具有重要的诊断价值。应用食管超声心动图。结合实时彩色血流显像技术观察升主动脉夹层分离病变较可靠。对降主动脉夹层也有较高的特异性及敏感性。

4. 磁共振成像（MRI）

MRI能直接显示主动脉夹层的真假腔，清楚显示内膜撕裂的位置和剥离的内膜片或血栓。能确定夹层的范围和分型，以及与主动脉分支的关系。但其不足是费用高，不能直接检测主动脉瓣关闭不全，不能用于装有起搏器和带有人工关节、钢针等金属物的患者。

5. 数字减影血管造影（DSA）

无创伤性DSA对B型主动脉夹层分离的诊断较准确，可发现夹层的位置及范围，有时还可见撕裂的内膜片，但对A型病变诊断价值较小。DSA还能显示主动脉的血流动力学和主要分支的灌注情况。易于发现血管造影不能检测到的钙化。

6. 血和尿检查

白细胞计数常迅速增高。可出现溶血性贫血和黄疸。尿中可有红细胞，甚至肉眼血尿。

四、治疗

一旦疑及或诊为本病，即应住院监护治疗。治疗的目的是降低心肌收缩力、减慢左室收缩速度和外周动脉压。治疗目标是使收缩压控制在13.3 ~ 16.0 kPa（100 ~ 120 mmHg），心率60 ~ 75次/分。这样能有效地稳定或终止主动脉夹层的继续分离，使症状缓解、疼痛消失。治疗分为紧急治疗与巩固治疗两个阶段。

1. 紧急治疗

（1）止痛用吗啡与镇静剂。

（2）补充血容量输血。

（3）降压对合并有高血压的患者，可采用普萘洛尔静脉间歇给药与硝普钠静脉滴注，调节滴速，使血压降低至临床治疗指标。血压下降后，疼痛明显减轻或消失是夹层分离停止扩展的临床指征。其他药物如维拉帕米、硝苯地平、卡托普利及哌唑嗪等均可选择。利血平肌内注射也有效。此外，也可用拉贝洛尔，它具有α及β双重阻滞作用，且可静脉滴注或口服。需要注意的问题是：合并有主动脉大分支阻塞的高血压患者，因降压能使缺血加重，不可采用降压治疗。对血压不高者，也不应用降压药，但可用普萘洛尔降低心肌收缩力。

2. 巩固治疗

对近端主动脉夹层、已破裂或濒临破裂的主动脉夹层，伴主动脉瓣关闭不全的患者应进行手术治疗。对缓慢发展的及远端主动脉夹层，可以继续内科治疗。保持收缩压在 13.3 ~ 16.0 kPa（100 ~ 120 mmHg），如上述药物不满意，可加用卡托普利口服。

3. 手术治疗

Stanford A 型（相当于 DeBakey Ⅰ型和Ⅱ型）需要外科手术治疗。DeBakey Ⅰ型手术方式为升主动脉 + 主动脉弓人工血管置换术 + 改良支架象鼻手术。DeBakey Ⅱ型手术方式为升主动脉人工血管置换术。

如果合并主动脉瓣关闭不全或冠状动脉受累，同时需做主动脉瓣置换术和 Bentall 手术。

4. 介入治疗

目前 Stanford B 型（相当于 DeBakey Ⅲ型）的首选经皮覆膜支架置入术，必要时行外科手术治疗。

五、护理

（一）术前护理要点

1. 评估要点

（1）健康史及相关因素：①有无高血压、免疫系统疾病史；②有无家族遗传史；③有无减速伤发生；④有无大量饮酒、吸烟史，近段时间有无生活不规律，是否劳累过度。

（2）症状体征。①胸痛：90% 以上患者首发症状为突然发生的、持续性、进行性加重的剧烈胸痛，呈刺痛、撕裂样或刀割样疼痛，患者往往不能忍受，大汗淋漓，含服硝酸甘油无效。②休克表现：可出现创伤性及失血性休克。③肠缺血表现：累及肠系膜动脉可发生不同程度的肠绞痛、肠梗阻、肠坏死，患者可有腹痛、呕吐、呕血及便血等。④神经系统症状：若血肿累及颈动脉或无名动脉开口处，可表现一过性脑缺血，甚至脑卒中。⑤其他：压迫或侵犯邻近器官或组织可出现相应器官受压的症状，如声音嘶哑、呼吸困难、咯血、哮喘等。双侧肾动脉累及可造成肾脏缺血，引起少尿、无尿。

（3）辅助检查：了解 MRA、CTA、主动脉造影检查等阳性结果。

（4）心理和社会支持状况。

2. 护理措施

（1）急救处理。①控制血压，降低心率：遵医嘱使用降压药，血压控制在收缩压 100 ~ 140 mmHg、舒张压 60 ~ 90 mmHg。应用硝普钠微泵静脉推注必须用等渗葡萄糖液溶解，使用避光输液器，根据血压，遵医嘱调整用药速度及药量，观察药物疗效及不良反应。②止痛：疼痛严重时遵医嘱给予吗啡类药物止痛，密切观察疼痛的部位、范围、有无放射痛，警惕夹层动脉瘤破裂，床边备抢救物品。③镇静制动：绝对卧床休息，避免翻身及更衣，安慰患者，稳定情绪，必要时遵医嘱使用镇静剂。

（2）有效控制血压：遵医嘱使用降压药，使血压稳定在基础血压的 ± 15%。遵医嘱吸氧，密切观察意识、心率、血压、经皮氧饱和度、心电图、尿量及疼痛等情况。血压下降后疼痛明显减轻或者消失，是主动脉夹层停止扩展的临床指征。

（3）疼痛管理：严密观察疼痛部位、性质、时间、程度，及时通知医师镇痛。告知患者疼痛时不要在床上翻滚或按压、拍打疼痛部位。

（4）活动与休息：严格卧床休息，避免用力排便、剧烈咳嗽等增加腹压的动作。保持大便通畅，必要时遵医嘱使用缓泻剂。协助患者进餐、床上擦身，翻身时应动作轻柔缓慢。

（5）饮食管理：富含维生素、高蛋白、清淡、易消化的流质或半流质饮食为宜。鼓励少食多餐，避免刺激性饮食、避免过饱，保持大便通畅。

（6）心理护理：患者往往存在恐惧心理，应向患者及家属正确解释、沟通，对患者轻声细语，避免用语言刺激患者，控制患者情绪，使患者能安心配合治疗。

3. 并发症护理

（1）夹层撕裂：根据破裂口部位及撕裂方向，可有不同的临床表现。主要的症状为疼痛，突然发生剧烈撕裂或剥开样疼痛，最常位于胸前区。多数患者主要的动脉搏动减弱或完全消失，搏动也可能时强时弱。密切观察动脉搏动情况，可行踝肱指数（ABI）的测量，以判断主动脉夹层的进展程度。

（2）累及相关系统的并发症。①心肌梗死：升主动脉夹层累及冠状动脉时，可引起急性心肌缺血、急性心肌梗死。②急性左心衰竭：累及主动脉瓣，瓣环扩大、瓣膜移位、撕裂等引起主动脉瓣关闭不全，导致急性左心衰竭。③急性心脏压塞：主动脉夹层向外膜破裂，可引起急性心脏压塞。④脑栓塞：主动脉夹层累及头臂干、左颈总动脉、左锁骨下动脉时，可引起大脑、上肢供血障碍。⑤神经症状：主动脉夹层压迫喉返神经时，可引起声音嘶哑。⑥肾栓塞：累及肾动脉时可有血尿、少尿，甚至无尿。⑦肠系膜上动脉栓塞：累及肠系膜动脉时，可引起腹痛、腹胀、恶心、呕吐等，应密切观察上述症状，及早发现病情变化，及时报告医师处理，为治疗赢得时间。

（3）破裂大出血：一旦发生，立即配合医师抢救。

（二）术后护理要点

1. 评估要点

评估意识状态、生命体征、胸腹部体征、水电解质和酸碱平衡情况、各引流管引流液颜色、量、性状，切口及周围敷料情况。评估双下肢活动、感觉、末梢血液循环状况。评估患者的疼痛主诉及ABI测定值与术前相比较有无改善。评估有无截瘫、出血、器官，以及肢体栓塞、支架移位等并发症发生。

2. 护理措施

（1）体位与活动：取低半卧位，绝对卧床2周。翻身等动作应轻柔缓慢。

（2）血压监测：当左锁骨下动脉被支架覆盖后可出现左桡动脉无搏动或搏动较弱，应报告医师。监测患者左右肢体的血压，当两侧肢体血压不相同时，以右上肢血压为准。

3. 并发症护理

（1）出血：出血可发生在腹腔和切口。表现为切口渗出血性液体，患者出现腹痛、腹胀、腹肌紧张、面色苍白、口干、心率加快、血压下降等表现。

（2）器官及肢体栓塞：表现随栓塞部位不同而有所不同。一旦发生，立即通知医师，遵医嘱行紧急抗凝祛聚治疗，必要时做好术前准备，同时警惕附壁血栓脱落。

（3）支架移位：支架移位多堵塞腹腔干，表现为腹痛、腹胀、肠鸣音减弱等，应及时通知医师，做好术前准备。

（4）截瘫。

（三）出院指导

1. 自我监测

教会患者或其家属测量血压的正确方法，如发现血压增高或胸痛等不适，应及时就诊。

2. 活动与休息

适当活动、控制体重，保持情绪稳定，建立健康的生活方式。

3. 饮食指导

以低盐、低脂、低胆固醇清淡饮食为宜，避免刺激性食物。保持大便通畅，戒烟酒。

4. 用药指导

遵医嘱，正确服用降压、降糖、抗凝药，告知服用药物的作用、不良反应及注意事项，不可随意停药或增减药物剂量。

5. 定期复诊

一个月后复查，无异常可三个月、半年复查一次，以后可每年复查一次。

（黄婉妍）

第三节　布加氏综合征

一、概述

布加氏综合征（BCS）指肝静脉或（和）肝静脉开口以上的下腔静脉阻塞性病变引起的一种肝后性门脉高压症。

肝静脉阻塞或下腔静脉阻塞多由于：①血液高凝状态（口服避孕药、红血细胞增多症引起）所致的肝静脉血栓形成；②静脉受肿瘤的外来压迫；③癌肿侵犯肝静脉（如肝癌）或下腔静脉（如肾癌、肾上腺癌）；④下腔静脉先天性发育异常（隔膜形成，狭窄、闭锁）。我国与英、美等西方国家以血栓形成病例居多，而在日本则1/3病例由于肝段下腔静脉隔膜的畸形。

肝段下腔静脉的隔膜一般极薄，1 ~ 2 mm 厚，位于离下腔静脉在右心房的开口 3 ~ 4 cm 处。41% 在肝静脉开口之上，40% 隔膜从左下斜行至右上，在左、中肝静脉与右肝静脉开口之间，将静脉隔开，19% 在肝静脉开口之下。在下腔静脉隔膜、狭窄或闭锁畸形，肝静脉可无开口，开口为血栓所堵，或开口通畅。即使肝静脉开口通畅，肝静脉血液回流可因近端的下腔静脉阻塞而受障碍。

二、临床表现

单纯肝静脉血栓形成急性期患者有发热、右上腹痛、迅速出现大量腹腔积液、黄疸、肝大，肝区有触痛，少尿。数日或数周内可以因循环衰竭、肝衰竭或消化道出血死亡。单纯肝静脉血栓形成非急性期的表现是门静脉高压、肝脾大、顽固性腹腔积液、食管静脉曲张破裂出血。单纯下腔静脉阻塞，则有胸腹壁及背部浅表静脉曲张（静脉血流由下而上）及下肢静脉曲张、水肿、色素沉着和溃疡。因肝静脉和下腔静脉阻塞，心脏回血减少，患者可有气促。依血管受累多少、受累程度和阻塞病变的性质和状态等而殊不相同。可分为急性型、亚急性型和慢性型。

1. 急性型

多为肝静脉完全阻塞而引起，阻塞病变多为血栓形成。多始于肝静脉出口部，血栓可急剧繁衍到下腔静脉。起病急骤，突发腹上区胀痛，伴恶心、呕吐、腹胀、腹泻，酷似暴发型肝炎，肝脏进行性肿大、压痛，多伴有黄疸、脾大，腹腔积液迅速增长，同时可有胸腔积液。暴发性者可迅速出现肝性脑病，黄疸进行性加重，出现少尿或无尿，可并发弥散性血管内凝血（DIC）、多器官功能衰竭（MOSF）、自发性细菌性腹膜炎（SBP）等，多数在数日或数周内可以因循环衰竭（休克）、肝功能衰竭或消化道出血而迅速死亡。

2. 亚急性型

多为肝静脉和下腔静脉同时或相继受累，顽固性腹腔积液、肝脏肿大和下肢水肿多同时存在，继而出现腹壁、腰背部及胸部浅表静脉曲张，其血流方向向上，为布加综合征区别于其他疾病的重要特征。黄疸和肝脾大仅见于 1/3 的患者，且多为轻或中度。不少病例腹腔积液形成急剧而持久，腹压升高，膈肌上抬，严重者可出现腹腔间隔室综合征（ACS），引起全身性生理紊乱。出现少尿和无尿。胸腔容积及肺顺应性下降，心排血量减少，肺血管阻力增加，出现低氧血症和酸中毒。

3. 慢性型

病程可长达数年以上，多见于隔膜型阻塞的患者，病情多较轻，但多有引人注目的体征，如胸腹壁粗大的、蜿蜒的怒张静脉，色素沉着见于足靴区，有的出现慢性溃疡。虽可有不同程度的腹腔积液，但多数趋于相对稳定。尚可有颈静脉怒张，精索静脉曲张，巨大的腹股沟疝、脐疝、痔核等。

晚期患者由于营养不良、蛋白丢失、腹腔积液增多、消瘦，可出现典型的“蜘蛛人”体态。

三、检查

1. 实验室检查

血液学检查，急性期病例可有血细胞比容和血红蛋白增高等多血征表现，血常规检查可有白细胞计数增高，但不具特征性。慢性型的晚期病例，若有上消化道出血或脾大、脾功能亢进者，可有贫血或血小板、白细胞计数减少。肝功能检查，急性型者可有血清胆红素增加，ALT、AST、ALP 升高，凝血酶原时间延长和人血白蛋白减少，慢性型病例，肝功能检查多无明显变化。腹腔积液检查，若不伴有自发性细菌性腹膜炎，蛋白浓度常低于 30 g/L，细胞数亦不显示增加。免疫学检查，血清 IgA、lgM、IgG、IgE 和 C_3 等无明显特征性变化。

2. B 超检查

腹部 B 超可对多数病例做出初步正确诊断，其符合率可达 95% 以上。可在隔面顶部、第二肝门处探测肝静脉及下腔静脉阻塞的部位和长度以确定是否隔膜型。急性布加综合征时肝脏肿大和腹腔积液多是突出的表现。多普勒超声对其具有很高的诊断价值。因此，腹部超声探查是布加综合征首选的、有价值的非创伤性检查。

3. 肝静脉、下腔静脉、门静脉及动脉造影

血管造影是确立 B-CS 诊断的最有价值的方法，常用的造影有以下几种：①下腔静脉造影及测压；②经皮肝脏穿刺肝静脉造影（PTHV）；③经皮脾穿刺门静脉造影（PTSP）；④动脉造影。

4. CT 扫描

在布加综合征急性期，CT 平扫可见肝脏呈弥漫性低密度肿大且伴有大量腹水。CT 扫描的特异性表现是下腔静脉肝后段及主肝静脉内出现高度衰退的充盈缺损（60 ~ 70 Hu）。增强扫描对巴德 – 基亚里（Budd–Chiari）综合征的诊断具有重要意义。

5. 磁共振（MRI）

布加综合征时，MRI 可显示肝实质的低强度信号，提示肝脏淤血，组织内自由水增加，MRI 可清晰显示肝静脉和下腔静脉的开放状态，甚至可将血管内的新鲜血栓与机化血栓或瘤栓区分开来；MRI 还可显示肝内侧支循环呈现的蛛网样变化，同时对肝外侧支循环亦可显示。

6. 肝脏核素扫描

肝脏尾叶的静脉血由肝短静脉直接回流至下腔静脉。单纯肝静脉阻塞时肝短静脉通畅，放射性核素扫描检查可见肝区放射性稀疏，而尾叶放射性密集。核素扫描对布加综合征的诊断不具特异性，仅部分病例于尾状叶放射性吸收相对增加，在鉴别海绵状肝血管瘤时有重要参考价值。

7. 内镜检查

胃镜对布加综合征的诊断帮助不大。但在慢性病例，特别是对曾有消化道出血者，可进一步了解出血原因、部位；对可疑的或鉴别困难的病例，直视下取活检，更可明确诊断。腹腔镜下活检有更安全、可靠的优点。

8. 肝穿刺活组织检查

单纯肝静脉血栓形成急性期，肝小叶中央静脉、肝窦和淋巴管扩张，肝窦淤血，肝弥漫性出血。血细胞从肝窦漏入窦周间隙，与肝板的细胞混在一起。中央静脉周围有肝细胞坏死。隔一段时间，肝板细胞被红血细胞替代。晚期肝小叶中央区坏死的肝细胞被纤维组织替代，形成肝硬化，其余部位肝细胞再生，肝静脉和肝窦均扩张。

四、治疗

1. 介入手术治疗

布加综合征首选介入手术治疗，创伤小、效果好。下腔静脉或肝静脉合并血栓者，可先插管溶栓治疗，待血栓完全溶解后可行球囊扩张治疗，将狭窄段血管扩开。球囊扩张效果差者可行肝静脉和（或）下腔静脉支架置入治疗。

2. 外科治疗

（1）隔膜撕裂术。

1）带囊导管扩张术：方法是用带囊导管经股静脉插入，在透视下使导管的囊段位于狭窄部位，在囊内注入适量对比剂，使囊部膨胀撕裂隔膜。本方法适用于隔膜阻塞型且阻塞远端无血栓形成者。本手术可能产生的并发症有心脏压塞、肺栓塞及导管断裂等。

2）经右心房隔膜撕裂术：方法是经右前第 4 肋外胸切口或经胸骨切口进入胸腔，于右膈神经前纵行切开心包。

（2）下腔静脉 – 右心房分流术。

1）肝脏前径路：经腹正中切口或右侧腹直肌切口进腹，可采用以下方法暴露下腔静脉：①作 Kocher 切口游离及向左翻起十二指肠显露下腔静脉；②向上翻起横结肠及其系膜，将小肠推向左侧，在十二指肠水平部下方、肠系膜上静脉的右侧打开后腹膜，向腹主动脉方向解剖。下腔静脉至少应显露 4 cm。经胸切口可采用胸骨切口或右前外胸切口，用直径 14 mm 或 16 mm 的人造血管一端与下腔静脉行端侧吻合，另一端与右心耳吻合。人造血管通常从横结肠后、胃和肝脏前面再进入胸腔。

2）肝脏后径路：患者左侧卧位，自右侧第 7 肋进胸。打开心包显露下腔静脉的胸腔段。切开膈肌，沿下腔静脉向下解剖直至其扩张的，或相对正常的部分，人造血管一端与下腔静脉狭窄远端扩张的部分吻合，另一端与膈上下腔静脉或右心耳吻合。与肝脏前径路相比，肝脏后径路所需人造血管短，血栓形成的机会少，但手术难度大、易出血，术后乳糜胸腔积液发生率相对较高。下腔静脉 – 右心耳分流术恢复了下腔静脉的血液回流，适用于下腔静脉阻塞病变较长而肝静脉相对通畅的病例。

（3）肠系膜上静脉－右心房分流术：以腹上区正中切口进腹，在横结肠系膜根部、屈氏韧带的右侧寻找肠系膜上静脉。进胸切口可采用胸骨切口或右前外胸切口。用直径 14 mm 或 16 mm 的人造血管一端与肠系膜上静脉行端侧吻合，另一端与右心耳吻合。

（4）根治性手术：对于腔静脉阻塞位置较高的隔膜型病例，可自右侧第 7 肋进胸，解剖出胸段及部分腹段下腔静脉后，控制病变的两端，纵行切开下腔静脉，切除病灶。如阻塞病变广泛或远端有大量血栓形成，可在体外循环下，纵向切开肝段下腔静脉，切除隔膜、血栓等病变，探查肝静脉并恢复其通畅，下腔静脉用 GORE-TEX 或 Dacron 补片修复。根治手术虽然直接去除了原发病灶，但在同时伴有下腔静脉炎症的病例中仍有复发的可能。

五、护理

（一）术前护理要点

1. 评估要点

（1）健康史及相关因素。①有无血液高凝状态（如口服避孕药、红细胞增多症）所致的肝静脉血栓形成；②有无肿瘤压迫静脉或侵犯肝静脉（如肝癌）、下腔静脉（如肾癌、肾上腺癌）等；③有无下腔静脉先天发育异常（如隔膜形成、狭窄、闭锁）等。

（2）症状体征。①肝大；②顽固性腹水；③上消化道出血；④脾大、脾亢；⑤胸腹壁静脉曲张；⑥双下肢静脉曲张、下肢水肿及色素沉着等。

（3）辅助检查：了解 B 超、下腔静脉造影、无创血管检查、CTA、MRA、血常规、肝功能检查等阳性结果。

（4）心理和社会支持状况。

2. 护理措施

（1）营养支持：高热量、优质蛋白、低脂、易消化软食，避免进食粗糙、干硬，带骨、渣、刺及辛辣刺激性食物，保持大便通畅，必要时遵医嘱使用缓泻剂。贫血或低蛋白血症患者，应遵医嘱少量多次输新鲜全血、血浆或白蛋白，必要时静脉营养支持。积极护肝治疗，避免使用损害肝肾的药物。

（2）腹水护理：有腹水及下肢水肿的患者应限制液体和钠的摄入，低盐饮食，定时测量腹围和体重，抬高双下肢，遵医嘱使用利尿药物，记录出入量，观察有无低钾、低钠血症等。

（3）活动与休息：卧床休息为主，避免打喷嚏、剧烈咳嗽、呕吐、用力解大便、负重等增加腹压的动作。

（4）预防感染：人工血管转流的患者术前三天进行肠道准备，进全流无渣饮食，每晚灌肠一次。备皮时，避免损伤皮肤，同时观察全身皮肤黏膜有无感染灶。训练患者深呼吸及有效咳嗽。

3. 并发症护理

（1）食道、胃底曲张静脉破裂出血：按上消化道出血护理常规。

（2）肝性脑病：按肝性脑病护理常规。

（二）术后护理

1. 评估要点

评估生命体征、腹部体征、水电解质和酸碱平衡情况，各引流管引流液颜色、量、性状，切口及周围敷料情况。评估有无人工血管吻合口出血、肝功能衰竭、移植血管栓塞及心力衰竭等并发症发生。

2. 护理措施

（1）维持循环稳定：①严密监测患者的心率、心律、血压、脉搏、呼吸、血氧饱和度，必要时监测中心静脉压。观察患者有无胸闷、心悸、出汗等症状。②根据中心静脉压、尿量、血压等来控制输液的总量及速度，防止心衰发生。③遵医嘱正确使用强心利尿剂，准确记录 24 小时出入量，每日测量腹围，监测水电解质和酸碱平衡状况。

（2）呼吸道管理。

（3）体位与活动：低半卧位，床头抬高 15° 左右，避免扭曲、压迫人工血管。采用轴式翻身法，使肩、髋关节保持在同一直线上，5 ~ 7 天后可遵医嘱下床活动。

（4）用药护理：遵医嘱正确使用抗凝药物，观察全身出血情况，延长注射部位按压时间，以免皮下出血，形成血肿。定期监测肝肾功能及凝血功能。

（5）导管护理：做好胸腔闭式引流管、心包引流管、腹腔引流管、胃管等导管的护理。

3. 并发症护理

（1）人工血管吻合口出血：表现为引流管短时间内引出较多血性液体，患者伴有面色苍白、口干、心率加快、血压下降等低血容量表现。一旦发生，立即报告医师，必要时做好手术准备。

（2）肝功能衰竭：按肝功能衰竭护理常规。

（3）移植血管栓塞。

（4）心力衰竭：表现为呼吸困难、心率加快、出汗、四肢末梢湿冷、尿少，可有两肺湿性啰音、浮肿等。严密监测心率、心律、血压、尿量变化等，遵医嘱吸氧及使用利尿剂、正性肌力药物等，注意观察药物疗效及不良反应，监测血钾变化。

（三）出院指导

1. 自我监测

若有鼻黏膜、牙龈出血，皮肤出现不明原因的红色瘀点或瘀斑等异常情况应及时来院就诊。

2. 活动与休息

注意休息、劳逸结合，避免重体力劳动及情绪波动。避免用力擤鼻涕、挖耳朵或鼻孔，避免提重物，选用软毛牙刷刷牙。

3. 饮食指导

高热量、高蛋白、高维生素饮食，避免进食坚硬、粗糙、辛辣刺激性食物，戒烟、戒酒。

4. 用药指导

服用华法林者每 5 ~ 7 天监测凝血功能，不可擅自停药或增减剂量。

5. 定期复诊

术后一个月复查，以后视病情可三个月或半年复查一次。

（黄婉妍）

第四节　下肢动脉硬化闭塞症

一、概述

下肢动脉硬化闭塞症（ASO）是指由于腹主动脉的末端至下肢动脉发生粥样硬化引起管腔不同程度的狭窄而造成肢体急慢性缺血的一组临床综合征。

流行病学调查显示吸烟、糖尿病、高脂血症、高血压病、高同型半胱氨酸血症、高凝状态、血液黏着性增高及高龄等是下肢动脉硬化性闭塞症的危险因素。其中吸烟与糖尿病的危害最大，二者均可使周围动脉疾病的发生率增高 3 ~ 4 倍，合并存在危险性更高。其次是高脂血症，尤其是血低密度脂蛋白胆固醇升高，与全身多部位动脉粥样硬化的发生密切相关。及时发现导致动脉硬化的危险因素并加以控制，能够延缓动脉硬化的进程，降低下肢动脉硬化性闭塞症的发生风险。

动脉硬化闭塞症的主要发病机制有下列几种学说。

1. 损伤及平滑肌细胞增生学说

各种损伤因素，如高血压、血流动力学改变、血栓形成、激素及化学物质刺激、免疫复合物、细菌病毒、糖尿病及低氧血症等，导致内皮细胞损伤。内皮细胞损伤后，分泌多种生长因子、趋化因子，刺激平滑肌细胞（SMC）向内膜迁移、增生、分泌细胞外基质并吞噬脂质形成 SMC 源性泡沫细胞，最终形成动脉硬化斑块。

2. 脂质浸润学说

该学说认为血浆中脂质在动脉内膜沉积，并刺激结缔组织增生，引起动脉粥样硬化。在该过程中，内皮细胞损伤、通透性增加及脂质转运障碍可能起主要作用。

3. 血流动力学学说

在动脉硬化的发病过程中，血流动力学因素也起到一定作用，并与动脉粥样硬化斑块的部位相互存在关联。研究证实，动脉硬化斑块主要位于血管壁的低切力区。而湍流则对斑块的破裂或血栓形成起到一定作用。

4. 遗传学说

遗传学调查显示，本病有家族史者比一般人群高 2 ~ 6 倍，可能是由于遗传缺陷致细胞合成胆固醇的反馈控制失常，以致胆固醇过多积聚。

二、临床表现

动脉粥样硬化患者的临床症状主要取决于肢体缺血的发展速度和程度。闭塞性病变的范围无论怎样广泛，只要动脉阻塞的病变发展速度缓慢，即可使侧支循环有效地建立，分支血流相应地增加，血液供应得以补偿，从而使组织遭受缺血和缺氧的程度可以缓和，临床上甚至没有明显的缺血症状。如果病变发展较快，侧支循环建立不完全，代偿有限，患者可出现明显的间歇性跛行和肢体疼痛等症状。根据患者症状的严重程度，按 Fontaine 分期，一般将临床表现分为 4 期。

第 1 期，轻微主诉期。患者仅感觉患肢皮温降低、怕冷，或轻度麻木，活动后易疲劳，肢端易发生足癣感染而不易控制。

第 2 期，间歇性跛行期。当患者在行走时，由于缺血和缺氧，较常见的是小腿的肌肉产生痉挛、疼痛及疲乏无力，必须停止行走，休息片刻后，症状有所缓解，才能继续活动。如再行走一段距离后，症状又重复出现。小腿间歇性跛行是下肢缺血性病变最常见的症状。

第 3 期，静息痛期。当病变进一步发展，而侧支循环建立严重不足，使患肢处于相当严重的缺血状态，即使在休息时也感到疼痛、麻木和感觉异常。疼痛一般以肢端为主。

第 4 期，组织坏死期。主要指病变继续发展至闭塞期，侧支循环十分有限，出现营养障碍症状。在发生溃疡或坏疽以前，皮肤温度降低，色泽为暗紫色。早期坏疽和溃疡往往发生在足趾部，随着病变的进展、感染，坏疽可逐渐向上发展至足部、踝部，或者小腿，严重者可出现全身中毒症状。

大多数动脉硬化闭塞性患者，根据病史和体格检查可做出诊断。

三、检查

（一）一般检查

因患者多为老年人，可能存在多种伴随疾病及动脉粥样硬化危险因素，需全面检查，包括血压、血糖、血脂测定及心、脑血管评估等。

（二）特殊检查

1. 节段性动脉收缩压测定

测量下肢动脉不同平面的压力水平，并双侧对比，如动脉存在明显狭窄，则其远端压力明显降低，可初步确定动脉有无病变及病变部位。

2. 踝肱指数（ABI）

应用多普勒血流仪与压力计，测算下肢踝动脉收缩压与上肢肱动脉收缩压之比。静息状态下 ABI 一般在 0.91 ～ 1.30，ABI ＞ 1.30 提示动脉管壁僵硬不易压瘪；ABI 在 0.41 ～ 0.90 提示存在轻－中度缺血；ABI ≤ 0.40，提示存在严重缺血。另外还有趾臂指数（TBI）可以了解末端动脉病变情况。

3. 经皮氧分压测定

通过测定局部组织的氧分压，可间接了解局部组织的血流灌注情况，评价其缺血程度；并可用来判断肢端溃疡、伤口的愈合趋势，经皮氧分压过低，提示伤口不易愈合。

4. 彩色多普勒超声

为常用筛查手段，可见动脉硬化斑块，管腔狭窄、闭塞等。该方法无创、方便且花费较低，但对于治疗的指导意义不大。

5. CT 血管成像（CTA）

已成为下肢动脉硬化性闭塞症的首选检查方法，可清楚显示动脉病变的部位、范围、程度，明确诊断，并为治疗方案的确定提供帮助。不足之处是由于需使用含碘对比剂，对肾功能可能造成影响，肾功能不全者慎用。

6. 磁共振血管成像（MRA）

同 CTA，亦可为下肢动脉硬化闭塞症提供明确的影像学诊断，优点是无须使用含碘对比剂，但对钙化的分辨能力差，并可能会高估病变的严重程度。

7. 数字减影血管造影（DSA）

为诊断下肢动脉硬化性闭塞症的金标准，能确切显示病变部位、范围、程度、侧支循环情况，延迟现象可评价远端流出道的情况。DSA 对于病变的评估及手术方式的选择均具有重要意义。在有条件的医院，可在造影的同时行血管腔内治疗，同期解决动脉病变。

四、治疗

（一）非手术治疗

尽管动脉硬化闭塞症的病因尚未完全了解，但控制与该病有关的因素可以使病情稳定。另外，对大多数间歇性跛行的患者首先行非手术疗法，可以得到很好的临床治疗效果。

（1）戒烟：吸烟与下肢缺血性疾病的关系已经很明确，吸烟者发生间歇性跛行是非吸烟者的 9 倍。间歇性跛行患者中 90% 以上是吸烟者。吸烟可以从多方面对动脉硬化产生影响。因此，戒烟是下肢动脉硬化闭塞症的重要治疗措施。对戒烟的重要性无论怎样强调都不过分。Quick 报道间歇性跛行的患者停止吸烟后症状改善，踝动脉压增高。血管移植术后，戒烟者 5 年通畅率 77%，而继续吸烟者仅 42%。

（2）运动锻炼：适当有规律地进行步行锻炼，可以使 80% 以上患者的症状得到缓解。通过运动使症状得到缓解的作用机制尚不清楚。以前认为运动可以使侧支血管增多、口径变大、血流量增加，但是现有的资料及检查手段并不支持这一学说。目前认为运动使肌肉内的酶发生了适应性的变化，使之更有效地从血流中吸取氧。从腘静脉采血化验发现，经过运动锻炼的患者，氧的摄取量明显增加。运动锻炼的方法是，患者坚持步行直到症状出现后停止，待症状消失后再步行锻炼，如此反复运动每天坚持 1 小时。

（3）降血脂药物：血脂过高的患者经饮食控制后血脂仍不降者，可用降血脂药物治疗，目前常用的药物有烟酸肌醇、苯扎贝特、氯贝丁酯、辛伐他汀、考来烯胺、多烯脂肪酸、维生素 C、脉通等。

（4）降血压药物：动脉硬化闭塞症的患者有 40% ~ 50% 伴有高血压，常给手术带来一定的危险性，故应同时治疗高血压。常用的降血压药物有复方降压片、美托洛尔、卡托普利、珍菊降压片等，需根据降压情况调节剂量。

（5）血管扩张药物：应用血管扩张药物后可解除血管痉挛和促进侧支循环，从而改善患肢血液供应。常用药物有地巴唑、硝苯地平、烟酸、西洛他唑、前列腺素 E_1、罂粟碱、己酮可可碱等。

（6）降低血黏度药物：下肢动脉硬化闭塞症患者带有血黏度增高的倾向，常用的降血压药物有肠溶阿司匹林、去纤酶、红花注射液等。

（二）手术疗法

（1）经皮穿刺动脉腔内成形术：局部或多处短段狭窄者，可经皮穿刺法向狭窄的动脉段插入球囊扩张导管，也可用腔内激光术或斑块旋切导管，施以扩张。管腔获再通后，酌情放置各型血管腔内支架，如 Palmaz、Strecker 或自展型或记忆金属型支架，以提高疗效。

（2）动脉血栓内膜剥脱术：适用于短段病变者。但术后早期易并发血栓形成，后期可再度发生狭窄。近年来已少用于肢体动脉。但颈动脉分叉部病变血栓内膜切除术的疗效尚较满意。

（3）血管旁路移植术：采用自体大隐静脉或各类人工血管，于阻塞段的近、远侧之间作搭桥转流。主 – 髂动脉病变者，可采用腹主 – 股或髂动脉旁路手术。对年龄大、全身情况不良者，可选用较为安全的解剖外旁路手术，包括腋 – 股动脉旁路手术和股 – 股动脉旁路手术。腹主 – 股总动脉旁路手术后 5 年通畅率约为 80%，解剖外旁路手术约为 50%。股 –

腘动脉病变者，可采用自体大隐静脉做旁路转流术。手术方法有两种：①将大隐静脉段倒置后在阻塞段近、远侧搭桥转流；②让大隐静脉处于原位，用特制的器械置入大隐静脉腔内，逐一破坏其瓣膜，并将所有属支加以结扎，最后将其近、远侧端分别与阻塞段的近、远侧动脉作吻合，称为大隐静脉原位移植术。

（4）腰交感神经切除术、远侧动静脉转流术（静脉动脉化）和带蒂或游离大网膜移植术：适用于动脉主干广泛性闭塞、无法施行旁路转流手术者。近侧动静脉转流无法将动脉血流逆向肢端，不应予以提倡。只要肢端有流出道或通畅动脉便应争取做动脉与动脉架桥术。确无流出道者才考虑大网膜移植、交感神经切除术和远侧静脉动脉化术。

五、护理

（一）术前护理要点

1. 评估要点

（1）健康史及相关因素。①有无吸烟史及被动吸烟史；②有无高血压、高胆固醇血症、糖尿病史；③有无家族遗传史；④是否从事紧张工作，生活有无规律，平常运动量的多少。

（2）症状体征。①间歇性跛行；②静息痛；③组织坏死及足趾溃疡或坏疽；④肌肉萎缩，关节僵硬。

（3）辅助检查：了解踝肱指数（ABI）可直接反映肢体各部位的缺血程度。了解血管磁共振、血管造影、CTA、MRA 检查等阳性结果。

（4）心理和社会支持状况。

2. 护理措施

（1）患肢护理。①肢体保暖，避免用热水袋或热水给患肢直接加温；②保持足部清洁，每日温水洗脚后用毛巾擦干，避免用力摩擦、揉搓皮肤；③保持皮肤干燥、滋润，穿棉袜及透气性良好的松软鞋子，足部可涂润滑油保持滋润；④修剪趾甲时避免损伤皮肤。卧床时足跟部避免受压；⑤观察下肢有无疼痛、皮色苍白、皮肤温度降低、感觉迟钝、运动障碍和末梢动脉搏动消失等缺血症状。

（2）疼痛管理：有效镇痛，绝对戒烟。遵医嘱使用血管扩张剂，必要时适当给予镇静止痛药物。疼痛发作时绝对卧床休息，患肢下垂，增加供血，避免肢体剧烈活动。

（3）功能锻炼：对无静息痛的间歇性跛行患者可做行走锻炼，刚出现跛行时不能停止，应坚持到患者肌肉酸痛不能忍受为止，休息几分钟后，再继续锻炼。

避免长时间站立或剧烈运动。对静息痛患者指导进行 Buerger 运动，促进侧支循环的建立，以疼痛的出现作为活动量的指标。Buerger 运动：患者仰卧，患肢抬高 60°，保持 3 分钟；然后坐起，使小腿下垂于床边，持续 5 分钟；再仰卧，下肢平放于床上 5 分钟。每次练习 10 次 Buerger 运动，每天练习 3 ~ 5 次。

（4）安全护理：患肢疼痛剧烈者应防止坠床及跌倒，指导患者扶栏行走，夜间必须有床栏保护。

（5）饮食管理：避免高脂、高糖饮食。

（6）并发症观察：密切观察患者有无心梗、脑梗表现，有任何先兆应立即报告医师，配合医师抢救。

（7）心理护理：肢端疼痛和坏死常使患者产生抑郁情绪，医护人员应关心体贴患者。告知患者坏死肢体失去功能有可能会自行脱落或者手术截肢，使患者有充分思想准备。

3. 并发症护理

肢体坏死。保持创面干燥，及时换药，感染严重可用 1 ∶ 5000 高锰酸钾液或碘伏液浸泡患肢，每日 2 次。必要时手术截肢。

（二）术后护理要点

1. 评估要点

评估生命体征、腹部体征、患肢末梢血液循环、水电解质和酸碱平衡情况，切口及周围敷料情况。评估有无出血、动脉栓塞、动脉内血栓形成、下肢深静脉血栓形成、血管吻合口狭窄、肢体缺血坏死等并发症发生。

2. 护理措施

（1）体位与活动：行人工血管重建术患者，术后床头抬高 15° 左右，取斜坡卧位，避免髋关节、膝关节过度屈曲，以防人工血管受压及吻合口扭曲撕裂。术后 5 ~ 7 天绝对卧床，以后视患者病情决定下床活动时间。

（2）用药护理：遵医嘱正确使用抗凝药物，观察全身出血情况，延长注射部位按压时间，以免皮下出血形成血肿。定期监测凝血功能常规。

3. 并发症护理

（1）动脉栓塞、动脉内血栓形成：表现为肢体剧烈疼痛、麻木，足背胫后动脉搏动减弱或消失，皮肤颜色苍白，皮肤温度降低。一旦发生，应及时报告医师，做好溶栓、取栓准备。

（2）下肢深静脉血栓形成。

（3）血管吻合口狭窄：依狭窄程度表现为肢体不同程度的血运改变。通知医师，遵医嘱做好术前准备。

（4）肢体缺血坏死：表现为肢体缺血、疼痛甚至坏死。一旦发生，立即通知医师处理。

（三）出院指导

1. 自我监测

如出现肢体疼痛、皮肤颜色苍白、皮肤温度降低等应及时就诊。

2. 保护患肢

（1）每日用温水洗脚，过冷过热的水均会造成小血管痉挛闭塞。

（2）保持皮肤干燥、滋润，穿棉袜及透气性能良好的松软鞋子，避免足部损伤。

（3）足部严禁使用热水袋、电热毯。

（4）注意患肢保暖，避免寒冷刺激。

3. 坚持运动锻炼

（1）步行锻炼，每天至少2次，每次至少30分钟。

（2）注意锻炼的速度，应循序渐进，避免损伤足部。

（3）运动时，刚出现跛行时不能停止，应坚持到患者肌肉酸痛不能忍受为止，休息几分钟后，再继续锻炼。

4. 饮食指导

高纤维、高维生素、低脂、清淡、易消化饮食，避免高糖、刺激性食物。绝对戒烟，避免主动或被动吸烟。

5. 用药指导

遵医嘱服用抗凝、抗血栓药物，避免擅自停药或随意增减剂量。

6. 定期复诊

定期复查凝血功能，监测ABI和彩超等。

（黄婉妍）

第五节　下肢静脉曲张

一、概述

下肢静脉曲张（VV）是一种以下肢浅静脉曲张、迂曲为主要表现的常见病。

（一）病因

1. 静脉壁薄弱和瓣膜缺陷

静脉壁相对薄弱，在静脉压作用下可以扩张，瓣窦处的扩张导致原有的静脉瓣膜无紧密闭合，发生瓣膜功能相对不全，血液倒流。瓣膜发育不良或缺失，亦不能发挥有效防止倒流作用，导致发病。

2. 静脉内压持久升高

静脉血本身由于重力作用，对瓣膜产生一定的压力，正常情况下对其不会造成损害，但当静脉内压力持续升高时，瓣膜会承受过重的压力，逐渐松弛、脱垂、使之关闭不全。这多见于长期站立工作，重体力劳动、妊娠、慢性咳嗽、长期便秘等。

3. 年龄、性别

由于肢体静脉压仅在身体长度达最高时方达最高压力，青春期前身体不高，故静脉口径较小，均可防止静脉扩张，所以尽管30岁前有患严重静脉曲张，但大多数是随年龄增长，静脉壁和瓣膜逐渐失去其张力，症状加剧迫使患者就医。

静脉曲张以女性多见，可能由于妊娠能诱发或加重静脉曲张。但在没有妊娠的女性，其发病率也比男性高（男：女＝1：3），其原因可能是女性骨盆较宽大，血管结构过度弯曲，以及月经期、妊娠期和绝经期时均可使骨盆内的静脉增加充血。妊娠期易发生静脉曲张的另一原因是妊娠期四肢浅静脉的张力降低，使其易于扩张，这种情况在产后可恢复。

（二）发病机制与病理

正常情况下，下肢静脉回流是依靠心脏冲动而产生的舒缩力量，在深筋膜内包围深静脉的肌肉产生的泵的作用，以及呼吸运动时胸腔内负压吸引三方面的协同作用。静脉瓣膜起着血液回流中单向限制作用。若有瓣膜缺陷，则单向限制作用就会丧失，而引起血液倒流对下一级静脉瓣膜产生额外冲击，久之就会导致下级静脉瓣膜的逐级破坏。静脉中瓣膜的破坏使倒流的血液对静脉壁产生巨大压力，即可引起静脉相对薄弱的部分臌胀。而长期站立、重体力劳动、妊娠、慢性咳嗽、长期便秘等可使静脉内压力增高，进一步加剧了血液对瓣膜的冲击力和静脉壁的压力，导致静脉曲张。长期的静脉曲张，血液淤滞，最终产生淤积性皮炎，色素沉着和慢性硬结型蜂窝织炎或形成溃疡。

曲张静脉的病理变化主要发生在静脉壁的中层。在初期，中层的弹力组织和肌组织都增厚，这种变化可视为静脉压力增大所引起的代偿性反应。至晚期，肌组织和弹力组织都萎缩、消失，并为纤维组织所替代，静脉壁变薄并失去弹性而扩张。静脉瓣也发生萎缩、硬化。病变静脉周围组织的微循环亦由于静脉压的增高而发生障碍，引起营养不良，导致纤维细胞的增生。病变部位的皮下组织弥漫性纤维变性并伴水肿，水肿液内含大量蛋白质，这些蛋白质又可引起纤维组织增生。静脉淤滞使淋巴管回流受阻，淋巴液中含有大量的蛋白质又加重了组织纤维化。如此恶性循环的结果是局部组织缺氧，抗损伤能力降低，因而容易发生感染和溃疡。

二、临床表现

临床上把静脉曲张分成六级，一级比一级严重。

第一级：毛细血管的扩张，很多女士在大腿、小腿有一些红色的像蜘蛛网状的毛细血管扩张。

第二级：小腿上会有像蚯蚓状的青筋暴露，稍微有一些突出，呈网状或团状，数量也明显增多。

第三级：除了静脉曲张以外还有水肿，走路时间长了小腿会肿胀、不舒服。

第四级：出现色素沉着、湿疹，很多患者会去皮肤科就诊，涂了外用药也不见效果，实际上是大隐静脉曲张引起的改变，皮肤增厚，营养障碍。

第五级：皮肤会出现溃疡，但溃疡可以愈合。

第六级：皮肤有不愈合的溃疡，多发生在内踝，最严重的情况就是发生溃疡、溃烂，皮肤发硬，整个脚变黑。

三、检查

1. 深静脉通畅试验（Perthes 试验）

用来测定深静脉回流情况，下肢静脉曲张患者的深静脉往往是通畅的。方法是在大腿用一止血带阻断大隐静脉干，嘱患者连续用力踢腿或下蹲，由于下肢运动，肌肉收缩，浅静脉血液经深静脉回流而使曲张静脉萎陷空虚。如深静脉不通或有倒流使静脉压力增高则曲张静脉压力不减轻，甚至反而曲张更显著。

2. 大隐静脉瓣膜功能试验（Trendelenburg 试验）

用来测定大隐静脉瓣膜的功能，单纯性下肢静脉曲张患者的大隐静脉瓣膜功能丧失。方法是患者平卧位，下肢抬高，排空浅静脉内的血液，用止血带绑在大腿根部卵圆窝下方。随后让患者站立，10 秒内解开止血带，大隐静脉血柱由上向下立即充盈，则提示大隐静脉瓣膜功能不全。病变部位极可能位于卵圆窝水平，深静脉血通过隐股静脉连接点泄入浅静脉系统。浅静脉缓慢地（超过 30 秒）逐渐充盈，属于正常情况，是血液由毛细血管回流入静脉内的缘故。如果患者站立后，止血带未解开而止血带下方的浅静脉迅速充盈，说明反流入该静脉的血液来自小隐静脉或某些功能不全的交通静脉。

3. 交通静脉瓣膜功能试验（Pratt 试验）

患者平卧，抬高患肢，在大腿根部扎止血带，先从足趾向上至腘窝缚缠第一根弹力绷带，再自止血带处向下，扎上第二根弹力绷带，一边向下解开第一根弹力绷带，一边向下继续缚缠第二根弹力绷带，如果在两根弹力绷带之间的间隙内出现曲张静脉，即意味着该处有功能不全的交通静脉。

四、治疗

1. 压迫治疗法

使用医用弹力袜，医用循序减压弹力袜在脚踝部建立最高支撑压力，顺着腿部向上逐渐递减，在小腿肚减到最大压力值的 70% ~ 90%，在大腿处减到最大压力值的 25% ~ 45%，压力的这种递减变化可使下肢静脉血回流，有效地缓解或改善下肢静脉和静脉瓣膜所承受压力。弹力袜最好是在清晨尚未起床时穿着，一直到夜间睡前再脱掉。

2. 硬化剂治疗

将高张性溶液（如高浓度盐水或硬化剂）注射到曲张的静脉，破坏血管内膜，使其消失。但仅能治疗小的曲张血管，且治疗中可能会有剧痛、色素沉淀，甚至发炎、红肿、溃烂等后遗症，且有容易复发及复发后难以处理的问题，所以仅适用少数淤血患者。

3. 外科抽除手术

在腹股沟做切口，切断结扎或抽出大隐静脉，需要半身或全身麻醉，需住院 2 ~ 3 天。若静脉曲张太厉害，可能需要数个小伤口，一段段地抽除曲张静脉。治疗完整但有皮下瘀青及伤口较疼痛的缺点。

4. 血管外激光或脉冲光

和去除斑点的激光美容原理一样，优点是只需局部麻醉，治疗时间短，疼痛低，伤口相当小，不会留下难看瘢痕，可立刻行走。但只针对微细的蜘蛛状静脉曲张，要自费且需数次疗程才有效。

5. 血管内烧灼治疗

在膝盖或足踝内侧做小切口，放入极细的导管，用高频波（或称射频）或雷射光束烧灼、阻断曲张的静脉血流。单纯的血管内烧灼治疗手术有可在局部麻醉情况下进行、不必住院、瘢痕与疼痛较少、治疗后绑上弹绷就可走动、成功率高等优点。不过需自费，且大多数病患可能不仅单以此法即可解决，需辅以其他方式（如微创静脉曲张旋切系统）才可有较完整治疗。

6. 微创静脉曲张旋切内视镜系统

使用内视镜及抽吸旋切方式将蚯蚓般的静脉绞碎吸出，伤口比传统手术小，较美观，但有麻醉及住院需要且耗材需自费。

7. 静脉曲张激光闭合术（静脉 EVLT 技术）

应用半导体激光传导的特性，将细细的光导纤维穿刺进血管内，通过传导激光，精确损毁血管内膜，使静脉纤维化达到血管闭合的目的，迄今为止，EVLT 激光治疗术是治疗静脉曲张损伤最小、操作最简便、方法最安全、名副其实的微创技术。

8. 中药物理治疗法

物理治疗就是利用药物分子的渗透性，使药物分子通过皮肤等直达病灶，要求药物具有分子小，能直达病灶，高活性等特点，是较安全的治疗方法，如脉管舒就是这样的药物，像治疗静脉曲张这种病，一般的口服药物很难到达患处，药物分子几乎被分解了，而脉管舒、脉溃康就是这类药品，就是通过外用贴敷，药物靶向进入病灶，保证药物充分利用，来改善高血凝、血液淤滞的情况，有效缓解静脉曲张引起的肿、胀、酸、沉等症状，按疗程使用，对静脉曲张具有良好的平复作用。

9. 生活上缓解下肢静脉曲张

每晚睡觉前，要养成用热水洗脚的习惯，忌用冷水洗脚。用热水洗脚，能消除疲劳，有利睡眠，更能活血化瘀。

经常游泳可使肌体压力得到减轻，而水的压力则有助于增强血管弹性。常进行腿部按摩，两手分别放在小腿两侧，由踝部向膝关节，揉搓小腿肌肉，可帮助静脉血回流。

五、护理

（一）术前护理要点

1. 评估要点

（1）健康史及相关因素。①有无家族史；②有无下肢静脉曲张发病史；③发病与职业的关系，如是否从事长期站立、负重的工作；④发病与基础疾病的关系，如有无长期咳嗽、便秘等。

（2）症状体征：早期仅为下肢浅静脉曲张、蜿蜒扩张、迂曲。后期出现轻度肿胀和足靴区皮肤营养性变化，如皮肤萎缩、脱屑、瘙痒、色素沉着、皮肤和皮下组织硬结、小腿皮肤湿疹和溃疡、反复发作性血栓性静脉炎、曲张静脉破裂出血等。

（3）辅助检查：了解血小板计数、凝血功能、深静脉通畅及瓣膜功能检查等阳性结果。

（4）心理和社会支持状况。

2. 护理措施

（1）促进下肢静脉回流，减轻下肢静脉内压力：患肢穿弹力袜或使用弹力绷带，卧床休息，卧床时抬高患肢高于心脏 30 cm 左右。避免站立过久或行走过多，避免用力排便增加腹压。

（2）严格备皮：重点为腹股沟手术区域的皮肤，注意会阴、肛门的皮肤清洁。

3. 并发症护理

（1）局部出血：表现为局部曲张静脉破裂出血或皮下渗血。一旦发生，应先抬高患肢，用弹力绷带加压包扎，必要时缝扎破裂的静脉。

（2）感染：并发血栓性静脉炎、丹毒或静脉周围炎时，患者应卧床休息，抬高患肢，遵医嘱使用抗生素及 50% 硫酸镁湿敷、红外线照射。患有湿疹性皮炎者，应保持皮肤清洁干燥，局部涂擦湿疹软膏，剪短指甲，避免搔抓皮肤，以防皮肤破损继发感染。

（3）溃疡：静脉曲张明显并伴有小腿溃疡者，可每日 2 次行 1 ∶ 5000 高锰酸钾溶液或碘伏液浸泡局部，直至创面干燥、无感染方可手术。

（二）术后护理要点

1. 评估要点

评估生命体征、患肢末梢血液循环、水电解质和酸碱平衡情况，切口及周围敷料情况。评估有无出血及血肿、股静脉损伤及隐神经损伤等并发症发生。

2. 护理措施

活动与休息：卧床休息，抬高患肢高于心脏 30 cm 左右，腘窝处垫软枕，被动或主动活动足趾。鼓励患者早期活动，术后 24 ~ 48 小时后可拆除绷带，改穿医用弹力袜下地行走。

3. 并发症护理

（1）出血及血肿：表现为腹股沟处切口渗血、血肿或远端肢体手术部位渗血，应立即通知医师换药及调整绷带松紧度或沙袋压迫。

（2）股静脉损伤：表现为患侧肢体疼痛难忍、远端肢体肿胀明显。一旦发生，立即报告医师，抬高患肢，遵医嘱做好溶栓准备。

（3）隐神经损伤：表现为下肢内侧感觉下降或缺如。一旦发生，立即报告医师，遵医嘱使用神经营养药物。

（4）下肢深静脉血栓形成。

（三）出院指导

1. 切口护理

腹股沟切口保持干燥清洁，避免污染。2 周后拆线，拆线 2 天后方可沐浴。切口如有红肿、渗出应及时来院就诊。

2. 活动与休息

3 个月避免重体力劳动及过久站立、行走，卧床休息时尽量抬高患肢，坐时避免双膝交叉。

3. 肢体保健

术后 6 个月内必须穿医用弹力袜，下肢有溃疡者，坚持穿 2 年以上，失去弹性要及时更换。非手术治疗患者应坚持长期使用弹力袜或弹力绷带。

4. 定期复诊

根据医嘱定期复诊。

（黄婉妍）

第六节　深静脉血栓

一、概述

深静脉血栓（DVT）形成是指血液在深静脉内不正常地凝结、阻塞管腔，导致静脉回流障碍。全身主干静脉均可发病，以下肢静脉多见，又以左下肢最为多见，男性略多于女性；因人种与生活饮食习惯的不同，欧美国家发病率高于我国，但我国人口基数较大，每年新发患者数仍较多。若未予及时治疗，将造成程度不一的慢性深静脉功能不全，影响生活和工作，甚至致残。近年来，深静脉血栓形成的发病率有增加的趋势。

（一）生理

血栓形成后可向主干静脉近端和远端滋长蔓延；随后，可在纤溶酶的作用下溶解消散，或血栓与静脉壁粘连并逐渐机化；最终形成边缘毛糙、管径粗细不一的再通静脉。同时因静脉瓣膜的破坏，造成继发性深静脉瓣膜功能不全。

（二）病因

静脉壁损伤、血流缓慢和血液高凝状态是导致深静脉血栓形成的三大因素，但在上述三种因素中，任何一个单一因素往往都不足以致病，常常是两个以上因素综合作用的结果，其中血液高凝状态是最重要的因素。

1. 静脉损伤时

可因内膜下层及胶原裸露而启动内源性凝血系统，形成血栓。

2. 血流缓慢

主要见于长期卧床、手术，以及肢体制动的患者。

3. 血液高凝状态

主要见于妊娠、产后、术后、创伤、肿瘤、长期服用避孕药等情况，可由于血小板数增高、凝血因子含量增加、抗凝血因子活性降低而造成血管内异常凝结形成血栓。

4. 恶性肿瘤及其他病史

据报道，19% ~ 30% 的 DVT 患者存在恶性肿瘤，在普外科手术中，高达 29% 的恶性肿瘤患者并发 DVT。恶性肿瘤患者发生 DVT 的机制是多源性的，因 90% 的肿瘤患者凝血机制异常，可能是肿瘤释放的物质直接或间接地激活了凝血酶原系统致凝血机制异常。既往有静脉血栓形成史者，DVT 发病率为无既往史的 5 倍。

5. 其他

女性、高龄、吸烟、糖尿病、肥胖、小腿水肿、尿毒症、下肢静脉曲张、心功能不全、凝血机制异常等均易发生 DVT。

二、临床表现

因血栓形成的部位不同，临床表现各异。主要表现为血栓静脉远端回流障碍。患肢疼痛、肿胀、浅静脉曲张、皮肤颜色的改变、水疱，并可有全身症状如发热、休克等。

1. 上肢深静脉血栓形成

（1）腋静脉血栓：主要表现为前臂和手部肿胀、疼痛，手指活动受限。

（2）腋 – 锁骨下静脉血栓：整个上肢肿胀，伴有上臂、肩部、锁骨上和患侧前胸壁等部位的浅静脉扩张。上肢下垂时，症状加重。

2. 上、下腔静脉血栓形成

（1）上腔静脉血栓：在上肢静脉回流障碍的临床表现基础上，还有面颈部和眼睑肿胀、球结膜充血水肿；颈部、胸壁和肩部浅静脉扩张；常伴有头痛、头胀及其他精神系统和原发疾病的症状。常见于纵隔器官或肺的恶性肿瘤。

（2）下腔静脉血栓：表现为双下肢深静脉回流障碍和躯干的浅静脉扩张。主要是由于下肢深静脉血栓向上蔓延所致。

3. 下肢深静脉血栓形成

最常见，根据血栓发生的部位、病程及临床分型不同而有不同的临床表现。

（1）中央型：血栓发生于髂－股静脉，左侧多于右侧。表现为起病急骤，患侧髂窝、股三角区有疼痛和压痛，浅静脉扩张，下肢肿胀明显，皮温及体温均升高。

（2）周围型：包括股静脉及小腿深静脉血栓形成。前者主要表现为大腿肿痛而下肢肿胀不严重；后者的特点为突然出现小腿剧痛，患足不能着地和踏平，行走时症状加重，小腿肿胀且有深压痛，距小腿关节过度背屈试验时小腿剧痛（Homans 征阳性）。

（3）混合型：为全下肢深静脉血栓形成。主要表现为全下肢明显肿胀、剧痛、苍白（股白肿）和压痛，常有体温升高和脉率加速；任何形式的活动都可使疼痛加重。若进一步发展，肢体极度肿胀而压迫下肢动脉并出现动脉痉挛，从而导致下肢血供障碍，足背和胫后动脉搏动消失，进而足背和小腿出现水疱，皮肤温度明显降低并呈青紫色（股青肿）；若处理不及时，可发生静脉性坏疽。

三、检查

1. 一般检查

（1）血液 D- 二聚体浓度测定：在临床上有一定的实用价值，若有 D- 二聚体升高，表明有血栓形成而激发的继发性纤溶反应，可提示机体内有血栓形成。

（2）血常规：急性期常有白细胞总数和中性粒细胞轻度增加。

（3）血液黏稠度、血液凝固性、血液流变学和微循环检查。

2. 专科检查

（1）超声多普勒检查：通过测定静脉最大流出率可判断下肢主干静脉是否有阻塞，可准确判断静脉内是否有血栓及血栓累及的范围，但对小静脉的血栓敏感性不高。

（2）静脉造影：可直接显示下肢静脉的形态、有无血栓存在、血栓的形态、位置、范围和侧支循环。

（3）放射性核素检查：新鲜血栓对 ^{125}I 凝血因子的摄取量远远大于等量血液的摄取量，基于此，若摄取量超过正常的 5 倍，即提示早期血栓形成。

（4）CT 静脉造影和肺动脉造影：可明确下肢深静脉、下腔静脉及肺动脉的情况，是诊断下肢深静脉血栓的重要方法，怀疑肺动脉栓塞时首选此方法。

四、治疗

治疗包括非手术治疗和手术取栓两类。急性期以血栓消融为主，中晚期则以减轻下肢静脉淤血和改善生活质量为主。

（一）非手术治疗

非手术治疗包括一般处理、溶栓、抗凝和祛聚疗法。

1. 一般处理

卧床休息，抬高患肢，适当利用利尿剂，以减轻肢体肿胀。

2. 祛聚药物

如阿司匹林、右旋糖酐、双嘧达莫、丹参等，能扩充血容量、降低血黏度，防治血小板聚集。

3. 溶栓治疗

链激酶、尿激酶、组织型纤溶酶原激活剂等，能激活血浆中的纤溶酶原成为纤溶酶，使血栓中的纤维蛋白裂解，达到溶解血栓的目的。

4. 抗凝治疗

普通肝素或低分子肝素，降低机体血凝功能，预防血栓形成、防止血栓繁衍。

（二）手术疗法

常用于下肢深静脉，尤其髂－股静脉血栓形成不超过48小时者。对已出现股青肿征象，即使病情较重者，亦应行手术取栓以挽救肢体。采用Fogarty导管取栓，术后辅以抗凝、祛聚疗法，防止再发。

（三）药物治疗

常用药物有尿激酶、重组链激酶、重组组织纤溶酶原激活物等药物，溶于液体中经静脉滴注，共7～10天。

尿激酶：为外源性纤溶酶原激活物。主要用于肺栓塞及其他血栓栓塞性疾病，是目前国内应用最广泛的溶栓药。不良反应较轻，无变态反应。

重组链激酶：能有效特异地溶解血栓或血块，能治疗以血栓形成为主要病理变化的疾病。

重组组织纤溶酶原激活物：又名艾通立、爱通立，是用于急性心肌梗死的溶栓治疗；血流不稳定的急性大面积肺栓塞的溶栓疗法的药物。

通过肝素和香豆素类抗凝剂预防血栓的繁衍和再生，促进血栓的消融。大多先用肝素，继以香豆素类药物，一般用华法林，维持3～6个月。

五、护理

保守治疗患者的护理评估如下。

（一）一般评估

包括血栓形成的诱因、局部和全身症状，以及既往病史和生活史。

1. 一般情况

患者的年龄、性别、婚姻和职业。

2. 血栓形成的诱因

患者近期有无外伤、手术、妊娠分娩、感染史。

3. 既往史

有无长期卧床、输液史、服用避孕药及肢体固定等，有无肿瘤或出血性疾病。

（二）身体评估

1. 局部

（1）腘动脉搏动和足背动脉搏动是否正常。评估动脉搏动时应注意患侧与健侧对称部位的对比，若出现动脉搏动减弱或消失，提示动脉供血不足。

（2）判断下肢皮肤颜色是淡红色、紫色，还是红色。

（3）Homans 征：当足背伸按压腓肠肌时出现疼痛为阳性，以“+”表示；无疼痛为阴性，以“-”表示。

（4）疼痛评估：使用疼痛强度评估工具，如视觉模拟法、五指法等。

（5）肿胀程度评估：Ⅰ度肿胀，皮纹变浅；Ⅱ度肿胀，皮纹消失；Ⅲ度肿胀，出现水疱。

（6）皮肤温度：评估动脉搏动和皮肤温度时应注意患侧与健侧对称部位的对比，若出现动脉搏动减弱或消失，皮肤温度降低，提示动脉供血不足。

（7）主观感觉麻痹：有或无。

（8）测量小腿周径：小腿周径是指小腿最粗部位的周长。

（9）局部伤口情况：局部伤口有无红、肿、压痛等感染征象。

2. 全身

（1）评估患者是否伴有头痛、头胀等其他症状。

（2）溶栓及抗凝治疗期间有无出血倾向：如皮下出血点，鼻、牙龈出血，穿刺点和伤口渗血，血尿和黑便等。

（三）心理社会支持状况

（1）突发的下肢剧烈胀痛和肿胀有无引起患者的焦虑与恐惧。

（2）患者及家属对预防本病发生的有关知识的了解程度。

（四）辅助检查阳性结果评估

1. 心电图

心率（律）是否有改变；心电图 ST 段是否有洋地黄作用样改变；反映左、右心室肥大的电压是否有改变。

2. 电解质

心力衰竭可引起电解质紊乱常发生于心力衰竭治疗过程中，尤其多见于多次或长期应用利尿剂后，其中低血钾和失盐性低钠综合征最为多见，所以需要结合出入量与生化检查结果综合做动态分析。

（五）常用药效果的评估

1. 抗凝药物的评估要点

（1）每周定时监测凝血功能，如凝血酶原时间、部分激活凝血酶时间及国际标准化比值（INR）等。一般将 INR 控制在 2 ～ 3。

（2）观察抗凝状况。①肝素：静脉注射 10 分钟后即产生抗凝作用，但作用时间短，一般维持 3 ～ 6 小时。维持凝血时间超过正常值（试管法，4 ～ 12 分钟）约 2 倍为宜。若测得凝血时间为 20 ～ 25 分钟，应请示医师调整用药剂量。②香豆素类药物：一般在用药后 20 ～ 48 小时才开始起效。半衰期长，有药物积累作用，停药后 4 ～ 10 天药物作用才完全消失。用药期间应每日测定凝血酶原时间，测定结果应控制在正常值的 20% ～ 30%。

（3）观察出血倾向：应用抗凝药物最严重的并发症是出血。因此，在抗凝治疗时要严密观察有无全身性出血倾向和切口渗血情况。每次用药后在专用记录单上记录时间、药名、剂量、给药途径和凝血时间、凝血酶原时间的检查化验结果。如果出血是由于抗凝剂过量所致，应暂停或减量使用药物，必要时给予鱼精蛋白拮抗、静脉注射维生素 K_1、输新鲜血。

2. 溶栓药物的评估要点

常用药物为纤溶酶，主要作用是水解血栓内的纤维蛋白而达到溶栓目的，维持 10 ～ 14 天。

3. 祛聚药物的评估要点

药物包括低分子右旋糖酐、双嘧达莫（潘生丁）和丹参等。既能扩充血容量，稀释血液，降低黏稠度；又能防止血小板凝聚，常作为辅助疗法。

（六）易感因素的评估要点

Hull 等将患者的 DVT 易感因素分为低、中、高三种。

1. 低危组患者

年龄＜ 40 岁，全身麻醉下腹部或胸部手术时间在 30 分钟之内。这些患者发生 DVT 的概率＜ 10%，其近心侧的 DVT 概率＜ 1%，致命性肺动脉栓塞的概率＜ 0.01%。

2. 中危组患者

年龄＞ 40 岁，在全身麻醉下手术＞ 30 分钟，还有以下几种因素，包括恶性肿瘤、肥胖、静脉曲张、瘫痪、长期卧床或心力衰竭。在没有预防措施的中危组患者中患小腿 DVT 的概率为 10% ～ 40%，下肢近心侧患 DVT 的概率为 2% ～ 10%，致命性肺动脉栓塞的概率为 0.1% ～ 0.7%。

3. 高危组患者

有 DVT 或肺动脉栓塞病史，有严重外伤史，因恶性肿瘤需行腹部或盆腔的广泛手术，下肢（特别是髋关节）大手术的患者都属高危组。如果没有预防措施，这些患者患小腿 DVT 的概率为 40% ～ 80%，下肢近心侧 DVT 的概率为 10% ～ 20%，致命性肺动脉栓塞的概率为 1% ～ 5%。

手术治疗患者的护理评估如下。

术前评估：同非手术治疗患者。

术后评估：一般评估同非手术治疗患者。①评估患者是否伴有头痛、头胀等其他症状。②溶栓及抗凝治疗期间有无出血倾向：如皮下出血点，鼻、牙龈出血，穿刺点和伤口渗血，血尿和黑便等。③手术情况：包括麻醉方式、手术方式和术中情况。

（七）护理诊断

1. 疼痛

与深静脉回流障碍或手术创伤有关。

2. 知识缺乏

缺乏预防本病发生的知识。

3. 潜在并发症

出血、血栓再形成。

（八）护理措施

1. 缓解疼痛

（1）加强皮肤护理：皮肤温度反映末梢循环情况，静脉栓塞的组织缺血、缺氧，皮肤温度逐渐由暖变冷，以肢端为重，并出现青紫花斑。此时应采取保暖措施，防止肢体过凉引起血管痉挛，从而加重疼痛，可采用室温保暖，使温度保持 20 ~ 22℃，受累肢体用 50% 硫酸镁液湿热敷，温度 38 ~ 40℃，以缓解血管痉挛，有利于侧支循环建立，起到减轻疼痛与促进炎性反应吸收的效果。

（2）密切观察病情。

1）治疗 DVT 的关键是早期诊断、早期治疗。DVT 早期症状隐匿，症状和体征不明显，只有对高危人群仔细观察，才能发现病情变化。较易被忽视，一旦确诊，多伴有严重并发症。因此，护士要经常深入病房，密切观察患者下肢的颜色，按压局部，感觉其紧张度及温度，认真观察高危人群，对比双下肢肤色、温度、肿胀程度及感觉，必要时测量双下肢同一平面的周径，发现异常，及时报告医师，才能提高对 DVT 的早期诊断率。

2）对已经出现了 DVT 的患者，应严密观察全身情况，监测生命体征，注意神志、呼吸，如出现胸闷、胸痛、咳嗽、心悸、呼吸困难、高热、烦躁不安、进行性血压下降，要高度怀疑重要脏器栓塞。观察患肢皮肤色泽、温度、肿胀变化 1 次 / 小时，每 2 小时测量大腿中下 1/3 处及小腿肿胀处肢体周径，并与健侧比较，观察栓塞进展程度，做好记录。

（3）体位护理：对已出现 DVT 症状的患者，血栓形成后 1 ~ 2 周应卧床，抬高患肢 20° ~ 30°，膝关节屈曲 15°，以进血液回流。注意患肢保暖，室温保持在 25℃左右。患肢可穿弹力袜或用弹力绷带包扎，不能过紧，不得按压或做剧烈运动，以免造成栓子脱落，严密观察患肢体温、脉搏及皮温变化，每日测量并记录患肢不同平面的周径，并与以前记录和健侧周径相比较，以判断疗效。

（4）早期活动：抬高下肢，早期活动，促进静脉血液回流。鼓励患者深呼吸及咳嗽。对多种 DVT 高危因素或高凝状态的患者，最有效的预防方法是增加活动量，鼓励患者早期下床活动。床上活动时避免用力或动作过大，禁止患肢按压，避免用力排便，以防血栓脱落致肺栓塞。待肢体肿胀基本消退（与健侧相应部位肢体周径＜0.5 cm，患肢柔软）后，方可重新开始轻微活动。由于患肢血液循环差，受压后易引起压力性损伤，应加强基础护理，可用厚约10 cm的软枕垫于患肢下。术后24小时就应开始做下肢抬高训练，不能下床者，应鼓励并督促患者在床上主动屈伸下肢做跖屈和背屈运动，内、外翻运动，足踝的环转运动。不能活动者，由护士或家属被动按压下肢腿部比目鱼肌和腓肠肌。

（5）心理护理：下肢静脉栓塞突发的下肢剧烈疼痛和肿胀易使患者产生恐惧和焦虑心理，患者会担心手术已失败，出现烦躁、失望，对治疗、手术产生疑问，心理压力重，护士要做好解释、安抚工作，应给予心理支持和安慰，帮助患者和家属了解疾病治疗的进展，分析致病的原因、治疗方法，以及可能出现的并发症，消除其顾虑，取得其配合并接受治疗。

（6）有效止痛：疼痛剧烈或术后切口疼痛的患者，可遵医嘱给予有效止痛措施，如口服镇痛药物、间断肌内注射哌替啶或术后应用镇痛泵等。

（7）非药物性措施：分散患者注意力，如听音乐、默念数字等。

（九）加强相关知识的宣教

1. 做好健康教育

对有高血压、高血脂、高龄、吸烟、糖尿病、肥胖、小腿水肿、尿毒症、下肢静脉曲张、心功能不全、凝血机制异常等需手术的高危患者加强评估，做好高危人群宣教。高危人群如果没有预防措施，患小腿DVT的概率为40% ~ 80%，患下肢近侧DVT的概率为10% ~ 20%，致命性PE的概率为1% ~ 5%。护理人员应对DVT加以重视，加强评估，做好高危人群的宣教。

（1）术前护士对患者及其家属加强卫生宣教，讲解手术后发生DVT的病因、危险因素及后果，提高患者的警惕性，配合护士做好自我防护。

（2）讲解DVT常见的症状，告知患者，如有不适，及时告诉医师、护士。

（3）劝其戒烟，避免高胆固醇饮食，给予低脂富含纤维素的饮食，多饮水，保持大便通畅。

（4）讲解术后早期活动的重要性，指导患者正确的活动方法。

2. 饮食护理

向患者及其家属讲解食物与疾病的关系，主要保证食物中充分的水分和营养。避免高胆固醇饮食，给予高蛋白、高纤维、高维生素、易消化饮食，保障营养的充分补充。避免大便干燥、秘结，如患者已发生大便秘结，可服用缓泻剂处理。避免用力排便致使腹压增加，影响下肢静脉回流。同时也可喝果汁和水，使血液黏稠度降低，增加血流速度，从而预防DVT的形成。

（十）并发症的预防和处理

1. 预防出血

药物预防即用肝素、华法林等抗凝药物降低血液黏滞性，预防血栓形成。低分子量肝素（LMWH）由于其抗凝作用强，很少引起出血，无须监测凝血酶原时间等优点，在预防DVT上取得了较好的效果。常用方法：LMWH 0.4 mL腹壁皮下注射，1次/天，连续7天。在应用LMWH时，应注射在腹壁前外侧，左右交替。对DVT高危患者，口服阿司匹林也可预防DVT的发生。在应用肝素时应同时监测凝血酶原时间，有严重肝肾功能不全者不能用。LMWH应用时要注意观察有无变态反应。

（1）观察抗凝状况。①肝素：若测得凝血时间为20 ~ 25分钟，应请示医师调整用药剂量。②香豆素类药物：用药期间应每日测定凝血酶原时间，测定结果应控制在正常值的20% ~ 30%。

（2）观察出血倾向：在抗凝治疗时要严密观察有无全身性出血倾向和切口渗血情况，并做好记录。

（3）紧急处理出血：若因肝素、香豆素类药物用量过多引起凝血时间延长或出血，应及时报告医师并协助处理，包括暂停或减量使用药物，必要时给予鱼精蛋白拮抗或静脉注射维生素K_1，必要时给予输新鲜血。

（4）机械预防：包括间歇或持续小腿气动压迫、分级压力袜（GCS）、使用弹力绷带等。气动压迫是对套在肢体末端的袖套充气和放气来促进血液流动和深静脉血回流至心脏。分级压力袜是通过外部压力作用于静脉管壁来增加血液流速和促进血液回流，它能提供不同程度的外部压力（踝部可达100%，小腿中部70%，大腿中部40%）。在普外科手术中，单独采用分级弹力袜，血栓的发生率为21%，如分级压力袜和小剂量肝素联合应用降为4%。许多学者认为，联合应用分级弹力袜和LMWH的效果最佳。

2. 预防血栓再形成

（1）卧床休息：急性期患者应绝对卧床休息10 ~ 14天，床上活动时避免动作幅度过大；禁止按压患肢，以防血栓脱落和导致其他部位的栓塞。

（2）肺动脉栓塞：肺栓塞最常见的栓子来自下肢深静脉，约占95%。肺栓塞实际上是DVT的并发症，严重者可造成猝死，大多数肺栓塞临床表现轻微，产生明显症状和体征时，又缺乏特异性，易与其他导致心肺功能异常的疾病混淆。注意观察高危人群肺栓塞的三联征表现：血痰、咳嗽、出汗；血痰、胸痛、呼吸困难；呼吸困难、胸痛、恐惧等。若患者出现以上情况，提示可能发生肺动脉栓塞，应给予紧急支持性护理，立即嘱患者平卧，避免做深呼吸、咳嗽、剧烈翻动，同时立即鼻导管或面罩吸氧，急性呼吸窘迫患者可给予气管插管或机械通气。遵医嘱静脉输液以维持和升高血压。尽量安慰患者，减轻患者的恐惧。如无溶栓禁忌证，立即给予溶栓联合抗凝治疗。

（十一）抗凝及溶栓治疗的护理

1. 抗凝

抗凝治疗可防止血栓发展和复发，并可溶解已存在的血栓。常用的抗凝药物为普通肝素及华法林。治疗过程中常见不良反应是出血，注意有无出血倾向，特别注意观察胃肠道、颅内、鼻腔、牙龈、皮下有无异常出血，有无血尿等，可及时调整或减少抗凝及溶栓药量。加强凝血功能监测，用药过程中需定期复查活化部分凝血活酶时间（APTT），使患者APTT延长至正常的1.5 ~ 2.5倍，这样既能有效抗凝，也可使出血并发症的危险降至最低。

2. 溶栓

常用的溶栓药物是尿激酶，溶栓护理包括以下几点。

（1）疗效观察：用药后每2小时观察患肢色泽、温度、感觉和脉搏强度。注意有无消肿起皱，每日定时用皮尺精确测量并与健侧肢体对照，对病情加剧者，应立即向医师汇报。

（2）并发症观察：最常见的并发症为出血。多为牙龈出血、注射部位出血、泌尿或消化道出血及手术切口的血肿和出血。用药后需严密观察出血倾向，每周查凝血酶原时间2次。沙克芳等在溶栓时采用静脉留置套管针穿刺后接三通，肝素盐水封管的方法，避免了反复穿刺抽血给患者造成的痛苦及对血管的损害，值得借鉴。

（3）溶栓后不宜过早下床活动，患肢不能过冷过热，以免部分溶解的血栓脱落，造成肺栓塞。

（4）加强宣教：应注意增强患者的自我预防意识，如刷牙时动作轻柔、防止跌伤、避免抠鼻、注意在饮食中添加蔬菜、防止便秘引起痔出血。

（十二）手术疗法的护理

下肢深静脉栓塞可用手术治疗，尤其是髂股静脉血栓形成不超过48小时者，术前做好常规准备外，还应全面了解年老体弱患者心、脑、肺、肝、肾等重要器官功能，了解出、凝血系统的功能状态。实践证明，静脉取栓术加溶栓抗凝支持治疗效果优于非手术治疗。术后患肢用弹力绷带包扎并抬高，注意观察患肢远端的动脉搏动、血运、皮肤温度及肿胀消退情况。

（黄婉妍）

第七节　心血管手术围术期护理

心血管手术围术期护理主要内容为术前检查及护理、术后监护及恢复期护理。时间通常为3 ~ 6周。

一、手术前检查及护理

（一）术前检查

1. 化验检查

除入院常规的化验检查外，心血管手术前的特殊化验检查还有以下几方面。

（1）凝血机制的检查：出血时间、凝血时间、血小板计数、凝血酶原时间的测定。

（2）溶血检查：球蛋白结合率、乳酸脱氢酶、网织红细胞等，为术后是否有血液破坏作随访对照。目前一般已不列为常规检查内容。

（3）水电解质及血气分析：电解质主要为血清钾、钠、氯，必要时查钙、镁，特别是血清钾、镁术前应保持正常水平，有利于预防洋地黄中毒和心律失常。血气分析主要了解缺氧和酸中毒程度以及判断心内分流情况，对先天性发绀性心脏病及合并肺动脉高压者尤为重要。

2. 辅助检查

（1）胸部X线检查：一般摄正位及左前斜位片，以了解各心腔的大小及肺部情况。

（2）心电图检查：主要观察有无心律失常、心肌劳损和肥厚表现。

（3）心脏超声检查：可对心脏大小、心内畸形情况、大血管粗细、瓣膜病变类型及程度以及心功能提供较可靠和有用的数据。

（4）肺功能测定：重点了解肺通气功能。

（5）测身长、体重：为计算体表面积及体外循环灌注流量和测定术后心排血量提供数据。

（6）周围静脉压的测定：了解心室功能及有无三尖瓣反流。

（7）心导管检查和心血管造影：对复杂先心、疑有三尖瓣器质性病变和肺动脉高压者，作右心导管检查或（和）造影；对主动脉或其瓣膜有病变者，做逆行主动脉造影；对年龄较大（一般50岁以上）、疑有冠状血管病变者，应做冠状动脉造影。

（8）磁共振：主要适用于对主动脉病变的检查。

（9）心脏电生理检查：适用于因心律失常（如房颤、预激综合征等）行外科手术治疗者，主要了解窦房结的功能和异常传导路径的部位等。

（二）术前护理

1. 心理护理

心血管疾病大多病程较长，患者长期受疾病折磨及家庭、社会、经济等因素的困扰，会产生不同的心理反应，如焦虑、恐惧、紧张等，特别是面临重大的手术，存在着希望手术成功，又担心手术失败的双重矛盾心理。因此，术前必须详细了解患者的心理状态与需求，并做好术前指导，为术后做好与患者气管插管时的交流工作，教会患者理解和使用规范手势语。

2. 一般护理

（1）减少和避免诱发因素：情绪激动、精神紧张、气候寒冷、环境刺激、饮食不当等，应告诫患者尽量避免。

（2）休息：适当休息可减轻心脏负荷，减轻肺充血及淤血，降低各器官对血流量的需求。

（3）营养准备：给予高热量、高蛋白、高维生素饮食，对于全身情况较差的患者，必要时给予要素饮食。术前一般不予低钠饮食，以改善胃纳和防止低钠血症。

（4）吸氧：对心肺功能较差者可给予低流量（2 ~ 3 L/min）吸氧1小时，3次/天，以利于改善患者各器官的慢性缺氧情况。

（5）护理观察：定时测量记录患者的生命体征，做好患者的各项治疗工作，如给予强心、利尿剂，激素类药等。熟悉各药物的药理作用，防止发生各类不良用药反应。

3. 监护室环境要求与物品准备

（1）环境：监护室最好邻近手术室，设在护士办公室旁，呈半弧形为佳，其大小根据病床数、病种及手术数而定，每间以4张床为宜，过多易相互干扰，影响患者休息；先进的监护室应配有空调，保持室温在20 ~ 25℃，湿度为70%，有空气净化装置；设置1或2个隔离室，门口备有消毒洗手盆，严格区分清洁区与污染区；配有药物准备室、仪器储藏室、污物处理室、血气分析及血生化检验室等。手术照明采用移动式照明灯，普通照明灯应方便医护人员工作又不因为光亮刺激而影响患者休息。

（2）设备：近十年监护设备发展与更新迅速，大大提高了工作效率与监护水平。监护室应配备电脑多功能生理监护仪，可以同时监测心电、有创或无创循环压力、指脉血氧饱和度、体温、呼气 CO_2 浓度等，还应配备除颤仪、心脏起搏器、简易麻醉机、微电脑注射泵及输液泵、超声雾化器、高压空气和负压吸引及二套供氧装置、血气分析仪及电解质测定仪等，以便随时可进行抢救及动态监测患者的病情变化。

（3）药品：监护室应备一辆抢救车，备齐各系统急救药品，便于迅速用药，不致延误抢救时机。抢救车后备一胸外按压板。该抢救车定人管理，经常检查药品短缺数量，及时补充。

（4）人员：由于监护室工作的复杂性，工作质量要求较高，护士进入监护室工作前，应先进行培训，重点熟悉心血管的解剖，心血管病的病理和病理生理，手术前后的护理及各种紧急情况的诊断和急救配合，了解各监护、治疗仪器的使用及保养。人员培训后，保持较长时间的相对固定，便于积累经验，提高护理技术与护理质量，总结出适合本单位的监护室管理与工作程序。

二、手术后监护

心血管手术的创伤大，影响心、肺、肾、肝、脑等主要器官的生理功能，特别是那些病变复杂和心功能减退明显的患者，由于创伤、麻醉和体外循环的影响，具有更大的危险性，术后病情严重，并发症多，变化迅速，必须在ICU严密监护和治疗，方可最大限度地预防和减少并发症，降低死亡率，提高手术效果。

（一）心电监护

心血管术后早期，心率、心律异常甚为常见，因此，患者进入ICU，即24 ~ 48小时连续心电监测，直到病情稳定后改为间歇性监测与记录。理想的心率应保持在80 ~ 100次/分，成人超过160次/分或低于60次/分则可能影响心排量，应予纠正。

心率增快的常见原因：术后发热、血容量不足或出血、低血钾、心功能不全、心脏压塞、缺氧、切口疼痛等。

心率减慢的常见原因：手术创伤、结性心律、高血钾、房室传导阻滞、洋地黄、抗心律失常等药物作用。

除密切观察心率变化外，还需密切观察心律的变化，常见的心律失常有室早和室速等，要严加监护，及时发现和处理，可通过使用药物或起搏器等维持合适的心率、心律。对于冠状动脉搭桥的患者，须特别重视 ST 段和 T 波的变化，定时描记 12 导联心电图，以便了解有无心肌缺血的表现及其动态变化。

（二）循环压力监护

1. 血压监护

血压的波动主要受血容量、心搏出量、外周阻力三因素的调节。术后 6 ~ 8 小时，血压波动较大，8 小时后，除非有明显的出血，低血压一般与心功能或呼吸功能不全有关。术后一般要求血压达到术前的 90%，或收缩压高于 12 kPa。术后早期应每 5 ~ 15 分钟测量血压 1 次，以后视病情逐渐延长测量时间至每 2 ~ 4 小时一次。最好选用无创自动测压仪自动定时测定，或采用桡动脉直接监测法连续测定。监测过程中，根据血压值及时调整血管活性药物（如多巴胺、多巴酚丁胺、硝普钠等）的使用浓度。

2. 中心静脉压（CVP）监护

CVP 主要反映右房压力、心脏前负荷、血容量和静脉张力，其正常值为 0.59 ~ 1.18 kPa。体外循环停止后 CVP 变化较大，排除技术性原因，CVP 降低可能为血容量不足或扩血管药物用量过多；CVP 升高可能是心脏压塞、有心或全心功能不全、缩血管药物应用过多等。因此，术后 24 小时内常规测量、每小时记录 CVP 一次，以便及时发现异常，及早作出对症处理。

3. 左房压或肺毛细血管楔压监护

左房测压管于术中从右上肺静脉根部、房间沟切口或上腔静脉与升主动脉之间的左房壁插入，深度为 2 ~ 3 cm，左房测压主要了解左室充盈压，反映左室顺应性与左心室舒张容量，从而有助于对血容量及左心功能进行评估。肺毛细血管楔压常采用颈内静脉穿刺技术置放 Swan–Ganz 导管进行测定，同时可测得右房压、右室压、肺动脉压，通过热稀释法可测定心排血量，此外，还可以抽取混合静脉血样计算肺内血液分流量。正常左房压为 0.53 ~ 1.6 kPa，肺毛细血管楔压为 0.67 ~ 2 kPa。左房压高于 2.67 kPa，常表示心功能不全，而低于 1.07 ~ 1.6 kPa 则常表示血容量不足。大部分术前增高的左房压或肺毛细血管压，在术后早期即可降至正常或接近正常，但也有少数在术后短期内仍高于正常，需经过一段时间后才逐渐降至正常。在监测过程中，测压管各接头处应严格无菌，测压间隙以肝素稀释液缓慢冲洗，防止阻塞。拔管前后严密观察生命体征变化。特别是左房测压管拔出后，要严密观察有无心脏活动性出血。

（三）呼吸监护

心血管术后一般经口或鼻插管接呼吸机支持呼吸 4 ~ 24 小时，根据患者情况设置呼吸机各参数支持呼吸，呼吸机使用过程中监测内容包括呼吸频率、潮气量、氧浓度、气道压力、呼吸比、指脉血氧饱和度、呼气末 CO_2 分压等，30 ~ 60 分钟记录 1 次。在呼吸机使用过程中，保持呼吸机与患者呼吸合拍，患者安静，根据病情定时做动脉血气分析，及时纠正酸碱失衡。待患者神志清醒，循环稳定，自主呼吸有力、平稳，血气分析正常，无严重并发症时可停用呼吸机，拔除气管插管，给予鼻导管持续供氧。在患者自主呼吸期间也要密切监测患者的呼吸频率、幅度、呼吸状态，肺部呼吸音等，加强呼吸道护理，雾化吸入 1 次 /6 ~ 8 小时，必要时协助拍背咳痰，并配合口服祛痰药物，以保持呼吸道通畅，防止肺部并发症。

（四）体温监护

心血管手术后早期大多体温偏低，6 ~ 8 小时后逐渐恢复至正常，此后体温稍有升高，手术当日夜间可高达 39℃左右，大多在术后 2 ~ 3 天降至正常或低于 38.5℃。若术后体温持续升高不降，提示有内在致热源持续存在，若 48 ~ 72 小时后体温仍高于 38.5℃，则要警惕有无感染或其他不良反应存在。因此，术后常规监测体温，4 次 / 天。当腋表温度高于 38.5℃时，即给予物理或化学降温，并改测体温 1 次 /4 小时。

心血管手术后早期，末梢温度常是反映心功能状况的一个良好指标，当低心排、血容量不足和心脏压塞时常可致末梢凉、色苍白。另外，有缺氧、呼吸功能不全时，也可产生末梢温度低、色苍白或发绀现象，可根据血压、心率、CVP、尿量和血氧分压等指标进行综合判断，给予对症处理，尽快改善微循环灌注。术后 30 分钟至 1 小时观察记录 1 次，至末梢转温（≥ 32℃）。

（五）出入量监护

正确记录出入量对了解患者的水电平衡和指导输液等均很重要。术后 24 小时内每 6 小时总结 1 次，24 小时至 1 周内每日做 12 小时和 24 小时总结。体液排出量应大于晶体输入量，出现负平衡时要及时查找原因和通知医师，必要时按医嘱作利尿等处理。

（六）尿的监护

尿液是综合反映心肾功能、组织灌注、体液平衡等情况的重要指标，心血管术后常规留置导尿管，观察记录尿量、比重、pH 值及尿色 1 次 / 小时。

1. 尿量

体外循环术后尿量的变化大致可分为三个阶段。

（1）术后 6 ~ 8 小时，为高排尿期，平均尿量达 3 ~ 5 mL/（kg·d）。

（2）循环稳定后至术后 1 ~ 2 天，体液基本稳定，早期呈轻度脱水，尿量逐渐减少至 1 mL/（kg·d），开始饮食后，尿量维持在 1500 ~ 2000 mL/24 小时。

（3）术后 2 ~ 3 天开始，液体回收，尿量增多。

尿量的多少与血液稀释、术后应用利尿剂与心功能改善等因素有关。正常尿量为 1 mL/（kg·d）。尿量过多，一般临床意义不大，但需注意电解质紊乱，及早补充钾、钠及镁离子，防止引起心律失常。尿量低于 30 mL/h 时，需查明原因，常见的肾前性原因为血容量不足、血液浓缩、心功能不全、早期心脏压塞、脱水、高热、多汗等；肾性原因多为急性肾功能不全。

2. 尿比重

尿比重反映尿渗透压的高低，可溶性物质与水的比率。比重的高低主要决定于肾脏的浓缩功能，是肾功能测定的重要方法之一。正常尿比重为 1.015 ～ 1.025，尿少、比重高，提示肾功能正常，可能由于液体量摄入过少引起；尿少，而比重固定在 1.010 ± 0.003，呈等渗尿状态，则提示肾实质严重损害，丧失浓缩与稀释的功能。

心血管手术后尿比重常随尿量的改变而增减。高排尿期或多尿时，尿比重低。药物对尿比重有较大影响，应用呋塞米后尿比重也较低。注射高渗糖、706 代血浆等药物，尿虽多也可使尿比重增高。尿量持续性减少或无尿且呈等渗状态，可基本确立有急性肾衰。

3. 尿 pH

一般采用广泛试纸测定尿 pH。尿 pH 决定于肾小管分泌氢离子量的多少，受用药与某些疾病的影响，一般能反映体内酸碱平衡的水平。正常尿 pH 呈弱酸性，平均为 6.5。体外循环术后，一般呈弱酸性，pH 为 5 ～ 6，应用碱性药物后可达正常或接近正常，随着呼吸机的使用，持续 2 小时后，pH 可继续上升，偶可达 7 ～ 8，为轻度呼吸性碱中毒的表现。如 pH 值过高，应随时检查呼吸机有否过度换气，同时，作血气分析，以明确诊断，及时纠正。

尿 pH 反映体内酸碱平衡。但在急性 CO_2 潴留突然解除后会出现“反常性”酸性尿；碱中毒合并脱水、缺钠和低血容量会出现酸性尿；严重血钾异常合并酸碱失衡时会产生“矛盾”尿，应予注意。

（七）血生化监护

心血管手术后电解质的平衡对维持心脏的正常生理功能至关重要。术后常规抽血查电解质、红细胞比积（HCT）2 次 / 天，根据化验结果及时补充钾、钠、氯、钙、镁离子，防止因电解质紊乱引起心律失常和心功能不全，甚至心脏停搏。并根据 HCT 值指导输全血和血浆，以维持正常血容量及血浆胶体渗透压。HCT 以维持在 0.30 ～ 0.35 为宜。

三、手术后一般护理

（一）呼吸道护理

1. 气管插管护理

带气囊气管插管是术后患者通气、排痰与连接呼吸机辅助呼吸的唯一呼吸通气道。术后气管插管常规留置 6 ～ 20 小时，在此期间患者的意愿不能用语言表达，因此，需精心护理，仔细观察，正确处理，才能避免并发症的发生。气管插管的护理，应注意以下几点。

（1）插管位置移动的预防：患者进入 ICU 后，常规检查气管插管固定是否适当，必要时重新调整固定，并将患者的头部安放在舒适位置，避免头部大幅度摆动或频繁的吞咽动作而引起喉、声带的损伤或插管脱出。患者因疼痛或对插管不适出现躁动时，应给予适量的镇静剂。对需较长时间予呼吸机支持呼吸者，可选择经鼻插管或行气管切开，有利于提高患者对插管不适的耐受性。

（2）气囊的护理：根据插管气囊容量的大小予适度充气，以维持患者的辅助呼吸和气道不漏气。对于长期使用呼吸机的患者，最好使用带低压气囊的气管插管或套管。在呼吸机支持呼吸期间，应经常检查有无气囊漏气，并及时吸除口腔、咽部与气管内分泌物，防止分泌物进入气管内引起呼吸道阻塞、缺氧，严重时可导致患者心搏骤停。

（3）吸除呼吸道分泌物：及时吸除呼吸道分泌物，保持呼吸道通畅是术后呼吸道护理的重要内容。吸痰时，应注意严格无菌操作，吸痰的同时嘱患者咳嗽，使深部的分泌物排至气管、支气管内，便于吸净。调整吸引负压，避免负压过大，损伤气道黏膜。每次吸痰时间不宜过长，通常低于 15 秒 / 次，以免加重缺氧。吸痰时，应严密观察心电示波图像，防止发生心律失常。

2. 拔除气管插管的护理

根据拔管指征拔管时按以下步骤进行：先吸尽痰液，然后作肺部听诊与询问患者的自我感觉，证实无分泌物存在，即吸除口咽部分泌物，再更换吸痰管，将其插入气管内，放松气囊，边吸引边缓慢拔出，同时嘱患者咳嗽，咳出残留于小支气管内的分泌物。随后，鼻导管供氧，流量 2 ～ 3 L/min。调整合适体位，进行口腔护理、刷牙、漱口、洗脸。

（二）胸管护理

心血管手术后，常规放置心包及纵隔引流管，心包引流管在膈肌上对向心包切口，纵隔引流管置于胸骨后，其主要作用：①排出前纵隔与心腔内的渗血，预防纵隔感染、心脏压塞或心包积血，以减轻发热反应；②通过引流管观察与记录纵隔引流量与速度，有利于诊断术后活动性出血与决定二次开胸止血的时机。若术中损伤胸膜，则放置胸腔闭式引流管，以引出积血、积液，维持胸膜腔的正常生理功能，促进术后康复。术后早期，应定时挤压胸管，观察胸液量及性状，当胸液量不少于 200 mL/h 时，及时汇报医师，警惕活动性出血的可能，若经积极处理仍无转机则需再次开胸手术止血。若胸管引流量先多后突然减少，胸管通畅性差，排除引流管打折的因素，结合患者临床表现有血压下降、脉压减小、心率快、尿量少、末梢凉或伴中心静脉压（CVP）高应考虑急性心脏压塞的可能，一旦明确应及时手术解除。

（三）尿管护理

（1）留置导尿管一般在手术麻醉后放置。多采用带气囊尿管便于固定。送入膀胱后向气囊内注入灭菌生理盐水 8 ～ 10 mL。

（2）导尿管与引流瓶连接后，不可受牵拉产生张力，以免压迫膀胱壁造成糜烂出血。

（3）如循环功能良好，突然发生无尿，应首先考虑有无导尿管或连接的管道阻塞，必要时更换导尿管。

（4）留置导尿管一般与胸管一起拔除，留有胸管的患者，保留尿管不仅可及时观察尿量，还可避免患者自行排尿时因胸管移动所引起的疼痛。

（5）留置导尿管时，用氯己定液清洁尿道口 2 次 / 天，并保持局部干燥，防止逆行感染。

（6）拔尿管前先自尿管注入 1% 红汞液 10 ～ 20 mL 保留 10 ～ 20 分钟后拔出，可预防泌尿道感染，刺激自行排尿。

（7）因并发症需要长期留置导尿管的患者，5 ～ 7 天以上，应定时用 0.02% 呋喃西林冲洗膀胱，定期作细菌、真菌培养，指导临床用药。

（四）输液护理

（1）保留必需的静脉输液径路，并相对固定每条通道输入的液体与药物的种类，这种方法可减少差错，保证用药安全，同时对预防输液引起的并发症也可起到良好的作用。

（2）在每条径路的输液瓶或输血、血浆的标签上写明所加入药物的含量，尤其标明氯化钾及血管活性药，便于核对检查，预防差错事故的发生。

（3）在输液操作的各环节，严格无菌操作，避免输液污染，静脉置管部位每日作常规消毒，更换无菌贴膜，留置时间一般应＜ 2 周。

（4）预防发生输液外渗性损伤：高渗性药物、肾上腺素、去甲肾上腺素、钾、钙等制剂应自深静脉置管处输入。术后早期上下肢温差显著，下肢温度低，转暖慢，血管痉挛时间长，静脉回流缓慢，毛细血管静脉压增高，易发生周围血管输液外渗，故术后早期浅静脉穿刺尽量选用上肢静脉，并注意肢体保暖和适当抬高。

（5）采用微电脑输液泵、注射泵控制血管活性药物的输入，输液过程中经常巡视，保证药物按时按量输入体内。

（五）神志观察和心理护理

1. 神志观察

心脏手术患者通常在术后 2 ～ 4 小时神志恢复清醒。对全身麻醉未清醒者应每 30 分钟观察、记录 1 次，并注意瞳孔的变化。对于清醒者，要注意四肢活动情况，观察有无偏瘫表现，发现异常及时汇报，以便及早发现影响神志变化的原因，尽早作出对症处理。

2. 心理护理

术后患者身上有多根检查治疗导管、导线，活动受限，气管插管时不能说话，仪器的嘈杂声、切口的疼痛、晚间的光亮等，均可导致患者精神紧张、恐惧不安，甚至精神行为异常。因此，患者清醒后，护理人员应经常与患者交流，观察患者各种手势的表达动作及需求，做好治疗护理前的解释工作，注意语言温和，态度和蔼，解除患者的陌生感和恐惧感，满足心理需要，增强护患感情，使患者主动配合治疗、护理工作，早日康复。

（六）皮肤护理

留置胸管时，为便于引流，心血管术后常取半卧位；拔除胸管后，根据患者需要，保持卧位舒适，床单清洁，每日更换床单，检查皮肤完好情况，特别是对尾骶部、肩胛部等受压部位皮肤的检查，并做好记录，预防压力性损伤发生。上海长海医院 ICU 内均采用喷气式气垫床，保持了床单位的干燥、平整，大大降低了压力性损伤的发生率。

（七）饮食护理

在气管插管拔除 4 ~ 6 小时后可少许饮水，若无呛咳且肠蠕动恢复好，则可进食半流质，以后根据患者口味，给予高热量、高蛋白、高维生素、低脂肪饮食，少量多餐，满足患者术后恢复的营养需要，并注意饮食卫生，防止腹泻引起电解质紊乱。卧床期间指导患者进富含纤维素的食物，预防便秘发生，3 天不排便给予润肠药物或开塞露通便。对拔除胸管和尿管者，应鼓励早日下床活动，以利胃肠功能的恢复。

四、心瓣膜置换术后的抗凝护理

血栓栓塞为人造心脏瓣膜置换术后的严重并发症。当血液与非正常的心血管内膜或非生理性的人工瓣膜材料表面接触，启动凝血反应，导致纤维蛋白网与血小板凝块的形成。因此，不论置换机械瓣膜或生物瓣膜，术后均需抗凝治疗。机械瓣应终生抗凝，生物瓣一般抗凝 6 个月。

口服抗凝药剂量的调整，主要在术后早期开始抗凝后 1 ~ 2 周，一般 3 ~ 5 天抽血查凝血酶原时间，维持在正常对照的 1.5 ~ 2 倍，低于或超过该范围，易发生栓塞或出血，可酌情加或减维持量的 1/8 ~ 1/4，注意分药准确，在调整后 3 天复查凝血酶原时间。对于应用抗凝药的患者，应指导其合理饮食，避免大量食用含维生素 K 多的深绿色叶菜，其会影响抗凝效果，服药期间，出现牙龈出血、皮下瘀斑、血尿、黑便、月经量增多，应及时就诊，查找原因，结合凝血酶原时间调整抗凝剂量。

五、心瓣膜置换术后的出院健康指导

心瓣膜置换术后患者良好的自我保健对于保证手术效果，延长术后生存期和提高术后生存质量至关重要。为此，在术后康复期，应对患者加强卫生宣教，使患者掌握自我保健常识。

（黄婉妍）

病例 1　胸主动脉夹层

【案例介绍】

（一）一般资料

男，64 岁，以“胸背部撕裂样疼痛半天”为主诉于 2021-01-07 入住 ×× 医院血管外科。患者 1 月 7 日早上 7 点左右起床时突发胸背部撕裂样疼痛，程度剧烈，难以忍受，伴胸闷、心悸、气促，伴大汗淋漓，无头晕、头痛，无发热、畏寒，无咳嗽、咳痰，无腹痛、腹泻，无尿频、尿急、尿痛，当时未予特殊处理，症状持续存在，疼痛难以忍受，11点左右呼叫120送至我院急诊科就诊，胸部增强CT提示“主动脉夹层（Stanford B型，Debakey Ⅲ型）”，急诊予镇静、镇痛、控制血压、心率、持续监护等对症支持治疗，患者诉疼痛较前明显缓解。为求进一步诊治，拟“主动脉夹层”收入血管外科。患者自起病以来，精神尚可，胃纳可，大便如常，小便如常，近半年体重未见明显下降。

诊断：①胸主动脉夹层（Stanford B型，Debakey Ⅲ型）；②高血压3级很高危组。

（二）病史

既往史：有高血压病史10余年，前8年规律服用降压药（具体不详），当时血压控制于160～180/100～120 mmHg，近两年停服降压药，平素血压波动于180～210/100～120 mmHg。否认传染病史。有药物过敏史；先锋过敏。手术史：10年前曾行声带息肉切除术。

个人史：生长于原籍，有吸烟史20年，20支/日，已戒烟20年左右。否认饮酒史。

婚育史：已婚已育。

家族史：有高血压家族遗传性病史。

（三）医护过程

体格检查：T 36.3 ℃，P 80次/分，R 20次，BP 215/128 mmHg。神志清醒，呼吸平稳，无贫血貌，两肺叩诊呈清音，两肺呼吸音清，未闻及干湿性啰音，无胸膜摩擦音。无心前区隆起，心尖冲动点位于第5肋间隙左锁骨中线内侧0.5 cm处，搏动正常，心前区未触及震颤，无抬举性搏动，心脏相对浊音界无明显扩大，心律齐，正常第一心音，P2无亢进。有胸背部憋胀感；双侧股动脉搏动（+）。左足背动脉搏动正常，右足背动脉搏动减弱。基本生活自理能力（BADL）评分65分，Morse跌倒评分65分。

辅助检查：凝血：凝血酶原时间11.10秒，活化部分凝血活酶时间26.1秒，凝血酶时间16.2秒，D-二聚体8550 μg/L ↑。血常规：白细胞 13.12×10^9/L ↑，红细胞 5.65×10^{12}/ L ↑，血红蛋白162.0 g/L ↑，血小板 210.0×10^9/L。

入院后予告病重，心电监护、低流量吸氧。予乌拉地尔注射液、地尔硫䓬注射液严格控制血压、心率，血压＜130/80 mmHg，心率＜80次/分，连续监测生命体征，嘱患者绝对卧床，避免用力咳嗽、排便，予地佐辛注射液镇静、镇痛等对症处理。患者病情平稳，血压在110～138/66～86 mmHg，心率在66～76次/分，于2021-01-19 9时在气管插管全身麻醉下行胸主动脉夹层腔内修复术。置入两枚主动脉覆膜支架，术程顺利，术后注意事项：①术后监测生命体征、肝肾功能；②注意水化、促进对比剂排出；③适当提高血压，较术前升高20%左右，提高脊髓灌注，注意观察四肢活动情况；④左侧腹股沟沙袋加压，左下肢制动。返病房后停用地尔硫䓬和地佐辛。2021-01-20术后第一天，患者自诉腰背部疼痛较前稍好转。查体：神志清楚，BP 135～180/70～105 mmHg，HR 70～95次/分，心肺未见明显异常，注意穿刺点渗血渗液情况，继续予以心电监测，口服药物降压等对症处理。2021-01-22 术后第三天，患者自诉腰背部疼痛较前明显好转。左侧腹股沟拆除加压包扎见伤口愈合可，无渗血。查体：神志清楚，BP 135 ~ 166/79 ~ 105 mmHg，HR 80 ~ 85 次 / 分，心肺未见明显异常，予以调整降压药物剂量，复查主动脉 CT，停用心电监测、吸氧等。患者病情较前好转，于 2021-01-29 予出院。

【护理】

1. 术前护理

（1）心理护理：由于夹层在胸、腹部突然发生剧烈的撕裂样疼痛，使患者甚为恐惧、焦虑，这对心率、血压控制极为不利，可促使夹层血肿伸延。为患者提供心理支持及安静的休息环境，限制家属探视，指导患者简易的放松技术，使之消除紧张，产生安全感。

（2）体位与活动：取平卧位，绝对卧床休息，持续心电监护，严密监测生命体征变化，特别是神志、血压、心率、血氧饱和度变化，每小时测量一次，直至病情平稳。告知患者绝对戒烟。

（3）控制血压目标为：收缩压＜ 110 mmHg，心率 70 次 / min[1]。

（4）定时触摸足背动脉搏动强弱，判断有无组织灌注不良。

（5）疼痛评估，必要时遵医嘱给予止痛药物缓解疼痛。

（6）给予清淡易消化饮食的半流质或软食，保持排便通畅。便秘者给予缓泻剂或低压灌肠，切忌用力排便，防止夹层破裂。

2. 术中护理

（1）营造舒适的手术室环境，根据患者需求调节适宜温湿度，协助取较舒适体位。

（2）与各部门严密配合最大程度缩短患者手术时间。

（3）加强各项生命体征监测，如有异常变化，立即向医师汇报。

3. 术后护理

（1）体位与活动：去枕平卧 6 小时。术后取平卧位，卧床 1 周，以防止吻合口破裂出血，1 周后鼓励患者早期下床活动。

（2）每隔 2 小时协助患者更换体位，预防压力性损伤。协助患者在更换体位过程中注意动作轻而稳，避免因动作过大加剧疼痛。

（3）术后密切观察患者腹部体征，观察有无腹胀、腹痛，肠鸣音等情况。

（4）患肢血运：术后伤口加压包扎，沙袋压迫 6 ~ 8 小时，观察患侧肢端皮肤颜色、温度及动脉搏动情况判断有无血栓形成。

（5）伤口情况：观察伤口有无渗血情况，保持伤口敷料干燥，防止伤口感染。

（6）指导患者多饮水，注意其尿量、神志变化，并准确记录。

（7）术后 6 小时待肛门排气、肠蠕动恢复后可进食少量流质或半流质，逐渐向正常食物过渡。指导患者低盐、低脂，同时适量食用富含维生素、高蛋白、粗纤维食物，告知患者避免过饱，维持大便通畅。

（8）术后遵医嘱正确服用降压药，镇静、镇痛治疗也可有效控制血压心率，维持病情稳定[2]。

（9）手术当日生命体征稳定，可协助患者进行四肢肌肉的被动按摩，指导患者踝泵运动及各关节的活动训练。一周后鼓励患者下床行走，注意防跌倒护理。

4. 健康教育

（1）行为指导：教会患者或家属测量血压，监测血压变化的正确方法。

（2）叮嘱患者避免剧烈活动，保持情绪稳定，避免突然的情绪激动。

（3）饮食指导：使用高蛋白、低胆固醇、低脂肪饮食，保持大便通畅。

（4）用药指导：服药期间密切观察大小便颜色、皮肤黏膜情况、有无牙龈出血，如有上述症状，尽早就医。

（5）生理护理：结合患者日常习惯创建健康作息时间，纠正既往不良习惯，叮嘱患者多休养。

（6）复查指导：出院后 3、6、12 个月门诊复查，以后每年复查一次。

【小结】

主动脉夹层患者发病时多伴血压升高，而过高的血压会导致夹层进展甚至破裂，从而危及生命。加强心理疏导治疗、做好健康宣讲，嘱卧床休息，保持大便通畅等措施均可以在一定程度上控制血压[3]，但主要还是依靠药物治疗，切忌自行停止服用降压药物，建议加强社区健康干预，增强患者日常生活中的健康意识，提高患者自我管理能力，做好高血压的一级预防和二级预防，减少主动脉夹层的发病风险。

【参考文献】

[1] 曾莎莉，张霞平. 胸主动脉腔内修复术治疗 Stanford B 型主动脉夹层患者围术期血压护理效果观察［J］. 实用临床护理学电子杂志，2019，4（28）：26.

[2] 苏新娟，胡杰，李昂. 右美托咪定在 Stanford B 型主动脉夹层患者围术期护理中的应用［J］. 护士进修杂志，2017，32（24）：2251-2253.

[3] 王静. B 型主动脉夹层围术期血压监护与管理［J］. 中西医结合心血管病电子杂志，2020，8（11）：130，148.

（黄婉妍）

病例 2　腹主动脉瘤破裂

【案例介绍】

（一）一般资料

男，69 岁，因“反复咳嗽、咳痰、气促 3 年，加重 1 周”于 2022-03-03 入住医院呼吸内科，住院期间患者出现发热，伴有腹痛，完善腹部 + 腹主动脉 CT 检查提示腹主动脉下段动脉瘤并附壁血栓形成，瘤体右侧壁少许渗出，右髂总动脉近端瘤样扩张。予请血管外科会诊后考虑腹主动脉瘤最大直径＞ 4.5 cm 有手术指征，经得患者及家属同意后于 2022-03-08 以“腹主动脉瘤并附壁血栓”转入我院血管外科进一步治疗。患者无诉明显腹痛，无畏寒、发热，偶有咳嗽、咳痰，无明显气促，无伴胸闷、胸痛，精神、胃纳、睡眠一般，二便如常。神志清晰，呼吸平稳，对答切题。腹部平坦，腹软，无明显压痛、反跳痛，肝、脾、肋下未及，双下肢无水肿。白细胞 20.39×10^9/L ↑，谷丙转氨酶 60.0 U/L ↑，总胆红素 24.8 μmol/L ↑，直接胆红素 11.5 μmol/L ↑，谷草转氨酶 61.0 U/L ↑。心超：合高血压心脏超声表现，左心室收缩功能正常。肺功能：肺通气功能检查示中重度限制性通气功能障碍，支气管扩张试验阴性，肺弥散功能中度损害。心电图：①窦性心律；②Ⅱ、Ⅲ、aVF、V_5、V_6 导联 ST 段压低。生活自理能力（BADL）评分 90 分，跌倒 / 坠床评分 65 分，NRS 2002 营养风险筛查 1 分。

诊断：①腹主动脉瘤破裂；②失血性休克；③慢性支气管炎急性发作；④胆囊结石伴胆囊炎；⑤胃占位性病变：憩室？间质瘤？⑥双肾囊肿；⑦高血压病 3 级（极高危）；⑧冠状动脉粥样硬化性心脏病 PCI 术后窦律心功能Ⅱ级；⑨慢性鼻窦炎。

（二）病史

既往史：有“高血压”病史 5 年余，最高收缩压 190 mmHg，平时服用“苯磺酸氨氯地平 5 mg qd、比索洛尔 5 mg qd”，血压控制 120 ~ 140/75 ~ 90 mmHg；有“冠心病”病史 10 余年，平时服用“阿司匹林、氯吡格雷、阿托伐他汀”抗板调脂治疗；有“慢性鼻窦炎”病史 40 余年，平时偶有流清涕。

个人史：生长于原籍，有吸烟史 30 余年，1 包 / 日，未戒烟；有饮酒史 30 余年，偶尔饮酒。

婚育史：已婚已育。

家族史：母亲有“COPD、高血压”病史，否认其他遗传病史。

（三）医护过程

体格检查：T 36.5℃，P 83 次 / 分，R 21 次，BP 142/95 mmHg。2022-03-10 08：44 查房，患者精神欠佳，面色苍白，诉早上进食后剑突下疼痛，血压 80/60 mmHg，心

率 77 次 / 分，脉搏细速，巩膜轻度黄染，双肺呼吸音稍弱，未闻及明显干湿性啰音、哮鸣音。腹部略膨隆，右腹部略有腹肌紧张，剑突下及右上腹明显压痛，Murphy 征可疑阳性，肝脾肋下未触及，双下肢无水肿。

辅助检查及治疗：09：05 患者出现嗜睡，血压 74/58 mmHg，考虑患者目前休克状态，立即建立静脉通道，予快速大量补液 2000 mL 后患者血压 110/70 mmHg，急查红细胞 2.62×10^{12}/L ↓，血红蛋白 77.0 g/L ↓。立即予全腹增强 CT 提示腹主动脉瘤破裂，患者目前病情危重，为减少搬运风险，直接从 CT 室送至介入室局部麻醉下行腹主动脉瘤腔内修补 + 右髂动脉支架植入术，术程顺利，术后未诉特殊不适。患者腹主动脉瘤破裂出血，导致失血性休克，予输注红细胞悬液 2 U、400 mL 新鲜冰冻血浆。白蛋白偏低，予“20% 人血白蛋白注射液”纠正低蛋白血症。患者术后出现反复发热，最高体温 39.0℃，予口服布洛芬后体温回落，“美罗培南 0.5 g，ivgtt，q8 h”抗感染治疗，“莫西沙星”抗肺部感染，同时辅以止咳平喘、雾化祛痰等对症支持治疗。

【护理】

1. 术前护理

（1）心理护理：腹主动脉瘤破裂时突发腹部疼痛，患者极度恐惧，护士应及时关心安慰患者，稳定患者情绪。对患者实施健康教育，提高患者对疾病和手术等基本知识的了解[1]。

（2）体位：绝对卧床休息，避免床上用力翻身等剧烈活动[2]，防止腹主动脉瘤破裂出血。

（3）术前合理应用抗生素[3]。术前实时监测患者凝血功能、心肺功能，以及血常规，提前准备术中所需药物[4]。

（4）持续心电监护，严密监测生命体征变化，特别是血压及心率的变化，建立中心静脉通路，以便于药物输入和中心静脉压的监测。监测患者神志、尿量及四肢血运情况，判断有无组织、器官灌注不良。

（5）患者可因腹主动脉瘤破裂引起大出血导致休克甚至死亡，因此，护士要密切观察患者有无口渴、手足湿冷、皮肤黏膜苍白、心悸、头晕等低血容量性休克表现，积极配合医师做好抗休克和复苏等急救工作。

2. 术中护理

（1）营造舒适的手术室环境，控制室内温湿度适宜，协助取较舒适体位。

（2）结合患者既往病史，重点检测患者的血压等问题，必要情况下可静脉泵入硝酸甘油。

（3）检测患者肾功能、下肢循环、凝血功能等。

3. 术后护理

（1）术后卧床 48 小时，患者双下肢应水平伸直，穿刺处可进行沙袋压迫。

（2）术后予心电监护，密切监测心率、血压、呼吸、血氧饱和度等变化，及时发现有无心肺功能不全的表现。

（3）肾功能观察：监测尿量，术前留置尿管，维持尿量在 30 mL/h 以上，准确记录 24 小时出入量，以及时发现早期肾衰。

（4）肢体血运观察：严密监测肢体有无缺血性剧痛，观察患肢皮肤的颜色、温度、感觉及足背、胫后动脉搏动的强弱，警惕血栓形成或动脉栓塞的发生。

（5）出血观察：观察有无切口渗血或出血的情况，定时监测凝血功能。

（6）疼痛护理：可以在患者疼痛时通过观看电视、播放音乐等方式转移注意力，降低患者对疼痛的敏感程度，必要时可以使用药物止痛。

（7）药物护理：遵医嘱使用抗凝药物，并做好抗凝治疗护理。

（8）饮食护理：术后 24 小时患者可以摄取流质食物，患者恢复胃肠蠕动功能之后可以适量摄取维生素和蛋白质丰富的食物，逐渐恢复正常饮食[5]。

（9）在病情稳定之后，在主管医师允许的前提下鼓励患者早期下床活动，遵循循序渐进原则适当增强运动强度，预防过度锻炼对病情康复造成不利影响导致腹内压增高[6]。

（10）预防便秘：嘱患者大便时应自然排泄，避免用力。

4. 健康教育

（1）心理指导：避免情绪波动。

（2）饮食指导：使用高蛋白营养食品，多食新鲜蔬菜及水果，少食动物脂肪及胆固醇含量高的食物，保持大便通畅。

（3）用药指导：遵医嘱正确服用降压药、降糖药和抗凝血药。

（4）注意避免操劳，避免高强度运动，注意有无发热等感染症状。

（5）复查指导：出院后定期复查凝血酶原时间，1 ~ 3 个月门诊复查，有腹痛等症状立即就诊。

【小结】

破裂腹主动脉瘤是血管外科常见的疾病，患者常因为救治前大量出血而休克死亡。腹主动脉瘤介入治疗具有创伤小、并发症少、恢复快、死亡率低等优点。因此，对患者早期诊断，控制出血量，积极急诊手术，围术期的急救与护理，对降低死亡率，提高患者满意度，降低手术并发症的发生具有重要的意义，也是提高手术的关键。

【参考文献】

[1] 夏旭亚. DSA 手术室行腹主动脉瘤腔内隔绝术患者的围术期的护理干预 [J]. 临床医药文献电子杂志，2019，6（62）：153.

[2] 安燕，王梅. 腹主动脉瘤腔内隔绝术围术期护理体会 [J]. 心血管外科杂志（电子版），2019，8（1）：110-111.

[3] 朱柏龙. 腹主动脉瘤腔内隔绝术围术期的护理观察[J]. 数理医学杂志，2017，30（4）：541–542.

[4] 苏钱珍. 腹主动脉瘤腔内隔绝术围术期的护理研究[J]. 中国城乡企业卫生，2019，34（4）：217–218.

[5] 毛兰智. 腔内隔绝术治疗腹主动脉瘤患者的围术期护理措施与效果观察[J]. 系统医学，2019，4（7）：152–154.

[6] 杨正惠，蔡美娟. 腹主动脉瘤支架植入术的围术期护理观察[J]. 实用临床护理学杂志，2018，3（13）：146–147.

（黄婉妍）

病例3　下肢动脉硬化症

【案例介绍】

（一）一般资料

男，83岁，以“左小腿皮肤反复溃烂5年”为主诉入院。患者2017年因撞伤左小腿内侧，伤后疼痛、流血，未治疗，伤后创面逐步增大，达手掌大小，并出现左小腿肿胀，到多家医院就诊，予换药、抗感染等后无明显好转，创面愈合缓慢，在××人民医院行植皮术（具体时间不详），术后创面愈合较差，一直门诊换药处理，2020年6月于××中心医院行植皮术，术后继续门诊换药处理，但创面愈合过程反复，一直未完全愈合。2021-08-23于××市红十字会医院住院，予抗感染、换药等对症处理后，伤口明显缩小，并持续在我院伤口门诊换药治疗，直至创面基本愈合。2022年5月起患者再次自发左小腿溃烂伴伤口持续性有疼痛两月余来我院就诊，门诊拟“左小腿皮肤溃疡”收入我科。患者起病以来，无发热、睡眠一般，食欲一般，二便正常，体重无明显变化。

诊断：①双下肢动脉硬化闭塞症；②左下肢溃疡；③高血压病2级（高危）；④Ⅱ度房室传导阻滞；⑤腰椎退行性病变；⑥创伤后股骨头坏死。

（二）病史

既往史：平素健康状况：良好；疾病史：曾患高血压，4年，血压不详，服用依那普利控制血压，平时无监测血压；外伤史：有，双侧股骨坏死病史，中医中药治疗，曾在××中心医院及××医院行左下肢溃疡植皮术，术后溃疡仍反复。

个人史：吸烟史四十余年，否认饮酒史；无药物或食物过敏史；无外伤与手术史；无输血及输血制品史。

婚育史：已婚，已育。

家族史：否认家族遗传性病史。

（三）医护过程

体格检查：T 36.0 ~ 36.7℃，BP 105 ~ 154/57 ~ 85 mmHg，P 50 ~ 81 次/分，R 18 ~ 20 次/分，患者神志清楚、一般情况良好，双小腿感觉正常，小腿上段、左足轻度凹陷性水肿，见色素沉着，左小腿内侧见创面，创面深达基底层，大小 3 cm × 6 cm，创面基底肉芽苍白，创面少量黄色见脓性分泌物，周边红肿，压痛。股动脉（+），腘动脉、足背动脉（–），双足皮温凉。肛门及外生殖器：正常。脊柱四肢：脊柱四肢外形正常，无关节红肿，查体合作。基本生活活动能力（BADL）评分 65 分，Morse 跌倒评分 65 分，NRS 2002 营养风险筛查评分 3 分。

辅助检查：活化部分凝血活酶时间 34.5 秒↑，D–二聚体 4030 μg/L↑。生化检验报告：磷 0.86 mmol/L↓，铁 8.5 μmol/L↓，尿素/肌酐 0.10↑，总蛋白 55.6 g/L↓，白蛋白 33.8 g/L↓，球蛋白 21.8 g/L↓，CK–MB/CK 0.11↑，超敏 C–反应蛋白 5.10 mg/L↑，不饱和铁结合力 23.4 μmol/L↓，总铁结合力 31.9 μmol/L↓，铁饱和度 0.27↓，转铁蛋白 1.67 g/L↓，总胆固醇 3.68 mmol/L↓，高密度脂蛋白 0.89 mmol/L↓。心电图诊断：①窦性心律；②偶发房性期前收缩；③一度房室传导阻滞；④T 波低平。心脏彩超检查结果：①左心房增大瓣膜退行性改变二尖瓣轻度反流；②主动脉瓣轻度反流；③左心室收缩功能正常。双下肢血管超声检查：左侧胫前动脉远端闭塞，右侧胫前动脉远塞及足背动脉重度狭窄。双侧胫后动脉重度狭窄或闭塞，双下肢深静脉未见明显异常。

患者于 2022–07–19 10 时在局部麻醉下行左下肢动脉造影 +PTA+ 涂药球囊扩张术。患者取仰卧位，常规消毒铺巾，穿刺右侧股动脉置入 6 F 翻山鞘。经鞘内造影显示：左下肢股浅动脉、腘动脉有 15% ~ 20% 硬化狭窄；膝下胫前动脉距离开口 2 cm 处闭塞，腓动脉中段节段性闭塞；胫后动脉中段及趾总动脉狭窄有 40% ~ 60% 节段性狭窄。使用 Connet 导丝配合 4 F mpa 导管尝试开通胫前动脉闭塞段，不能通过，更换 Flex 及 C18 导丝均不能通过闭塞段，考虑无足背动脉流出道，故不再继续开通。用 Flex 导丝开通腓动脉至后交通后，用 2.5 mm × 150 mm 药涂球囊扩张腓动脉中上段。使用 C18 导丝超选至胫后动脉至足底，用 3.0 mm 球囊扩张胫后动脉。扩张完毕后造影见：膝下及足部血运良好，胫后及腓动脉狭窄解除，血流通畅，原溃疡区着色良好。退出血管鞘，封堵器封堵穿刺点并加压包扎。术后患者一般情况良好，左胫后动脉搏动正常，左足末梢灌注良好。术后处理措施、注意事项：右下肢制动，注意穿刺点渗血渗液情况。7 月 20 日术后第 1 天查房，诉穿刺口稍感疼痛不适，无畏寒、发热等不适；查体：生命体征平稳，穿刺口敷料干洁，未见渗血及渗液。左下肢皮温上升，伤口敷料干净。7 月 22 日患者术后第 3 天，左下肢无肿胀，伤口愈合尚可。注意抬高患肢，避免长期足部下垂，可减轻足部溃疡发生。并嘱患者家属注意帮助患者行下肢皮肤护理，避免摩擦内踝附近皮肤。

【护理】

1. 用药护理

迈之灵、羟苯磺酸钙胶囊、贝前列素纳片、前列地尔注射液改善循环；马来酸依那普利片降压；胎盘多肽注射液增强细胞免疫功能；小牛血清去蛋白注射液改善末梢动脉、静脉循环障碍；阿托伐他汀钙片降脂；阿司匹林肠溶片抗血小板聚集；雷贝拉唑钠肠溶胶囊护胃等对症支持治疗。

2. 术前护理

（1）由于肢端疼痛和坏死使患者产生痛苦和焦虑心理，医护人员应关心体贴患者，讲解疾病有关知识，改变患者认知，使其情绪稳定，主动配合治疗和护理。

（2）注意肢体保暖，尤其冬季，勿使肢体暴露于寒冷环境中，以免血管收缩；避免用热水袋、热垫或热水给患肢直接加温。

（3）皮肤瘙痒时，可涂拭止痒药膏，但应避免用手抓挠，以免造成开放性伤口和继发感染。

（4）保持溃疡部位的清洁，避免受压和刺激；加强创面换药，遵医嘱应用抗感染药物。

（5）取合适体位，头高足低位，使血液容易灌流至下肢。避免长时间维持同一姿势不变；避免跷二郎腿。

（6）早期轻症患者可用血管扩张剂等治疗。对疼痛剧烈的中、晚期患者常需使用麻醉性镇痛药物。

（7）鼓励患者每天步行，指导患者进行 Buerger 运动，促进侧支循环的建立，以疼痛的出现作为活动量的指标。

（8）术前准备：局部皮肤备皮、抗生素药物过敏试验、完善血液生化检查及常规心肺功能检查、戒烟酒。

3. 术中护理

（1）指导患者卧位姿势，帮助患者保持平卧位，使体位达到其舒适度，助身心放松，利于手术操作。

（2）维持适当的手术室内温度，在便于手术进行的同时兼顾患者体感温度满意度，为 22 ~ 25℃。

（3）给予保温护理，降低术中、术后出血、感染风险，减少代谢、循环系统并发症发生。

（4）术中密切关注患者生命体征变化。

（5）合理利用镇痛药，降低呼吸、循环系统并发症风险。

（6）术中做好心理护理，悉心安抚，耐心讲解手术出现的正常现象，消除患者心理负担。

4. 术后护理

（1）术后进行液体补充以加速对比剂的代谢及排除，避免损害肝肾功能。

（2）穿刺处伤口需要至少加压制动 24 小时，加强对穿刺部位的监视，观察是否发生渗血、血肿、假性动脉瘤等情况。

（3）观察患者双侧下肢股、腘、足背动脉的搏动情况及皮肤温度和颜色变化；注意抬高患肢，观察患肢肿胀情况，每天测量腿围变化。

（4）合理采用镇痛药为患者止痛。

（5）术后 6 小时指引患者床上运动，进行踝泵运动，术后 1 天鼓励下床运动，引导自主患肢锻炼，慢走与 Buerger 运动相结合，密切关注患肢表现，及时上报和处理异常情况。

（6）术后加强心理护理，予一对一谈话，了解患者内心情况，予以针对性心理疏通，改善其负性心理。

（7）采取床边口头讲述指导方法、发放健康手册、组织健康知识座谈会，实施健康知识宣教。

（8）为患者设计良好的饮食计划，以清淡、低盐、高蛋白的食物为主，防止便秘，同时多注意休息，促进患者术后康复[1]。

5. 健康教育

（1）行为指导：告诫患者严格戒烟，注意保护患肢，切勿赤足行走，避免外伤，鞋子必须合适，穿棉质或羊毛制的袜子，每日更换袜子。

（2）用药指导：出院后按医嘱服用抗血小板或抗凝药，继续服用降血脂和血压药物，用抗凝药期间观察大小便颜色、皮肤黏膜情况，定期门诊复查。

（3）饮食指导：进食低热量、低糖、低脂、低胆固醇食物，以大米、小麦、蔬菜、水果为主，可适当选用牛奶、鸡蛋、瘦肉、鸭肉、草鱼、豆制品等胆固醇低的食物。

【小结】

下肢动脉硬化闭塞症的治疗方法中介入治疗为首选，其应用范围也越发广泛，相较于传统手术治疗，其切口小，临床效果好，但作为侵入性手术，术后会产生较多并发症，治疗中会出现患肢坏死、缺血等问题，使患者强烈疼痛，产生较多负性情绪，干扰到患者手术治疗包括术后恢复[2]，因此优化护理成了提高预后情况、帮助疾病转归的关键[3]。全程护理从患者术前到术后、入院到出院后均配合治疗，为患者进行一系列科学有效的医护指导，减轻患者负性情绪，缓解疼痛感，促进康复。

【参考文献】

［1］杨红丽．对接收介入治疗后的下肢动脉硬化闭塞症患者进行综合护理的效果探究［J］．当代医药论丛，2020，18（7）：20-21.

［2］夏永立，李长栓，孙超．血管介入术治疗老年下肢动脉硬化闭塞症的疗效及安全

性［J］. 临床医学，2020，40（3）：57–59.

［3］杨晓莹，胡蓉，杨小香. 全程无缝隙护理在手术室护理中的应用效果及患者预后改善的影响分析［J］. 贵州医药，2019，43（10）：1643–1644.

（黄婉妍）

病例 4 左下肢动脉硬化闭塞症合并急性血栓形成

【案例介绍】

（一）一般资料

男，86 岁，以“左下肢疼痛伴麻木 10 小时余”为主诉于 2022–01–29 入住 ×× 医院血管外科。患者 10 小时前无外伤情况下突发左下肢疼痛，疼痛逐渐加重，以膝下到足背范围为甚，活动后加剧，难以忍受，自觉左小腿冰凉，伴左侧全下肢麻木不适，无伴反射痛，自诉当时感头晕不适，无畏寒、发热，无胸闷、胸痛、气促，无咳嗽、咳痰、恶心、呕吐等不适，6 小时前呼叫 120 送至我院急诊科就诊，拟诊断“左髂动脉血栓形成”遂请我科会诊，患者为求进一步诊治，拟诊断“左髂动脉血栓形成”收入院。患者自起病以来，精神一般，痛苦面容，大便如常，小便如常，体重未见明显减轻。

诊断：①左下肢动脉硬化闭塞症并急性血栓形成；②冠状动脉粥样硬化性心脏病单支病变心房颤动心功能Ⅱ级；③高血压病 3 级，很高危组；④2 型糖尿病；⑤左侧髂外动脉、股深动脉血栓形成支架置入术后；⑥双肾下极动脉重度狭窄伴栓塞。

（二）病史

既往史：曾患高血压病 20 余年，目前予“硝苯地平控释片 + 厄贝沙坦片”控制血压，自诉血压控制欠佳，既往有“糖尿病”病史 20 余年，规律服用“拜糖平 + 阿卡波糖片”治疗，自诉近期血糖控制欠佳；否认过敏史，否认传染病史。患者曾于 2019 年于我科在局部麻醉下行左髂动脉造影 + 左下肢动脉造影 + 左髂动脉血栓清除术 + 球囊扩张术 + 支架植入术。

个人史：生长于原籍，否认吸烟史，否认饮酒史。

婚育史：已婚。

家族史：否认家族遗传性病史。

（三）医护过程

体格检查：T 36.5 ℃，P 70 次 / 分，R 21 次，BP 177/92 mmHg。神志清醒，呼吸平稳，无贫血貌，双肺听诊呼吸音清，未闻及干湿性啰音及哮鸣音。心浊音界大致正常，心率 70 次 / 分，律绝对不齐，第一心音强弱不等，间隔不一，各瓣膜区未闻及病理性杂音，腹软，无压痛、反跳痛。双下肢无明显水肿，无明显色素沉着，左足部皮温冰凉、苍白，未见明显溃疡、破溃；左侧足背动脉、胫后动脉、股动脉、腘动脉未触及搏动，右足皮温稍凉，右侧足背动脉未触及，胫后动脉可触及，搏动稍弱，右腘动脉和股动脉搏动减弱。基本生活自理能力（BADL）评分 50 分，跌倒评分 80 分，Braden 压力性损伤风险评分 14 分。

辅助检查：生化检验报告肾小球滤过率估计值 47.4 ↓，乳酸 3.27 mmol/L ↑，葡萄糖 23.7 mmol/L ↑，尿素 8.2 mmol/L ↑，尿酸 428.3 μmol/L ↑。患者 CTA 提示左髂动脉血栓形成并完全闭塞，左下肢疼痛明显，左下肢股动脉、腘动脉、足背动脉未触及。主治医师查房后指示：患者手术指征明确，做好术前准备，于 2022-01-29 20 时在介入室局部麻醉下行左下肢动脉造影 +PTA+ 机械性血栓清除术 + 支架植入。术中患者血压偏高，微泵使用硝酸甘油后降低不明显，未诉特殊不适。

术后处理措施、注意事项：右侧腹股沟沙袋加压，右下肢制动；返病房后持续地尔硫䓬微泵泵入控制血压，动态监测生命体征；患者高龄，急诊手术时间较长，必要时延长使用头孢替安预防性抗感染疗程至术后 48 小时。2022-01-30 术后第 1 天，患者一般情况可，诉双侧腹股沟穿刺点稍疼痛不适，左侧下肢未诉明显疼痛及麻木不适，无畏寒、发热，无胸闷、气促等。查体：神志清晰，呼吸平稳，问答切题，口齿清晰，查体合作。医师拆除穿刺点沙袋加压，继续予抗凝、改善循环、抗感染、脑血管病二级预防方案等对症处理。注意穿刺点渗血渗液情况，动态监测血常规和出凝血，密切观察。2022-01-03 术后第 2 天，患者未诉特殊不适，无诉下肢疼痛，拆除术区敷料，未见周围明显青紫，敷料干洁。门诊检验：红细胞 3.29×10^{12}/L ↓，血红蛋白 92.0 g/L ↓，予床边行 B 超检查穿刺部位，未见明显血肿及出血变现，暂予动态复查，予利尿、降血压、降血糖、营养脑神经、抗凝、改善循环等，积极追踪血红蛋白变化情况。

【护理】

1. 术前护理

（1）心理护理：由于肢端疼痛和坏死使患者十分痛苦和严重焦虑，医护人员应以极大的同情心关心、体贴患者，耐心做好患者的思想工作，使其情绪稳定，能配合治疗和护理。

（2）尽快做好术前准备，同时做好心电监护并记录血压、心率、呼吸及神志变化，必要时使用止痛药物治疗，以减轻患者的痛苦。

（3）禁止吸烟饮酒，患肢保暖，嘱患者做好御寒措施避免感冒，禁用热水袋直接加温，以免加重患肢缺血。

（4）告知患者用手按摩患肢是禁忌事项，很有可能导致血栓脱落[1]。

2. 术中护理

（1）营造舒适的手术室环境，控制室内温湿度适宜，协助取较舒适体位。

（2）患者容易对手术环境产生恐惧感，护理人员需陪伴在旁，通过抚摸、轻拍患者手背来稳定患者情绪，通过交谈来转移其注意力，鼓励其放松心情，经常询问患者感受。

（3）加强各项生命体征监测，如有异常变化，立即向医师汇报。

3. 术后护理

（1）术后抬高床头 15°，使患肢低于心脏平面，避免屈髋或屈膝及膝下垫枕。

（2）严密监护患者的心功能变化，防止动脉栓塞后因高血钾、pH 值下降，导致突然的心律失常。

（3）密切监测心率、血压、呼吸、血氧饱和度等变化，注意尿量、神志变化，并准确记录。

（4）观察栓塞肢体有无肿胀，有无皮下淤血、局部肿块、压痛。伤口敷料的渗血、渗液情况。术后伤口加压包扎，沙袋压迫 6 ~ 8 小时，注意观察患肢远端搏动情况。

（5）观察患肢的血运恢复情况，包括皮肤温度、脉搏、颜色、疼痛、感觉较术前有无缓解。

（6）必要时遵医嘱使用止痛药物缓解疼痛。

（7）遵医嘱进行抗凝或溶栓治疗，并根据用药时间按时抽血，以监测药物对凝血功能的影响。

（8）指导患者合理饮食，进低脂、低胆固醇、清淡饮食。

（9）术后前期指导患者在床上进行足背屈伸运动，后期鼓励患者下床行走。

4. 健康教育

（1）行为指导：避免久坐或久站。坚持戒烟，穿宽松的衣裤和鞋袜。

（2）饮食指导：进低脂、低胆固醇、清淡饮食，避免辛辣刺激食物。

（3）用药指导：严格遵医嘱口服抗凝药物和治疗心脏疾病的药物。用抗凝药期间观察大小便颜色、皮肤黏膜情况，每 1 ~ 2 周定期复查凝血功能。

（4）复查指导：出院后 3 ~ 6 个月门诊复查彩超，以了解血管通畅情况。

【小结】

急性下肢动脉栓塞是一种常见的血管外科疾病，发病时会对患者内脏器官造成极大损害，在患者术前、术中及术后以极具系统性和全面性的专业护理措施对患者进行无微不至的照管[2]，其在患者心理情绪安抚、肢体功能恢复等方面发挥重要作用，每一项护理措施都对患者病情的康复有积极正面的影响[3]。

【参考文献】

[1] 张雪芳. 急性下肢动脉栓塞急诊手术患者的护理探讨[J]. 双足与保健，2019，28（12）：75-76.

[2] 何婉玲. 量表化围术期管理方案在下肢深静脉血栓介入治疗护理中的应用[J]. 实用医学杂志，2018，34（22）：166-169.

[3] 齐红蓉. 外科围术期患者下肢静脉血栓形成的原因及预防护理对策分析 [J]. 中国医药指南，2018，16（16）：237-238.

（黄婉妍）

病例5 右下肢静脉曲张伴溃疡和炎症

【案例介绍】

（一）一般资料

男，57岁，以"发现右下肢蚯蚓团状物3年余，加重伴溃疡半年"为主诉于2022-06-23入住××医院血管外科。因患者右下肢静脉曲张3余年，站立时明显，卧床休息后可减轻，不影响活动，不伴瘙痒、疼痛，一直未予诊治，团块逐步增大，半年前因皮肤瘙痒抓破皮肤后出现右内踝皮肤溃烂，当时未予处理，创面逐渐扩大，自行予"过氧化氢"消毒处理后未见好转；就诊于"皮防所"门诊就诊，予药物口服及药膏涂抹创面未见好转，且疼痛明显，无下肢感觉减退，无畏寒发热，无胸闷心悸，无畏寒发热等不适。为求进一步治疗，来我院就诊，门诊以"下肢静脉曲张伴溃疡"收住我科。起病以来，患者精神可，胃纳可，睡眠差，大便如常，小便如常，体重未见明显下降。

诊断：①右下肢静脉曲张伴有溃疡和炎症；②高血压。

（二）病史

既往史：高血压病史3年，自行口服药物治疗，血压控制可；否认传染病史；否认药物过敏史；否认手术史。

个人史：生长于原籍，否认吸烟史，否认饮酒史。

婚育史：离婚。

家族史：否认家族遗传性病史。

（三）医护过程

体格检查：T 36.5 ℃，P 65次/分，R 20次，BP 151/93 mmHg。神志清醒，呼吸平稳，无贫血貌，两肺叩诊呈清音，两肺呼吸音清，未闻及干湿性啰音，无胸膜摩擦音。足背动脉搏动正常。右下肢肿胀，右下肢内侧浅静脉扩张、伸长、迂曲，呈蚯蚓状，右下肢足靴部色素沉着。右侧内踝可见一4 cm×4 cm大小溃疡，基底可见黄色分泌物覆盖，少量淡黄色渗出，无异味；Trendelenburg试验阳性；Perthes试验阴性；Pratt试验阴性。基本生活自理能力（BADL）评分95分，跌倒评分45分，无压力性损伤风险。

辅助检查：白细胞 9.94×10^9/L，红细胞 4.77×10^{12}/L，血红蛋白 142.0 g/L，血小板 225.0×10^9/L，嗜碱性粒细胞数 0.04×10^9/L，嗜酸性粒细胞数 0.25×10^9/L，中性粒细胞数 7.20×10^9/L ↑，淋巴细胞数 1.62×10^9/L，甘油三酯 1.11 mmol/L，总胆固醇 5.42 mmol/L ↑，高密度脂蛋白 0.99 mmol/L ↓，极低密度脂蛋白 0.27 mmol/L，低密度脂蛋白 4.16 mmol/L ↑。患者有择期手术指征，于 2022-06-27 12 时在连续硬膜外麻醉下行大隐静脉高位结扎和剥脱术 + 静脉注射硬化药。术程顺利，予弹力绷带包扎右下肢。

2022-06-28 术后第 1 天，患者无发热，精神进食可，诉伤口轻微疼痛。嘱患者早期下床活动，预防下肢深静脉血栓形成。

患者一般情况可，切口愈合良好，右下肢肿胀消退，右侧内踝破溃伤口门诊随诊换药，于 2022-07-05 出院。

【护理】

1. 术前护理

（1）心理护理：讲解疾病的相关知识，消除患者的恐惧与焦虑情绪。

（2）溃疡部皮肤要保持清洁、干燥，给予湿敷、换药，抬高患肢，控制感染。

（3）卧床休息时抬高患肢，高于心脏水平 20 ～ 30 cm。

（4）行足背屈伸运动，每日 10 次，每次 3 ～ 5 分钟，以促进静脉回流。

2. 术中护理

（1）进入手术室后护士可以通过握手等方式给予患者温暖，并协助患者取舒适体位进行护理，促使患者积极配合手术。

（2）与各部门严密配合，最大程度缩短患者手术时间。

（3）加强各项生命体征监测，如有异常变化，立即向医师汇报。

3. 术后护理

（1）体位与活动：去枕平卧 6 小时，抬高患肢，高于心脏 20 ～ 30 cm，嘱患者行足背屈伸运动；术后 24 小时鼓励患者下床活动，防止下肢深静脉血栓形成，促进下肢静脉回流消除肿胀。

（2）使用弹力绷带加压包扎，弹力绷带应自下而上包扎，包扎不应妨碍关节活动，并注意保持合适的松紧度，观察绷带表面有无出血、渗出情况。术后常规使用弹力绷带包扎 1 周。

（3）定时监测体温、血压、脉搏、呼吸。术后伤口疼痛可酌情使用镇痛剂。

（4）观察患肢端皮肤颜色、温度及足背动脉搏动情况。

（5）注意观察术后腹股沟切口有无瘀斑和血肿。

（6）术后 6 小时可饮水，嘱进食低盐、低脂、低胆固醇饮食，避免辛辣刺激性饮食。鼓励患者多饮水，多吃容易消化的食物[1]。

4. 健康教育

（1）行为指导：避免久坐久站，休息时抬高患肢，坐位时双膝勿交叉，座椅的高度以不使膝盖屈曲超过 90° 为原则，座椅的深度应在腘窝与座位之间能伸入 2 个手指为宜，以免压迫腘窝的血管。

（2）出院后继续应用弹力绷带或穿弹力袜至少 1 ~ 3 个月。

（3）避免过紧的腰带、吊袜带和紧身衣物，防止感冒。

（4）饮食指导：合理膳食，避免肥胖，多进食新鲜水果蔬菜，防止便秘，减少腹压增高因素。

（5）复查指导：出院后 3 ~ 6 个月门诊复查，了解患肢静脉回流情况；右足内踝伤口定期门诊换药。

【小结】

下肢静脉曲张在我国是常见的周围血管疾病，也是一种高发疾病[2]，多与下肢静脉功能不全、局部血液回流不畅有关，目前治疗静脉曲张的方式越来越多，需要护理人员及时更新并掌握专科知识[3]。建议提高健康教育质量，使患者掌握充足的、可以理解的、有效的健康知识，纠正日常错误行为，降低术后并发症发生概率，缩短康复时间。

【参考文献】

[1] 魏大华. 优质护理服务模式应用于大隐静脉曲张患者术后的临床效果评价［J］. 国际感染病学（电子版），2018，12（3）：127-128.

[2] 阿各，刘建英，刘慧超，等. 下肢静脉曲张患者静脉溃疡形成危险因素的病例对照研究［J］. 护理学杂志，2018，33（5）：22-24.

[3] 冯素娟，石太梅. 呼吸引导足踝主动屈伸运动在骨科手术后下肢深静脉血栓预防中的应用［J］. 护理研究，2020，34（12）：2126-2131.

（黄婉妍）

测量大小腿周径操作流程

【目的】

评估下肢肿胀程度。

【操作流程】

评估准备 →

①患者：病情、理解程度、二便、体位，做好解释说明
②护士自身准备
③用物：皮尺、记号笔
④环境：温度适宜、注意保暖

↓

实施 →

①患者取平卧位，自然放松状态，双腿平放，拉窗帘，注意保护患者隐私、保暖，脱裤、暴露双腿
②测量大腿周径位置：髌骨上缘 15 cm。小腿周径位置：髌骨下缘 15 cm，首次测量者做好标记，减少不同操作者测量误差，患侧与健侧对比

↓

整理记录 →

测量结束，整理床单位，患肢予抬高，做好记录

【注意事项】

（1）用无弹性的软尺，测量时要求皮尺紧贴皮肤、无张力。

（2）若对等位置周径相差 1 cm，则临床有意义。

（3）肢体肿胀评分标准。

Ⅰ级：无肿胀。

Ⅱ级：肿胀程度较轻，皮纹仍在。

Ⅲ级：肿胀程度较重，皮纹消失。

Ⅳ级：出现张力性水疱。

（黄婉妍）

踝泵运动操作流程

【适应证】

长期卧床及术后患者。

目的：促进血液循环，消除肿胀，对预防下肢深静脉血栓有重要意义。还可以增强肌力，避免肌肉萎缩。

【禁忌证】

各种原因所致的踝关节不稳、踝部骨折未愈合又未做内固定、骨关节瘤、全身情况极差、病情不稳定等。

【操作流程】

评估准备	①患者：病情、活动能力、下肢肌力、理解程度、二便、体位，做好解释说明 ②护士自身准备 ③环境：温度适宜、注意保暖
实施	①患者取坐位或平卧位，自然放松状态 ②趾屈（脚尖朝下），保持 10 ~ 15 秒 ③背屈（脚尖朝上），保持 10 ~ 15 秒 ④环绕运动：以踝关节为中心，脚掌作 360° 环绕，可顺时针环绕，也可逆时针进行，尽量保持运动幅度最大，可分开单脚做，也可双脚同时进行 ⑤趾屈、背屈及环绕为一组动作，每小时练习 5 ~ 10 分钟，每天 5 ~ 8 次
整理	运动结束，协助整理床单位，取舒适体位

【注意事项】

（1）指导患者尽量做到动作幅度最大化，以使肌肉充分收缩及舒张，血液加注。

（2）长期卧床患者，血液循环不畅，肌腱不同程度萎缩，环绕动作幅度受限，甚至出现疼痛感，如体力不支或疼痛感剧烈，可先只做屈伸动作，疼痛减轻后，再加做环绕动作。

（3）对于偏瘫或肌力较差患者，护士可指导家属协助患者被动运动或利用健侧肢体协助患侧肢体运动。

（黄婉妍）

血管外科疾病抢救规程

评估

①突发剧烈疼痛
②失血性休克体征
③足背动脉搏动消失
④腹部肿胀
⑤突发意识不清
⑥双侧瞳孔不等大，不等圆
⑦肢体偏瘫

抢救配合

主动脉瘤破裂抢救配合

①绝对卧床休息，嘱患者保持情绪平稳
②吸氧，持续床边心电监护及血氧饱和度监测
③配血，抽血查各项指标、建立双静脉通路（20 号以上大针头）
④遵医嘱快速输液，输新鲜血液
⑤遵医嘱镇静，止痛，保暖
⑥留置尿管，记录 24 小时出入量
⑦完善术前准备
⑧送手术室

股动脉出血抢救配合

①绝对卧床休息，患肢制动
②无菌敷料覆盖弹力绷带加压包扎止血，止血失败直接手压迫止血。做好个人防护
③配血，抽血查各项指标、建立双静脉通路（20 号以上大针头）
④遵医嘱快速输液，输新鲜血液
⑤遵医嘱镇静，止痛，保暖
⑥留置尿管，记录 24 小时出入量
⑦压迫止血失败，完善术前准备
⑧送手术室手术止血

其他常见血管疾病抢救配合

①保持呼吸道通畅，吸氧，持续床边心电监护及血氧饱和度监测
②配血，抽血查各项指标、建立双静脉通路（20 号以上大针头）
③观察患者神志、瞳孔及四肢活动情况
④留置尿管，记录 24 小时出入量
⑤心肺复苏
⑥配合麻醉科插管、呼吸囊辅助呼吸
⑦联系 SICU，转往 SICU 继续治疗

记录整理

抢救过程密切观察病情变化，记录抢救过程

（黄婉妍）

第四章 妇产科疾病护理

第一节 宫颈癌

一、概述

宫颈癌是最常见的妇科恶性肿瘤，是女性居第2位的恶性肿瘤。原位癌高发年龄为30～35岁，浸润癌为50～55岁。由于宫颈癌有较长的癌前病变阶段，近40年来因宫颈癌筛查方法得到普遍应用，宫颈癌和癌前病变得以早期发现、及时治疗，故发病率和死亡率呈现明显的下降趋势。

（一）病因

宫颈癌真正的病因目前尚不是很清楚。目前的研究认为引发宫颈癌的因素有生物学因素、行为因素、遗传因素三个方面。

1. 生物学因素

生物学因素包括各种微生物的感染。人乳头瘤病毒（HPV）感染是宫颈癌的主要致病因素。目前已知HPV有多种亚型，高危型HPV-16、高危型HPV-18可以导致宫颈上皮细胞周期控制失常而发生癌变。90%以上宫颈癌伴有高危型HPV感染。此外，慢性宫颈炎、淋病、艾滋病、单纯疱疹病毒Ⅱ型、巨细胞病毒、滴虫等感染，也可增加对HPV的易感性，从而与宫颈癌发生有一定关系。

2. 行为因素

行为因素包括性行为、怀孕和分娩的次数、口服避孕药、吸烟等。

（1）性相关因素：初次性生活年龄低于16岁、早年分娩、多产等与宫颈癌发生密切相关。青春期宫颈发育尚未成熟，对致癌物较敏感。分娩次数增多，宫颈创伤概率增加，分娩及妊娠期内分泌和营养也有所改变，患宫颈癌的危险性随之增加。孕妇免疫力较低，HPV-DNA检出率很高。与有阴茎癌、前列腺癌或其性伴侣曾患宫颈癌的高危男子性接触的女性也易患宫颈癌。

（2）其他：长期口服避孕药、吸烟易患宫颈癌。

3. 遗传因素

有家族史者患病概率比正常人高 4.7 ~ 7 倍，一旦感染 HPV，更容易发生癌变。

在诱发宫颈癌的三个危险因素中，各种微生物的感染是关键因素，其中 HPV 感染最为主要。宫颈癌的发生最终可归纳为致癌因子、性行为和易感（包括未成熟的）上皮三个环节。致癌因子可以通过性行为接种到宫颈易感上皮（如未成熟或病变的宫颈上皮），发生宫颈癌前病变（CIN），最终导致癌变。

（二）发病机制

宫颈上皮由宫颈阴道部的复层鳞状上皮和宫颈管的柱状上皮组成，两者在宫颈外口的交接处，称为原始鳞状 – 柱状上皮交接部。此部位随体内雌激素水平变化发生移行：新生女婴、妊娠期女性体内雌激素水平增多，使柱状上皮外移；而幼女期、老年期女性雌激素水平降低可使此部位内移。这种随体内雌激素水平变化而发生移位的部位称为生理性鳞状 – 柱状上皮交接部。

宫颈癌在宫颈阴道部和宫颈管部皆可发生，但好发于宫颈外口原始鳞状 – 柱状上皮，交接部和生理性鳞状 – 柱状上皮交接部的移行区，宫颈后唇较多见，宫颈管次之，前唇又次之。

（三）病理

宫颈癌以鳞状上皮细胞癌为主，占 80% ~ 85%；腺癌占 15% ~ 20%；腺鳞癌占 3% ~ 5%。最初，肿瘤仅局限于子宫颈黏膜上皮层内，没有浸润，称为原位癌。当肿瘤侵入黏膜下间质时，称为浸润癌。原位癌时宫颈大致正常，早期浸润性癌的病变常限于宫颈某一处，稍隆起，横径多在 1 cm 以下，发红、发硬、触之易出血。若发生在宫颈管内，一般不易发现，当宫颈癌进一步发展到一定程度，外观表现可有如下四种不同类型：菜花状或乳头状型（最多见）、内生型、宫颈管型和溃疡型。不论何种类型，晚期均可产生溃疡，由于肿瘤组织大块坏死与脱落，此时宫颈原形大部分或全部消失，呈火山口样。

宫颈癌的转移途径主要为直接蔓延及淋巴转移，血行转移极少见。

二、临床表现

宫颈癌早期常无明显症状和体征，宫颈管型患者因宫颈外观正常易漏诊或误诊。随病变发展，可出现以下表现。

1. 症状

（1）阴道流血：早期多为接触性出血；晚期为不规则阴道流血。出血量根据病灶大小、侵及间质内血管的情况而不同，若侵蚀大血管可引起大出血。老年患者常为绝经后不规则阴道流血，年轻患者可表现为经期延长、月经量增多。

（2）阴道排液：多数患者阴道有白色或血性、稀薄如水样或米泔状、有腥臭的渗出液。晚期患者因肿瘤组织坏死伴感染，可有大量米汤样或脓性恶臭白带。

（3）晚期症状：根据肿瘤累及范围不同，出现不同的继发症状，如尿频、尿急、便秘、下肢肿痛等；肿瘤压迫或累及输尿管时，可引起输尿管梗阻、肾盂积水及尿毒症；晚期出现贫血、恶病质等全身衰竭症状。

2. 体征

原位癌及微小浸润癌可无明显病灶，宫颈光滑，随病情发展可出现不同体征。菜花状或乳头状型宫颈癌宫颈可见息肉状、菜花状赘生物，常伴感染，质脆、易出血；内生型宫颈癌表现为宫颈肥大、质硬、宫颈管膨大；晚期癌组织坏死脱落，形成溃疡或空洞伴恶臭。阴道壁受累时，可见赘生物生长或阴道壁变硬；宫旁组织受累时，双合诊检查、三合诊检查可扪及宫颈旁组织增厚，呈结节状，质硬或形成“冰冻骨盆”。

三、检查

1. 宫颈刮片细胞学检查

是宫颈癌筛查的主要方法，应在宫颈转化区取材。

2. 宫颈碘试验

正常宫颈阴道部鳞状上皮含丰富糖原，碘溶液涂染后呈棕色或深褐色，不染色区说明该处上皮缺乏糖原，可能有病变。在碘不染色区取材活检可提高诊断率。

3. 阴道镜检查

宫颈刮片细胞学检查巴氏Ⅲ级及Ⅲ级以上、TBS分类为鳞状上皮内瘤变，均应在阴道镜观察下选择可疑癌变区行宫颈活组织检查。

4. 宫颈和宫颈管活组织检查

确诊宫颈癌及宫颈癌前病变的最可靠依据。宫颈有明显病灶，可直接在癌灶取材；宫颈无明显癌变可疑区时，可在宫颈3、6、9、12点四处取材或在碘试验、阴道镜下取材做病理检查。所取组织应包括间质及邻近正常组织。宫颈刮片阳性，但宫颈光滑或宫颈活检阴性，应用小刮匙搔刮宫颈管，刮出物送病理检查。

（1）碘试验：正常宫颈或阴道鳞状上皮含有丰富的糖原，可被碘液染为棕色，而宫颈管柱状上皮、宫颈柱状上皮异位及异常鳞状上皮区（包括鳞状上皮化生、不典型增生、原位癌及浸润癌的区域）均无糖原存在，所以不着色。临床上用阴道窥器暴露宫颈后，擦去表面黏液，以碘液涂抹宫颈及阴道穹窿，不着色区取活组织送病理检查。

（2）阴道镜检查：阴道镜可协助选择进行宫颈活体组织检查的部位。在阴道镜检查的协助下取活体组织检查，早期宫颈癌的诊断准确率可达到98%左右。但阴道镜检查不能代替宫颈刮片细胞学检查及宫颈和宫颈管活体组织检查，也不能发现宫颈管内病变。

5. 宫颈锥切术

在宫颈和宫颈管活体组织检查不能肯定有无浸润癌时，可进行宫颈锥形切除术。但目前诊断性宫颈锥形切除术已很少采用。

四、治疗

采用以手术和放疗为主、化疗为辅的综合治疗方案。

1. 手术治疗

主要用于早期宫颈癌（Ⅰa～Ⅱa期）患者，优点在于年轻患者可保留卵巢及阴道功能。可根据患者年龄、有无生育要求等情况，选择宫颈锥形切除术、全子宫切除术、根治性子宫切除术及盆腔淋巴结切除术等不同的手术方式。

2. 手术和放疗

病灶较大时，可以先行术前放疗，使病灶局限再进行手术。

3. 放疗

放射治疗适用于Ⅱb～Ⅳ期或不能耐受手术的患者，或作为手术治疗后病理检查发现有高危因素患者的辅助治疗。

4. 化疗

主要用于晚期或复发转移的患者。

五、护理

（一）护理评估

1. 病史

详细了解患者有无接触性出血、异常阴道流血情况；评估患者有无患病的高危因素存在，如慢性宫颈炎的病史及是否有 HPV、巨细胞病毒或滴虫等的感染；婚育史、性生活史、高危男性性接触史等；了解疾病的发病及诊治过程；有无药物过敏史。

2. 身体评估

（1）症状：评估患者有无妇科检查或性交后的接触性出血及阴道出血的时间、量、质、色等；阴道排液的性状、气味；有无邻近器官受累的症状；有无疼痛、疼痛的部位、性质、持续时间等。全身有无贫血、消瘦、乏力等恶病质表现。

（2）体征：评估妇科检查结果，如宫颈有无异常（糜烂或赘生物、出血、肥大、质硬、宫颈管外形呈桶状）等。

3. 心理－社会评估

了解患者及其家属对于患病及治疗的心理反应，评估患者和家属是否具备良好的应对机制。找出具体问题，对问题出现的原因进行详细的分析。

（二）护理问题

1. 恐惧

与确诊为恶性肿瘤有关。

2. 知识缺乏

与缺少宫颈癌术前、术后相关知识有关。

3. 有感染的危险

与腹部伤口、留置导尿管、引流管有关。

4. 自我形象紊乱

与手术摘除子宫或卵巢导致雌激素分泌不足等引起的性别认同感下降有关。

（三）护理措施

1. 心理护理

宫颈癌大多数能够被早期发现，早期得到治疗。但是宫颈癌作为一种恶性肿瘤，仍会引起患者及其家属较为强烈的心理反应。护士应详细评估患者疾病的总体情况，分析原因，告知患者宫颈癌相应的诊疗和护理过程及可能出现的不适，指导患者掌握有效应对措施（如向家属、朋友倾诉及培养兴趣爱好，以转移对疾病的过多关注等）。与患者家属沟通，获得其支持与配合。可以介绍性格乐观、治疗效果好的患者与其交谈，增强其战胜疾病的信心。

2. 医护配合

（1）按照常规做好患者术前的各项护理和功能锻炼指导。菜花状或乳头状型宫颈癌患者术前应行阴道低压冲洗，动作要轻柔以免损伤宫颈癌组织而引起大出血。

（2）术后注意观察患者生命体征、切口情况，做好各种引流管的护理，指导患者正确安置体位、恢复饮食及适度运动。

（3）手术治疗是治疗宫颈癌首选的治疗方案。当手术涉及范围较大时，可能会损伤支配膀胱的神经组织，造成神经性膀胱麻痹，影响膀胱正常张力，使膀胱功能恢复受到影响，所以术后应保留导尿管 1 ~ 2 周，有的可达 3 周。应指导患者进行缩肛运动，在拔导尿管的前 3 日开始夹尿管锻炼膀胱肌肉，减少发生拔导尿管后尿潴留的情况。拔导尿管后，应鼓励患者饮水、排尿，3 次正常排尿后测膀胱内残余尿量，低于 100 mL 为合格，大于 100 mL 或患者不能自主排尿的，需重新留置导尿管，保留 3 ~ 5 日后，再拔导尿管导出残余尿液，直至残余尿量少于 100 mL。

（4）对术前进行放疗或癌症晚期进行化疗的患者，做好放疗、化疗相应的护理。

（5）对晚期癌症患者做好症状护理，注意观察其病情的变化，发生阴道大出血的应及时报告医师进行抢救；有大量米汤样或恶臭脓样阴道排液的患者，可用 1 ∶ 5000 高锰酸钾溶液擦洗阴道。擦洗时动作应轻柔，以避免引起大出血；有持续疼痛者可选用止痛剂；出现全身恶病质表现的患者，应加强护理，预防肺炎、口腔感染、压力性损伤等并发症的发生。

（四）健康教育

1. 术后随访指导

50% 的宫颈癌患者在治疗后 1 年内复发，75% ~ 80% 的宫颈癌患者在治疗后 2 年内复发。治疗后 2 年内应密切监测，每 3 个月复查 1 次；3 ~ 5 年内每 6 个月复查 1 次；第 6 年开始每年复查 1 次。随访内容包括盆腔检查、阴道刮片细胞学检查、胸部 X 线摄片及血常规检查等。术后半年禁止性生活。

2. 防癌的宣教

结合宫颈癌的致病因素，对健康人群做好防癌的宣教，早期发现并及时诊治宫颈癌的癌前病变，阻断宫颈癌的发生。

（1）开展性卫生教育，注意性卫生，避免无保护性生活。

（2）提倡晚婚少育。

（3）积极治疗宫颈慢性炎症和各种性传播疾病。

（4）HPV 阳性患者应每年至少随访 1 次。

（5）重视高危人群（如发生性行为年龄过早、性生活紊乱、多个性伴侣、高危男性性伴等），有异常症状者及时就医。

（6）对发生性行为时间不少于 3 年的女性进行宫颈癌筛查，以期早发现、早诊断、早治疗。

（李婷婷）

第二节　卵巢肿瘤

一、卵巢良性肿瘤

卵巢肿瘤是妇科常见肿瘤，可发生于任何年龄。除原发性肿瘤外，由其他器官转移来者亦不罕见。卵巢肿瘤可以有不同的性质和形态：单一型或混合型、一侧或双侧性、囊性或实质性、良性或恶性。20% ~ 25% 卵巢恶性肿瘤患者有家族史。

（一）组织学主要特点

1. 浆液性肿瘤

（1）浆液性囊腺瘤：约占卵巢良性肿瘤的 25%。多为单侧，球形，大小不等，表面光滑，囊性，壁薄，囊内充满蛋黄色清亮液体。镜下见囊壁为纤维结缔组织，内衬单层柱状上皮。

（2）交界性浆液性囊腺瘤：占卵巢浆液性囊腺瘤的 10%。中等大小，多为双侧，较少在囊内乳头状生长，多向囊外生长。镜下见乳头分枝纤细而密，上皮复层不超过 3 层，细胞核轻度异型，核分裂象＜ 1/HP，无间质浸润，预后好。

2. 黏液性肿瘤

（1）黏液性囊腺瘤：占卵巢良性肿瘤的 20%，恶变率为 5% ~ 10%。多为单侧，圆形或卵圆形，体积较大，表面光滑，灰白色。切面常为多房，囊腔内充满胶冻样黏液，含黏蛋白和糖蛋白，囊内很少有乳头生长。

（2）交界性黏液性囊腺瘤：一般较大，单侧较多，表面光滑，常为多房。切面见囊壁增厚，有实质区和乳头状形成，乳头细小、质软。

3. 卵巢子宫内膜样肿瘤

良性肿瘤，较少见。多为单房，表面光滑，囊壁衬以单层柱状上皮，似正常子宫内膜。囊内被覆扁平上皮，间质内可有含铁血黄素的吞噬细胞。交界性瘤很少见。

4. 畸胎瘤

（1）成熟畸胎瘤称皮样囊肿，属良性肿瘤，好发于生育年龄。多为单侧、单房、中等大小，圆形或卵圆形，表面光滑，腔内充满大量油脂、毛发，有时可见牙齿和骨质。由于瘤体轻重不均，易发生蒂扭转，恶变率为 2% ~ 4%。

（2）未成熟畸胎瘤为恶性肿瘤，由于分化程度不同的未成熟胚胎性组织构成，好发于 20 岁以下的年轻女性，多为单侧实性，肿瘤表面呈结节状，切面呈灰白色，似豆腐或脑组织样，质软而脆。5 年存活率为 15% ~ 30%。

5. 无性细胞瘤

无性细胞瘤属恶性肿瘤，好发于青春期和青年女性。肿瘤表面光滑或有微小突起，实性，切面呈灰白色，对放疗高度敏感，5 年存活率可达 90%。

6. 颗粒细胞瘤

低度恶性，多为单侧，分叶状，表面光滑。肿瘤可分泌雌激素，在青春期前可致性早熟；生育年龄女性可致月经期紊乱或继发闭经，常伴有子宫内膜增生过长；绝经后女性常以子宫异常出血为首发症状，甚至可并发子宫内膜癌。

7. 卵泡膜细胞瘤

基本属良性，但有 2% ~ 5% 为恶性。多发生于绝经后，单侧，中等大小，质硬，常分泌更多的雌激素。

（二）临床表现

1. 卵巢良性肿瘤

肿瘤较小，多无症状，常在妇科检查时偶然发现。肿瘤增大时，感腹胀或腹部扪及肿块。检查见腹部膨隆，包块活动度中等，叩诊实音，无移动性浊音。双合诊和三合诊检查可在子宫一侧或双侧触及圆形或类圆形肿块，多为囊性，表面光滑，活动，与子宫无粘连。肿瘤继续增大占满盆、腹腔时，可出现尿频、便秘、气急、心悸等压迫症状。

2. 卵巢恶性肿瘤

早期多无自觉症状，出现症状时往往病情已属晚期。由于肿瘤生长迅速，短期内可有腹胀，腹部出现肿块及腹水。症状轻重取决于肿瘤大小、位置、侵犯邻近器官程度、有无并发症及组织学类型。若肿瘤向周围组织浸润或压迫神经则可引起腹痛、腰痛或下腹疼痛；压迫盆腔静脉时，可出现水肿。晚期患者呈明显消瘦、贫血等恶病质现象。

3. 并发症

卵巢肿瘤患者常以并发症就诊。

(1)蒂扭转：为常见的妇科急腹症，约10%卵巢囊肿可发生蒂扭转。好发于瘤蒂较长、中等大、活动性良好、重心偏于一侧的肿瘤，如成熟畸胎瘤。常在体位突然改变或妊娠期、产褥期子宫大小、位置改变时发生蒂扭转。卵巢肿瘤扭转的蒂由骨盆漏斗韧带、卵巢固有韧带和输卵管组成。发生急性扭转后，因静脉回流受阻，瘤内充血或血管破裂致瘤内出血，导致瘤体迅速增大。若动脉血流受阻，肿瘤可发生坏死、破裂和继发感染。蒂扭转的典型症状是体位改变后突然发生一侧下腹剧痛，常伴恶心、呕吐甚至休克。双合诊检查可扪及压痛的肿块，以蒂部最明显，可有肌紧张及反跳痛。有时不全扭转可自然复位，腹痛随之缓解。治疗原则是一经确诊，尽快行手术治疗。术时应先在扭转蒂部靠子宫的一侧钳夹后，再切除肿瘤和扭转的瘤蒂，钳夹前不可先将扭转的蒂回复，以防蒂部血栓脱落栓塞至身体的重要器官或组织。

(2)破裂：约3%卵巢肿瘤会发生破裂。有自发性破裂和外伤性破裂。自发性破裂常因肿瘤发生恶性变，肿瘤快速、浸润性生长穿破囊壁所致。外伤性破裂则在腹部受重击、分娩、性交、妇科检查及穿刺后引起。症状轻重取决于破裂口大小、流入腹腔囊液的量和性质，小的囊肿或单纯浆液性囊腺瘤破裂时，患者仅有轻度腹痛；大囊肿或畸胎瘤破裂后，患者常有剧烈腹痛伴恶心、呕吐。破裂也可导致腹腔内出血、腹膜炎及休克。体征有腹部压痛、腹肌紧张，可有腹水征，盆腔原存在的肿块消失或缩小。考虑肿瘤破裂时应立即手术，手术尽量吸净囊液，并涂片行细胞学检查。术后彻底清洗盆、腹腔，切除的标本送病理学检查。

(3)感染：较少见。多继发于肿瘤扭转或破裂。也可来自邻近器官感染灶(如阑尾脓肿)的扩散。患者可有发热、腹痛、腹部压痛及反跳痛、腹肌紧张、腹部肿块及白细胞升高等。治疗原则是抗感染治疗后，手术切除肿瘤。感染严重者，应尽快手术去除感染灶。

(4)恶变：肿瘤迅速生长尤其双侧性生长，应考虑有恶变可能。诊断后应尽早手术。

(三)检查

1. 妇科检查

随着卵巢肿瘤增大，通过妇科双合诊或三合诊检查通常发现：阴道穹部饱满，可触及瘤体下极，子宫体位于肿瘤的侧方或前后方。同时评估卵巢肿块的质地、大小、单侧或双侧、活动度、肿瘤与子宫及周围组织的关系，初步判断有无恶性的可能。

2. B超检查

临床诊断符合率＞90%，但不易测出直径＜1 cm的实性肿瘤，可了解肿块的部位、大小、形态，囊性或实性，囊内有无乳头。彩色多普勒超声扫描可测定卵巢及其新生组织血流变化，对诊断有所帮助。

3. 腹腔镜检查

可直视肿物的大体情况，必要时在可疑部位进行多点活检。巨大肿块或有粘连者禁用腹腔镜检查。

4. 细胞学检查

通过腹水或腹腔冲洗寻找癌细胞，有助于确定患者的临床分期及选择治疗方案，并可用以随访观察疗效。

5. 腹部 X 线摄片

卵巢畸胎瘤可显示牙齿、骨质及钙化囊壁。

6. CT、MRI、PET 检查

可显示肿块及肿块与周围的关系，肝、肺有无结节及腹膜后淋巴结有无转移。良性肿瘤囊壁薄，光滑，囊内均匀；恶性肿瘤轮廓不规则，向周围浸润或伴腹水。

7. 其他

还可以通过免疫学、生物化学等方法测定患者血清中的肿瘤标志物（如 AFP），利用卵巢癌单克隆抗体检测卵巢上皮性癌患者血清中癌抗原 125（CA125）浓度等。

（四）治疗

较小的卵巢良性肿瘤常采用腹腔镜手术，恶性肿瘤多采用剖腹手术。卵巢肿瘤蒂扭转一经确诊，立即手术治疗。

根据患者年龄、生育要求及对侧卵巢情况决定手术范围。年轻、单侧良性肿瘤应行患侧卵巢肿瘤剥出或卵巢切除术，保留患侧正常卵巢组织和对侧正常卵巢；双侧良性肿瘤应行肿瘤剥出术。绝经后期女性应行子宫及双侧附件切除术。术中切下肿瘤后应剖开肿瘤观察判断肿瘤良、恶性，必要时做冷冻切片组织学检查，明确性质以确定手术范围。疑恶性肿瘤应尽可能完整取出，防止肿瘤被剥破，流出囊液，癌细胞种植于腹腔。巨大良性囊性肿瘤可穿刺放液，待体积缩小后取出，穿刺前须保护穿刺周围组织，以防被囊液污染。放液速度应缓慢，以免腹压骤降发生休克。

（五）护理

1. 护理评估

（1）病史：护理查体问诊时应注意以下几点。

1）详细询问月经、婚育史，是否有不孕或自然流产史；卵巢增大或卵巢囊肿有下列指征者，应及早行腹腔镜检查或剖腹探查：①卵巢实性肿块；②卵巢囊肿直径＞8 cm；③青春期前和绝经后期；④生育年龄正在口服避孕药；⑤囊肿持续存在超过 2 个月。

2）评估是否存在长期使用雌激素等诱发因素，以及病发后月经变化情况及伴随情况。

3）曾接受的治疗经过、疗效及用药后机体反应。

（2）身体状况：①患者一般状况呈急性病容，可有体温升高。评估急性下腹痛性质，以及伴随症状；注意水电解质和酸碱平衡。②卵巢肿瘤蒂扭转可致患者出现恶心、呕吐、腹部肌紧张及反跳痛，严重者出现休克症状。

（3）心理状况：患者常因突发的疾病、未知的诊断及治疗，特别是需要手术治疗而感到紧张和恐惧，若其配偶或主要家属不在身边，多感到无助和绝望。未婚女性可能担心疾病对婚姻、性生活及生育的影响，已婚尚无子女的患者可能担心影响正常生育。

2. 护理要点及措施

（1）术前护理。

1）生命体征的观察：严密观察患者生命体征及神志变化情况，尤其是血压和脉搏的变化情况。

2）心理护理：患者因起病急，症状重或需要手术而感到紧张、恐惧，护士应态度和蔼、简洁易懂地向患者讲解卵巢肿瘤蒂扭转的可能原因，协助患者做各项检查，取得患者的信任，缓解其紧张心情和恐惧感。

3）对症护理：嘱患者适当休息，积极协助医师寻找病因；在未明确病因前不用镇痛药；严密观察病情，防止休克，加强心理护理。

4）术前准备：护理人员一旦接诊卵巢肿瘤蒂扭转患者应立即按妇科疾病手术护理常规行术前准备。

（2）术后护理。

1）生命体征的观察：严密观察患者生命体征及神志变化情况，尤其是血压和心率的变化情况。

2）管路的护理：术后患者留置胃管、尿管及引流管，应详细记录尿管中尿液、胃管中胃液及引流管中引流液的颜色、性质及量。定时巡视，防止管路发生打折、扭曲，如发现堵塞、脱落等现象，应及时通知医师处理。术后遵医嘱拔除尿管，护士应观察患者排尿情况，如出现尿频、尿急、尿痛等膀胱刺激症状及发生尿潴留时应及时通知医师并处理。

3）观察阴道出血情况：妇科手术后患者极少出现阴道出血现象，如有阴道出血，应密切观察患者的生命体征，并及时通知医师处理。

4）观察腹胀情况：患者手术后应适当做床上活动，促进肠蠕动的恢复。患者术后1天可行床上翻身活动，护士应观察患者手术后腹胀的程度，对于术后3天以上尚未排气或腹部胀气严重的患者应给予相应的指导，并通知医师及时处理。

5）基础护理：患者手术后回病房，应予平卧位，头偏向一侧，麻醉清醒后可枕枕头并行床上翻身。协助患者翻身时避免出现拖、拉、拽等动作，防止各种引流管脱落。患者卧床期间，保持床单位清洁、平整和卧位的舒适，对营养不良、老年患者及长期卧床的患者应做好皮肤护理，防止发生压力性损伤。经常巡视病房，满足患者生活上的需要，做好晨、晚间护理工作，口腔护理、雾化吸入、会阴冲洗，每日1～2次，以防各种并发症的发生。

6）饮食护理：患者术后留置胃管，手术后应指导患者适当做床上活动，尽早肛门排气，促进肠蠕动的恢复。拔除胃管后，可进食清流质饮食。饮食要注意少量多餐，应以高营养、高维生素的食品为主，防止发生便秘。禁止食用牛奶及含糖分的食物，防止增加肠胀气。

7）腹式手术的护理：应注意观察腹部敷料有无渗血、渗液情况；减轻腹部切口疼痛，必要时遵医嘱给予镇痛药；术后48小时内禁止下床活动，床上翻身时动作勿过大，以防腹部切口疼痛；防治各种原因引起的咳嗽，因咳嗽时腹压增高及会阴部用力会影响切口的愈合；防治各种原因引起的便秘，术后应进食清淡、高蛋白质、粗纤维的食物，养成定时排便的习惯，如患者出现便秘，嘱其勿用力排便及长时间蹲站，防止腹压增加影响切口愈合。必要时遵医嘱给予缓泻药。

8）预防感染：注意观察患者有无发热、咽喉疼痛、咳嗽等症状，及时发现感染征象。病室每日通风，进行湿式清扫；减少探视、外出，防止交叉感染。遵医嘱及时、准确地给予抗生素治疗，保证用药时间、给药途径及药量准确。合理安排药物输入的先后顺序。

9）减轻疼痛，改善呼吸：患者应绝对卧床休息，取半卧位，以利于盆腔内的炎性渗出物积聚在直肠子宫陷凹而使炎症局限化及宫腔内脓性分泌物的排出，因为半卧位时腹肌放松、膈肌下降，有助于改善呼吸。

3. 健康教育

（1）开展普查普治：30岁以上女性每年应行妇科检查，高危人群每6个月检查1次，必要时进行B超检查和检测血清CA125等肿瘤标志物。

（2）注意加强经期、孕期及产褥期卫生，经期禁止性交。

（3）患者出现恶心、呕吐，下腹疼痛及时到医院就诊。

（4）术后可洗淋浴，3个月后可洗盆浴。

（5）避免重体力劳动，多注意休息，适当参加户外活动，劳逸结合，但应避免从事会增加盆腔充血的活动，如跳舞、久站等，因为盆腔组织的愈合需要良好的血液循环。

（6）手术患者出院后不要做剧烈运动，要保持排便通畅，必要时可口服泻药。

（7）嘱患者进食高蛋白质、富含维生素A、避免高胆固醇饮食。

（8）告知患者明确随访的目的、时间，告知联系方式，嘱其不可忽视定期检查，卵巢良性肿瘤手术患者出院后1个月、卵巢恶性肿瘤手术患者出院后3个月到门诊复查，以便医生了解术后康复情况。

二、卵巢癌

卵巢癌是女性生殖器官常见的肿瘤之一，发病率仅次于子宫颈癌和子宫体癌，列居女性癌症第三位，但因卵巢癌致死者，却占各类妇科肿瘤的首位，对女性生命造成严重威胁。直接蔓延及腹腔种植是卵巢恶性肿瘤的主要转移途径，淋巴也是重要的转移途径，血行转移少见。卵巢癌的病因尚不清楚，其发病可能与年龄、生育、血型、精神因素及环境等有关。

（一）病因

病因可分以下几个方面：癌症发病外部因素（包括化学物理生物等致癌因子）；癌症发病内部因素（包括免疫功能内分泌遗传精神因素等）及饮食营养失调和不良生活习惯等。

卵巢癌可发生于任何年龄，年龄越高，发病概率越大。一般多见于更年期和绝经期女性。20 岁以下发病较少。不同类型的卵巢癌年龄分布也不同。卵巢上皮肿瘤 40 岁以后迅速增加，高峰年龄为 50 ~ 60 岁，到 70 岁以后逐渐下降；性索间质肿瘤类似卵巢上皮肿瘤，随年龄增长而上升；而生殖细胞肿瘤多见于 20 岁以前的年轻女性，独身或未生育的女性卵巢肿瘤发病率高。

有学者统计，独身者的卵巢癌发病率较已婚者高 60% ~ 70%。有学者分析发现 A 型血者发病率高，O 型血者的发病率较低。精神因素对卵巢癌的发生发展有一定的影响。性格急躁，长期的精神刺激可导致宿主免疫监视系统受损，对肿瘤生长有促进作用。卵巢对香烟也很敏感，每天吸 20 支香烟的女性闭经早，卵巢癌发病率高。经常接触滑石粉、石棉的人患卵巢癌的概率较大。很多女性喜欢在洗浴后在外阴部、大腿内侧、下腹部、腋窝等处撒上爽身粉，医学专家根据大量的病理检查发现，约有 75% 的卵巢癌患者，由其组织切片中可见到 2 μm 左右的滑石粉粒子，这充分证实大多数卵巢癌患者都有会阴部接触滑石粉多年的历史。爽身粉诱发卵巢癌，是因为其主要原料是滑石粉，而滑石粉是由氧化镁、氧化硅、硅酸镁以“结合”形式组成的无机化合物。硅酸镁就是我们常说的石棉，它是一种容易诱发癌症的物质。

（二）临床表现

1. 症状

早期常无症状。

（1）年龄：发生于围绝经期的女性 35 岁以上者多为卵巢上皮性肿瘤，而 35 岁以下者多为卵巢非上皮性肿瘤。

（2）疼痛：晚期主要症状为腹胀、腹部肿块及胃肠道症状。肿瘤向周围组织浸润或压迫，可引起腹痛、腰痛或下肢痛。

（3）阴道出血：功能性肿瘤可出现不规则阴道出血或绝经后阴道出血表现。

（4）全身情况：晚期有消瘦、贫血等恶病质表现。

2. 体征

三合诊检查可在直肠子宫陷凹处触及质硬结节或肿块，肿块多为双侧，实性或囊实性表面凹凸不平，活动差，与子宫分界不清，常伴有腹水。有时可在腹股沟、腋下或锁骨上触及肿大的淋巴结。虽然良性卵巢瘤如纤维瘤或乳头状囊腺瘤亦可并发腹水，但恶性卵巢瘤合并腹水者较多且由于恶性肿瘤细胞穿出瘤壁或已转移至腹膜者（目检观察或镜检）腹水多呈血性。

（三）检查

1. 癌抗原 125（CA125）

敏感性较高，特异性较差。80% 卵巢上皮性癌患者血清 CA125 水平升高；90% 以上患者 CA125 水平与病情缓解或恶化相关。

2. 癌胚抗原（CEA）

目前检测 CEA 的方法有两种，一种是采用放射免疫诊断法测定血 CEA，一种是采用免疫组化法检测癌组织 CEA，这两种检测的临床结果，均与肿瘤的组织类型、临床分期、分级、疗效及治疗后是否转移及复发有关系。

3. 甲胎蛋白（AFP）

血清 AFP 是否升高，取决于肿瘤组织是否有内胚窦瘤成分，对卵巢内胚窦瘤（卵黄囊瘤）有特异性诊断价值。未成熟畸胎瘤、混合性无性细胞瘤中含卵黄囊成分者，AFP 也可升高。肿瘤复发或转移时，即使存在微小瘤灶，AFP 亦会再次升高，较其他检查方法敏感。

4. 人绒毛膜促性腺激素（HCG）

测定患者血清 β-HCG，可帮助诊断卵巢绒毛膜癌和伴有绒毛膜癌成分的生殖细胞肿瘤，如卵巢无性细胞瘤。亦可精确反映癌细胞的数量，故也可作为观察病情变化及抗癌治疗效果的指标。

5. B 型超声检查

可了解肿瘤的部位、大小、形态、囊性或实性，囊内有无乳头。彩色多普勒超声扫描可测定卵巢及新生组织的血流变化。

6. X 线检查

卵巢畸胎瘤的腹部 X 线片可见牙齿、骨质及钙化囊壁。影像肠道造影可了解肿瘤的位置大小及肠道的关系。

7. CT 及 MRI 检查

可显示肿块及肿块与周围的关系，肝、肺有无结节及腹膜后淋巴结有无转移。

（四）治疗

卵巢恶性肿瘤以手术治疗为主，辅以化疗、放射治疗、中药等综合治疗。

1. 手术治疗

手术时首先应详细探查，包括腹腔灌洗、盆腹腔脏器及盆腔腹膜后淋巴结的触诊和横膈腹膜大网膜的多点活检，以进行准确的肿瘤分期手术方式，分为彻底手术和保留生育功能的保守性手术。彻底手术的范围包括双侧附件子宫大网膜阑尾切除和盆腔及腹膜后淋巴结清扫术，对于肿瘤在盆腔有广泛种植转移的患者主张尽可能做肿瘤细胞减灭术。

Williams 等报道手术切除干净的患者术后化疗的完全缓解率为 83%，基本切净者（残余瘤直径＜ 2 cm）完全缓解率为 59%，而部分切除者（残余瘤直径＞ 2 cm）术后化疗的完全缓解率为 42%。因而尽管恶性生殖细胞肿瘤对联合化疗敏感但手术中尽量将肿瘤切除干净仍是一个治疗成功的关键。另外，患者手术后属于术后康复期，在康复期的治疗上也是尤为重要的，因为存在的复发和转移概率很高，术后残余的癌细胞会不定时地向各部位转移，所以术后要加强巩固以防止复发和转移。西医手术治标，术后康复期用中药治本，所谓急则治其标，缓则治其本，这样中西医结合、标本兼治，才能取得很好的效果，否则转移后再治疗就比较晚了。

2. 化学药物治疗

由于卵巢肿瘤很早扩散，手术时多数病例已不能清除病灶，且放疗的效果及应用很有限，因此全身性化疗是一项重要的辅助治疗方法，一些晚期患者经化疗后肿块可以缩小，为再次手术时创造有利条件。

治疗恶性卵巢肿瘤迄今无统一化疗方案，原则是：①大剂量间歇用药，较小剂量持续用药为佳；前者指每个疗程用药1周左右。间歇3～4周既能达到有效的抗肿瘤作用又有利于机体消除毒性及恢复免疫功能。②联合化疗较单一化疗疗效为佳：近代多趋向联合用药，但须注意联合化疗毒性反应较重。③根据药物敏感试验选用敏感的化疗药可延长患者的生存时间。④按组织类型制订化疗方案。化疗同时服用真情散以降低化疗毒性反应，每日3次。以上各方案每个疗程一般间隔3～4周，具体情况应视患者体质反应程度、血常规及肝肾功能等情况而定，用药至少4～6个疗程。晚期或不敏感的肿瘤化疗者疗程应多些，一般第1年为8～10个疗程，第2年减少到3～4个疗程。

3. 放射免疫治疗

卵巢恶性肿瘤的放射敏感性差别很大，卵巢内胚窦瘤、未成熟畸胎瘤、胚胎癌最不敏感；卵巢上皮癌及颗粒细胞癌中度敏感；无性细胞瘤最敏感，手术后再用放疗多能控制。由于卵巢癌较早发生腹腔转移，因此照射范围包括腹腔及盆腔，对肝肾区加以保护以免造成放射性损伤，放射量全腹腔为每6～8周3000～5000 cGy。

内照射是指腹腔内注入胶体金（^{198}Au）或磷（^{32}P）使腹腔表面达到外照射不易达到的剂量，由于其穿透性有限可用以治疗腹腔内表浅转移残留肿瘤或Ⅰ期肿瘤术时破裂者，以提高5年存活率。缺点是腹腔必须无粘连使放射性核素分布均匀否则可引起肠道损伤造成严重后果，一般^{198}Au量为4.44～5.55 GBq（120～150 mCi），^{32}P为0.37～0.74 GBq（10～20 mCi）。

4. 生物免疫疗法

20世纪70年代美国提倡一种概念，即以修饰人体的生物学反应的物质（BRM）来提高对肿瘤的抵抗力，这种方法被称为BRM疗法或免疫疗法。70年代以来云芝多糖、裂褶菌多糖、香菇多糖在日本，桑黄多糖在韩国先后被批准作为免疫抗肿瘤药物，由此奠定了菇类多糖类在BRM疗法中的地位，也极大地推动了菇类生物活性成分的研究和应用。

（五）护理

1. 护理评估

（1）病史：护理查体问诊时应注意以下几点。①详细询问月经、婚育史，是否有不孕或自然流产史；②评估是否存在长期使用雌激素的诱发因素，病发后月经变化情况及伴随情况；③曾接受的治疗经过、疗效及用药后机体反应。

（2）身体状况：①卵巢肿瘤可致患者出现腹部疼痛或不适、腹胀、腹部肿块及腹水；②患者食欲减退、腹胀，肿瘤压迫肠道时可出现大便困难或肠梗阻症状；③当肿瘤向周围浸润或压迫神经时，可引起腹部、腰部或下肢疼痛；若压迫盆腔静脉可使下肢水肿，压迫膈肌可致呼吸急促；④晚期为恶病质表现；⑤月经不调或阴道不规则出血偶见。

（3）心理状况：由于卵巢癌患者在诊断时已是晚期，常使患者产生对死亡的恐惧。在接受治疗过程中，由于化疗的严重不良反应，使患者经历更大的心理挫折和压力，再度出现不良的情绪反应。因此，患者及其家属在整个治疗过程中焦虑和恐惧等心理挫折始终较重。

2. 护理要点与措施

（1）提供支持，协助患者应对压力：为患者提供表达情感的机会和环境，通过连续性护理活动与患者建立良好的护患关系，讲解有关疾病知识。为患者提供表达内心顾虑和恐惧的机会，减轻无助感，分享感受，使患者增强康复信心。

（2）协助患者完善术前检查及治疗：向患者家属介绍将要经历的手术经过、可能实行的各种检查，取得其主动配合。使患者理解手术是卵巢肿瘤最主要的治疗方法，解除患者对手术的种种顾虑。

（3）术后护理：密切监测生命体征和伤口情况，如脉搏、血压、呼吸、体温等，若有异常及时通知医生检查和干预。

（4）化疗护理。

1）饮食护理：恶心、呕吐是化疗患者最常见的消化道反应。护士应告知患者其多发生于治疗开始后数小时，持续时间短暂，患者采取心理放松的方式，如听音乐、与病友交谈等方法转移注意力，能够减轻恶心、呕吐的程度。必要时遵医嘱给予止吐药物。化疗期间应鼓励患者进食，给予高蛋白质、高维生素、流质或半流质饮食，防止过硬、过咸、辛辣刺激性食物，以免加重刺激，损伤口腔黏膜。化疗期间也应注意补充各种维生素，纠正营养失调，增强体质。

2）预防感染：注意观察患者有无发热、咽喉疼痛、咳嗽等症状，及时发现感染征象。化疗可导致患者发生暂时性的口腔、咽喉、食管炎症，故应加强口腔护理。选用外形小、毛软的牙刷，刷牙时动作要轻，每日漱口 3 ~ 4 次，漱口液可选用 0.02% 呋喃西林液或生理盐水。病室每日通风，进行湿式清扫，紫外线消毒；减少探视、外出，防止交叉感染。遵医嘱药物治疗，定时复查血常规。

3）脱发患者护理：护士应告知患者化疗使毛发脆性增加，易脱落，但化疗结束后毛发可重新生长。必要时指导脱发患者佩戴假发。

4）腹腔内化疗的护理：在腹腔化疗穿刺时，有可能意外穿到肠管，使化疗药物进入肠腔。应严密观察患者有无腹痛、腹胀和发热症状，在治疗期间若发生有大量水样液体从肠道排出，应立即报告医师。腹腔滴注结束后，应指导患者常转换体位（如先向左转再向右转，先头低位再足低位，后平卧位），以促使化疗药物遍布整个腹腔。

3. 健康教育

（1）向患者和家属讲述术后活动的重要性，鼓励患者主动参与制订术后恢复计划，逐日增大活动量。运用不同的自我调适方法保持身心健康，如听音乐、聊天等。注意卫生，保持皮肤清洁，防止感冒等。

（2）指导患者注意个人卫生，术后可洗淋浴，3个月后可洗盆浴，全子宫切除患者3个月内禁止性生活。

（3）向患者讲解化疗的常识，教育患者化疗时的自我护理技能。包括进食前后用生理盐水漱口，用软毛牙刷刷牙，不宜吃损伤口腔黏膜的坚果类和油炸类食品；为减少患者恶心呕吐，避免吃油腻食品及甜食，鼓励患者少食多餐；根据患者的口味提供营养丰富、易消化饮食，保证所需营养及液体摄入。

（4）告知患者要注意预防感染。由于化疗造成免疫力下降，特别容易引起感染，指导患者应经常擦身更衣，加强保暖，避免去公共场所。如白细胞低于1.0×10^9/L，则需进行保护性隔离，告知患者和家属保护性隔离的重要性，使其理解并能配合治疗。

（5）嘱患者保持室内清洁卫生，定时通风换气，室温保持在18～20℃。

（6）嘱患者避免重体力劳动，不要做剧烈运动，多注意休息，适当参加户外活动，劳逸结合，以保持良好的精神状态。

（7）嘱患者要保持排便通畅，必要时可口服泻药。

（8）告知患者随访的目的、时间、联系方式，卵巢癌易复发，应长期随访和监测，手术患者出院后一般第1年每3个月复查1次，第2年后每4～6个月复查1次，5年后每年随访1次。监测内容：询问病史，了解临床症状；全身体检及妇科检查；B型超声检查，必要时做CT、MRI检查；肿瘤标志物测定；对产生性激素的肿瘤应检测雌激素、孕激素及雄激素。

（李婷婷）

第三节　妊娠滋养细胞肿瘤

一、侵蚀性葡萄胎

侵蚀性葡萄胎是指葡萄胎组织侵入子宫肌层局部，少数转移至子宫外，因具恶性肿瘤行为而命名。侵蚀性葡萄胎来自良性葡萄胎，多数在葡萄胎清除后6个月内发生。侵蚀性葡萄胎的绒毛可侵入子宫肌层或血管或两者皆有，起初为局部蔓延，水疱样组织侵入子宫肌层深部，有时完全穿透子宫壁，并扩展进入圆韧带或腹腔，半数病例随血运转移至远处，主要部位是肺和阴道，预后较好。

（一）病理改变

侵蚀性葡萄胎大体可见水疱状物或血块，镜检时有绒毛结构，滋养细胞过度增生及不典型增生的程度不等，具有过度的侵蚀能力。组织学分为 3 型。1 型：肉眼见大量水疱，形态似葡萄胎，但已侵入子宫肌层或血窦，很少出血坏死。2 型：肉眼见少量或中等量水疱，滋养细胞中度增生，部分细胞分化不良，组织有出血坏死。3 型：肿瘤几乎全部为坏死组织和血块，肉眼仔细观察才能见到少数水疱，个别仅在显微镜下找到残存肿大的绒毛，滋养细胞高度增生并分化不良，形态上极似绒癌。

（二）临床表现

1. 原发灶表现

最主要症状是阴道不规则出血，多数在葡萄胎清除后几个月开始出现，量多少不定；妇科检查可见子宫复旧延迟，葡萄胎排空后 4 ~ 6 周子宫未恢复正常大小；卵巢黄素化囊肿持续存在。若肿瘤组织穿破子宫，则表现为腹痛和腹腔内出血症状。有时触及宫旁转移性肿块。

2. 转移灶表现

症状和体征视转移部位而异。主要经血行播散，最常见的转移部位是肺，其次是阴道及子宫旁组织，脑转移少见。在肺转移早期，胸部 X 线片显示肺野外带单个或多个半透明小圆形阴影为其特点，晚期出现咳嗽、血痰或反复咯血、胸痛症状。阴道、宫颈转移时表现为紫蓝色结节，破溃后大量出血。脑转移典型病例出现神经系统症状和体征，如头痛、呕吐、抽搐、偏瘫及昏迷，一旦发生，病死率高。

（三）检查

1. HCG 连续测定

葡萄胎排空后 9 周以上，或流产、足月产、异位妊娠 4 周以上，血、尿 HCG 测定仍持续阳性或阴性后又转阳性，排除妊娠残留或再次妊娠，结合临床表现，可诊断为侵蚀性葡萄胎。

2. 超声检查

B 型超声检查可以早期发现葡萄胎组织侵入子宫肌层程度，协助诊断子宫内滋养细胞肿瘤病灶。宫壁显示局灶性或弥漫性强光点或光团与暗区相间的蜂窝样病灶，应考虑为侵蚀性葡萄胎或绒癌。

3. X 线摄片或 MRI 检查

可发现肺、脑等部位的转移病灶。

4. 组织学诊断

单凭刮宫标本不能作为侵蚀性葡萄胎的诊断依据，但如在子宫肌层或子宫外转移的切片中见到绒毛结构或绒毛退变痕迹，即可诊断为侵蚀性葡萄胎。若原发灶与转移灶诊断不一致，只要任一组织切片中见有绒毛结构，即应诊断为侵蚀性葡萄胎。

（四）治疗

治疗原则以化疗为主、手术和放疗为辅，尤其是侵蚀性葡萄胎，化疗几乎已完全替代了手术，但手术治疗在控制出血、感染等并发症及切除残存或耐药病灶方面仍占重要地位。

1. 化疗

（1）所用药物：包括氟尿嘧啶、放线菌素 D、氨甲蝶呤及其解救药亚叶酸钙、环磷酰胺、长春新碱、依托泊苷、顺铂等。

（2）用药原则：Ⅰ期通常用单药治疗；Ⅱ～Ⅲ期宜用联合化疗；Ⅳ期或耐药病例则采用 EMA-CO 方案，完全缓解率高，不良反应小。

（3）不良反应：以造血功能障碍为主，其次为消化道反应，肝功能损害也常见，严重者可致死，治疗过程中应注意防治。脱发常见，停药后可逐渐恢复。

（4）停药指征：化疗须持续到症状、体征消失，每周测定 1 次 HCG，连续测 3 次在正常范围，再巩固 2 ～ 3 个疗程，随访 5 年无复发者为治愈。

2. 手术治疗

对于病灶大、耐药或病灶穿孔出血的患者应在化疗的基础上给予全子宫切除术，手术范围主张行次广泛子宫切除及卵巢动静脉高位结扎术，主要切除宫旁静脉丛。年轻未育者尽可能不切除子宫，以保留生育功能；必须切除子宫时，仍应保留卵巢。

3. 其他

对肺、脑等部位的转移重症患者，除以上治疗外，可加用放射治疗。

（五）护理

1. 护理评估

（1）病史：护理查体问诊时应注意以下几点。①详细询问月经、婚育史，是否有不孕或自然流产史，包括滋养细胞疾病史、药物使用史及药物过敏史；②要注意采集葡萄胎第 1 次刮宫的资料，包括刮宫时间，水疱大小、量等，刮宫次数及刮宫后阴道出血的量、质、时间；③收集血、尿 HCG 随访的资料，询问原发病灶及转移灶症状的相关表现。

（2）身体状况：①了解患者有无不规则阴道出血；②了解患者有无咳嗽、血痰或反复咯血、胸痛等肺转移症状，有无一过性跌倒、失语、失明、头痛、呕吐、偏瘫及昏迷等脑转移症状；③妇科检查了解子宫大小、质地，有无黄素囊肿，有无阴道、宫颈局部的紫蓝色结节。

（3）心理状况：由于不规则阴道出血，患者有不适、恐惧感，担心疾病的预后，害怕化疗。了解患者及家属对疾病的反应，恐惧症状和体征的程度。

2. 护理要点及措施

（1）心理护理：评估患者及家属对疾病的心理反应，了解患者既往面对应激情况的反应方式并指导患者正确的应对方式。对住院患者做好环境、病友及医护人员的介绍，以减轻患者的陌生感。提供疾病及护理信息，帮助患者和家属树立信心。让患者诉说心理痛苦及失落感，接受现实。提供有关化学药物治疗及护理的信息，以减少恐惧及无助感。主动听取患者、家属的意见，以了解对有关治疗进展和预后的真实想法。

（2）阴道出血的护理：严密观察腹痛及出血的情况，记录出血量，阴道出血多时应严密观察并记录生命体征变化情况，及时做好手术准备工作。注意收集会阴垫，评估出血量。

按医嘱给予止血药，必要时输血、补液、行抗感染治疗；维持正常血压并纠正贫血状态。

（3）化疗护理。

1）正确使用药物：根据医嘱正确溶解和稀释药物，并做到现用现配，一般常温下不超过 1 小时，如果联合用药应根据药物的性质排出先后顺序。放线菌素 D、顺铂等需要避光的药物，使用时要用避光输液器或避光罩。合理使用静脉血管并注意保护，遵循长期补液保护血管的原则，从远端开始，有计划地穿刺。用药前，先确认针头在静脉后再注入化疗药物，一旦怀疑或发现药物外渗应立即停止滴入并重新穿刺，遇到局部刺激较强的药物，如氮芥、长春新碱、放线菌素 D 等外渗，应立即停止滴入并给予局部冷敷，同时用利多卡因 2 mL + 玻璃质酸酶 1 支 + 地塞米松磷酸钠注射液 5 mg 局部封闭治疗后用如意金黄散外敷，以防止局部组织坏死，减轻疼痛和肿胀。化疗结束前用生理盐水冲管，以降低穿刺部位拔针后的残留浓度，起到保护血管的作用。用药过程中不同的化疗药物要求的输入速度不同，护士应熟练掌握各种药物输入速度，加强巡视，随时调整，以保证化疗药物正确匀速地输入体内，同时减少对静脉的刺激。腹腔化疗者应让其经常变动卧位，保证疗效。

2）病情观察：观察体温，以判断有否感染；观察牙龈出血、皮下淤血或阴道活动性出血倾向；观察有无上腹疼痛、恶心、腹泻等肝损害的症状和体征；如有腹痛、腹泻，要严密观察次数和性状，并正确收集粪标本；观察有无尿频、尿急、血尿等膀胱炎症状；观察有无皮疹等皮肤反应；观察有无如肢体麻木、肌肉软弱、偏瘫等神经系统的不良反应。

3）药物毒性反应护理。①口腔溃疡护理：应保持口腔清洁，勤漱口，使用软毛牙刷刷牙，进食前后用消毒溶液漱口。给予温凉的流质或软食，避免刺激性食物。②消化道不良反应护理：用各种方法减少恶心、呕吐的发生，以免对今后化疗产生呕吐的条件反射。分散注意力，遵医嘱在化疗前后给予镇吐药，合理安排用药时间以减少化疗所致的恶心、呕吐；提供患者喜欢的可口清淡饮食、少量多餐、创造良好的进餐环境等；对不能自行进餐者，主动提供帮助，按患者的进食习惯喂食；患者呕吐严重时应补充液体，以防水电解质紊乱。③造血功能抑制的护理：按医嘱定期测定白细胞计数，对于白细胞计数低于正常的患者要采取预防感染的措施，严格无菌操作，如白细胞低于 $1.0 \times 10^9/L$ 者要进行保护性隔离，减少探视、禁止带菌者入室、净化空气；按医嘱应用抗生素、输入新鲜血液或白细胞浓缩液、血小板浓缩液等。

（4）阴道转移灶出血患者的护理：①严密观察阴道有无破溃性出血，禁做不必要的检查和窥器检查；②告知患者减少活动，尽量卧床休息；③配血备用，准备好各种抢救器械和物品（输血、输液用物、大纱条、止血药等）；④如发生破溃大出血，应立即通知医师并配合抢救，协助医师用消毒大纱条填塞阴道局部压迫止血。填塞的纱条必须于 24 ~ 48 小时取出，如出血未止则再用无菌纱条重新填塞以防感染。按医嘱给予输血、输液治疗。

（5）肺转移咯血患者的护理：①观察患者咳嗽、咯血情况，指导患者卧床休息，减轻患者消耗，有呼吸困难者遵医嘱给予半卧位，并吸氧；②患者大量咯血时有窒息、休克甚至死亡的危险，如发现应立即通知医师，同时给予患者头低侧卧位并保持呼吸道通畅，轻叩背部，以助排除积血，遵医嘱给予输血、输液，积极配合抢救。

（6）脑转移患者的护理：①询问有无头痛、头晕、失明等。严密观察患者有无一过性腿软、跌倒、失明、失语、喷射样呕吐、偏瘫、抽搐等，发现异常立即报告医师；②采取必要的护理措施预防患者发生跌倒、咬伤、吸入性肺炎、角膜炎、压力性损伤等情况；③积极配合医师治疗，按医嘱补液给予止血药、脱水药、吸氧、化疗等。配合医师做好HCG测定，腰椎穿刺，CT等项目的检查。

3. 健康教育

（1）向患者和家属讲述运用不同的自我调节方法保持身心健康，如听音乐、聊天等。注意卫生，保持皮肤清洁，防止感冒等。

（2）向患者讲解化疗的常识，教育患者化疗时的自我护理技能。包括进食前后用生理盐水漱口，用软毛牙刷刷牙，不宜吃损伤口腔黏膜的坚果类和油炸类食品；为减少患者恶心呕吐，避免吃油腻的、甜的食品，鼓励患者少食多餐；根据患者的口味提供营养丰富、易消化饮食，保证所需营养及液体摄入。

（3）告知患者要注意预防感染。如白细胞低于 $1.0 \times 10^9/L$，则需进行保护性隔离，告知患者和家属保护性隔离的重要性，使其理解并能配合治疗。

（4）嘱患者保持室内清洁卫生，指导患者注意个人卫生，术后可淋浴，3 个月后可盆浴，全子宫切除患者 3 个月内禁止性生活。

（5）嘱患者避免重体力劳动，不要做剧烈运动，多注意休息，适当参加户外活动，劳逸结合，以保持良好的精神状态。

（6）嘱患者要保持排便通畅，必要时可口服泻药。

（7）告知患者随访的目的、时间，第 1 年每 1 个月 1 次，1 年后每 3 个月 1 次，持续 3 年，以后每年 1 次，共 5 年。

二、绒毛膜癌

绒毛膜癌是滋养细胞疾病中恶性程度最高的一种。早期就可通过血行转移至全身，破坏组织或器官。患者多为育龄女性，其中 50% 继发于葡萄胎，少数发生于足月产、流产及异位妊娠后，绒毛膜癌也可发生于绝经期的女性，这是因为滋养细胞具有可隐匿多年的特性。

（一）病理

绒毛膜癌多发生于子宫，也有子宫内原发病灶已消失而只有转移灶表现。大体见子宫不规则增大，质软，表面可见一个或几个紫色结节，剖视可见癌组织呈暗红色，常伴出血、坏死及感染。癌肿在宫壁形成单个或多个肿瘤，呈深红、紫或棕褐色。它可突入宫腔或穿破宫壁而至阔韧带或腹腔。因没有间质，癌肿质脆，易出血，宫旁静脉中往往发现癌栓。卵巢也可形成黄素囊肿。

镜下表现为滋养细胞极度不规则增生，分化不良并侵入肌层及血管，周围大片出血、坏死。绒毛结构消失。

（二）临床表现

1. 阴道流血为最主要症状

表现为产后、流产后，尤其在葡萄胎刮宫手术后有不规则阴道流血，量多少不定；也可以由子宫病灶侵蚀血管或阴道转移结节破溃引起。如果原发灶消失而仅有转移灶，也可以无阴道流血，甚至闭经。也可表现为一段时间月经正常，以后发生闭经，然后又阴道流血。

2. 盆腔包块及内出血

因子宫增大或阔韧带内血肿形成或增大的黄素囊肿，患者往往有下腹包块；也可因原发灶消失而子宫不增大，黄素囊肿不如葡萄胎明显。肿瘤穿破子宫壁时可引起大出血。

3. 腹痛

癌组织侵蚀子宫壁或子宫腔积血所致也可由转移所致。

4. 转移灶表现

基本与侵蚀性葡萄胎相同，但症状更严重，破坏性更强。肺部多发，阴道次之。脑转移常继发于肺转移之后，是死亡的主要原因。

（三）检查

1. 血和尿 HCG 测定

血、尿 HCG 测定持续阳性或一度阴性后又转为阳性。

2. 胸部 X 射线摄片

胸部 X 射线摄片有结节状阴影是肺部转移体征。

3. 妇科检查

子宫大小大于正常，质软，发生阴道宫颈转移时局部可见紫蓝色结节。

4. 其他

可做脑部 CT 检查，显示转移灶时可确诊脑转移。

（四）治疗

绒毛膜癌以化疗为主，手术为辅。年轻未育患者尽可能保留生育功能。如不得已需切除子宫者仍可保留卵巢。需手术治疗者一般主张先化疗，待病情基本控制后再行手术，以减少因手术干扰而引起病灶扩散，尤其是盆腔转移者。对肝、脑有转移的重症患者，除以上治疗外，可加用放射治疗。

（五）护理评估

1. 健康史

采集阴道不规则流血的病史，以及滋养细胞疾病及药物过敏史；采集葡萄胎的病史，包括时间、水疱大小、量等；刮宫次数从刮宫后阴道流血的量、质；子宫复旧情况；随访的资料；询问原发病处及转移灶症状的主诉。

2. 身心状况

患者有不规则阴道流血，当滋养细胞穿破子宫时则有腹腔内出血及腹痛，阴道宫颈转移破溃时可大量出血。肺转移及脑转移时患者有相应系统的症状，由于不规则阴道流血，患者可有不适、恐惧感，担心疾病的预后，害怕化疗。

（六）护理诊断

1. 活动无耐力

与腹痛、存在转移灶症状及化疗不良反应有关。

2. 恐惧

与接受化学治疗有关。

3. 角色紊乱

与较长时间住院及化疗有关。

（七）护理措施

1. 心理护理

评估患者及家属对疾病的心理反应，提供疾病及护理信息，让患者接受现实，帮助患者和家属树立信心，提供有关化学药物治疗及其护理的信息，以减少患者的恐惧感。

2. 严密观察病情

观察腹痛及阴道流血情况，记录出血量，出血多时除密切观察患者的血压、脉搏、呼吸外，还要及时做好手术准备。认真观察转移灶症状，如发现异常，立即通知医师并配合处理。

（李婷婷）

第四节　妊娠期高血压疾病

一、概述

妊娠期高血压疾病是妊娠期特有的疾病，包括妊娠期高血压、子痫前期、子痫、慢性高血压并发子痫前期，以及妊娠合并慢性高血压。其中妊娠期高血压、子痫前期和子痫以往统称为妊娠高血压综合征。我国发病率为9.4% ~ 10.4%，国外相关报道发病率为7% ~ 12%。本病命名强调生育年龄女性发生高血压、蛋白尿症状与妊娠之间的因果关系。多数病例在妊娠期出现一过性高血压、蛋白尿症状，分娩后随即消失。该病严重影响母婴健康，是孕产妇及围生儿病率及死亡率的主要原因之一。

（一）病因

妊娠期高血压疾病的发病原因至今尚未阐明，但是，在临床工作中确实发现有些因素与妊娠期高血压疾病的发病密切相关，称为易发因素。其易发因素及主要病因学说如下。

1. 免疫学说

妊娠被认为是成功的自然同种异体移植。从免疫学观点出发，认为妊娠期高血压疾病病因是胎盘某些抗原物质免疫反应的变态反应，与移植免疫的观点很相似。但与免疫的复杂关系有待进一步证实。

2. 子宫－胎盘缺血缺氧学说

临床发现妊娠期高血压疾病易发生于初产妇、多胎妊娠、羊水过多者。本学说认为是由于子宫张力增高，影响子宫血液供应，造成子宫－胎盘缺血缺氧所致。此外，全身血液循环不能适应子宫－胎盘需要的情况，如孕妇有严重贫血、慢性高血压、糖尿病等亦易伴发本病。

3. 血管内皮功能障碍

研究发现妊娠期高血压疾病者，细胞毒性物质和炎性介质如氧自由基、过氧化脂质、血栓素 A_2 等含量增高，而前列环素、维生素 E、血管内皮素等减少，可诱发血小板凝聚，并对血管紧张因子敏感，血管收缩致使血压升高，并且导致一系列病理变化。此外，气候寒冷、精神紧张也是本病的主要诱因。

4. 营养缺乏及其他因素

据流行病学调查，妊娠期高血压疾病的发生可能与钙缺乏有关。妊娠易引起母体缺钙，导致发生妊娠期高血压疾病，而孕期补钙可降低妊娠期高血压疾病的发生率，但其发生机制尚不完全清楚。另外，以白蛋白缺乏为主的低蛋白血症、锌、硒等的缺乏与子痫前期的发生发展有关。此外，其他因素如胰岛素抵抗、遗传等因素与妊娠期高血压疾病发生的关系亦有所报道。

依据流行病学调查发现，妊娠期高血压疾病可能与以下因素有关：①初产妇；②年轻孕产妇（年龄≤ 18 岁）或高龄孕产妇（年龄≥ 35 岁）者；③精神过度紧张或受刺激致使中枢神经系统功能紊乱者；④寒冷季节或气温变化过大，特别是气温升高时；⑤有慢性高血压、慢性肾炎、糖尿病等病史的孕妇；⑥营养不良，如贫血、低蛋白血症者；⑦体形矮胖者，即体重指数［体重 / 身高（m）^{2}］> 24 者；⑧子宫张力过高（如羊水过多、双胎妊娠、糖尿病巨大儿等）者；⑨家族中有高血压史，尤其是孕妇之母有重度妊娠期高血压史者。

（二）病理生理

本病的基本病理生理变化是全身小动脉痉挛。由于小动脉痉挛，造成管腔狭窄，周围阻力增大，内皮细胞损伤，通透性增加，体液和蛋白质渗漏，表现为血压上升、蛋白尿、水肿和血液浓缩等。全身各组织器官因缺血、缺氧而受到不同程度损害，严重时脑、心、肝、肾及胎盘等的病理生理变化可导致抽搐、昏迷、脑水肿、脑出血、心肾衰竭、肺水肿、肝细胞坏死及被膜下出血，胎盘绒毛退行性变、出血和梗死，胎盘早期剥离，以及凝血功能障碍而导致 DIC 等。

二、临床表现

妊娠期高血压疾病有以下分类。

1. 妊娠期高血压

妊娠期首次出现 BP ≥ 140/90 mmHg，并于产后 12 周内恢复正常；尿蛋白（-）；患者可伴有腹上区不适或血小板减少。产后方可确诊。

2. 子痫前期

（1）轻度：妊娠 20 周后出现 BP ≥ 140/90 mmHg；尿蛋白≥ 0.3 g/24 h 或随机尿蛋白（+）；可伴有腹上区不适、头痛、视力模糊等症状。

（2）重度：BP ≥ 160/110 mmHg；尿蛋白≥ 2.0 g/24 h 或随机尿蛋白≥（++）；血清肌酐> 106 μmol/L，血小板< 100×10^9/L；出现微血管溶血（LDH 升高）；血清 ALT 或 AST 升高；持续性头痛或其他脑神经或视觉障碍；持续性上腹不适。

3. 子痫

在子痫前期的基础上出现抽搐发作，或伴昏迷，称为子痫。子痫多发生于妊娠晚期或临产前，称为产前子痫；少数发生于分娩过程中，称为产时子痫；个别发生在产后 24 小时内，称为产后子痫。

子痫典型发作过程：先表现为眼球固定，瞳孔散大，头扭向一侧，牙关紧闭，继而口角及面部肌肉颤动，数秒后全身及四肢肌肉强直（背侧强于腹侧），双手紧握，双臂伸直，发生强烈的抽动。抽搐时呼吸暂停，面色青紫。持续 1 分钟左右，抽搐强度减弱，全身肌肉松弛，随即深长吸气而恢复呼吸。抽搐期间患者神志丧失。病情转轻时，抽搐次数减少，抽搐后很快苏醒，但有时抽搐频繁且持续时间较长，患者可陷入深昏迷状态。抽搐过程中易发生唇舌咬伤、摔伤甚至骨折等多种创伤，昏迷时呕吐可造成窒息或吸入性肺炎。

4. 慢性高血压并发子痫前期

高血压孕妇于妊娠 20 周以前无蛋白尿，若孕 20 周后出现尿蛋白≥ 0.3 g/24 h；或妊娠 20 周后突然出现尿蛋白增加、血压进一步升高，或血小板减少（< 100×10^9/L），则为慢性高血压并发子痫前期。

5. 妊娠合并慢性高血压

妊娠前或妊娠 20 周前血压≥ 140/90 mmHg，但妊娠期无明显加重；或妊娠 20 周后首次诊断高血压并持续到产后 12 周以后。

三、检查

1. 尿常规检查

根据蛋白定量确定病情严重程度；根据镜检出现管型判断肾功能受损情况。

2. 血液检查

血液检查包括测定血红蛋白、血细胞比容、血浆黏度、全血黏度以了解血液浓缩程度；重症患者应测定血小板计数、凝血时间，必要时测定凝血酶原时间、纤维蛋白原和鱼精蛋白副凝试验（3P 试验）等，以了解有无凝血功能异常。测定血电解质及二氧化碳结合力，以及时了解有无电解质紊乱及酸中毒。

3. 肝、肾功能测定

如进行丙氨酸氨基转移酶、血尿素氮、肌酐及尿酸等测定。

4. 眼底检查

眼底视网膜小动脉变化是反映妊娠期高血压疾病严重程度的一项重要参考指标。眼底检查可见眼底小动脉痉挛，动静脉管径比例可由正常的 2 ∶ 3 变为 1 ∶ 2，甚至 1 ∶ 4，或出现视网膜水肿、渗出、出血，甚至视网膜脱离，一时性失明。

5. 其他检查

如心电图、超声心动图、胎盘功能、胎儿成熟度检查等，可视病情而定。

四、治疗

妊娠期高血压疾病的基本处理原则是镇静、解痉、降压、利尿，适时终止妊娠以达到预防子痫发生，降低孕产妇及围生儿病率、病死率及严重后遗症的目的。

1. 轻症

加强孕期检查，密切观察病情变化，注意休息、调节饮食、采取左侧卧位，以防发展为重症。

2. 子痫前期

需住院治疗，积极处理，防止发生子痫及并发症。治疗原则为解痉、降压、镇静，合理扩容及利尿，适时终止妊娠。

常用的药物如下。

（1）解痉药物：首选硫酸镁。硫酸镁有预防子痫和控制子痫发作的作用，适用于先兆子痫和子痫。

（2）镇静药物：镇静剂兼有镇静和抗惊厥作用，常用地西泮和冬眠合剂，可用于硫酸镁有禁忌或疗效不明显者，分娩期应慎用，以免药物通过胎盘导致对胎儿的神经系统产生抑制作用。

（3）降压药物：不作为常规，仅用于血压过高，特别是舒张压≥ 110 mmHg 或平均动脉压≥ 140 mmHg 者，以及原发性高血压妊娠前已用降血压药者。选用的药物以不影响心搏出量、肾血流量及子宫胎盘灌注量为宜。常用药物有肼屈嗪、卡托普利等。

（4）扩容药物：一般不主张扩容治疗，仅用于低蛋白血症、贫血的患者。采用扩容治疗应严格掌握其适应证和禁忌证，并应严密观察患者的脉搏、呼吸、血压及尿量，防止肺水肿和心力衰竭的发生。常用的扩容剂有人血白蛋白、全血、平衡液和低分子右旋糖酐。

（5）利尿药物：一般不主张应用，仅用于全身性水肿、急性心力衰竭、肺水肿、脑水肿或血容量过多且伴有潜在性脑水肿者。用药过程中应严密监测患者的水和电解质平衡情况，以及药物的毒不良反应。常用药物有呋塞米、甘露醇。

（6）适时终止妊娠：是彻底治疗妊娠期高血压疾病的重要手段。其指征包括：①重度子痫前期孕妇经积极治疗 24 ～ 48 小时无明显好转者；②重度子痫前期孕妇的孕龄＜ 34 周，但胎盘功能减退，胎儿估计已成熟者；③重度子痫前期孕妇的孕龄＞ 34 周，经治疗好转者；④子痫控制后 2 小时可考虑终止妊娠。终止妊娠的方式，根据具体情况选择剖宫产或阴道分娩。

3. 子痫患者的处理

子痫是本疾病最严重的阶段，直接关系到母儿安危，应积极处理。处理原则为：控制抽搐，纠正缺氧和酸中毒，在控制血压、抽搐的基础上终止妊娠。

五、护理

（一）护理评估

1. 健康史

详细询问患者于孕前及妊娠 20 周前有无高血压、蛋白尿或（和）水肿及抽搐等征象；既往病史中有无原发性高血压、慢性肾炎及糖尿病等；有无家族史。此次妊娠经过，出现异常现象的时间及治疗经过。特别应注意有无头痛、视力改变、上腹不适等症状。

2. 身心状况

典型的患者表现为妊娠 20 周后出现高血压、水肿、蛋白尿。根据病变程度不同，不同临床类型的患者有相应的临床表现。护士除评估患者一般健康状况外，需重点评估患者的血压、尿蛋白、水肿、自觉症状，以及抽搐、昏迷等情况。

在评估过程中应注意：

（1）初测血压有升高者，需休息 1 小时后再测，方能正确反映血压情况。同时不要忽略测得血压与其基础血压的比较。而且也可经过翻身试验（ROT）进行判断，即在孕妇左侧卧位时测血压直至血压稳定后，嘱其翻身仰卧位 5 分钟再测血压，若仰卧位舒张压较左侧卧位≥ 20 mmHg，提示有发生子痫前期的倾向，其阳性预测率为 33%。

（2）留取 24 小时尿进行尿蛋白检查。凡 24 小时尿蛋白定量≥ 0.3 g 者为异常。由于蛋白尿的出现及量的多少反映了肾小管痉挛的程度，以及肾小管细胞缺氧及其功能受损的程度，护士应给予高度重视。

（3）妊娠后期水肿发生的原因除妊娠期高血压疾病外，还可由于下腔静脉受增大子宫压迫使血液回流受阻、营养不良性低蛋白血症，以及贫血等引起，因此水肿的轻重并不一定反映病情的严重程度。但是水肿不明显者，也可能迅速发展为子痫，应引起重视。此外，还应注意水肿不明显，但体重于 1 周内增加超过 0.5 kg 的隐性水肿。

（4）孕妇出现头痛、眼花、胸闷、恶心、呕吐等自觉症状时提示病情的进一步发展，即进入子痫前期阶段，护士应高度重视。

（5）抽搐与昏迷是最严重的表现，护士应特别注意发作状态、频率、持续时间、间隔时间、神志情况，以及有无唇舌咬伤、摔伤甚至骨折、窒息或吸入性肺炎等。

孕妇的心理状态与病情的轻重、病程的长短、孕妇对疾病的认识、自身的性格特点及社会支持系统的情况有关。孕妇及其家属误认为是高血压或肾病而没有对妊娠期高血压疾病给予足够的重视；有些孕妇对自身及胎儿预后过分担忧和恐惧而终日心神不宁；也有些孕妇会产生否认、愤怒、自责、悲观、失望等情绪。孕妇及家属均需要不同程度的心理疏导。

（二）护理诊断

1. 体液过多

与下腔静脉受增大子宫压迫使血液回流受阻或营养不良性低蛋白血症有关。

2. 有受伤的危险

与发生抽搐有关。

3. 潜在并发症

胎盘早期剥离。

（三）护理目标

（1）妊娠期高血压疾病孕妇病情缓解，未发生子痫及并发症。

（2）妊娠期高血压疾病孕妇明确孕期保健的重要性，积极配合产前检查及治疗。

（四）护理措施

1. 妊娠期高血压疾病的预防指导

（1）加强孕期教育：护士应重视孕期健康教育工作，使孕妇及家属了解妊娠期高血压疾病的知识及其对母儿的危害，从而促使孕妇自觉于妊娠早期开始接受产前检查，并主动坚持定期检查，以便及时发现异常，及时得到治疗和指导。

（2）进行休息及饮食指导：孕妇应采取左侧卧位休息以增加胎盘绒毛血供，同时保持心情愉快也有助于妊娠期高血压疾病的预防。护士应指导孕妇合理饮食，减少过量脂肪和盐的摄入，增加蛋白质、维生素，以及富含铁、钙、锌的食物，对预防妊娠期高血压疾病有一定作用。可从妊娠 20 周开始，每天补充钙剂 1 ~ 2 g，可降低妊娠期高血压疾病的发生。

2. 一般护理

（1）保证休息：轻度妊娠期高血压疾病孕妇可住院也可在家休息，但建议子痫前期患者住院治疗。保证充分的睡眠，每日休息不少于 10 小时。在休息和睡眠时，以左侧卧位为宜，左侧卧位可减轻子宫对腹主动脉、下腔静脉的压迫，使回心血量增加，改善子宫胎盘的血供。左侧卧位 24 小时可使舒张压降低 10 mmHg。

（2）调整饮食：轻度妊娠期高血压孕妇需摄入足够的蛋白质（100 g/d 以上）、蔬菜，补充维生素、铁和钙剂。食盐不必严格限制，因为长期低盐饮食可引起低钠血症，易发生产后血液循环衰竭，而且低盐饮食也会影响食欲，减少蛋白质的摄入，对母儿均不利。但全身水肿的孕妇应限制食盐摄入量。

（3）密切监护母儿状态：护士应询问孕妇是否出现头痛、视力改变、上腹不适等症状。每日测体重及血压，每日或隔日复查尿蛋白。定期监测血压、胎儿发育状况和胎盘功能。

（4）间断吸氧：可增加血氧含量，改善全身主要脏器和胎盘的供氧。

3. 用药护理

硫酸镁为目前治疗子痫前期和子痫的首选解痉药物，护士应明确硫酸镁的用药方法、毒性反应，以及注意事项。

（1）用药方法：硫酸镁可采用肌内注射或静脉用药。

1）肌内注射：25% 硫酸镁溶液 20 mL（5 g），臀部深部肌内注射，每日 1 ~ 2 次。通常于用药 2 小时后血药浓度达高峰，且体内浓度下降缓慢，作用时间长，但局部刺激性强，注射时应使用长针头行深部肌内注射，也可于硫酸镁溶液中加入利多卡因，以缓解疼痛刺激，注射后用无菌棉球或创可贴覆盖针孔，防止注射部位感染，必要时可行局部按揉或热敷，促进肌肉组织对药物的吸收。

2）静脉给药：25% 硫酸镁溶液 20 mL + 10% 葡萄糖 20 mL，静脉注射，5 ~ 10 分钟内推注；或 25% 硫酸镁溶液 20 mL + 50% 葡萄糖 200 mL，静脉注射（1 ~ 2 g/h），每日 4 次。静脉用药后可使血中浓度迅速达到有效水平，用药后约 1 小时血药浓度可达高峰，停药后血浓度下降较快，但可避免肌内注射引起的不适。

基于不同用药途径的特点，临床多采用两种方式互补长短，以维持体内有效浓度。

（2）毒性反应：硫酸镁的治疗浓度和中毒浓度相近，因此在进行硫酸镁治疗时应严密观察其毒性作用，并认真控制硫酸镁的入量。通常主张硫酸镁的滴注速度以 1 g/h 为宜，不超过 2 g/h。每天用量 15 ~ 20 g。硫酸镁过量会使呼吸及心肌收缩功能受到抑制甚至危及生命。中毒现象首先表现为膝反射减弱或消失，随着血镁浓度的增加可出现全身肌张力减退及呼吸抑制，严重者心跳可突然停止。

（3）注意事项：护士在用药前及用药过程中均应监测孕妇血压，同时还应检测以下指标：①膝腱反射必须存在；②呼吸不少于 16 次 / 分；③尿量每 24 小时不少于 600 mL，或每小时不少于 25 mL。尿量少提示排泄功能受抑制，镁离子易积蓄而发生中毒。由于钙离子可与镁离子争夺神经细胞上的同一受体，阻止镁离子的继续结合，因此应随时备好 10% 的葡萄糖酸钙注射液，以便出现毒性作用时及时予以解毒。10% 的葡萄糖酸钙 10 mL 在静脉推注时宜在 3 分钟以上推完，必要时可每小时重复 1 次，直至呼吸、排尿和神经抑制恢复正常，但 24 小时内不可超过 8 次。

4. 子痫患者的护理

（1）协助医师控制抽搐：患者一旦发生抽搐，应尽快控制。硫酸镁为首选药物，必要时可加用强有力的镇静药物。

（2）专人护理，防止受伤：子痫发生后，首先应保持呼吸道通畅，并立即给氧，用开口器或于上、下磨牙间放置一缠好纱布的压舌板，用舌钳固定舌以防咬伤唇舌或致舌后坠的发生。患者取头低侧卧位，以防黏液吸入呼吸道或舌头阻塞呼吸道，也可避免发生低血压综合征。必要时，用吸引器吸出喉部黏液或呕吐物，以免窒息。在患者昏迷或未完全清醒时，禁止给予饮食和口服药，以防误入呼吸道而致吸入性肺炎。

（3）减少刺激，以免诱发抽搐：患者应安置于单人暗室，保持绝对安静，以避免声、光刺激；一切治疗活动和护理操作尽量轻柔且相对集中，避免干扰患者。

（4）严密监护：密切注意血压、脉搏、呼吸、体温及尿量及出入量。及时进行必要的血、尿化验和特殊检查，及早发现脑出血、肺水肿、急性肾衰竭等并发症。

（5）为终止妊娠做好准备：子痫发作后多自然临产，应严密观察及时发现产兆，并做好母子抢救准备。如经治疗病情得以控制仍未临产者，应在孕妇清醒后 24 ~ 48 小时内引产，或子痫患者经药物控制后 6 ~ 12 小时，考虑终止妊娠。护士应做好终止妊娠的准备。

5. 妊娠期高血压孕妇的产时及产后护理

妊娠期高血压孕妇的分娩方式应根据母儿的情形而定。

（1）若决定经阴道分娩，需加强各产程护理：在第一产程中，应密切监测患者的血压、脉搏、尿量、胎心及子宫收缩情况，以及有无自觉症状；血压升高时应及时与医师联系。在第二产程中，应尽量缩短产程，避免产妇用力，初产妇可行会阴侧切并用产钳或胎吸助产。在第三产程中，必须预防产后出血，在胎儿娩出前肩后立即静脉推注缩宫素，禁用麦角新碱，及时娩出胎盘并按摩宫底，观察血压变化，重视患者的主诉。

（2）开放静脉，测量血压：病情较重者于分娩开始即开放静脉。胎儿娩出后测血压，病情稳定后方可送回病房。在产褥期仍需继续监测血压，产后 48 小时内应至少每 4 小时观察 1 次血压。

（3）继续硫酸镁治疗，加强用药护理：重症患者产后应继续硫酸镁治疗 1 ~ 2 天，产后 24 小时至 5 天内仍有发生子痫的可能，故不可放松治疗及护理措施。此外，产前未发生抽搐的患者产后 48 小时亦有发生的可能，故产后 48 小时内仍应继续硫酸镁的治疗和护理。使用大量硫酸镁的孕妇，产后易发生子宫收缩乏力，恶露较常人多，因此应严密观察子宫复旧情况，严防产后出血。

（五）健康教育

对轻度妊娠期高血压疾病患者，应进行饮食指导并注意休息，以左侧卧位为主，加强胎儿监护，自数胎动，掌握自觉症状，加强产前检查，定期接受产前保护措施；对重度妊娠期高血压疾病患者，应使患者掌握识别不适症状及用药后的不适反应。还应掌握产后的自我护理方法，加强母乳喂养的指导。同时，注意家属的健康教育，使孕妇得到心理和生理上的支持。

（李婷婷）

第五节　妊娠合并糖尿病

一、概述

妊娠合并糖尿病属高危妊娠，孕妇可增加与之有关的围生期疾病的患病率和病死率。由于胰岛素等药物的应用，糖尿病得到了有效的控制，围生儿死亡率下降至 3%，但糖尿病孕妇的临床经过复杂，母婴并发症仍较高，临床须予以重视。

妊娠合并糖尿病包括两种类型：①糖尿病合并妊娠为原有糖尿病（DM）的基础上合并妊娠，也称为孕前糖尿病（PGDM），临床该类患者不足 10%。②妊娠期糖尿病（GDM）为妊娠前糖代谢正常，妊娠期才出现的糖尿病。糖尿病孕妇中，90% 以上为 GDM，多数患者血糖于产后恢复正常，但将来患 2 型糖尿病概率会增加。

（一）妊娠、分娩对糖尿病的影响

妊娠可使原有糖尿病患者的病情加重，使隐性糖尿病显性化，使既往无糖尿病的孕妇发生 GDM。

1. 妊娠期

正常妊娠时，孕妇本身代谢增强，加之胎儿从母体摄取葡萄糖增加，使葡萄糖需要量较非孕时增加；妊娠早期，空腹血糖较低，部分患者可能会出现低血糖。随妊娠进展，拮抗胰岛素样物质增加，胰岛素用量需要不断增加。

2. 分娩期

分娩过程中，子宫收缩消耗大量糖原，产妇进食量减少，若未及时调整胰岛素使用剂量，易发生低血糖。临产后孕妇紧张及疼痛，可能引起血糖发生较大波动，使得胰岛素用量不易掌握。因此，产程中要严密观察血糖变化，根据孕妇血糖水平调整胰岛素用量。

3. 产褥期

分娩后，胎盘分泌的抗胰岛素物质迅速消失，胰岛素用量应立即减少。随之，全身内分泌系统逐渐恢复至非孕期水平。

妊娠合并糖尿病的孕产妇，在妊娠期、分娩期、产褥期体内糖代谢复杂多变，应用胰岛素治疗时，若未及时调整胰岛素用量，部分患者可能出现血糖过低或过高，严重者甚至导致低血糖昏迷及酮症酸中毒，护士应注意观察。

（二）对孕妇的影响

1. 流产

妊娠合并糖尿病孕妇的流产率达 15% ~ 30%。糖尿病患者宜在血糖控制正常后妊娠。

2. 妊娠期并发症

糖尿病导致患者血管病变，小血管内皮细胞增厚，管腔狭窄，组织供血不足，存在严重胰岛素抵抗状态及高胰岛素血症，易并发妊娠期高血压疾病，为非糖尿病孕妇的 2 ~ 4 倍。当并发肾脏疾病时，妊娠期高血压及子痫前期发病率高达 50% 以上，且孕妇及围生儿预后较差。

3. 感染

是糖尿病主要的并发症。未能很好控制血糖的孕妇极易发生感染，感染亦可加重糖尿病代谢紊乱，甚至诱发酮症酸中毒等急性并发症。与糖尿病有关的妊娠期感染有外阴阴道假丝酵母菌病、肾盂肾炎、无症状菌尿症、产褥感染及乳腺炎等。

4. 羊水过多

较非糖尿病孕妇多 10 倍，可能与胎儿高血糖、高渗性利尿致胎尿排出增多有关。发现糖尿病孕期越晚，孕妇血糖水平越高，羊水过多越常见。血糖得到控制，羊水量也能逐渐转为正常。

5. 糖尿病酮症酸中毒

由于妊娠期复杂的代谢变化，加之高血糖及胰岛素相对或绝对不足，代谢紊乱进一步发展到脂肪分解加速，血清酮体急剧升高，进一步发展为代谢性酸中毒。不仅是孕妇死亡的主要原因，也可导致胎儿畸形，胎儿窘迫及胎死宫内。

6. 增加再次妊娠患 GDM 的风险

孕妇再次妊娠时，复发率高达 30% ~ 50%。远期患糖尿病概率增加，17% ~ 63% 将发展为 2 型糖尿病。同时，远期心血管系统疾病发生概率亦随之增加。

（三）对胎儿的影响

1. 巨大胎儿

发生率高达 25% ~ 40%，其原因为胎儿长期处于母体高血糖所致的高胰岛素血症环境中，促进蛋白、脂肪合成和抑制脂解作用，导致躯体过度发育。GDM 孕妇体重指数过大是发生巨大儿的重要危险因素。

2. 流产和早产

妊娠早期导致胚胎死亡而流产。合并羊水过多易发生早产，并发妊娠期高血压疾病、胎儿窘迫等并发症时，常需提前终止妊娠，早产发生率为 10% ~ 25%。

3. 胎儿生长受限（FGR）

发生率为 21%。妊娠早期高血糖有抑制胚胎发育的作用，导致妊娠早期胚胎发育落后。糖尿病合并微血管病变者，胎盘血管常出现异常，影响胎儿发育。

4. 胎儿畸形

以心血管畸形和神经系统畸形最常见。严重畸形发生率为正常妊娠的 7 ~ 10 倍，与受孕后最初数周高血糖水平密切相关，是构成围生儿死亡的重要原因。孕前患糖尿病者应在妊娠期加强对胎儿畸形的筛查。

（四）对新生儿的影响

1. 新生儿呼吸窘迫综合征（NRDS）

高血糖刺激胎儿胰岛素分泌增加，形成高胰岛素血症，后者具有拮抗糖皮质激素促进肺泡Ⅱ型细胞表面活性物质合成及释放的作用，使胎儿肺表面活性物质产生及分泌减少，胎儿肺成熟延迟，故 NRDS 发生率增加。

2. 新生儿低血糖

新生儿脱离母体高血糖环境后，高胰岛素血症仍存在，若不及时补充糖，易发生低血糖，严重时会危及新生儿生命。

二、临床表现

（1）妊娠期糖尿病通常没有明显的三多一少症状（多饮、多食、多尿、体重下降）。

（2）外阴瘙痒，反复假丝酵母菌感染。

（3）妊娠期发现胎儿过大、羊水过多。

（4）凡有糖尿病家族史、孕前体重≥ 90 kg、孕妇出生体重≥ 4000 g、孕妇曾有多囊卵巢综合征、不明原因流产、死胎、巨大儿或畸形儿分娩史，本次妊娠胎儿偏大或羊水过多者应警惕糖尿病。

三、检查

1. 妊娠前未进行过血糖检查的孕妇，尤其存在糖尿病高危因素者

首次产前检查时需明确是否存在糖尿病，妊娠期血糖升高达到以下任何一项标准应诊断为 PGDM。

（1）空腹血糖（FPG）≥ 7.0 mmol/L（126 mg/dL）。

（2）75 g 口服葡萄糖耐量试验（OGTT），服糖后 2 小时血糖≥ 11.1 mmol/L（200 mg/dL）。

（3）伴有典型的高血糖症状或高血糖危象，同时随机血糖≥ 11.1 mmol/L（200 mg/dL）。

（4）糖化血红蛋白≥ 6.5%。

2. 妊娠 24 ~ 28 周及 28 周后首次就诊时

对所有尚未被诊断为 PGDM 或 GDM 的孕妇，进行 75 g OGTT 检测。

OGTT 的方法：OGTT 前 1 日晚餐后禁食至少 8 小时至次日晨（最迟不超过上午 9 时）。OGTT 试验前连续 3 日正常体力活动、正常饮食，即每日进食糖类不少于 150 g，检查期间静坐、禁烟。检查时，5 分钟内口服含 75 g 葡萄糖的液体 300 mL，分别抽取服糖前、服糖后 1 小时、2 小时的静脉血（从开始饮用葡萄糖水计算时间），放入含有氟化钠的试管中，采用葡萄糖氧化酶法测定血浆葡萄糖水平。

75 g OGTT 的诊断标准：空腹及服糖后 1 小时、2 小时的血糖值分别为 5.1 mmol/L（92 mg/dL）、10.0 mmol/L（180 mg/dL）、8.5 mmol/L（153 mg/dL）。任何一点血糖值达到或超过上述标准即诊断为 GDM。

3. 胎儿监测

（1）胎儿超声心动图检查：胎儿发育的监测尤其注意检查胎儿中枢神经系统和心脏的发育；妊娠晚期应每 4 ~ 6 周进行 1 次超声检查，尤其注意监测胎儿腹围和羊水量的变化。

（2）无应激试验（NST）：需要应用胰岛素或口服降糖药物者，应自妊娠 32 周起，每周行 1 次 NST 检查，36 周后每周 2 次，了解胎儿宫内储备能力，可疑胎儿生长受限时尤其应严密监测。

（3）胎盘功能测定：连续动态测定孕妇尿雌三醇及血中 HPL 值，及时判定胎盘功能。

4. 肝肾功能检查

24 小时尿蛋白定量，尿酮体及眼底等相关检查。

四、治疗

加强孕期母儿监护，严格控制孕产妇血糖值，选择正确的分娩方式，减少并发症发生。

（1）糖尿病女性于妊娠前应判断糖尿病的程度，以确定妊娠的可能性。

（2）允许妊娠者，需在内分泌科医师、产科医师及营养师的密切监护指导下，尽可能将孕妇血糖控制在正常或接近正常范围内，并选择正确的分娩方式，防止并发症的发生。

五、护理

（一）护理评估

1. 健康史

评估孕妇糖尿病病史及家族史，有无复杂性外阴阴道假丝酵母菌病、不明原因反复流产、死胎、巨大儿或分娩足月新生儿呼吸窘迫综合征史、胎儿畸形、新生儿死亡等不良孕产史等；本次妊娠经过、病情管理及目前用药情况；有无胎儿偏大或羊水过多等潜在高危因素。同时，注意评估有无肾脏、心血管系统及视网膜病变等并发症的症状及体征。

2. 症状与体征

评估孕妇有无三多症状（多饮、多食、多尿），重症者症状明显；妊娠前体重超重或肥胖、糖耐量异常史；孕妇有无皮肤瘙痒，尤其外阴瘙痒；因高血糖可导致眼房水与晶体渗透压改变而引起眼屈光改变，患病孕妇可出现视力模糊；评估糖尿病孕妇有无产科并发症，如低血糖、高血糖、妊娠期高血压疾病、酮症酸中毒、感染等。确定胎儿宫内发育情况，注意有无巨大儿或胎儿生长受限。分娩期重点评估孕妇有无低血糖及酮症酸中毒症状，如心悸、出汗、面色苍白、饥饿感或出现恶心、呕吐、视力模糊、呼吸快且有烂苹果味等；评估静脉输液的性质与速度；监测产程的进展、子宫收缩、胎心率、母体生命体征等有无异常。产褥期主要评估有无低血糖或高血糖症状，有无产后出血及感染征兆，评估新生儿状况。

3. 心理－社会状况

由于糖尿病的特殊性，应评估孕妇及其家人对疾病知识的掌握程度及认知态度，有无焦虑、恐惧心理，社会及家庭支持系统是否完善等。

（二）护理诊断

1. 有血糖不稳定的危险

与血糖代谢异常有关。

2. 知识缺乏

缺乏血糖监测、妊娠合并糖尿病自我管理等的相关知识。

（三）护理措施

由于妊娠期糖代谢复杂多变，为预防并减少孕妇及围生儿的并发症，妊娠合并糖尿病孕妇的产前监护及治疗应由产科医师、内分泌医师、营养师、糖尿病专科护士等多学科成员的密切配合完成，从而确保母婴的健康与安全。

1. 健康教育

通过多媒体授课、手机短信、微信、建立QQ群、健康教育短片、床边一对一等多种方式，进行妊娠期糖尿病相关知识宣教。指导孕妇正确控制血糖，提高自我监护和自我护理能力，与家人共同制订有针对性的健康教育干预计划，使孕妇掌握注射胰岛素的正确方法，药物作用的药峰时间，配合饮食及合适的运动和休息，并能自行血糖或尿糖测试。讲解妊娠合并糖尿病对母儿的危害，预防各种感染的方法，指导孕妇听一些优美抒情的音乐，在专业人员指导下，进行孕期瑜伽练习，保持身心愉悦。教会孕妇掌握高血糖及低血糖的症状及紧急处理步骤，鼓励其外出携带糖尿病识别卡及糖果，避免发生不良后果。

2. 孕期母儿监护

孕前患糖尿病孕妇早期应每周产前检查1次至第10周。妊娠中期每2周检查1次，一般妊娠20周时需要依据孕妇的血糖控制水平，及时调整胰岛素的用量，妊娠32周后每周检查1次。指导孕妇每周测量体重、宫高、腹围；每天监测血压，定期监测胎心音等，确保胎儿安全。

（1）孕妇监护：除常规的产前检查内容外，应对孕妇进行糖尿病相关检查，降低并发症的发生。①血糖监测：包括自我血糖监测（SMBG）、连续动态血糖监测（CGM）和糖化血红蛋白（HbA1c）监测。SMBG能反映实时血糖水平，其结果有助于评估糖尿病患者糖代谢紊乱的程度，为患者制订个性化生活方式干预和优化药物干预方案提供依据，提高治疗的有效性和安全性。②肾功能监测及眼底检查：每次产前检查做尿常规监测尿酮体和尿蛋白。每1～2个月测定肾功能及眼底检查。

（2）胎儿监测：了解胎儿健康状况。①超声和血清学筛查胎儿畸形；②胎动计数；③无激惹试验；④胎盘功能测定。

3. 营养治疗

通过个体化的饮食方案实现血糖控制，应综合考虑个人饮食习惯、体力活动水平、血糖水平及孕妇妊娠期生理学特点设计饮食方案，在限制糖类摄入的同时保证充足的营养供给和产妇体重适当增加，并将血糖维持在正常水平，减少酮症的发生。

（1）控制能量摄入：可协助管理体重、控制血糖及避免巨大儿发生。根据孕前体质指数（BMI）决定妊娠期能量摄入量：孕前超重的孕妇，妊娠期每日应摄入能量 25 ~ 30 kcal/kg，孕前肥胖的孕妇，每日能量摄入应减少 30%，但不低于 1600 ~ 1800 kcal/d。每日摄入的糖类应占总能量的 35% ~ 45%，且每日糖类的摄入量应≥ 175 g（非妊娠期女性为 130 g/d），并将其分为 3 份小或中量餐及 2 ~ 4 份加餐，且睡前适当加餐可避免夜间酮症的发生。

（2）饮食指导：请营养师给予协助制订营养配餐；糖类应多选择血糖生成指数较低的粗粮，如莜麦面、荞麦面、燕麦面、玉米面、薯类等富含维生素 B、多种微量元素及食物纤维的主食，长期食用可降低血糖、血脂；鱼、肉、蛋、牛奶、豆类食品等富含蛋白质、无机盐和维生素，且含不饱和脂肪酸，能降低血清胆固醇及甘油三酯；增加含铬丰富及降糖食物的摄入量，如猕猴桃、苦瓜、洋葱、香菇、柚子、南瓜、牡蛎等是糖尿病患者理想的食物。患者不宜吃各种糖、蜜饯、饮料、果汁、糖制糕点等，食用易出现高血糖；不宜吃含高胆固醇的食物及动物脂肪，如动物的肝、蛋黄、黄油、猪牛羊油等，易使血脂升高，从而发生动脉粥样硬化；不宜饮酒。增加含铁、钙、维生素等微量元素的食物摄入，适当限制钠盐的摄入。

（3）体重管理：对于孕期体重增长，妊娠前肥胖或超重的女性应减轻体重后妊娠。妊娠前 BMI 25.0 ~ 29.9 kg/m^2 的孕妇妊娠期应增重 7.0 ~ 11.5 kg，中晚孕期平均每周增重 0.28 kg（0.23 ~ 0.33 kg）；妊娠前 BMI > 30.0 kg/m^2 的孕妇，妊娠期应增重 5 ~ 9 kg。

4. 运动干预

安全有效的运动有利于改善妊娠糖尿病患者对葡萄糖的有效利用，改善葡萄糖代谢异常，降低血糖水平。在护理干预中，应充分体现个体化及安全性的特点，指导孕妇结合自身身体条件，科学把握运动的时间和强度，避免在空腹或胰岛素剂量过大的情况下运动，避免做剧烈运动（如球类运动），运动方式以有氧运动较好，如瑜伽、散步、上臂运动、太极拳、孕妇操、游泳等，强度以孕妇自己能够耐受为原则。不宜下床活动的孕妇，可选择在床上活动，如做上肢运动。进食 30 分钟后运动，每次 30 ~ 40 分钟的连续有氧运动，休息 30 分钟。对于空腹血糖升高的患者，有氧运动可以降低个别高血糖患者的血糖水平，延缓对胰岛素的用药需求。每日运动时间和量基本不变，通过饮食和适度运动，使孕期体重增加控制在 10 ~ 12 kg 较理想。先兆流产者或者合并其他严重并发症者不宜采取运动疗法。

5. 合理用药

多数 GDM 孕妇通过饮食、运动等生活方式的干预，使血糖达标，不能达标的 GDM 患者，为避免低血糖或酮症酸中毒的发生，首选胰岛素进行药物治疗。显性糖尿病孕妇应在孕前即改为胰岛素治疗。

6. 心理支持

维护孕妇自尊，积极开展心理疏导。糖尿病孕妇了解糖尿病对母儿的危害后，可能会因无法完成“确保自己及胎儿安全顺利地度过妊娠期和分娩期”而产生焦虑、恐惧及低自尊的反应，严重者造成身体意象紊乱。若妊娠分娩不顺利，胎儿产生不良后果，则孕妇心理压力更大，因此，护士应主动建议患者向有资质的机构咨询和改善心理问题。多学科之间的合作可以有效改善糖尿病管理质量，减轻心理问题造成的不良影响。提供各种交流的机会，向孕产妇及家属介绍妊娠合并糖尿病的相关知识，血糖控制稳定的重要性和降糖治疗的必要性，鼓励其讨论面临的问题及心理感受。以积极的心态面对压力，并协助澄清错误的观念和行为，促进身心健康。

（李婷婷）

第六节　妊娠期肝内胆汁淤积症

一、概述

妊娠期肝内胆汁淤积症（ICP）是一种在妊娠期出现以皮肤瘙痒及黄疸为特点的重要的妊娠期并发症，主要危害胎儿，使围生儿发病率、死亡率以及早产率增高。其发病率为0.896% ~ 12.096%，有明显的地域和种族差异。

妊娠期肝内胆汁淤积症的发病原因及发病机制尚未十分明确，但大量的流行病学研究以及临床观察和实验室研究提示本病的发病原因可能与雌激素升高、遗传及环境因素有关。

1. 雌激素影响

在临床上有很多表现提示雌激素水平过高可能是诱发妊娠期肝内胆汁淤积症的病因，如ICP多发生在妊娠晚期，正值雌激素分泌的高峰期；ICP在双胎中发生率较单胎高6倍（双胎的胎盘体积明显大于单胎，所分泌的雌激素较单胎多）；应用含雌激素及孕激素避孕药的女性中发生胆汁淤积症的表现与ICP的症状十分相似；应用避孕药的女性妊娠时发生ICP者，再次妊娠时复发率一般较高。

基于相关的实验室研究，有学者认为雌激素可能通过如下途径导致胆汁淤积：①雌激素可使钠、钾－三磷酸苷酶活性下降。胆盐在经肝细胞转运过程中，首先是经肝窦间隙靠钠以非离子依赖性载体传递入肝小管，当钠、钾－三磷酸苷酶活性下降时，胆盐转运受到阻碍。②雌激素代谢产物的影响。妊娠期产生大量雌激素，其代谢产物必然增加，其中某些代谢产物，如D环葡萄糖醛酸雌激素与胆酸的结构相似而成为胆酸载体的竞争性抑制物，从而导致胆汁淤积。但是关于这些学说，仍有争议，需进一步研究。

2. 遗传与环境因素

一些文献报道ICP在世界各地的发病率明显不同，智利、瑞典发病率最高，且智利的印第安混血种人的发病率居首，提示该病的发生与种族遗传有关，而且，相关研究发现在母亲或姐妹中有ICP病史的女性ICP发病率明显增高，具有完全外显及母婴垂直传播的特性，符合孟德尔遗传规律。另外，ICP发病率还与季节有关，在冬季的发病率高于夏季。

二、临床表现

1. 症状

（1）皮肤瘙痒：是首先出现的症状，常发生于妊娠28 ~ 30周，亦有极少数患者在妊娠12周左右出现瘙痒症状。瘙痒常呈持续性，白昼轻，夜间加剧，一般先从手掌和脚掌开始，然后逐渐向肢体近端延伸甚至可发展到面部，但极少侵及黏膜。瘙痒程度不一，可自轻度瘙痒至重度瘙痒，个别因重度瘙痒引起失眠、疲劳、恶心、呕吐、食欲减退及脂肪痢。另外，大多数患者在分娩后数小时或数日内迅速消失，少数在1周或以上消失。

（2）黄疸：部分患者出现黄疸为轻、中度。通常在瘙痒发生后10日内出现，发生黄疸时，患者尿色变深，粪便色变浅。

2. 体征

患者四肢皮肤可见抓痕，部分患者在瘙痒发生后的数日至数周内（平均为2周）出现轻度黄疸，有时仅巩膜有轻度黄染。黄疸一般在分娩后数日内消退。同时伴尿色加深等高胆红素血症表现。孕妇有无黄疸与胎儿预后关系密切，有黄疸者羊水粪染、新生儿窒息及围生儿死亡率均较高。患者无急慢性肝病体征，肝大但质地软，有轻度压痛。

三、检查

1. 血清胆酸测定

血清胆酸升高是ICP最主要的特异性实验室证据，在瘙痒症状出现或转氨酶升高前几周血清胆酸就已升高，其水平越高，病情越重，出现瘙痒时间越早，因此测定母血胆酸是早期诊断ICP最敏感的方法，对判断病情严重程度和及时监护、处理均有参考价值。临床上常检测血清甘胆酸值以了解血中胆酸水平。ICP患者血甘胆酸浓度在妊娠30周时突然升高，可达正常水平的100倍左右，并持续至产后下降，5 ~ 8周后恢复正常。

2. 肝功能测定

大多数ICP患者的门冬氨酸氨基转移酶（AST）、丙氨酸转氨酶（ALT）轻至中度升高。ALT较AST更敏感。部分患者血清胆红素轻至中度升高。

3. 病理检查

产后胎盘病理检查可见胎盘及羊膜均呈不同程度黄色和灰色斑块，绒毛膜板和羊膜有胆盐沉积，滋养细胞肿胀、数量增多，绒毛基质水肿、间隙狭窄；ICP 患者肝组织活检见肝细胞无明显炎症或变性表现，仅肝小叶中央区胆红素轻度淤积，毛细胆管胆汁淤积及胆栓形成。电镜切片发现毛细胆管扩张合并微绒毛水肿或消失。

四、治疗

缓解瘙痒症状，恢复肝功能，降低血胆酸水平，加强胎儿宫内状况监护以改善妊娠结局。由于目前尚无特殊治疗方法，临床以对症和保肝治疗为主。

1. 一般处理

适当卧床休息，取左侧卧位，以增加胎盘血流量，给予间断吸氧、高渗葡萄糖、维生素类及能量合剂，既保肝又可提高胎儿对缺氧的耐受性。定期复检肝功能、血胆酸、胆红素。

2. 药物治疗

能使孕妇临床症状减轻，胆汁淤积的生化指标和围生儿预后改善的药物如下。

（1）腺苷蛋氨酸：治疗 ICP 的首选药物。该药可防止雌激素升高所引起的胆汁淤积，保护雌激素敏感者的肝脏。临床中可改善 ICP 的症状，延缓病情的进一步发展。

（2）熊去氧胆酸：服用后抑制肠道对疏水性胆酸重吸收，降低胆酸，改善胎儿环境，从而延长胎龄。瘙痒症状和生化指标均可明显改善。

（3）地塞米松：可诱导酶活性，能通过胎盘减少胎儿肾上腺脱氢表雄酮的分泌，降低雌激素的产生，减轻胆汁淤积；能促进胎肺成熟，避免早产儿发生呼吸窘迫综合征；可使瘙痒症状缓解甚至消失。

（4）苯巴比妥：此药可诱导酶活性和产生细胞色素 P450，从而增加胆汁流量，改善瘙痒症状。

3. 产科处理

（1）产前监护：从孕 34 周开始每周行无刺激胎心监护（NST）试验，必要时行胎儿生物物理评分，以便及早发现隐性胎儿缺氧。NST、基线胎心率变异消失可作为预测 ICP 胎儿缺氧的指标。每日数胎动，若 12 小时内胎动少于 10 次，应警惕胎儿宫内窘迫。定期超声检查，注意有无羊水过少。

（2）适时终止妊娠：孕妇出现黄疸，胎龄已达 36 周、无黄疸、妊娠已足月或胎肺已成熟者、有胎盘功能明显减退或胎儿窘迫者应及时终止妊娠。应以剖宫产为宜，经阴道分娩会加重胎儿缺氧，甚至死亡。

五、护理

（一）护理评估

1. 健康史

孕妇在妊娠中、晚期出现皮肤瘙痒和黄疸是 ICP 最主要的表现。护士在询问病史时应着重了解患者发生皮肤瘙痒及黄疸开始的时间、持续时间、部位以及伴随症状，如恶心、呕吐、失眠等。另外，护士还应仔细询问患者的家族史，尤其是患者的母亲或姐妹是否有 ICP 病史，以及患者的用药史，如是否使用过含雌、孕激素的药物。

2. 身心状况

患者多因瘙痒而在四肢皮肤留下抓痕。护士应注意评估患者皮肤是否受损。若患者出现重度瘙痒，护士应特别注意评估患者的全身状况。对于出现黄疸的患者，护士还应评估患者黄疸的程度，以及有无急慢性肝病的体征。

ICP 主要危害胎儿及新生儿。由于胆汁酸毒性作用，可引起胎膜早破、胎儿宫内窘迫、自发性早产或孕期羊水胎粪污染。此外，也可导致胎儿生长受限、胎死宫内、新生儿颅内出血、新生儿神经系统后遗症等。但是由于患者自身的症状以皮肤瘙痒为特点，出现或不出现黄疸，且瘙痒程度不一，患者及家属有可能对该病认识不足，尤其是对胎儿的影响估计不足，从而对可能的妊娠结局没有充分的心理准备，出现极端的情绪反应。因此，护士应评估患者及家属对该病的认知，了解他们的情绪波动及心理状况。

（二）护理诊断

1. 有皮肤完整性受损的危险

与皮肤瘙痒而致孕妇频繁抓挠有关。

2. 知识缺乏

缺乏有关妊娠期肝内胆汁淤积症对胎儿影响的认识。

（三）护理目标

（1）孕妇皮肤瘙痒症状缓解。

（2）孕妇了解有关妊娠期肝内胆汁淤积症对胎儿的影响，并配合治疗。

（四）护理措施

1. 一般护理

护士应嘱患者适当卧床休息，取左侧卧位以增加胎盘血流量。给予吸氧、高渗葡萄糖、维生素及能量，既保肝又可提高胎儿对缺氧的耐受性。

2. 产科监护

由于 ICP 主要危害胎儿，因此护士应加强胎儿监护的管理，及时发现问题，并及时报告医师。适时终止妊娠是降低围生儿发病率的重要措施。因此，当孕妇出现黄疸，胎龄已达 36 周者；无黄疸、妊娠已足月或胎肺成熟者；有胎儿宫内窘迫者应及时做剖宫产术前准备，及时终止妊娠。同时，积极预防产后出血。

3. 皮肤护理

护士应注意患者因瘙痒可能造成的皮肤受损。对重度瘙痒患者，护士可采取预防性的皮肤保护，如建议患者勿留长且尖的指甲，戴柔软的棉质手套等。

（五）健康教育

护士应向患者及家属讲解有关妊娠期肝内胆汁淤积症的知识，尤其是其对胎儿的影响，以引起患者及家属足够的重视，从而积极配合治疗。

此外，护士还应配合相关的实验室检查，如检测肝功能、血胆酸，以监测病情。

（李婷婷）

第七节 妇产科手术护理

一、生殖道细胞学检查

女性生殖道上皮细胞受卵巢激素的影响出现周期性变化，因此临床上既可通过检查生殖道脱落上皮细胞（包括阴道上段、宫颈阴道部、宫颈管、子宫、输卵管及腹腔的上皮细胞）反应体内性激素水平变化，又可协助诊断不同部位的恶性病变，是一种简便、经济、实用的辅助诊断方法。

（一）适应证

（1）不明原因闭经。

（2）功能失调性子宫出血。

（3）流产。

（4）生殖道感染性疾病。

（5）妇科肿瘤的筛查宫颈细胞学检查是宫颈上皮内瘤变（CIN）及早期宫颈癌筛查的基本方法，建议应在性生活开始 3 年后，或 21 岁以后行宫颈细胞学检查，并结合 HPV DNA 检测。

（二）禁忌证

（1）生殖器急性炎症。

（2）月经期。

（三）检查前评估

（1）评估护理对象心理状况，与其沟通，告知检查的目的、方法、注意事项及检查过程中可能出现的不适，取得配合。

（2）评估护理对象的检查时间，检查前 24 小时禁止性生活、阴道检查、阴道灌洗上药等。

（四）检查前准备

（1）留取标本的用具必须无菌、干燥。

（2）用物准备阴道窥器 1 个、宫颈刮匙（木质小刮板）2 个或细胞刷 1 个、载玻片若干张、不同型号塑料管、0.9% 氯化钠溶液、无菌干燥棉签及棉球、装有固定液（95% 乙醇）标本瓶 1 个或新柏氏液（细胞保存液）1 瓶。

（五）检查中配合

（1）体位协助护理对象取膀胱截石位。

（2）涂片种类及采集方法。

1）阴道涂片：主要目的是了解卵巢或胎盘功能，检测下生殖道感染的病原体。

已婚者一般用木质小刮板在阴道侧壁 1/3 处轻轻刮取；无性生活女性应签署知情同意书后，用浸湿的棉签伸入阴道，紧贴阴道侧壁卷取，薄而均匀地涂于玻片上，将其置于 95% 乙醇中固定。

2）宫颈刮片：是筛查早期子宫颈癌的重要方法。

应在宫颈外口鳞 – 柱状上皮交界处，用木质刮板以宫颈外口为圆心，轻刮一周，均匀涂于玻片上，避免损伤组织引起出血而影响检查结果。若受检者白带过多，应先用无菌干棉球轻轻擦净黏液，再刮取标本。

3）宫颈管涂片：用于筛查宫颈管内病变。

先将宫颈表面分泌物拭净，用小型木质刮板进入宫颈管内，轻轻刮取一周作涂片。目前临床多采用“细胞刷”刮取宫颈管上皮，将“细胞刷”置于宫颈管内，达宫颈外口上方 10 mm 左右，在宫颈管内旋转 360° 后取出，旋转“细胞刷”将附着于小刷子上的标本均匀地涂于玻片上或迅速置于细胞保存液中。

4）宫腔吸片：筛查宫腔内恶性病变，较阴道涂片及诊刮阳性率高。选择直径 1 ~ 5 mm 不同型号塑料管，一端连接无菌注射器，另一端送入子宫腔内达宫底部，边轻轻抽吸边上下左右转动方向，将吸出物涂片、固定、染色。停止抽吸再取出吸管，以免将宫颈管内容物吸入。或用宫腔灌洗法收集洗涤液，离心后取沉渣涂片。

（3）取脱落细胞标本时动作应轻、稳、准，避免损伤组织引起出血。若阴道分泌物较多，应先用无菌干棉球轻轻擦拭后再取标本。

（4）涂片必须均匀地向一个方向涂抹，禁忌来回涂抹，以免破坏细胞。

（六）检查后护理要点

（1）评估检查后阴道流血情况，询问有无其他不适，发现异常及时通知医师。

（2）作好载玻片标记，标本应立即放入装有 95% 乙醇固定液标本瓶中固定并及时送检。

（3）向护理对象说明生殖道脱落细胞检查结果的临床意义，嘱其及时将病理报告结果反馈给医师，以免延误诊治。

（七）结果评定及临床意义

1. 正常女性生殖道脱落细胞的种类及其在内分泌检查方面的应用

（1）鳞状上皮细胞阴道与宫颈阴道部被覆的鳞状上皮相仿，均为非角化性的分层鳞状上皮。上皮细胞分为底层、中层和表层，其生长与成熟受体内雌激素水平影响。细胞由底层向表层逐渐成熟，各层细胞的比例随月经周期中雌激素的变化而变化。临床上常用嗜伊红细胞指数（EI）、成熟指数（MI）、致密核细胞指数（KI）及角化指数（CI）来代表体内雌激素水平。EI是计算鳞状细胞中表层红染细胞的百分率，指数越高，提示上皮细胞越成熟。MI是计算鳞状上皮3层细胞百分比，按底层/中层/表层顺序写出，在阴道细胞学卵巢功能检查中最常用。底层细胞百分率高称为左移，提示不成熟细胞增多，雌激素水平下降；表层细胞百分率高称为右移，提示成熟细胞增多，雌激素水平升高。正常情况下，育龄女性宫颈涂片中表层细胞居多，基本无底层细胞。卵巢功能低落时出现底层细胞，若底层细胞＜20%，提示轻度低落；底层细胞占20%～40%，提示中度低落；底层细胞＞40%，提示高度低落。KI是指鳞状上皮细胞中表层致密核细胞的百分率，KI越高，提示上皮细胞越成熟。CI是指鳞状上皮细胞中的表层嗜伊红性致密核细胞的百分率，指数越高，提示上皮细胞越成熟。

（2）柱状上皮细胞分为宫颈黏膜细胞和子宫内膜细胞两种，在宫颈刮片及宫颈管涂片中均可见到。宫颈黏液细胞呈高柱状或立方状，核在底部，呈圆形或卵圆形，染色质分布均匀，细胞质内有空泡，易分解而留下裸核。子宫内膜细胞为低柱状，核圆形，核大小、形状一致，多成堆出现，细胞质少，边界不清。

（3）非上皮成分不属于生殖道上皮细胞，如吞噬细胞、白细胞、红细胞等。

2. 生殖道脱落细胞在妇科疾病诊断方面的应用

生殖道脱落细胞涂片有助于对闭经、功能失调性子宫出血、流产及生殖道感染性疾病等的诊断。根据细胞有无周期性变化、MI结果和EI数值推断闭经病变部位、功能失调性子宫出血类型，以及流产疗效评价；也可根据细胞的形态特征推断生殖道感染的病原体种类，如HPV感染可见典型的挖空细胞。

3. 生殖道脱落细胞在妇科肿瘤诊断方面的应用

癌细胞主要表现在细胞核、细胞形态，以及细胞间关系的改变。例如，癌细胞的细胞核增大、深染及核分裂异常等；细胞形态大小不等，形态各异，排列紊乱等。生殖道脱落细胞学诊断的报告方式有两种：一种是分级诊断，以往我国多用分级诊断，应用巴氏5级分类法。另一种是描述性诊断，采用TBS（the Bethesda system）分类法，目前我国正在推广应用。

（1）巴氏5级分类法。

1）巴氏Ⅰ级：未见不典型或异常细胞，为正常阴道细胞涂片。

2）巴氏Ⅱ级：发现不典型细胞，但无恶性特征细胞，属良性改变或炎症。

3）巴氏Ⅲ级：发现可疑恶性细胞，为可疑癌。

4）巴氏Ⅳ级：发现不典型癌细胞，待证实，为高度可疑癌。

5）巴氏Ⅴ级：发现多量典型的癌细胞。

巴氏分级法存在以级别表示细胞改变的程度容易造成假象、对癌前病变缺乏客观标准及不能与组织病理学诊断名词相对应等缺点。

（2）TBS分类法及其描述性诊断。

内容为使细胞学诊断与组织病理学术语一致，使细胞学报告与临床处理密切结合，1988 年美国制订宫颈 / 阴道 TBS 命名系统，1991 年被国际癌症协会正式采用。TBS 分类法包括标本满意度的评估和对细胞形态特征的描述性诊断。对细胞形态特征的描述性诊断内容包括：①良性细胞学改变，包括感染及反应性细胞学改变。②鳞状上皮细胞异常：包括未明确诊断意义的不典型鳞状上皮细胞、鳞状上皮细胞内病变（分低度、高度）和鳞状细胞癌。③腺上皮细胞异常，包括不典型腺上皮细胞、腺原位癌和腺癌。④其他恶性肿瘤细胞。

二、宫颈局部活组织检查

宫颈活组织检查简称宫颈活检，常用检查方法有局部活组织检查和诊断性宫颈锥形切除术。取材方法是自病变部位或可疑部位取小部分组织进行病理检查，结果常可作为诊断依据。

（一）适应证

（1）宫颈脱落细胞学涂片检查：巴氏Ⅰ级或Ⅱ级以上者；宫颈脱落细胞学涂片检查巴氏Ⅱ级经反复治疗无效者。

（2）TBS 分类鳞状上皮细胞异常低度鳞状上皮内病变及以上者。

（3）阴道镜检查：反复出现可疑阳性或阳性者。

（4）可疑为宫颈恶性病变或宫颈特异性感染，需进一步明确诊断者。

（二）禁忌证

（1）生殖道患有急性或亚急性炎症者。

（2）妊娠期、月经期或有不规则子宫出血者。

（3）患血液病有出血倾向者。

（三）检查前评估

（1）评估患者心理状况，与患者沟通，告知检查的目的、方法、注意事项及检查过程中可能出现的不适，取得患者配合。

（2）评估患者生命体征并询问病史，患有阴道炎者应治愈后再取活检。

（3）评估患者检查时间，妊娠期、月经期、月经前期不做活检。

（四）检查前准备

阴道窥器 1 个、宫颈钳 1 把、宫颈活检钳 1 把、长镊子 2 把、纱布卷 1 个、洞巾 1 块、棉球及棉签若干、手套 1 副、复方碘溶液、装有固定液标本瓶 4 ~ 6 个、消毒液。

（五）检查中配合

（1）患者排空膀胱后取膀胱截石位，常规消毒外阴，铺无菌洞巾。

（2）当医师放置阴道窥器，充分暴露宫颈后，协助医师用干棉球擦净宫颈表面黏液，局部消毒。

（3）协助医师在宫颈外口鳞 – 柱交界处或特殊病变处，持宫颈活检钳取适当大小的组织。临床明确为宫颈癌，只为确定病理类型或浸润程度者可以行单点取材；可疑宫颈癌者，应按时钟位置 3、6、9、12 点 4 处钳取组织；为提高取材准确性，在阴道镜引导下取材，或在宫颈阴道部涂以复方碘溶液，选择不着色区域取材。

（4）当手术结束时协助医师以棉球或纱布卷局部压迫止血。

（5）将取出的组织分别放在标本瓶内，做好标记并及时送检。

（6）在手术过程中应及时为医师传递所需物品，观察患者反应，给予心理上的支持。

（六）检查后护理要点

（1）评估患者阴道流血情况，嘱其保持会阴部清洁，12 小时后自行取出棉球或纱布卷，若出现大量阴道流血，应及时就诊。

（2）告知患者术后 1 个月内禁止性生活，指导其盆浴及阴道灌洗。

（3）提醒患者按要求取病理报告单并及时复诊。

三、宫颈诊断性宫颈锥切术

（一）适应证

（1）宫颈细胞学检查：多次阳性，而宫颈活检阴性者。

（2）宫颈活检为宫颈高级别上皮内病变（HSIL，包括 CIN Ⅱ ~ Ⅲ、宫颈原位癌）需确诊者。

（3）可疑为早期浸润癌，为明确病变累及程度及确定手术范围者。

（二）禁忌证

（1）生殖道患有急性或亚急性炎症者。

（2）妊娠期、月经期或伴有不规则子宫出血者。

（3）患血液病有出血倾向者。

（三）检查前评估

（1）评估患者心理状况，与患者沟通，告知其手术的目的、方法、注意事项及手术过程中可能出现的不适，取得患者配合。

（2）评估患者手术时间，用于治疗者应在月经干净后 3 ~ 7 日内进行。

（四）术前准备

无菌导尿包 1 个、阴道窥器 1 个、宫颈钳 1 把、宫颈扩张器 4 ~ 7 号各 1 个、子宫探针 1 个、长镊子 2 把、尖手术刀 1 把（或高频电切仪 1 台、环形电刀 1 把、等离子凝切刀 1 把、电切球 1 个）、刮匙 1 把、肠线、持针器 1 把、圆针 1 枚、棉球及棉签若干、洞巾 1 块、无菌手套 1 副、复方碘溶液、标本瓶 1 个、消毒液。

（五）术中配合

（1）在蛛网膜下腔或硬膜外麻醉下，协助患者取膀胱截石位，消毒外阴阴道后，铺无菌洞巾。

（2）用于诊断者，不宜用电刀、激光刀，以免破坏边缘组织，影响诊断。

（3）为患者导尿，协助医师放置阴道窥器，暴露宫颈，消毒阴道和宫颈。

（4）手术过程中及时递送医师所需用物。

（5）医师在切除组织12点处做一标记后，装入标本瓶中做好标记及时送检。

（6）手术完成后用无菌纱布卷压迫创面止血。若有动脉出血，协助医师缝扎止血，或加用吸收性明胶海绵或止血粉止血。

（7）将要行子宫切除者，手术最好在锥切术后48小时内进行，可行宫颈前后唇相对缝合封闭创面止血；若不能在短期内行子宫切除或无须做进一步手术者，应行宫颈成形缝合术或荷包缝合术，术毕探查宫颈管。

（六）术后护理要点

（1）评估患者阴道出血情况、有无头晕及血压下降等出血反应。嘱患者注意观察阴道流血情况，若出血多应及时就诊。

（2）术后保持会阴部清洁，抗生素预防感染。

（3）告知患者术后休息3日，2个月内禁止性生活及盆浴。

（4）提醒患者6周后门诊复查，探查宫颈管有无狭窄。

四、经腹壁腹腔穿刺术

经腹壁腹腔穿刺术是指在无菌条件下用穿刺针经腹壁进入腹腔抽出腹腔液体或组织，观察其颜色、性状并行化验检查、细菌培养及脱落细胞学检查等，以达到诊断、治疗的目的。经腹壁腹腔穿刺术还可以用于人工气腹、腹腔积液放液及腹腔化疗等。

（一）适应证

（1）协助诊断腹腔积液的性质。

（2）鉴别贴近腹壁的肿物性质。

（3）穿刺放出部分腹腔积液。

（4）穿刺注入抗癌药物进行腹腔化疗。

（5）穿刺注入二氧化碳进行气腹造影。

（二）禁忌证

（1）疑有腹腔内器官严重粘连时，特别是晚期的卵巢癌发生盆腹腔广泛转移致肠梗阻患者。

（2）疑是巨大的卵巢囊肿患者。

（3）大量腹腔积液伴有严重电解质紊乱者。

（4）妊娠中、晚期孕妇。

（5）有弥散性血管内凝血者。

（三）检查前评估

（1）评估患者心理状况，鼓励患者，缓解紧张恐惧情绪。

（2）评估患者对病情的了解程度，与患者沟通，告知腹腔穿刺的目的、方法、注意事项及检查过程中配合要点。

（3）评估患者生命体征并询问病史，排除禁忌证。

（四）检查前准备

（1）物品准备：无菌腹腔穿刺包 1 个（内有洞巾 1 块、腰椎穿刺针或长穿刺针 1 个、弯盘 1 个、小镊子 2 把、止血钳 1 把）、20 mL 注射器 1 支、无菌手套 1 副、无菌纱布块若干、棉球若干、标本瓶、胶布、消毒液，根据需要准备无菌导管或橡胶管、引流袋、腹带。

（2）药品准备：2% 利多卡因注射液，根据需要准备化疗药物。

（五）检查中配合

（1）经腹 B 型超声引导穿刺时，膀胱需充盈；经阴道 B 型超声引导穿刺时，需排空膀胱。

（2）根据腹腔积液量的多少协助患者摆好体位，准备好所需用物，若腹腔积液较多或行囊内穿刺，应取仰卧位；若积液量较少，应取半卧位或侧卧位。

（3）协助医师为患者进行穿刺皮肤的消毒，铺无菌洞巾，注意无菌操作。

（4）通常穿刺不需要麻醉，若患者精神过度紧张，可用 2% 利多卡因给予局部麻醉，协助医师准备注射器及麻醉药品等用物。

（5）行穿刺术时准备注射器或引流袋，医师按需要量抽取液体或注入药物。

（6）操作结束，拔出穿刺针。协助医师再次消毒，用无菌纱布覆盖并固定。若针眼有腹水渗出可稍加压。

（六）检查后护理要点

（1）评估患者心理状况，做好心理护理。

（2）评估并详细记录患者的生命体征、腹围、腹水性质及引流量。

（3）评估引流是否通畅及引流速度，放腹水速度应缓慢，每小时不应超过 1000 mL，一次放腹水不应超过 4000 mL，以免腹压骤减出现休克征象。若患者出现异常，应立即停止放液，放液过程中逐渐束紧腹带或腹部加压沙袋。

（4）留取足量送检标本，腹腔积液细胞学检查需 200 mL 液体，其他检查需 20 mL 液体，脓性液体应作细菌培养和药物敏感试验。抽出液体标记后及时送检。

（5）注入化疗药物应指导患者变换体位，使药物充分吸收。

（6）因气腹造影而行穿刺者，X 线摄片完毕需将气体排出。

（7）告知患者术后需卧床休息 8 ～ 12 小时，遵医嘱给予抗生素预防感染。

五、经阴道后穹窿穿刺术

经阴道后穹窿穿刺术是用穿刺针经阴道后穹窿刺入直肠子宫陷凹处，抽取积血、积液、积脓进行肉眼观察及生物化学、微生物学和病理检查的方法，是妇产科常用的辅助诊断方法。

（一）适应证

（1）疑有腹腔内出血时（如异位妊娠或卵巢黄体破裂等），可协助诊断。

（2）疑盆腔内有积液、积脓时，穿刺抽液可了解积液性质；若为盆腔脓肿，可穿刺引流及注入广谱抗生素治疗。

（3）盆腔肿块位于直肠子宫陷凹内，进行穿刺抽吸或行活检可明确诊断。

（4）B 型超声引导下行卵巢子宫内膜异位囊肿或输卵管妊娠部位注药治疗。

（5）B 型超声引导下经阴道后穹窿穿刺取卵，用于各种辅助生殖技术。

（二）禁忌证

（1）盆腔严重粘连，粘连肿块占据直肠子宫陷凹部位者。

（2）疑有子宫后壁和肠管粘连者。

（3）高度怀疑恶性肿瘤者。

（4）异位妊娠采取非手术治疗者。

（三）检查前评估

（1）评估患者心理状况，鼓励患者，缓解紧张恐惧情绪。

（2）评估患者月经史、生育史及手术史，告知患者穿刺的目的、方法、注意事项及检查过程中可能出现的不适，取得患者配合。

（3）评估患者生命体征，对疑有盆腹腔内出血者做好急救准备。

（四）检查前准备

阴道窥器 1 个、宫颈钳 1 把、长镊子 2 把、腰椎穿刺针或 22 号长针头 1 个、20 mL 注射器 1 支、无菌试管数个、洞巾 1 块、纱布块若干、棉球若干、手套 1 副、消毒液等。

（五）检查中配合

（1）患者排空膀胱后取膀胱截石位，调整检查光源，准备好所需用物，常规消毒外阴、阴道，铺无菌洞巾。

（2）当医师用宫颈钳夹持宫颈后唇并向前提拉，充分暴露阴道后穹窿后，再次消毒。穿刺时嘱患者禁止移动身体，避免伤及子宫和直肠，用腰椎穿刺针或 22 号长针头接 5 ~ 10 mL 注射器，于宫颈后唇与阴道后壁黏膜交界处稍下方平行宫颈管进针 2 ~ 3 cm，有落空感后开始抽吸。

（3）抽吸满足标本检验量，即可拔出穿刺针，若针眼处有活动性出血，用无菌棉球压迫穿刺点片刻，协助医师及时将标本送检，止血后取出阴道窥器。

（六）检查后护理要点

（1）评估患者的意识状况及生命体征并记录，重视患者的主诉。

（2）评估患者阴道流血情况，嘱其半卧位休息，保持外阴清洁。

（3）抽出液体应注明标记及时送检，做常规检查或细胞学检查，脓性液体应行细菌培养和药物敏感试验；抽出液若为血液，应放置 5 分钟观察是否凝固，出现凝固为血管内血液；或将血液滴注于纱布块上观察，出现红晕则为血管内血液；若放置 6 分钟不凝集，可诊断为腹腔内出血。

（4）对准备急诊手术的患者立即做好术前准备，建立静脉通路，监测生命体征及尿量。

六、经腹壁羊膜腔穿刺术

经腹壁羊膜腔穿刺是指中晚期妊娠阶段，在无菌条件下用穿刺针经腹壁、子宫肌壁进入羊膜腔抽取羊水，进行生化和细胞学检测的方法，以了解胎儿成熟度及胎盘功能，也是胎儿先天性疾病的产前诊断及中期妊娠引产的主要手段。

（一）适应证

1. 产前诊断

（1）染色体、基因遗传病及先天性代谢异常的产前诊断。

（2）孕早期应用可能致畸药物或接触大量放射线，以及怀疑胎儿有异常的高危孕妇等。

（3）羊水生化测定，了解宫内胎儿成熟度、胎儿血型及胎儿神经管缺陷。

2. 治疗

（1）胎儿异常或死胎需行依沙吖啶引产者。

（2）胎儿无畸形，若羊水过多，需抽出适量羊水者；若羊水过少，需羊膜腔内注入适量生理盐水者。

（3）胎儿未成熟但必须短时间内终止妊娠，需向羊膜腔内注射促进胎儿肺成熟药物者。

（4）母儿血型不合，需给胎儿输血者。

（5）胎儿无畸形而生长受限，需向羊膜腔内注入氨基酸等药物者。

（二）禁忌证

（1）孕妇有流产先兆者。

（2）各种疾病的急性阶段或心、肝、肾功能严重异常者。

（3）术前 24 小时内 2 次体温＞ 37.5℃。

（三）术前评估

（1）评估孕妇心理状态，向产妇及家属讲解手术目的及方法取得产妇的积极配合。

（2）评估孕妇的手术史、生育史、本次妊娠史、不良用药史等。

（3）评估孕妇孕周，配合医师选择合适的穿刺时间，产前诊断（羊水穿刺）宜在妊娠 16 ~ 22 周进行；胎儿异常引产宜在妊娠 16 ~ 26 周进行。

（4）评估孕妇生命体征，有发热者暂缓操作。

（四）术前准备

无菌腰椎穿刺针 1 个、弯盘 1 个、长镊子 2 把、洞巾 1 块，棉球若干、纱布 4 块、20 mL 注射器 1 支、标本瓶 1 个，0.5% 聚维酮碘溶液、2% 利多卡因注射液 1 支，手套 1

副、胶布。

（五）术中配合

（1）协助孕妇排空膀胱后取仰卧位，B 型超声下标记羊水暗区及胎盘位置，穿刺时尽量避开胎盘。

（2）常规消毒皮肤，铺无菌洞巾，局部麻醉后用腰椎穿刺针向羊水量相对较多的暗区垂直刺入，拔出穿刺针芯，有羊水溢出，根据穿刺目的抽取羊水或注入药物。

（3）术中密切观察生命体征变化及注意孕妇有无呼吸困难、发绀等羊水栓塞征象。

（4）术中严格执行无菌操作规程。

（六）术后护理要点

（1）评估穿刺部位有无液体渗出。

（2）中期引产的孕妇，一般自羊膜腔注药到胎儿、胎盘娩出需 24 ~ 48 小时，注意观察子宫收缩情况及产程进展；分娩后，保持外阴清洁，预防感染，遵医嘱给予退乳。

（3）穿刺用于产前诊断时，穿刺后严密观察胎心率和胎动变化，若有异常，立即通知医师处理。

七、会阴切开术

会阴切开术是产科最常用的手术。经阴道分娩时，为了避免会阴严重裂伤，减少会阴阻力，以利于胎儿娩出，缩短第二产程，预防晚期盆底松弛综合征，多行会阴切开术，以初产妇多见。常用术式有会阴后一侧切开和会阴正中切开两种。临床上以前者多用。有时妇科经阴道手术为扩大视野也会行会阴切开术。

（一）适应证

（1）估计会阴裂伤不可避免，如会阴坚韧、水肿或瘢痕形成，会阴体较长，持续性枕后位，耻骨弓狭窄等。

（2）需阴道助产，如产钳术、胎头吸引术及臀位助产术等。

（3）需缩短第二产程，如继发性宫缩乏力或胎儿过大导致第二产程延长者，胎儿宫内窘迫、妊娠期高血压疾病、妊娠合并心脏病等。

（4）预防早产儿因会阴阻力引起颅内出血。

（二）术前评估

（1）评估产妇心理状态，向产妇及家属讲解手术目的及方法取得产妇的积极配合。

（2）评估产妇的手术史、药物过敏史，向产妇说明局部麻醉的作用，减轻其对疼痛的担心。

（3）评估产妇的宫缩情况、胎先露下降程度、会阴情况及胎心率变化情况。

（4）评估产妇生命体征情况及阴道流血、流液情况。

（三）术前准备

1. 物品准备

无菌会阴切开包 1 个（内有弯盘 1 个，弯血管钳 2 把，止血钳 2 把，长镊子 2 把，组织镊 1 把，持针器 1 把，圆针、角针各 1 枚，治疗巾 4 张，1 号丝线 1 团，2/0 号可吸收线 1 根）、纱布 1 包、棉球若干、消毒液。

2. 药品准备

2% 利多卡因 1 支，缩宫素注射液，止血药物。

（四）术中配合

（1）协助产妇取屈膝仰卧位或膀胱截石位。

（2）常规冲洗消毒会阴并铺无菌巾，协助术者阴部神经阻滞麻醉及局部皮下浸润麻醉。

（3）会阴切开方式有会阴后一侧切开和会阴正中切开两种，多选会阴后一侧切开，协助医师选择切口位置（在会阴后联合正中偏左 0.5 cm，与正中线呈 45°）及切开时机（宫缩时）。

（4）配合用纱布压迫止血。操作过程中严格执行无菌操作规程，配合术者传递所需物品及药品。

（5）密切观察宫缩情况及胎心率的变化，发现异常及时向医师汇报。

（6）建立静脉通路，根据医嘱给予缩宫素或止血药物等。

（7）分娩结束后协助术者缝合，缝合线应超出切口顶端上方 0.5 ~ 1.0 cm。注意逐层缝合、对合整齐、松紧适宜，不留无效腔。

（8）用温和的语言与产妇交流，教会其正确运用腹压，及时给予表扬，缓解其紧张、疼痛。

（五）术后护理要点

（1）评估切口情况（有无渗血、红肿、硬结及脓性分泌物），如有异常，及时通知医师处理。会阴后一侧切伤口于术后第 5 日拆线，正中切开于术后第 3 日拆线。

（2）外阴伤口肿胀伴疼痛明显者，24 小时内可用 95% 乙醇湿敷或冷敷，24 小时后可用 50% 硫酸镁纱布湿热敷，或进行超短波或红外线照射 1 次 / 日，15 分钟 / 次。

（3）评估卧位情况，会阴左后一侧切开者嘱产妇右侧卧位，及时更换会阴垫，保持外阴清洁、干燥。每日冲洗会阴 2 次，大小便后，及时清洗会阴。

八、剖宫产术

剖宫产术是经腹切开子宫取出胎儿及其附属物的手术。

（一）手术方式

1. 子宫下段剖宫产术

子宫下段剖宫产术是目前临床上最常用的剖宫产术式。切口在子宫下段，术时出血少，伤口愈合较好，瘢痕组织少，大网、肠管粘连较少见，再次分娩时发生子宫破裂率低。

2. 子宫体部剖宫产术

子宫体部剖宫产术也称古典式剖宫产术。此法虽易掌握，但术中出血多，切口容易与大网膜、肠管、腹壁腹膜粘连，再次妊娠易发生子宫破裂，其适应证仅用于胎盘前置不能做子宫下段剖宫产术者。

3. 腹膜外剖宫产术

此术式虽较复杂，但不进入腹腔，可减少术后腹腔感染的危险，对有宫腔感染者尤为适用。但因此术式较费时，有胎儿窘迫、胎儿巨大者，技术操作不熟练者不适用。

（二）适应证

（1）产力异常、骨盆狭窄、软产道异常、头盆不称、横位、臀位、巨大儿、珍贵儿等。

（2）妊娠并发症不宜经阴道分娩者。

（3）脐带脱垂、胎儿宫内窘迫者。

（三）禁忌证

死胎及胎儿畸形，不应行剖宫产术终止妊娠。

（四）术前评估

（1）评估产妇心理状况，告知产妇剖宫产术的目的，耐心解答有关疑问，缓解其焦虑情绪。

（2）评估并记录产妇生命体征及胎心率的变化。

（3）评估产妇的手术史、药物过敏史等。

（4）评估产妇的宫缩情况、胎先露下降程度、会阴情况等。

（五）术前准备

1. 物品准备

剖宫产手术包 1 个，内有 25 cm 不锈钢盆 1 个，弯盘 1 个，卵圆钳 6 把，1、7 号刀柄各 1 把，解剖镊 2 把，小无齿镊 2 把，大无齿镊 1 把，18 cm 弯血管钳 6 把，10 cm、12 cm、14 cm 直血管钳各 4 把，组织钳 4 把，持针器 3 把，吸引器头 1 个，阑尾拉钩 2 个，腹腔双头拉钩 2 个，刀片 3 个，双层剖腹单 1 块，手术衣 6 件，治疗巾 10 块，纱布垫 4 块，纱布 20 块，手套 6 副，1、4、7 号丝线各 1 个，可吸收缝线若干包。

2. 产妇准备

（1）做药物过敏试验、交叉配血试验、备血（估计在术中出血超过 1500 mL）等准备。

（2）腹部准备同一般开腹手术。

（3）术前禁用呼吸抑制剂，以防发生新生儿窒息。

（4）作好新生儿保暖和抢救工作，如气管插管、氧气、急救药品等。

（5）协助产妇取左侧卧位倾斜 10° ~ 15° ，防止仰卧位低血压综合征的发生。

（六）术中配合

（1）密切观察并记录产妇生命体征及胎心音的变化。

（2）若因胎头入盆太深致取胎头困难，助手可在台下戴无菌手套自阴道向宫腔方向上推胎头。

（3）建立静脉通路、遵医嘱使用缩宫素等。

（4）麻醉后行留置导尿，观察并记录尿液颜色、性状及量。

（5）当刺破胎膜时，应注意产妇有无咳嗽、呼吸困难等症状，预防羊水栓塞的发生。

（6）配合进行新生儿抢救与护理。

（七）术后护理

（1）密切观察并记录产妇生命体征变化。

（2）评估产妇子宫收缩及阴道流血状况，术后 24 小时产妇取半卧位，以利恶露排出。

（3）评估手术切口有无红肿、渗出。

（4）留置导尿管 24 小时，拔管后指导产妇自行排尿。

（5）鼓励产妇勤翻身并尽早下床活动，6 小时后进流食，根据肠道功能恢复情况指导其饮食。

（6）指导产妇进行母乳喂养。

（7）指导产妇出院后保持外阴部清洁；落实避孕措施，至少应避孕 2 年；鼓励符合母乳喂养条件的产妇坚持母乳喂养；做产后保健操，促进骨盆肌及腹肌张力恢复；若出现发热、腹痛或阴道流血过多等，及时就医；产后 42 天去医院做健康检查。

九、人工剥离胎盘术

人工剥离胎盘术是指胎儿娩出后，用人工的方法使胎盘剥离并取出的手术。

（一）适应证

（1）胎儿经阴道娩出后 30 分钟，胎盘尚未娩出者。

（2）剖宫产，胎儿娩出 5 ～ 10 分钟但胎盘仍未娩出者。

（3）胎盘部分剥离，引起子宫大量出血者。

（二）术前评估

（1）评估产妇心理状况，向产妇说明行人工剥离胎盘术的目的及必要性，取得配合。

（2）评估产妇生命体征情况，发现异常及时通知医师。

（3）评估产妇的宫缩情况、阴道流血情况、宫颈条件及宫颈口闭合情况。

（三）术前准备

1. 物品准备

无菌手套 1 副，无菌手术衣 1 件，导尿管 1 根，会阴消毒包 1 个，无菌洞巾 1 个，0.5% 聚维酮碘溶液 1 瓶，5 mL 注射器，抢救车。

2. 药品准备

阿托品 0.5 mg 及哌替啶 50 mg，缩宫素注射剂，麦角新碱，抢救药品。

（四）术中配合

（1）产妇保持膀胱截石位或屈膝仰卧位，导尿以排空膀胱。

（2）重新消毒外阴，铺无菌洞巾，术者更换无菌手术衣及无菌手套。

（3）术者一手五指并拢，沿脐带伸入宫腔，找到胎盘边缘，掌心向上，以手掌尺侧缘钝性剥离胎盘，另一手在腹壁协助按压子宫底。待胎盘全部剥离，手握胎盘取出，若无法剥离，应考虑胎盘植入，切忌强行或暴力剥离。

（4）胎盘取出后应仔细检查是否完整，若有缺损应再次徒手伸入宫腔清除残留胎盘及胎膜，必要时行刮宫术。

（5）胎盘取出后立即测量出血量，遵医嘱给予止血剂。

（6）手术的全过程密切观察产妇的生命体征，必要时备血、输血。

（7）手术过程中严格执行无菌操作。

（五）术后护理要点

（1）密切观察产妇生命体征。

（2）评估产妇子宫收缩及出血情况，宫缩不佳时应按摩子宫，并遵医嘱给予缩宫素或麦角新碱等。

（3）评估产妇宫颈、阴道、会阴是否有裂伤，如发现裂伤应及时缝合。

（4）评估产妇体温有无升高、下腹有无疼痛及阴道分泌物是否正常。遵医嘱应用抗生素预防感染。

十、诊断性刮宫术

诊断性刮宫术是刮取宫腔内容物行病理学检查的一种诊断方法，简称诊刮。临床上分为一般诊断性刮宫和分段诊断性刮宫。

（一）适应证

（1）异常子宫出血，或阴道排液患者，需进一步诊断者。

（2）排卵障碍性子宫出血、闭经、不孕症患者为进一步了解子宫内膜变化及有无排卵等情况，可行一般诊断性刮宫。

（3）怀疑同时有宫颈病变时，应对宫颈管及宫腔行分段诊刮。

（4）宫腔内残留组织的清除。

（二）禁忌证

（1）急性生殖器官炎症。

（2）体温超过 37.5℃。

（三）检查前评估

（1）评估患者心理状况，与患者沟通，告知诊刮的目的、方法、注意事项及手术过程中可能出现的不适，取得患者配合。

（2）评估患者检查时间，不同诊断目的检查时间不同。

（四）检查前物品准备

无菌刮宫包 1 个（内有阴道窥器 1 个、宫颈钳 1 把、卵圆钳 1 把、宫颈扩张器 4 ~ 7 号各 1 个、子宫探针 1 个、长镊子 2 把、大小刮匙各 1 把、取环器 1 个、洞巾一块）、棉球及棉签若干、无菌手套 1 个、复方碘溶液、标本瓶 2 ~ 3 个及 0.5% 聚维酮碘溶液。

（五）检查中配合

（1）协助患者排空膀胱后取膀胱截石位，双合诊查清子宫位置、大小及子宫屈向。

（2）消毒外阴阴道，铺无菌洞巾，协助医师放置阴道窥器，暴露宫颈，消毒阴道和宫颈。用宫颈钳钳夹宫颈前唇，用探针探测宫腔深度，按子宫屈向逐渐扩张宫颈管，用刮匙刮取宫腔前壁、侧壁、后壁、宫底和两侧宫角部，将刮出组织装入标本瓶中送检。行分段诊刮时，先不探及宫腔，先用小刮匙刮取宫颈内口及以下的宫颈管组织，再刮取宫腔内膜组织，并将宫颈管和宫腔组织分开装入标本瓶中，做好记录并及时送检。

（3）检查过程中密切观察患者生命体征的变化。

（4）检查中让患者做深呼吸等放松动作，分散注意力，以减轻疼痛。

（六）检查后护理要点

（1）评估患者阴道出血情况、有无头晕及血压下降等出血反应。嘱患者注意观察阴道流血情况，若出血量大，应及时就诊。

（2）保持会阴部清洁，给予抗生素预防感染。

（3）告知患者 2 周内禁止性生活及盆浴，按时间取病理检查结果后复诊。

十一、阴道镜诊疗技术

阴道镜是一种双目立体放大镜式的光学窥镜，将被观察的局部放大 10 ~ 40 倍以便于观察外阴、阴道和宫颈上皮结构及血管形态，从而发现肉眼看不到的微小病变，指导可疑病变部位的活组织检查，以明确诊断。

（一）适应证

（1）宫颈细胞学检查巴氏Ⅱ级以上，或 TBS 提示上皮细胞异常或 HPV DNA 检测 16 或 18 型阳性者。

（2）有接触性出血，肉眼观察宫颈无明显病变者。

（3）妇科检查怀疑宫颈病变者。

（4）宫颈锥切术前确定切除范围。

（5）对可疑外阴、阴道、宫颈病变处进行指导性活检。

（6）对外阴、阴道和宫颈病变的诊断、治疗和效果评估。

（二）禁忌证

阴道镜检查无绝对禁忌证，其相对禁忌证有急性阴道、宫颈、盆腔炎症未经治疗，以及大量阴道流血。

（三）检查前评估

（1）评估患者心理状况，鼓励患者，缓解紧张恐惧情绪。

（2）评估患者对阴道镜的了解程度，与患者沟通，告知检查目的、方法及注意事项，取得患者配合。

（3）评估患者并询问病史、月经史等，确定合适的检查时间。

（四）检查前准备

1. 患者准备

（1）检查前 24 小时内避免性交及阴道、宫腔操作，术前 48 小时内禁止阴道、宫颈用药。宜在月经干净后 3 ~ 4 日进行。

（2）急性阴道、宫颈炎症患者治疗后再行检查。

（3）嘱患者排空膀胱。

2. 药品准备

生理盐水，3% 醋酸溶液，复方碘溶液（碘试验用），40% 三氯醋酸、0.25% ~ 0.5% 的碘伏等。

3. 物品准备

阴道镜、阴道窥器 1 个、宫颈活检钳 1 把、卵圆钳 1 把、尖手术刀 1 把、阴道拉钩、棉球及长杆棉签若干、弯盘 1 个、标本瓶 4 个、纱布 4 块等。

（五）检查中配合

（1）检测系统检查电视系统、镜头、光源是否处在正常工作状态。

（2）协助患者取膀胱截石位。

（3）常规消毒用 0.25% ~ 0.5% 的碘伏消毒外阴、阴道后，用阴道窥器暴露宫颈，用干棉球轻轻擦去宫颈表面分泌物。

（4）操作配合协助医师调整阴道镜和检查台至合适的高度，将镜头放置距外阴 10 cm 的位置，将镜头对准宫颈，打开光源，连接好监视器，调节焦距。必要时加用绿色滤光镜片使光线柔和，加用红色滤光镜片进行精密血管的观察，检查过程中及时递送医师所需物品。检查结束前清点敷料和器械，检查结束后清洗和消毒器械。

（5）病理标本将需活检的组织用相应溶液固定、标记并及时送检。

（六）检查后护理

（1）观察患者生命体征及阴道出血情况，若有异常及时通知医师。

（2）活检后阴道有纱布填塞者，指导患者 24 小时后自行取出。

（3）注意观察出血量，有情况随时复诊。

（4）指导患者 2 周内禁止性生活、盆浴，保持外阴清洁，预防感染。

（5）一个月后复查，效果评估。

十二、宫腔镜诊疗技术

宫腔镜诊疗技术是应用膨宫介质扩张宫腔，通过插入宫腔的光导玻璃纤维窥镜直视观察宫颈管、宫颈内口、子宫内膜及输卵管开口的生理与病理变化，并通过摄像系统将所见图像显示在监视屏幕上放大观看，对病变组织直观、准确取材并送病理检查；同时也可在宫腔镜下直接手术治疗。

（一）适应证

（1）异常子宫出血者。

（2）原因不明的不孕症或反复流产者。

（3）疑宫腔异常者，如宫腔粘连、子宫畸形、内膜息肉、占位病变等。

（4）宫内异物（如节育器、流产残留物等）的定位及取出。

（5）子宫内膜切除或子宫黏膜下肌瘤及部分突向宫腔的肌壁间肌瘤的切除。

（6）宫腔镜引导下输卵管通液、注液及绝育术。

（二）禁忌证

（1）严重心肺功能不全者。

（2）严重血液系统疾病者。

（3）急性、亚急性生殖道感染者。

（4）近 3 个月内有子宫手术或子宫穿孔史者。

（5）宫颈瘢痕、宫颈裂伤或松弛者，为相对禁忌证。

（三）术前评估

（1）评估患者心理状况，鼓励患者，缓解其紧张恐惧情绪，积极配合手术。

（2）评估患者对宫腔镜的了解程度，告知其目的、方法及注意事项。

（3）全面评估患者的健康状况，包括既往史、现病史、生命体征、异常检查检验结果等。

（4）评估患者宫颈情况、肠道及皮肤准备情况。

（5）评估患者有无腹痛、排尿困难。

（四）术前准备

1. 患者准备

（1）术前检查，肠道准备同妇科腹部手术。

（2）术前放置宫颈扩张棒，放置时间依据扩张棒的种类或遵医嘱。

2. 物品准备

宫腔镜、窥阴器 1 个、宫颈钳 1 把、卵圆钳 1 把、3 ~ 6 号扩宫棒 1 套、无齿镊 1 把、探针 1 把、弯盘 1 个、纱布棉球若干。

3. 药品准备

葡萄糖液 1000 mL（糖尿病患者应选用 5% 甘露醇液）、庆大霉素 8 万 U 1 支、地塞米松 5 mg 1 支。

（五）术中配合

1. 系统检测

检查电视系统、摄像、光源、电刀、膨宫机是否处于正常工作状态。连接好摄像、电源线、膨宫液管、电刀电缆线、负极板回路垫。加入灌流液，铺好负极板回路垫后，打开开关，调节电切电流功率和电凝电流功率。

2. 体位

协助患者取膀胱截石位。

3. 常规消毒

协助医师碘伏消毒外阴、阴道后，铺治疗巾。

4. 操作配合

接通电源后，将光学视管、电切环、滚球、电切手柄、闭孔器摄像头、光缆线、膨宫管连接，协助医师连接好镜头，调节镜头的清晰度，调整电切功率、宫腔压力。保持容器内有足够的灌流液，防止空气栓塞，记录出入量，当入量超过出量时，及时报告医师。配合医师控制宫腔总灌流量，葡萄糖液体进入患者血液循环量不应超过 1 L，否则易发生低钠水中毒。

5. 病理标本

管理好术中取出的病理标本，按要求及时送检。

（六）术后护理

（1）评估患者术后心理状况，做好心理护理。

（2）评估患者生命体征、阴道流血情况。

（3）评估患者有无与腹痛、过度水化综合征等相关并发症。

（4）讲解宫腔镜诊疗后注意事项，2 周内禁止性交及盆浴。

十三、腹腔镜诊疗技术

腹腔镜诊疗技术是将接有冷光源照明的腹腔镜经腹壁插入腹腔，连接摄像系统，通过屏幕观察盆、腹腔内脏器的形态及有无病变，完成对疾病的诊断或对疾病进行手术治疗。20 世纪 80 年代后期，腹腔镜设备、器械不断更新，手术范畴逐渐扩大，国际妇产科联盟（FIGO）提出，在 21 世纪应有 60% 以上妇科手术在内镜下完成。

（一）适应证

（1）子宫内膜异位症的诊断和治疗。

（2）不明原因的急、慢性腹痛与盆腔痛。

（3）不孕症患者明确或排除盆腔疾病，判断输卵管通畅程度，观察排卵状况。

（4）卵巢及输卵管疾病的诊断和治疗。

（5）子宫肌瘤手术。

（6）早期子宫内膜癌和宫颈癌的手术治疗。

（7）计划生育手术及并发症的治疗。

（二）禁忌证

（1）严重心肺功能不全者。

（2）腹腔内大出血患者。

（3）弥漫性腹膜炎或怀疑盆腔内广泛粘连者。

（4）大的腹壁疝或膈疝者。

（5）凝血功能障碍者。

（三）术前评估

（1）评估患者心理状况，鼓励患者缓解紧张、恐惧情绪，积极配合手术。

（2）评估患者对腹腔镜的了解程度，告知其目的、方法及注意事项。

（3）全面评估患者的健康状况，包括既往史、现病史、生命体征、异常检查检验结果等。

（4）评估肠道及皮肤准备情况。

（四）术前准备

1. 患者准备

（1）术前检查、肠道、阴道准备：同妇科腹部手术。

（2）皮肤准备：备皮范围同妇科腹部手术，特殊注意脐孔清洁。

2. 物品准备

腹腔镜 1 台、充气装置、气腹针、套管穿刺针、转换器、举宫器、阴道拉钩、分离器、剪刀、夹持钳、子宫探针、持针器、缝合器、窥阴器、带有刻度的拔棒、缝线、缝针、刀片、手柄、棉球、纱布、敷贴、注射器等。

3. 药品准备

0.9% 氯化钠 1000 mL、2% 利多卡因 2 支。

（五）术中配合

1. 检测系统

连接好各内镜附件，打开各设备电源开关，确认腹腔镜处于完好备用状态。

2. 体位

患者先取平卧位，人工气腹阶段充气 1 L 后，放低床头倾斜 15° ~ 25°，调整至头低臀高位。

3. 常规消毒

协助医师常规消毒腹部、外阴及阴道，留置导尿管，放置举宫器（有性生活史者）。

4. 操作配合

连接刀头与手柄，用扭力扳手加固，连接主机电源线，连接脚踏开关，连接主机和手柄，开机系统自检，刀头自检。接通各设备电源，接通二氧化碳气源，气腹机自检，设定好气腹压力，连接各设备管线，超声刀、高频电刀自检，放好脚踏开关；按下气腹机开始键，协助医师建立人工气腹；打开监视器、摄像主机、光源开关，根据医嘱调整各设备参数。协助医师将腹腔镜与冷光源、电视摄像系统、录像系统、打印系统连接，经鞘管插入腹腔。术毕协助医师用0.9%氯化钠冲洗盆腔，检查有无出血及内脏损伤。术毕清点敷料和器械。

5. 病理标本

管理好术中取出的病理标本，按要求及时送检。

（六）术后护理

（1）评估患者术后心理状况，做好心理护理。

（2）评估患者生命体征、切口有无渗出、引流液的性状及量。

（3）评估患者有无与气腹相关的并发症，如皮下气肿、上腹不适及肩痛等。

（4）术后常规留置导尿管24小时，留置期间做好护理。

（5）术后指导患者平卧24 ~ 48小时，可在床上翻身活动，避免过早站立而导致CO_2上移刺激膈肌引起上腹不适及肩痛。

十四、输卵管通畅检查

输卵管通畅检查是了解宫腔和输卵管腔的形态及输卵管的通畅程度的检查方法，包括输卵管通液术、子宫输卵管造影术（HSG）。近年来，随着内镜技术的临床应用，普遍采用腹腔镜直视下输卵管通液检查、宫腔镜下经输卵管口插管通液检查和腹腔镜联合检查等方法。

（一）适应证

（1）原发性或继发性不孕，疑有输卵管阻塞者。

（2）输卵管造口术或粘连分离术后检查手术效果。

（3）输卵管结扎、堵塞等绝育术后检查手术效果。

（4）输卵管再通术后检查效果，并可防止吻合口粘连。

（5）轻度输卵管阻塞的治疗。

（二）禁忌证

（1）生殖器官急性炎症或慢性炎症急性或亚急性发作者。

（2）月经期或有不规则阴道流血者。

（3）可疑妊娠者。

（4）体温> 37.5℃者。

（5）碘过敏者不能做子宫输卵管造影术。

（三）检查前评估

（1）评估患者心理状况，告知其检查的目的、方法、注意事项及检查过程中可能出现的不适，消除患者紧张、焦虑心理，取得患者配合。

（2）评估患者生命体征并询问病史，排除禁忌证。

（3）评估患者此次月经史，检查时间宜在月经干净后 3 ~ 7 日，术前 3 日禁止性生活。

（四）检查前准备

1. 患者准备

（1）嘱患者排空膀胱。

（2）为保持子宫正常位置，便秘者应行清洁灌肠。

（3）行造影术前，应询问其过敏史并做碘过敏试验，试验阴性者方可造影。

（4）必要时在行子宫输卵管造影术检查前半小时肌内注射阿托品 0.5 mg，解除痉挛。

2. 物品准备

阴道窥器 1 个，通液器 1 个，弯盘 1 个，长弯钳 1 把，卵圆钳 1 把，宫颈钳 1 把，子宫探针 1 根，宫颈扩张器 1 套，纱布 6 块，治疗巾、孔巾各 1 张，棉签、棉球若干，20 mL 注射器 1 支，氧气等。

3. 药品准备

输卵管通液术需 0.9% 氯化钠 20 mL、庆大霉素 8 U、地塞米松 5 mg、透明质酸酶 15000 U；子宫输卵管造影术需 40% 碘化钠对比剂 1 支或 76% 泛影葡胺 1 支等。

（五）检查中配合

（1）嘱患者排空膀胱后，协助其取膀胱截石位，行双合诊检查了解子宫大小及位置。

（2）常规消毒外阴及阴道，铺无菌巾，放置阴道窥器，充分暴露宫颈，再次消毒阴道及宫颈。

（3）用宫颈钳钳夹宫颈前唇，协助医师置入 Y 形管，连接通液器，缓慢推注，压力不超过 160 mmHg。同时，观察推注时阻力、有无液体回流及患者有无下腹疼痛等情况。所推注液体温度宜加温至接近体温，以免引起输卵管痉挛。

（4）行子宫输卵管造影术应将对比剂注满通液器，排出空气，缓慢注入，在 X 线透视下观察对比剂流经输卵管及宫腔情况并摄片，并观察腹腔内有无游离对比剂。应在注射后立即摄片，10 ~ 20 分钟后再次摄片。若在注入对比剂后子宫角圆钝而输卵管不显影，应考虑输卵管痉挛，可保持原位，肌内注射阿托品 0.5 mg，20 分钟后再透视、摄片；或停止操作，下次摄片前先使用解痉挛药物。

（5）在注射对比剂过程中严密观察患者生命体征，警惕对比剂栓塞，若患者出现呛咳，需立即停止注入，取出造影管，必要时按肺栓塞处理。

（6）检查过程中及时递送医师所需物品，检查结束后取出通液器及宫颈钳，再次消毒宫颈、阴道，取出阴道窥器。

（六）检查后护理要点

（1）再次核对患者信息，并协助患者整理好衣服。

（2）评估患者心理状况，做好心理护理。

（3）告知患者 2 周内禁止性生活和盆浴，遵医嘱应用抗生素。

（李婷婷）

第八节　妇产科疾病中医护理

一、胎动不安（先兆流产）

（一）常见证候要点

1．肾虚证

阴道少量流血，色暗淡，腰酸腹痛，胎动下坠或曾屡孕屡堕，头晕耳鸣，夜尿多。舌淡暗，苔白，脉沉细滑。

2．气血虚弱证

阴道少量出血，色淡红质清稀。或小腹空坠痛，腰酸，面色㿠白，心悸气短，神疲体倦。舌质淡，苔薄白，脉细弱略滑。

3．血瘀证

腰酸、腹痛、下坠，阴道少量出血，色暗红，或妊娠期跌仆，继之腹痛或少量阴道出血，舌暗红，脉弦滑或沉弦。

（二）常见症状 / 证候施护

1．腰酸、腹痛及阴道出血

（1）观察腹痛的部位、性质和持续时间。

（2）观察阴道出血的情况，若阴道出血量多，疼痛加剧，且有下坠感或尿频，及时报告医师并配合处理。

（3）卧床休息，出血停止 3 ～ 5 天后可下床活动，避免过度劳累。

（4）严禁房事，防止损伤肾气。

（5）避免阴道检查及灌肠，以防加重出血。

（6）保持会阴清洁，每日用温水清洗会阴，勤换内裤。

（7）注意腰部保暖，避免久站久坐。

（8）耳穴贴压。

（9）穴位贴敷。

（10）膳食指导。

（11）音乐疗法。

2．恶心呕吐、食欲缺乏

（1）观察恶心呕吐的频率、程度、伴随症状及饮食的关系。

（2）加强饮食调护，少量多餐，食清淡、易消化食物，忌食辛辣、油腻等刺激性食物。

（3）呕吐明显者，用温淡盐水漱口。

（4）做好口腔护理，可遵医嘱应用中药含漱。

（5）遵医嘱穴位贴敷，取穴内关、足三里、神阙等。

（6）遵医嘱耳穴贴压（耳穴埋豆），取穴脾、胃、肝、神门等。

（7）膳食指导。

（8）音乐疗法。

3. 营养失衡

（1）宜食高热量、高优质蛋白、高维生素、易消化的食物，忌肥甘厚味、煎炸之品。

（2）定期测量体重，监测电解质对症处理。

（3）根据患者饮食情况、口中感觉、伴随症状，合理调配饮食。

（4）遵医嘱耳穴贴压（耳穴埋豆），取穴脾、胃、肝、交感等。

（5）遵医嘱穴位注射，取穴足三里、内关、合谷等。

4. 精神紧张

（1）与患者沟通，了解其心理状态，可采用暗示疗法和顺情从欲法，消除患者忧思恼怒、恐惧紧张等不良情绪。

（2）告知成功病例及防治经验，提高认识，增加患者治疗信心。

（3）鼓励家属多陪伴患者，给予其心理支持。

（4）听舒缓音乐，缓解精神压力。

（三）中医特色治疗护理

1. 药物治疗

（1）内服中药（中药汤剂和中成药）。

（2）静脉给药。

2. 特色技术

（1）中药穴位贴敷：取穴内关、足三里、神阙等。

（2）耳穴贴压（耳穴埋豆）：取穴脾、胃、肝、交感等。

（3）音乐疗法：舒缓音乐。

（4）穴位注射：取穴足三里、内关。

（四）健康指导

1. 生活起居

（1）病室整洁安静，空气新鲜流通，温湿度适宜。室内勿放鲜花等可能引起过敏的物品。

（2）生活规律，劳逸结合，适当活动，保证睡眠。

（3）指导患者加强营养，忌食辛辣等刺激性食物。

（4）注意保暖，及时增加衣物，避免风寒刺激。

（5）避免负重、攀高，防止跌仆。

（6）妊娠前3个月及后3个月严禁房事，防止损伤肾气，避免不必要的检查，以防加重出血。

2. 饮食指导

饮食以高营养、高蛋白为主，忌食辛辣、油腻等刺激性食物。

（1）肾虚证：宜食补肝益肾之品，如枸杞、黑芝麻、山药等。

（2）血热证：宜食清热凉血、清淡的食品，如雪梨、莲子、西瓜等，忌狗肉、巧克力、荔枝等热性食物。

（3）气血虚弱证：宜食补气养血之品，如大枣、桂圆、阿胶等，忌食萝卜、白芥子等破气的食品。

（4）血瘀证：宜食健脾利湿、活血散瘀的食品，如山药、红糖、番茄等，忌海产品等凉性食品。

3. 情志调理

（1）保持心情舒畅，避免不良刺激。

（2）加强宣教，沟通疾病的防治经验，做好自我防护。

（3）指导患者自我放松疗法，如听音乐、放松操等，达到怡养心神、舒畅情志。

（4）鼓励家属多陪伴患者，给予患者心理支持。

二、滑胎（习惯性流产）

（一）常见证候要点

1. 肾气虚弱证

屡孕屡堕，腰膝酸软，月经后期或稀发，眩晕耳鸣，夜尿频多，舌质淡，苔薄白，脉沉细或细滑。

2. 肾虚夹瘀证

屡孕屡堕，腰膝酸软，小腹刺痛，月经后期或稀发，经来腹痛明显，合并症瘕，头晕耳鸣，夜尿频多，舌质紫暗或舌边有瘀点，苔薄白，脉弦细涩。

3. 脾肾两虚证

屡孕屡堕，神疲纳呆，腰酸畏寒，月经初潮迟或月经后期，小腹下坠，夜尿频多，舌淡胖、边有齿痕，脉沉缓无力。

4. 气血两虚证

屡孕屡堕，神疲乏力，面色萎黄或苍白，月经量少或色淡质稀，气短懒言，头晕眼花，舌淡，苔薄白，脉细无力。

5. 阴虚血热证

屡孕屡堕，心烦口干，月经量或多或少，经色紫红或鲜红，质黏稠，手足心热，两颧潮红，舌红，少苔，脉细数。

（二）常见症状/证候施护

1. 腰腹部疼痛

（1）观察腹痛的部位、性质、程度、持续时间，若阴道出血量多、疼痛加剧，且有下坠感或尿频，及时报告医师并配合处理。

（2）急性发作期宜卧床休息，给予精神安慰。

（3）注意卧床休息，忌久坐久站，注意腰腹部保暖，免受风寒侵袭。

（4）避免阴道检查及灌肠，以防感染及出血。

2. 月经失调

（1）行经期间，使用消毒卫生巾，忌坐浴、盆浴；出血量较多时，避免淋浴时间过长，以免增加出血量。

（2）注意保持会阴部清洁，每日清洗会阴部，勤换内裤。

（3）经期禁止同房，以免造成感染。

（4）经血量多时，遵医嘱给予三七粉冲服。

3. 神疲乏力

（1）卧床休息，适当活动，避免过度劳累。

（2）坐卧起立时，动作忌过快，不宜单独外出或如厕，防止眩晕、跌倒。出血量多时，需卧床休息，以减少出血。

（3）舒畅情志，告知患者治疗过程及效果，使其放松心情，积极配合治疗。

4. 精神紧张

（1）与患者多沟通，了解其心理状态，可采用暗示疗法，消除患者忧思恼怒、恐惧等不良情绪。

（2）告知成功案例及防治经验，提高认识，增加其治疗信心。

（3）鼓励家属多陪伴患者，给予心理支持。

（4）听舒缓音乐，缓解精神压力。

（三）中医特色治疗护理

1. 药物治疗

（1）内服中药（中药汤剂和中成药）。

（2）静脉给药。

2. 特色技术

（1）中药穴位贴敷：取穴神阙、关元等。

（2）耳穴贴压（耳穴埋豆）：取穴脾、胃、肝、交感等。

（3）音乐疗法：舒缓音乐。

（4）穴位按摩：取穴三阴交、涌泉、足三里、内关。

（四）健康指导

1. 生活起居

（1）病室整洁、安静，空气新鲜、流通，温湿度适宜。室内勿放鲜花等可能引起过敏的物品。

（2）生活规律，劳逸结合，适当活动，保证睡眠。

（3）指导患者加强营养，忌食辛辣等刺激性食物。

（4）注意保暖，及时增加衣物，避免风寒刺激。

（5）避免负重、攀高，防止跌仆。

2. 饮食指导

饮食以高营养、高蛋白为主，忌食辛辣、油腻等刺激性食物。

（1）肾气虚弱证：宜食补肝益肾之品，如黑芝麻、山药、枸杞排骨汤等。

（2）肾虚夹瘀证：易食补肾、活血化瘀之品，如黑芝麻、栗子等。

（3）脾肾两虚证：宜食健脾益肾之品，如山药红枣粥、红豆薏米粥等。

（4）气血两虚证：给予补气养血之品，如大枣、桂圆、阿胶粥、安胎鲤鱼汤等，忌食萝卜等破气的食物。

（5）阴虚血热证：给予清热凉血、清淡的食物，如雪梨、莲子、西瓜等，忌食狗肉、荔枝等热性食物。

3. 情志调理

（1）保持心情舒畅，避免不良刺激。

（2）加强宣教，沟通疾病的防治经验，做好自我防护。

（3）指导患者自我放松疗法，如听音乐、放松操等，达到怡养心神、舒畅情志。

（4）鼓励家属多陪伴患者，给予患者心理支持。

三、异位妊娠

（一）常见证候要点

1. 未破损期

有停经史及早孕反应，或下腹隐痛，或阴道出血，可触及软性包块，有压痛。尿妊娠试验多为阳性或弱阳性。舌质正常，苔薄白，脉弦滑。

2. 已破损期

腹腔血肿包块形成，腹痛逐渐减轻，可有下腹坠胀或便意感。阴道出血逐渐停止。舌质暗或正常，苔薄白，脉细涩。

（二）常见症状/证候施护

1. 腹痛

（1）观察疼痛的部位、性质、程度、持续时间及伴随症状。

（2）严密监测生命体征的变化情况并及时记录，若有异常，立即报告医师。

（3）如出现下腹剧痛、面色苍白、肛门下坠、血压下降时，应立即通知医师，并做好术前准备。

（4）保持情绪稳定，避免过度紧张。

（5）保持大便通畅，勿强行努责，防止腹压增大。

（6）24 小时留陪护人。

2. 阴道出血

（1）观察流血质、色、量的变化情况，并做好记录。

（2）观察阴道出血有无伴随排泄物、肛门有无下坠感及血压情况，做好后穹窿穿刺的准备。

（3）保持会阴清洁，预防感染。

3. 腹部包块

（1）做好患者及家属的沟通，稳定情绪。

（2）定期做妇科 B 超和血 β-HCG 监测，根据情况对症处理。

（3）指导进食膳食纤维高的食物，如蔬菜、水果、粗粮等，平时多饮蜂蜜水，保持大便通畅。遵医嘱正确使用缓泻剂。

（4）禁止腹部热敷和不必要的检查。

（5）保守治疗期间，绝对卧床休息，减少突然改变体位或增加腹压的因素，防止病情复发。

（三）中医特色治疗护理

1. 药物治疗

（1）内服中药（中药汤剂和中成药）。

（2）注射给药。

2. 特色技术

（1）中药保留灌肠。

（2）中药离子导入。

（3）耳穴贴压（耳穴埋豆）。

（4）中药穴位贴敷。

（5）中药封包治疗。

（6）针灸。

（7）热罨包。

（四）健康指导

1. 生活起居

（1）病室环境清新、整洁，温湿度适宜。

（2）绝对卧床休息，避免突然改变体位、咳嗽等骤然增加腹压的动作，避免再出血的可能。

（3）为患者制定推荐食谱，改变不合理的饮食结构。

（4）注意保暖，避免腹部受凉。

2. 饮食指导

未破损期给予高营养、易消化饮食；包块型患者可食破瘀消症食。

（1）未破损期：饮食以高营养、清淡易消化为宜，忌生冷、油腻、辛辣、刺激之品。

（2）包块型：宜食破瘀消症食，如海带、木耳、山楂，忌食辛辣、油腻食物。

四、月经过多（无排卵性功能失调性子宫出血）

（一）常见证候要点

1. 血热证

经行量多，色鲜红或深红，质黏稠，或有小血块；伴口渴心烦，尿黄便结。舌红，苔黄，脉滑数。

2. 血瘀证

经行量多，色紫暗，有血块；经行腹痛，或平时小腹胀痛拒按。舌紫暗或有瘀点，脉涩。

3. 气虚证

经行量多，色淡红，质清稀；神疲肢倦，气短懒言，小腹空坠，面色不华。舌淡，苔薄，脉细弱。

（二）常见症状 / 证候施护

1. 经血量多有血块

（1）行经期间，使用消毒卫生巾，忌坐浴、盆浴，出血量较多时，避免淋浴时间过长，以免增加出血量。

（2）注意保持会阴部清洁，每日清洗会阴部，勤换内裤。

（3）经期禁止同房，以免造成感染。

（4）避免阴道检查及灌肠，以防感染及出血。

（5）经血量多时，遵医嘱给予三七粉冲服。

2. 腰酸腹痛

（1）观察腹痛的部位、性质、程度、持续时间，若阴道出血量多，疼痛加剧，及时报告医师并配合处理。

（2）注意卧床休息，忌久坐久站。

（3）注意腰腹部保暖，免受风寒侵袭。

3. 贫血

（1）注意休息，适当活动，重度贫血者卧床休息，限制探视。

（2）注意观察患者的面色、皮肤和黏膜以及自觉症状，监测其血红蛋白值及白细胞、粒细胞、血小板计数等。

（3）必要时遵医嘱输血。

（4）遵医嘱耳穴贴压（耳穴埋豆），取穴心、神门、交感、皮质下、内分泌等。

（5）遵医嘱穴位贴敷，取穴脾俞、肾俞、足三里等。

（三）中医特色治疗护理

1. 药物治疗

（1）内服中药（中药汤剂和中成药）。

（2）静脉给药。

2. 特色技术

（1）体针：血热证选脾俞、足三里、血海穴，用泻法；血瘀证选脾俞、百会、足三里、子宫穴，用泻法；气虚证选脾俞、百会、足三里穴，用补法；阴虚证选脾俞、足三里、太溪穴，用补法。

（2）耳针：取子宫、卵巢、内分泌区。

（3）艾灸：取穴百会、关元、三阴交、隐白，每日 2 次。

（四）健康指导

1. 生活起居

保持外阴清洁，忌盆浴，勤换内裤，使用消毒的卫生巾、卫生纸；出血多时应卧床休养，避免劳累；中药宜温服。

2. 饮食指导

饮食宜清淡而富有营养，多食鱼、瘦肉、鸡、蛋类等血肉有情之品和新鲜水果蔬菜，多饮水，忌辛辣、煎炸、酒类等生火动血之品。

3. 情志调理

加强情志护理，消除忧郁、焦虑、恐惧心理，怡情悦志，配合治疗。

（李婷婷）

病例 1　先兆子痫

【案例介绍】

（一）一般资料

女，33 岁。患者平素月经规律，月经周期 30 ～ 35 天，经期 5 天，LMP：2022-02-13，根据早中期 B 超提示孕周与停经时间不符，修正 EDC 为 2022-11-08。2022-07-

31 因“孕 25^{+5} 周，下腹痛 2 天”在我院予补钾、硫酸镁保护胎儿脑细胞，盐酸利托君片安胎治疗。1 周前自觉下肢水肿症状加重，当时未予重视及就诊。3 天前开始出现晨起头晕、恶心、胸闷，活动后少许憋气感，需深呼吸缓解，视物模糊感，自测血压波动 152 ~ 124/98 ~ 80 mmHg，上述症状下午可稍缓解。9 月 5 日为进一步治疗，遂至我院门诊就诊，查尿常规一组：（尿）蛋白质弱阳（±）；（尿）胆红素阳性（1+）；肾功能：尿酸（UA）498.40 μmol/L ↑；肝功能 1 组：天门冬氨酸氨基转移酶 45.80 IU/L ↑；AST 同工酶 15.10 U/L ↑；血常规、生化八项未见明显异常。彩超：宫内妊娠，单活胎，如孕 28 周 +。胎儿脐带绕颈一周。脐动脉血流频谱测值正常范围。胎盘 0 级。羊水正常范围。门诊拟“先兆子痫”收住院待产。患者自发病以来，精神尚可，食欲正常，睡眠差，大便正常，排尿正常，体重明显增加 9.5 kg，妊娠风险评估分级：橙色（BMI ＞ 28、子痫前期、手术史）。入院症见：神清，精神可，少许头晕、恶心、胸闷、憋气，视物稍模糊，无腹痛腹胀，无阴道流血流液，无肛门坠胀感，无恶寒发热，自觉胎动正常，胃纳正常，睡眠差、难入睡，二便正常。

入院诊断：

中医诊断：子肿（肾虚不固证）。

西医诊断：①孕 5 产 3 孕 30^{+4} 周单活胎先兆子痫；②妊娠合并脂肪肝；③胎儿生长发育迟缓（？）；④脐带绕颈（1 周）；⑤肥胖；⑥高脂血症。

（二）病史

既往史：2021-03-15 在我院行畸胎瘤摘除术。G5P3A1，2013 年顺产一胎女婴，出生时体重 3 kg；2014 年顺产一胎男婴，出生时体重 3.4 kg；2015 年顺产一胎女婴，出生时体重 3.4 kg；2018 年人流 1 次。

生命体征：T 36.0℃，P 82 次 / 分，R 20 次 / 分，BP 152/100 mmHg，身高 164.5 cm，孕前体重 78 kg，孕前 BMI 29，现体重 87.5 kg。

（三）医护过程

专科检查：腹隆起，宫高 28 cm，腹围 99 cm，胎心率 144 次 / 分，未扪及宫缩，阴查：外阴未见异常，阴道畅，宫口容 1 指，宫颈管未消退，质软，居中，先露头，S-3，胎膜未破，宫颈评分 3 分，胎儿估重 1.5 kg。双下肢水肿 2+ 舌象脉象（食指脉络）：舌淡红，苔薄白，脉滑。

辅助检查：2022-09-05 我院查尿常规一组：（尿）蛋白质弱阳（±）；（尿）胆红素阳性（1+）。肾功能：尿酸（UA）498.40 μmol/L ↑。肝功能一组：天门冬氨酸氨基转移酶 45.80 IU/L ↑；AST 同工酶 15.10 U/L ↑；血常规、生化八项未见明显异常。彩超：宫内妊娠，单活胎，如孕 28 周 +。胎儿脐带绕颈 1 周。脐动脉血流频谱测值正常范围。胎盘 0 级。羊水正常范围。病理检查：无。

【护理】

1. 治疗护理

（1）完善入院相关检查，如心功能、凝血、24 小时尿蛋白、心电图及彩超等。记 24 小时出入量，监测血压、脉搏。药物治疗上继续予地西泮预防抽搐，皮下注射肝素预防血栓，4 次肌内注射地塞米松 6 mg 促进胎儿肺部成熟，泵入硫酸镁抗早产及先兆子痫。

（2）西医治疗措施：测胎心胎动、生命体征，注意胎心，监测血压及水肿情况及胎监情况。

（3）中医理法方药及煎服法。

2. 辨证施膳

嘱进食营养丰富、易消化、清淡食物，忌生冷饮食，忌辛辣、刺激性饮食，多食猪蹄、鲤鱼等通乳之品。

【小结】

先兆子痫是妊娠期高血压最严重的一种情况，病情变化快，若不及时观察、处理，极易发生严重的并发症，危害母儿健康。其病因与母体、胎盘、胎儿等众多因素有关，孕妇的心理改变可加重病情。所以我们在护理过程中需要随时关注孕妇的情况，重视其主诉，给予孕妇及家属与心理支持。对于有用药的孕妇，关注有无用药后的不良反应，指导孕妇自数胎动，多以听胎心，遵医嘱予胎心监护，关注胎儿情况。

（一）焦虑的护理措施

（1）向患者及家属解释病情，鼓励积极配合及治疗增强信心。

（2）遵医嘱监测血压变化，每 4 小时监测一次血压并随时观察和询问有无头晕、恶心等自觉症状。

（3）嘱患者多卧床休息，保持充分的睡眠，左侧卧位保持心情愉快、精神放松。

（二）体液过多的护理措施

（1）嘱患者多卧床休息，左侧卧位，抬高下肢，减轻水肿。

（2）遵医嘱用药，静脉滴注硫酸镁，降低血压。

（3）严格控制出入量，同时也需给予富含纤维的食物，防止因活动减少而造成的便秘。

（4）观察水肿情况、尿蛋白含量，记录 24 小时液体出入量，及时了解孕妇肝肾功能；观察孕妇有无呼吸困难症状，预防心力衰竭的发生。

（三）潜在并发症的护理措施

（1）加强巡视，询问孕妇有无头晕、恶心等自觉症状。保证病房的整洁、舒适、安静；嘱患者多卧床休息，保持充分的睡眠，左侧卧位保持心情愉快、精神放松，避免声光刺激，减少探视及陪护，各项治疗与护理操作集中进行，应留家属 24 小时陪同；保证充足的睡眠时间。

（2）注意胎心、胎动的变化。

（3）嘱孕妇调整饮食，补充优质蛋白质、高维生素等食物，控制盐的摄入，每天监测体重，记录 24 小时出入量，必要测 24 小时尿蛋白定量。

（4）保持卫生，防止感染，做好皮肤、口腔、外阴的护理。

（四）有药物中毒危险的护理措施

（1）严格控制掌握用药方法及控制滴速，静脉用药需使用微量输液泵，精准控制速度，控制血压在合理范围内，若血压下降太快，特别是使用影响胎盘灌注量的药物，容易导致胎盘早剥。硫酸镁滴速以 1 ~ 2 g/h 为宜，24 小时累计用量不超过 25 g。

（2）用药期间必须观察：膝反射必须存在；呼吸不少于 16 次 / 分；尿量每小时不少于 25 mL 或 24 小时不少于 600 mL。

（3）监测血镁浓度。

（4）准备好 10% 葡萄糖酸钙作为拮抗药，一旦发生中毒，立即静脉注射 10 mL，5 分钟以上推完。

（李婷婷）

病例 2　腔静脉滤器植入手术

【案例介绍】

（一）一般资料

女，41 岁，患者于 6 天前坐公交车时因急刹车有跌倒史，当时无身体疼痛不适；4 天前无诱因下出现左大腿轻度疼痛，可站立行走；2 天前逐渐出现左下肢肿胀，自腹股沟至踝部，站立行走困难，休息后无减轻，现为行进一步诊治，2022-08-07 11：44 收治骨七科入院。

入院诊断：中医诊断，水肿病（气滞血瘀证）。西医诊断，（左）下肢肿胀（待明确）。

（二）病史

既往史：有“乙肝”病史。

个人史：患者平素经量正常，颜色正常，无痛经，经期规律；未婚未育。

（三）医护过程

体格检查：现患者神清，精神尚可，无诉胸闷、胸痛，无心悸、气促，无口唇紫绀，无呼吸困难，腹胀左侧腹股沟区疼痛，左下肢疼痛，未见明显肿胀，纳眠一般，二便调。

查体：腹部稍膨隆，腹肌稍紧张，腹围 78 cm，左侧腹股沟区压痛，左下肢疼痛活动受限，双下肢未见明显水肿。右小腿围 32 cm，左小腿围 36 cm，右大腿围 cm，左大腿围 44 cm，患者未婚未孕，20 年前有过性生活，因下肢制动，未行妇检。

专科检查：右下肢无肿胀；左下肢自腹股沟至踝部肿胀，以大腿、小腿严重，非凹陷性，皮肤张力增高，局部压痛，左下肢纵向叩击痛（-），左侧髋、膝关节活动稍受限，左踝关节活动可，足背动脉搏动可，皮肤感觉无减弱，肢端活动、血运良好。

辅助检查及治疗：2022-08-07 18：16 转入内十一科。

转入诊断：中医诊断，股肿（气滞血瘀证）。西医诊断，①左下肢静脉血栓形成；②腹盆腔内巨大肿物（性质待定）。

CT 示：①腹盆腔占位，考虑巨大子宫肌瘤可能，大小约 181 mm × 177 mm × 112 mm。下腔静脉下段受压，右侧髂内静脉、左侧髂内外、髂总静脉血栓，双侧卵巢静脉迂曲扩张。请结合临床及其他检查。②右肺中叶及下叶纤维灶。

B 超示：左侧髂静脉血栓形成可能。双侧髂总、髂内、外动脉血流通畅，管腔未见明显狭窄及闭塞。右侧髂总、髂内、外静脉未见明显血栓形成。附：腹盆腔内巨大肿物，性质待定，建议进一步检查。

患者因腹盆腔巨大肿物压迫，导致下肢深静脉血栓形成，经骨六科、内十一科联合会诊后，建议转我科行手术治疗。2022-08-09 09：30 转入妇产科。

8 月 9 日 9：30 转入后予依诺肝素钠 6000 IU 皮下注射，左下肢制动。勤翻身，防压力性损伤。

8 月 9 日 19：20 咳嗽后出现左侧胸部疼痛，呈刺痛感，少许气促，床边心电监护示：血压 122/80 mmHg，PaO_2 100%，呼吸频率 22 次 / 分，密切观察患者生命体征，予吸氧、休息后患者症状逐渐缓解。床边心电图未见明显 ST-T 改变。

8 月 10 日 14：20 血红蛋白 76 g/L，予输 O 型 RH（D）阳性去白细胞悬浮红细胞 2 单位。

8 月 10 日 18：40 全身麻醉下行下腔静脉滤器置入术（右下肢）预防术后血栓脱落导致肺动脉栓塞。双下肢制动。

8 月 10 日 20：50 予输 O 型 RH（D）阳性去白细胞悬浮红细胞 2 单位。

8 月 11 日 4：30 患者膀胱区胀痛明显，排尿困难。予放置导尿管，引出深黄色尿液 400 mL。患者腹胀痛症状缓解，仍轻微腹胀，予留置导尿管。

8 月 11 日 12：50 在全身麻醉下行经腹全子宫切除术。告病重，术后生命体征平稳，无胸闷、呼吸困难等不适。留置尿管固定通畅引出淡黄色尿液。留置右侧颈内静脉。予翻身拍背，防压力性损伤，预防坠积性肺炎。术后 6 小时予流质饮食。左下肢制动，右下肢指导做踝泵运动。双下肢肤温正常，每日测量双下肢大小腿周径。

8 月 12 日术后第一天，告病重，生命体征平稳。无胸闷、呼吸困难等不适。留置尿管固定通畅引出淡黄色尿液。留置右侧颈内静脉。予翻身拍背，防压力性损伤，预防坠积性肺炎。左下肢制动，右下肢指导做踝泵运动。双下肢肤温正常，每日测量双下肢大小腿周径。

8月12日15：00专科护理小组护士长会诊，建议如下：①每日测量双下肢大小腿周径，观察患肢肿胀程度、血运、足背动脉搏动情况及血液循环情况；②观察患者穿刺部位伤口情况；③患者可半坐卧位，指导患者行穿刺肢体肌肉等长舒张运动、踝泵运动、直腿抬高运动等；④使用抗凝药物过程中，密切观察药物不良反应，全身皮肤、黏膜、牙龈有无出血点、瘀斑，有无持续性头痛、意识改变、视力模糊、恶心呕吐，注意大小便的颜色；⑤每日测量双下肢大小腿周径，观察患肢肿胀程度、血运、足背动脉搏动情况及血液循环情况；⑥患肢禁止行按摩、热敷等操作。

8月13日术后第二天，停告病重，拔除尿管，自解小便顺畅。协助下床活动。活动后伤口疼痛，予腕踝针治疗。予中药热罨包小茴香、吴茱萸外敷腹部，促进肠蠕动。无头晕、胸闷、气促等不适。

8月14日肛门已排气，予半流饮食。患者能自行下床活动，嘱其右下肢受力，左下肢受力减轻。

8月15日患者已排便，改普食。

患者相关实验室检查，见表4-1。

表4-1　患者相关实验室检查

项目	日期	评估结果	正常参考值
血常规	8月7日	血红蛋白79.00 g/L ↓	115 ~ 150 g/L
血常规	8月9日	血红蛋白76.00 g/L ↓	115 ~ 150 g/L
D-二聚体	8月9日	D-二聚体（DD）1.27 mg/L ↑	0 ~ 0.5 mg/L
血常规	8月10日	血红蛋白95.00 g/L ↓	115 ~ 150 g/L
		全血C-反应蛋白110.67 mg/L ↑	0.5 ~ 10 mg/L
		血清淀粉样蛋白A 257.74 mg/L ↑	0 ~ 10 mg/L
血常规	8月12日	白细胞计数10.12 × 10^9/L ↑	3.5 ~ 9.5/L
		血红蛋白86.00 g/L ↓	115 ~ 150 g/L
		全血C-反应蛋白162.71 mg/L ↑	0.5 ~ 10 mg/L
		血清淀粉样蛋白A 276.68 mg/L ↑	0 ~ 10 mg/L
血常规	8月18日	白细胞计数6.17 × 10^9/L ↑	3.5 ~ 9.5/L
		血红蛋白80.00 g/L ↓	115 ~ 150 g/L
		全血C-反应蛋白29.71 mg/L ↑	0.5 ~ 10 mg/L
		血清淀粉样蛋白A 101 mg/L ↑	0 ~ 10 mg/L
D-二聚体	8月18日	D-二聚体2.18 mg/L ↑	0 ~ 0.5 mg/L

【护理】

1. 护理措施

（1）评估：评估疼痛的部位、性质、程度、时间。

（2）热敷、按摩、针灸：出现疼痛时可以适当使用热敷、按摩或针灸等理疗方法，以促进血液循环，继而缓解疼痛感。如腕踝针、温敷姜疗、中药热罨包等。

（3）遵医嘱用药：必要时遵照医嘱给予应用相应的止痛药物。

（4）情绪安抚：用药之后要注意安抚患者情绪，由于患者疼痛情绪比较激动，急切希望立即止痛，但药物发生疗效通常都需要一定的时间。如肌内注射药物可能在 10 ~ 15 分钟内起效，口服药物起效时间会相对延长，因此在这个阶段，通常需要对患者进行安抚，防止由于疼痛而出现情绪巨大波动。

（5）观察用药反应：需仔细观察患者疼痛状况，以及用药后反应，如是否存在恶心、呕吐等症状，必要时需监测血压、血氧、心率等生命体征变化，重度疼痛的患者尤其应重点观察。另外，还需注意观察患者尿、便情况。特别是对于长期口服非甾体类抗感染镇痛药的患者，出现便血、尿血时，一定要及时通知医师停药，并及时明确原因。

（6）适当休息：如果疼痛较轻，适当休息后可能会有所缓解，患者在此时应避免剧烈运动，禁止负重活动，以免疼痛加重。

2. 术前措施

（1）绝对卧床：应遵医嘱抬高并制动患肢，患者感到疼痛时活动幅度不要太大，不要按揉或热敷下肢，避免血栓脱落。若疼痛剧烈，可在医师指导下应用止痛药物。

（2）注意观察：每日注意观察下肢的皮肤情况，若下肢出现红肿、剧痛、感觉丧失等症状，应立即告知医师。

（3）遵医嘱服药：溶栓、抗凝药应遵医嘱服用，不要自行停药、换药，积极用药可保证治疗顺利进行。用药期间避免发生碰撞、外伤，观察有无出血倾向。

（4）警惕并发症：若出现呼吸困难、血压下降、胸痛等症状，应警惕肺栓塞发生的可能。若有牙龈出血、尿血、便血等，应警惕出血的发生，及时告知医师，立即处理并发症。

3. 术后措施

（1）适度锻炼：术后患者应抬高患肢，可自行做足背运动，然后逐渐增加活动量，促进肢体恢复和侧支循环再建。

（2）观察伤口和药物不良反应：术后注意观察伤口敷料是否渗血，以及下肢颜色、感觉是否异常，若有异常需要及时告知医师，避免出现意外，术后用抗凝、溶栓药物时也要观察有无出血倾向。

（3）生活护理：术后患者较为虚弱，家属应帮助患者吃饭、洗漱、穿衣，避免因动作过大而引起下肢疼痛。不要吃辛辣、刺激性食物，应进食膳食纤维丰富、低脂食物，保持排便通畅，避免因便秘引起腹内压升高，而造成下肢静脉回流受阻。

4. 观察与护理

（1）心理护理：由于腔静脉滤器植入是近年开展的微创新技术，费用较高，患者因担心疗效易出现焦虑和恐惧。患者对血管内放置异物感到疑虑，我们要主动、热情地向患者及家属解释本病的有关知识、植入滤器的必要性和重要性，以及手术经过及术中配合、术后注意事项，消除患者恐惧心理，增强战胜疾病的信心，积极配合治疗。

（2）术前准备：绝对卧床休息，抬高患肢 20° ~ 30°，避免患肢大幅度活动和进行按摩。做好血常规、出凝血时间等检查，做好穿刺部位备皮。进行床上排便训练，避免术后尿潴留。进易消化饮食，保持大便通畅，避免咳嗽等，以免增加腹压，影响下肢静脉回流。

（3）术后观察与护理。

1）穿刺处护理与体位：术后绝对卧床休息 12 小时，穿刺部位加压包扎压迫穿刺点。穿刺侧肢体制动 12 小时，观察穿刺部位有无渗血、血肿，观察下肢足背动脉搏动情况，以及肢体皮肤颜色、温度，防止肢体动脉缺血坏死。若动脉搏动减弱或消减，皮肤青紫、麻木、皮温低提示包扎过紧，影响动脉供血，应通知医师适当放松弹力绷带。如果穿刺点渗血应重新包扎穿刺处。术肢拆除绷带后指导按摩下肢，做挤压腓肠肌运动。抬高患有静脉血栓的下肢 20° ~ 30°，以利于浮肿退消。保持下肢生理弯曲，患肢给予适当保暖，禁止热敷。每日 3 次用皮尺测量患肢膝上、膝下 10 cm 处、踝部、足部的周径并记录，观察水肿消退情况。

2）术后观察：术后常规心电监护，密切观察呼吸、心率、心律、血压、脉搏、血氧饱和度等生命体征的变化。如果发现血压持续下降、胸闷、胸痛、血氧饱和度持续下降，考虑肺栓塞发生的可能，立即通知医师，给予高流量吸氧，积极配合抢救。

3）溶栓、抗凝治疗的护理：为预防术后血栓再次形成，术后需常规抗凝治疗及经静脉应用抗凝、溶栓药物，出血是最严重的并发症，且个体差异的剂量很大，密切观察出血倾向，如有穿刺点渗血、皮下淤血、血尿、便血、牙龈出血，应立即通知医师处理。对于老年人要注意经常与之交流，观察有无头痛、呕吐、意识障碍等情况，判断有无脑出血的发生。

4）出院指导：注意患肢保暖，但不可过热。进易消化、无刺激性、富含维生素的食物，保持大便通畅，防止便秘导致腹压增高而引起穿刺点出血、静脉穿孔和滤器移位。避免长久站立或行走、寒冷刺激、长期卧床及过度的体力活动。适当锻炼，戒烟，控制感染。出院后仍需穿弹力袜 3 ~ 6 个月，每天至少 12 小时，晨起时穿上，每晚睡觉前脱下，不穿过紧的衣裤。卧床时抬高患肢，做好出院后药物服用指导及注意事项的宣教，告知患者持续应用抗凝药对预防血栓形成的重要意义，指导患者严格按医嘱剂量，按时服药，定期复查、随诊，如有不适及时就诊。

5. 护理问题

下腔静脉滤器是为预防下腔静脉系统栓子脱落引起肺动脉栓塞（PE）而设计的一种装置。下腔静脉滤器置入术则是将下腔静脉滤器置入人体内的一种手术。

重点关注问题：

（1）疼痛：与肿瘤压迫、术后伤口疼痛有关。

（2）活动无耐力：与下肢静脉血栓及手术有关。

（3）皮肤完整性受损：与术后卧床时间较长有关。

（4）潜在并发症：肺栓塞。

【小结】

针对患者目前缺乏母乳喂养的相关知识，对剖宫产术后的患者应指导母乳喂养。喂奶姿势指导，①产妇哺乳体位："三贴"或让产妇坐在靠背椅上，背部紧靠椅背，两腿自然下垂达到地面。哺乳侧脚可踩在小凳上。哺乳侧怀抱新生儿的胳膊下垫一个专用喂奶枕或家用软枕。这种体位可使产妇哺乳方便而且感到舒适。②托抱新生儿方法及含接乳头方法：指导产妇用前臂、手掌及手指托住新生儿，使新生儿头部与身体保持一直线，新生儿身体转向并贴近产妇，面向乳房，鼻尖对准乳头，同时指导产妇另一手呈"C"字形托起乳房，或采用食指与中指成"剪刀状"夹住乳房（奶水喷流过急时采用）。哺乳时用乳头刺激新生儿口唇，待新生儿张大嘴时迅速将全部乳头及大部分乳晕送进新生儿口中。按上述含接乳头的方法可以大大减少乳头皲裂的可能性。③两侧乳房哺乳应按先后顺序交替进行，新生儿吸吮奶头时间不宜过长（一侧不超过 20 分钟为宜）。不应让新生儿口含乳头睡觉，以防乳头皲裂。④哺乳后拍嗝，哺乳后将新生儿竖抱，用空心掌轻轻拍打后背，使新生儿打嗝后再让其躺下安睡。

（李婷婷）

第五章 儿科疾病护理

第一节 发热

一、概述

发热是一种炎性反应的临床表现，是小儿常见的症状。体温超过正常范围称为发热。正常小儿直肠温度波动在36.5 ~ 37.5℃。由于小儿新陈代谢旺盛、体温调节功能差，体温常常变化不定。另外，很多因素可以直接影响体温，如高温环境、饮食、运动后、新生儿及未成熟儿哭闹、过分保暖、情绪激动等，都可以使体温暂时性升高，但其波动范围为0.5 ~ 1℃。

小儿发热的病因复杂，热型不规则，加之近年来抗生素和皮质激素的早期应用，使热型也随之受到影响。

1. 感染性发热

各种病原体如细菌、病毒、支原体、原虫、真菌引起的感染，均能使体温升高。发热常见原因有呼吸道感染、尿路感染、败血症、伤寒、结核等。急性发热以上呼吸道感染最多见；长期低热以结核病、慢性尿路感染等常见。

2. 非感染性疾病

（1）自身免疫性疾病：风湿热、类风湿病、川崎病、幼年性类风湿病、系统性红斑狼疮、结节性多动脉炎、皮肌炎、血清病、药物热等。

（2）肿瘤：如白血病、恶性淋巴瘤、神经母细胞瘤、恶性组织细胞增生症、肾母细胞瘤等。

（3）产热过多：如甲状腺功能亢进、惊厥或癫痫持续状态、组织损伤后大血肿、骨折等。

（4）散热障碍：如大面积烫伤造成的汗腺缺乏、广泛性皮炎、大量失水及失血等。

（5）体温调节功能失常：如大脑发育不全、暑热症、脑瘤、脑损伤等直接损害体温调节中枢而使体温调节功能发生障碍引起发热。

二、临床表现

发热是机体的一种防御反应。临床上肛温＞37.8℃、口腔温度＞37.5℃、腋下温度＞37.4℃为发热；凡肛温在37.8 ~ 38.5℃为低热，超过39℃为高热，超过41.5℃为超高热。临床上持续发热超过2周称为长期发热。发热可使消化液分泌减少，酶活性降低，影响消化吸收功能，自身蛋白分解增加，造成负氮平衡。长期发热可使机体各种调节功能受累，如高热使婴幼儿大脑皮质兴奋性增强，引起烦躁、哭闹、惊厥。长期高热可使机体代谢增快，耗氧量增加，心率增快，心脏负担加重。体温超过40℃并持续较长时间时，不仅可引起惊厥，还可产生永久性脑损伤，留下神经系统后遗症等。因此必须去除病因，给予降温及对症处理。

1. 发热的过程及表现

（1）体温上升期：患儿常表现为畏寒、皮肤苍白、无汗，皮肤温度下降，个别患儿可出现寒战，继之体温上升。如体温迅速上升（数小时内达高峰为骤升），多见于链球菌性肺炎、败血症等；如体温逐渐上升（数日内达高峰为渐升），见于伤寒等。

（2）高热持续期：患儿表现为颜面潮红、皮肤灼热、口唇干燥、呼吸和脉搏加快、尿量减少。此期持续数小时、数天甚至数周。

（3）退热期：此期患儿表现为大量出汗和皮肤温度降低。有的患儿表现为体温急剧下降，骤然退至正常；有的患儿则表现为体温缓慢下降，逐渐退至正常。体温下降时，由于出汗丧失大量水分，体弱患儿和心血管疾病患儿易出现血压下降、脉搏细数、四肢厥冷等循环衰竭的症状，应严密观察，及时处理。

2. 热型

某些发热性疾病具有独特的热型，常见的热型有稽留热（如大叶性肺炎）、弛张热（如风湿热）、不规则热（如流行性感冒、恶性肿瘤）等。

3. 发热程度及持续时间

凡腋温在37.5 ~ 38.0℃为低热，38.1 ~ 39.0℃为中度热，39.1 ~ 41.0℃为高热，超过41.0℃为超高热，持续发热2周以上者为长期发热。

4. 伴随症状

起病急，高热伴寒战，多属化脓性细菌感染（如大叶性肺炎、败血症等）；发热伴有皮疹，多见于某些急性传染性疾病（如麻疹、风疹、水痘、猩红热、伤寒等）；急性白血病或重症感染时，常伴有皮下出血或牙龈、鼻腔出血；发热伴有单发或多发关节红、肿、痛，可见风湿热及结核病等；发热同时伴有淋巴结增大及肝（脾）增大者，可见传染性单核细胞增多症、病毒性肝炎等。

三、检查

1. 实验室检查

（1）血常规：外周血中白细胞计数降低，多为病毒感染。白细胞及中性粒细胞百分比升高，多为细菌感染。外周血中有异常淋巴细胞提示病毒感染。幼稚细胞则提示白血病。

（2）长期发热患儿：血培养，检查 C- 反应蛋白、降钙素原、血沉、抗链球菌溶血素“O”、肝肾功能、肥达反应、外斐反应、嗜异性凝集试验、肺炎支原体抗体和类风湿因子等，还应做结核菌素试验。

（3）粪便常规、粪便培养：考虑为消化系统感染者。

（4）尿常规：当伴有泌尿系统症状时检查。

（5）脑脊液检查：当小儿高热伴有头痛、呕吐、抽搐、意识障碍等中枢神经系统症状时检查。

（6）骨髓穿刺：当小儿高热伴有贫血、肝脾和淋巴结肿大等症状时检查。

2. 影像学、心电图及活体组织检查

根据临床具体情况，有针对性地进行有关辅助检查，如 X 线、CT、磁共振、B 型超声、心电图等检查及活体组织病检。

四、治疗

1. 治疗原发病

发热是疾病的一种表现，而不是一种独立的疾病。因此，对小儿发热不能单纯地着眼于退热，而应该积极寻找发热的原因，治疗原发病。

2. 退热治疗

高热持续不退的患儿，为避免引起脑细胞损伤和由于体温过度升高而可能造成的不良影响，需要采取适当的降温措施。尤其对既往有高热惊厥史的患儿和高热伴极度烦躁的患儿，及时采取降温措施很有必要。发热小儿出现以下情况需警惕或紧急处理：出现热性惊厥；3 个月内婴儿发热；发热持续超过 5 天；发热＞ 40℃且通过对乙酰氨基酚或布洛芬不能在 2 小时内有效降温；小儿行为明显改变，如不爱玩耍、没有食欲、很少说话、对周围事物漠不关心或突然出现以前从没有过的特殊表现；尿少，提示脱水，如婴儿每天尿湿尿布＜ 3 块，或大一些的儿童 8 ~ 12 小时没有小便。

3. 常用的降温措施

（1）物理降温：温水擦浴、用不漏水的塑料袋盛冰块外裹干毛巾敷头、颈，还可加敷腋窝和腹股沟等处。不提倡用冷水或酒精等擦浴。

（2）药物降温：常用对乙酰氨基酚（＞ 3 个月小儿）或布洛芬（＞ 6 个月小儿）口服或直肠给药，每 4 ~ 6 小时可用药一次，小儿应慎用阿司匹林（可导致瑞氏综合征），一般不主张单用激素退热。

新生儿发热不宜采用药物降温，因为新生儿体温调节功能尚未发育完善。

（3）中医药降温：针灸，中药口服、外敷或灌肠，推拿。

（4）人工冬眠疗法：是以药物（氯丙嗪和异丙嗪两种药物等量混合）和物理降温相结合的一种降温方法。人工冬眠具有强有力的中枢神经保护性抑制作用，能使机体沉睡、降温、代谢率降低、耗氧量减少。主要适用于重症感染所致的持续高热不退或伴惊厥者，如中毒型细菌性痢疾、病毒性脑炎、化脓性脑膜炎等。

4. 其他对症支持治疗

（1）提供舒适的降温环境，将患儿置放于环境安静、阴凉、空气流通处，衣着要凉爽透气，切忌采用捂被子发汗的方式。

（2）及时补充水分和电解质，保持大小便通畅。

（3）给患儿营养丰富、清淡、易消化食物。

五、护理

（一）一般护理

（1）卧床休息，保持室内环境安静、温度适中、空气新鲜，每天通风 4 次。

（2）加强皮肤护理，出汗后及时擦干汗液，更换内衣及被单。

（3）婴儿包被不宜裹得过紧，以利散热。

（4）加强营养，给予清淡、易消化的高蛋白和高热量流质或半流质饮食。

（5）保证充足水分的摄入，鼓励患儿多饮水，必要时遵医嘱静脉补充液体。

（6）加强口腔护理。

（二）降温措施

1. 物理降温

（1）冰袋降温法：将冰袋置于头部、颈部、腹股沟等大血管浅表处，常采用化学冰袋或自制冰袋，因化学冰袋重量轻、不易破裂，易被患儿接受。

（2）温水浴：水温以高于患儿体温 1℃为宜。

（3）冰盐水灌肠：采用冰生理盐水 100 mL 灌肠。注意，采用此方法时患儿血压应正常。

（4）头部冷湿敷：将毛巾以冷水或冰水浸湿后拧至半干（以不滴水为宜），敷于头部，10 ~ 15 分钟更换一次。

（5）擦浴法：将浸有 30% ~ 50% 乙醇的小块毛巾拧至半干后，按顺序擦颈部两侧、上肢、腋窝、腹股沟、下肢等处，擦至皮肤发红即可。国内有护理人员观察发现，温度为 41 ~ 43℃的乙醇擦浴效果优于传统的乙醇擦浴。近年来国外有关护理学者对此方法持有异议，认为擦浴退热浪费护理时间且作用不持久；但在国内因其能快速退热，减少高热惊厥的发生，因而仍广泛应用。新生儿不宜采用乙醇擦浴。新生儿高热时采用敞包、喂温开水、行温水浴或进行环境温度调节等方式降温。

（6）静脉降温法：国内有护理研究者采用中枢性高热静脉降温法，取得显著效果。其方法为：将患儿需要常规输入的液体置于冰箱中，待液体温度降至 0 ～ 10℃时取出，用保温套保温，然后按静脉输液法将液体输入患儿体内。

（7）医用冰毯降温法：简单方便，可减轻护理工作量，降温效果好。

2. 药物降温

根据医嘱给予退热药口服或安乃近溶液滴鼻，每次 1 ～ 2 滴（6 个月以前小儿慎用）。新生儿不用退热药。

3. 联合降温

国外有护理学者提出退热药结合“冷围巾”降温效果好，患者感觉舒适。

4. 注意事项

（1）采用物理降温时，注意观察患儿的耐受能力，根据患儿的个体情况调整降温措施。

（2）有出血倾向的皮疹、皮肤出血点及瘀斑和皮肤损害的患儿，出血性疾病等患儿禁忌乙醇擦浴，以免加重出血。

（3）对胸前区、腹部、足心等冷敏感区域，不宜擦浴，以免引起不良反应。

（4）采取降温措施时，最好置热水袋于足心，以减少脑组织充血，促进足部的血液循环，增加散热，增进舒适度。

（三）病情观察

采取降温措施 30 分钟后监测患儿的体温变化，同时密切观察患儿的脉搏、呼吸及血压变化，并注意观察有无激惹兴奋现象，以防止惊厥的发生。同时，密切观察患儿有无体温骤降的现象，如大汗淋漓、面色苍白、四肢厥冷等虚脱现象，以便及时处理。做好准确记录。

（冯淑言）

第二节　急性上呼吸道感染

一、概述

急性上呼吸道感染（AURI）简称“上感”，是指由病毒或细菌等病原体感染所致的以侵犯鼻、鼻咽和咽部为主的急性炎症。根据主要感染部位的不同，可诊断为急性鼻炎、急性咽炎、急性扁桃体炎等。本病是儿童时期最常见的急性感染性疾病，一年四季均可发生，冬春季及气候骤变时发病率最高，多为散发，偶可流行，主要通过空气飞沫传播。一次患病后产生的免疫力不足，故可反复发病。本病亦常侵及口腔、鼻窦、中耳、喉、眼部、颈淋巴结等邻近器官，如炎症向下蔓延则可引起气管炎、支气管炎或肺炎。

引起急性上呼吸道感染的病原体包括病毒、细菌、支原体及衣原体等，其中病毒引起者占 90% 以上，少数可由细菌、支原体引起。常见的病毒有流感病毒、副流感病毒、呼吸道合胞病毒、腺病毒、鼻病毒、肠道病毒（柯萨奇病毒、埃可病毒）。病毒感染后，上呼吸道黏膜失去抵抗力，细菌乘机侵入可继发细菌感染，最常见的是 A 组溶血性链球菌，其次为肺炎链球菌、流感嗜血杆菌等。

婴幼儿时期，由于上呼吸道的解剖生理和免疫特点，易患呼吸道感染。若患有营养障碍性疾病如维生素 D 缺乏性佝偻病、营养不良、贫血等，或环境不良如居室拥挤、通风不良、阳光不足、被动吸烟及护理不当致冷暖失宜等，可使机体抵抗力下降，往往容易诱发本病。

二、临床表现

临床表现有以下几种类型。

1. 普通感冒

由此可见，普通感冒只是上感的一个部分而已，二者并不相等。为病毒感染引起，俗称“伤风”，又称急性鼻炎或上呼吸道卡他。起病较急，主要表现为鼻部症状，如喷嚏、鼻塞、流清水样鼻涕，也可表现为咳嗽、咽干、咽痒或烧灼感甚至鼻后滴漏感。咽干、咳嗽和鼻后滴漏与病毒诱发的炎症介质导致的上呼吸道传入神经高敏状态有关。2 ~ 3 天后鼻涕变稠，可伴咽痛、头痛、流泪、味觉迟钝、呼吸不畅、声嘶等，有时由于咽鼓管炎致听力减退，严重者有发热、轻度畏寒和头痛等。体检可见鼻腔充血、水肿、有分泌物，咽部轻度充血。一般经 5 ~ 7 天痊愈，伴并发症者可致病程迁延。

2. 急性病毒性咽炎和喉炎

由鼻病毒、腺病毒、流感病毒、副流感病毒，以及肠病毒、呼吸道合胞病毒等引起。临床表现为咽痒和灼热感，咽痛不明显，咳嗽少见。急性喉炎多为流感病毒、副流感病毒及腺病毒等引起，临床表现为明显声嘶、讲话困难，可有发热、咽痛或咳嗽，咳嗽时咽喉疼痛加重。体检可见喉部充血、水肿，局部淋巴结轻度肿大和触痛，有时可闻及喉部的喘息声。

3. 急性疱疹性咽峡炎

多由柯萨奇病毒 A 引起，表现为明显咽痛、发热，病程约为一周。查体可见咽部充血，软腭、腭垂、咽及扁桃体表面有灰白色疱疹及浅表溃疡，周围伴红晕。多发于夏季，多见于儿童，偶见于成人。

4. 急性咽结膜炎

主要由腺病毒、柯萨奇病毒等引起。表现为发热、咽痛、畏光、流泪、咽及结膜明显充血。病程 4 ~ 6 天，多发于夏季，由游泳传播，儿童多见。

5. 急性咽扁桃体炎

病原体多为溶血性链球菌，其次为流感嗜血杆菌、肺炎链球菌、葡萄球菌等。起病急，咽痛明显，伴发热、畏寒，体温可达39℃以上。查体可发现咽部明显充血，扁桃体肿大、充血，表面有黄色脓性分泌物。有时伴有颌下淋巴结肿大、压痛，而肺部查体无异常体征。

三、检查

1. 血液检查

因多为病毒性感染，白细胞计数常正常或偏低，伴淋巴细胞比例升高。细菌感染者可有白细胞计数与中性粒细胞增多和核左移现象。

2. 病原学检查

因病毒类型繁多，且明确类型对治疗无明显帮助，一般无须明确病原学检查。必要时可用免疫荧光法、酶联免疫吸附法、血清学诊断或病毒分离鉴定等方法确定病毒的类型。细菌培养可判断细菌类型并做药物敏感试验以指导临床用药。但上感一般不需要做这些检查，此类检查只适合研究时使用。

四、治疗

治疗原则以支持治疗和对症治疗为主，防止并发症。

1. 支持治疗

休息、多饮水；注意呼吸道隔离；预防并发症。

2. 病因治疗

抗病毒药物常用利巴韦林，也可使用银翘散、大青叶、板蓝根冲剂等中药治疗，一般不用抗生素。细菌性上呼吸道感染或病毒性上呼吸道感染继发细菌感染者，可选用抗生素治疗，常选用青霉素类、头孢菌素类及大环内酯类抗生素等。如为链球菌感染或既往有肾炎或风湿热病史者，应用青霉素类或红霉素类10 ~ 14天。

3. 对症治疗

高热者给予物理降温或药物降温（如对乙酰氨基酸或布洛芬）；高热惊厥者给予镇静、止惊处理；咽痛者含服咽喉片。

五、护理

（一）护理评估

1. 健康史

（1）评估患儿的年龄、营养状态及生长发育史。

（2）了解患儿有无反复呼吸道感染史，发病前有无“受凉”史，有无类似疾病接触史，有无佝偻病、营养不良、先天性心脏病、贫血史等。

2. 身体状况

潜伏期 1 ~ 3 天，起病多较急。由于年龄、体质、病原体及病变部位的不同，病情的缓急、轻重程度也不同。年长儿症状较轻，婴幼儿则较重。

（1）一般类型的上呼吸道感染。

1）症状。①局部症状：主要为鼻咽部的症状，如鼻塞、喷嚏、流涕、干咳、咽部不适和咽痛等，多于 3 ~ 4 天内痊愈。新生儿和小婴儿常可因鼻塞而出现张口呼吸或拒乳。②全身症状：发热、头痛、烦躁不安、全身不适等。部分患儿有食欲缺乏、呕吐、腹痛、腹泻等消化道症状，腹痛多为脐周阵发性疼痛，多为暂时性，无压痛，可能是发热引起的发射性肠蠕动亢进或蛔虫骚动。如腹痛持续存在，多为并发急性肠系淋巴结炎，注意与急性阑尾炎相区别。

婴幼儿起病急，以全身症状为主，多有发热，体温可高达 39 ~ 40℃，热程两三天至一周不等。由于突发高热，可引起惊厥，退热后，惊厥及其他神经症状消失，一般情况良好。年长儿以局部症状为主，全身症状较轻，无热或轻度发热。

2）体征：检查可见咽部充血，扁桃体充血肿大，可有脓性分泌物，有时可见颈部及颌下巴结肿大且有压痛。肺部听诊一般正常。肠道病毒感染者可出现不同形态的皮疹。

（2）特殊类型的上呼吸道感染。

1）疱疹性咽峡炎：由柯萨奇病毒 A 组引起，夏秋季发病率高，可散发或流行，传染性强，潜伏期约 4 天。起病急骤，临床表现为高热、咽痛、流涎、畏食、呕吐等。主要体征为咽部充血，在咽弓、腭垂、软腭的黏膜上可见数个至数十个直径 1 ~ 3 mm 的灰白色小疱疹，周围有红晕，1 ~ 2 日破溃后形成溃疡。病程约 1 周，很少有并发症。

2）咽 – 结膜热：由腺病毒 3、7 型引起，春夏季多见，可造成小流行。临床表现以发热、咽炎和滤泡性结膜炎三联征同时存在为特征，但不必都具备，流行时可能只有咽炎或结膜炎。体检时可见咽部充血，可见白色点块状分泌物，周围无红晕，易于剥离；一侧或双侧滤泡性结膜炎，可伴球结膜出血，但分泌物不多；颈及耳后淋巴结增大。病程约 1 周。

（3）并发症：上呼吸道感染可并发鼻窦炎、中耳炎、喉炎、咽后壁脓肿、颈淋巴结炎、支气管炎、支气管肺炎等，其中肺炎是婴幼儿时期最严重的并发症。年长儿若患链球菌性上感，可引起急性肾炎、风湿热。

（二）护理问题

1. 舒适受损

与咽痛、鼻塞等有关。

2. 体温过高

与上呼吸道炎症有关。

3. 潜在并发症

高热惊厥、中耳炎、鼻窦炎、咽后壁脓肿、急性肾炎等。

（三）预期目标

（1）患儿鼻塞、咽痛缓解，不影响正常的饮食、睡眠。

（2）患儿体温恢复和维持正常。

（3）患儿无并发症发生或发生时能够得到及时有效的处理。

（四）护理措施

1. 提高患儿的舒适度

（1）保持室内空气清新，室温维持在 18 ～ 22℃，湿度以 60% 为宜，以减少空气对呼吸道的刺激。

（2）婴幼儿餐后可喂少量温开水以清洗口腔，年长儿饭后应及时漱口，口唇上可涂润唇膏或油类以避免干燥。

（3）保持呼吸道通畅，及时清理分泌物。

1）鼻咽部护理：及时清除鼻腔及咽喉部分泌物与干痂，保持鼻孔周围清洁，可用凡士林或液状石蜡等涂抹鼻周皮肤及鼻部黏膜，以减轻分泌物的刺激。咽部不适时，可给予润喉片或雾化吸入。

2）鼻塞严重的患儿护理：可先清除鼻腔分泌物，后用 0.5% 麻黄碱液滴鼻，每天 2 ～ 3 次，每次 1 ～ 2 滴。对因鼻塞妨碍吸吮的婴儿，宜在哺乳前 15 分钟滴鼻，使鼻腔通畅，保证吸吮。

3）预防并发症：嘱患儿不要用力擤涕，以免炎症经咽鼓管向中耳发展，引起中耳炎。

2. 维持体温正常

（1）保证患儿有足够的休息时间，尽量减少活动，如有高热者应卧床休息，并经常更换体位。做好呼吸道隔离，与其他患儿分室居住。

（2）给予易消化和富含维生素（特别是维生素 C）的清淡饮食，少量多餐并经常变换食物种类。婴儿哺乳必须取头高位或抱起半卧位哺喂，呛咳严重者用滴管或小勺慢慢喂，以免进食用力或呛咳而加重病情。鼓励患儿多饮水，特别是大量出汗后应补足水分，必要时进行静脉补充营养和水分。

（3）发热患儿每 4 小时测量一次体温，超高热或有高热惊厥者，每 1 ～ 2 小时测量一次。当体温超过 38.5℃时，给予正确、合理的降温措施，如头部冷湿敷、腋下及腹股沟放置冰袋，温水擦浴，冷盐水灌肠。

（4）遵医嘱给予退热剂，防止高热惊厥的发生，特别是既往有高热惊厥史的患儿更要注意及时降温，退热剂后鼓励多饮水；高热惊厥患儿使用镇静剂，注意观察疗效及不良反应；遵医嘱使用抗病毒药物，合并细菌感染者使用抗生素，使用抗生素前应询问有无过敏史，用前严格进行皮试，观察有无变态反应发生。

3. 密切观察病情变化，防止并发症发生

警惕高热惊厥的发生。应经常检查口腔黏膜及皮肤有无皮疹，注意咳嗽的性质及神经系统症状等，以便及早发现麻疹、百日咳、猩红热及流行性脑脊髓膜炎等急性传染病。注意观察咽部充血、水肿、化脓情况，怀疑有咽后壁脓肿时，应及时报告医师，同时要注意防止脓肿破溃后脓液流入气管引起窒息。

（五）健康教育

（1）向患儿家长介绍有关上呼吸道感染的知识，讲解上呼吸道感染的病因、预防要点和护理要点。

（2）宣传上呼吸道感染预防的相关知识，在上呼吸道感染的高发季节，小儿应少去人多的公共场所。

（3）提供营养指导家长合理喂养，提倡母乳喂养，及时添加辅食，保证足量的蛋白质和维生素摄入，纠正偏食。

（4）做好出院健康指导及预防宣传，嘱家长出院后按医嘱继续给患儿用药，定期进行健康检查。按时预防接种。患有营养不良、佝偻病、营养性贫血及先天性心脏病的患儿应积极治疗，增强抵抗力，减少呼吸道感染的发生。

（六）护理评价

经过治疗和护理，患儿鼻腔通畅、咽部肿胀消失；体温维持在 36.0 ~ 37.0℃；心肺功能完好，无其他并发症发生。

（冯淑言）

第三节 支气管肺炎

一、概述

支气管肺炎又称为小叶性肺炎，是小儿时期最常见的肺炎，全年均可发病，以冬春寒冷季节较多。在我国，肺炎患儿占住院儿童总人数的 24.5% ~ 56.2%，其中婴幼儿肺炎住院数为学龄儿童的 39.5 倍。营养不良、维生素 D 缺乏性佝偻病、先天性心脏病、低出生体重儿等均易发生本病。

多为上感和支气管炎蔓延所致，亦可继发于麻疹、百日咳等呼吸道传染病后。病原体常由呼吸道侵入，少数经血行入肺。常见病原体为细菌和病毒，一般支气管肺炎最常见的病原体为肺炎双球菌，占细菌性肺炎的 90% 以上。其他细菌有链球菌、葡萄球菌、流感嗜血杆菌、大肠埃希菌、肺炎杆菌等。常见的病毒为腺病毒、呼吸道合胞病毒、流感病毒、副流感病毒等。病毒性肺炎发病率近年有上升趋势。

病原体侵入呼吸道以后，由于机体抵抗力低下，病变不能局限，炎症向下蔓延至支气管、细支气管及肺泡。病变呈点片状播散性分布，多见于两肺下叶。病变以肺组织充血、水肿、炎症浸润为主，肺泡内充满渗出物。炎症使呼吸道黏膜增厚及下呼吸道阻塞而导致通气与换气功能障碍，主要表现为低氧血症，重症尚可出现高碳酸血症。高碳酸血症是由于通气不足二氧化碳潴留所致。换气不足则导致动脉血氧分压（PaO_2）和动脉血氧饱和度（SaO_2）降低，严重者出现发绀。若严重缺氧（PaO_2 及 SaO_2 降低）又有 CO_2 排出受阻、$PaCO_2$ 增高，则可发生呼吸衰竭。由于缺氧、二氧化碳潴留及病原体毒素和炎性物质的吸收，可导致机体细胞酶代谢失常和器官功能障碍。

二、临床表现

（一）一般肺炎

一般肺炎主要临床表现为发热、咳嗽、气促，肺部固定性的中、细湿啰音，典型的临床表现包括以下几方面。

1. 全身症状

起病急骤或迟缓，骤发的有发热、呕吐、烦躁及喘憋等症状。发病前可先有数天轻度上呼吸道感染症状，热型不定，多为不规则发热，亦可为弛张热或稽留热。早期体温多在 38 ~ 39℃，亦可高达 40℃左右，大多为弛张型或不规则发热，新生儿可不发热或体温不升高，弱小婴儿大多起病迟缓、发热不高，咳嗽与肺部体征均不明显，常见呛奶、呕吐或呼吸困难，呛奶有时很显著，每次喂奶时可由鼻孔溢出。腋温＞ 38.5℃，伴三凹征，尤其胸壁吸气性凹陷和呼吸增快（除因哭吵、发热等所致者）应视为病情严重。

2. 咳嗽

咳嗽及咽部痰声一般在早期就很明显。早期为干咳，极期咳嗽可减少，恢复期咳嗽增多、有痰。新生儿、早产儿可无咳嗽，仅表现为口吐白沫等。

3. 气促

多发生于发热、咳嗽之后，呼吸浅表，呼吸频率加快（2 个月内≥ 60 次 / 分，2 ~ 12 个月≥ 50 次 / 分，1 ~ 5 岁≥ 40 次 / 分，大于 5 岁≥ 30 次 / 分），重症者呼吸时呻吟，可出现发绀，呼吸和脉搏的比例从 1 ∶ 4 上升为 1 ∶ 2 左右。

4. 呼吸困难

常见呼吸困难，口周或指甲青紫及鼻翼翕动，重者呈点头状呼吸、三凹征、呼气时间延长等。有些患儿头向后仰，以便较顺利地呼吸，若使患儿被动地向前屈颈时，抵抗很明显，这种现象应和颈肌强直有所区别。呼吸困难对肺炎的提示意义比呼吸增快更大。

5. 肺部固定中、细湿啰音

胸部体征早期可不明显或仅呼吸音粗糙或稍减低，以后可闻及固定的中、细湿啰音或捻发音，往往在哭闹、深呼吸时才能听到。以背部两侧下方及脊柱两旁较多，于深吸气末更为明显。叩诊正常或有轻微的叩诊浊音或减低的呼吸音。但当病灶融合扩大累及部分或整个肺叶时，可出现相应的肺实变体征。如果发现一侧肺有明显叩诊浊音或（和）呼吸音降低则应考虑有无合并胸腔积液或脓胸。

（二）重症肺炎

重症肺炎除呼吸系统严重受累外，还可累及循环、神经和消化等系统，出现相应的临床表现如下。

1. 呼吸衰竭

由于严重的缺氧及毒血症，2 个月 ~ 5 岁儿童出现胸壁吸气性凹陷或鼻翼翕动或呻吟之一表现者，提示有低氧血症，为重度肺炎，需及时进行血气分析。肺炎患儿出现烦躁不安，提示很可能缺氧，而缺氧者可以无发绀。

2. 循环系统

较重肺炎患儿常见心力衰竭，表现为：①安静状态下呼吸频率突然加快，超过 60 次 / 分；②心率突然加快，＞ 160 ~ 180 次 / 分；③骤发极度烦躁不安，明显发绀，面色发灰，指（趾）甲微血管充盈时间延长；以上三项不能用发热、肺炎本身和其他并发症解释者；④心音低钝，奔马律，颈静脉怒张；⑤肝脏显著增大或在短时间内迅速增大；⑥少尿或无尿，颜面眼睑或双下肢水肿。亦有学者认为，上述症状只是肺炎本身的表现，不能用其他原因解释者即应考虑心力衰竭，颜面、四肢水肿为充血性心力衰竭的征象。有时四肢发凉、口周灰白、脉搏微弱则为末梢循环衰竭征象。

3. 神经系统

在确认肺炎后出现下列症状与体征者，可考虑为缺氧中毒性脑病：①烦躁、嗜睡，眼球上蹿、凝视；②球结膜水肿，前囟隆起；③昏睡、昏迷、惊厥；④瞳孔改变：对光反应迟钝或消失；⑤呼吸节律不整，呼吸心跳解离（有心跳，无呼吸）；⑥有脑膜刺激征，脑脊液检查除压力增高外，其他均正常。在肺炎的基础上，除高热惊厥、低血糖、低血钙及中枢神经系统感染（脑炎、脑膜炎）外，如有①、②项提示脑水肿，伴其他一项以上者可确诊。

4. 消化系统

严重者发生缺氧中毒性肠麻痹时表现为频繁呕吐、严重腹胀、呼吸困难加重，听诊肠鸣音消失。重症患儿还可呕吐咖啡样物，大便潜血阳性或柏油样便。

5. 抗利尿激素异常分泌综合征（SIAHD）

①血钠≤ 130 mmol/L，血渗透压＜ 275 mmol/L；②肾脏排钠增加，尿钠≥ 20 mmol/L；③临床上无血容量不足，皮肤弹性正常；④尿渗透摩尔浓度高于血渗透摩尔浓度；⑤肾功能正常；⑥肾上腺皮质功能正常；⑦抗利尿激素（ADH）升高。若 ADH 不升高，则可能为稀释性低钠血症。SIAHD 与中毒性脑病有时表现类似，但治疗完全不同。

6. 弥散性血管内凝血（DIC）

可表现为血压下降，四肢凉，脉速而弱，皮肤、黏膜及胃肠道出血。

三、检查

1. 血常规

细菌性肺炎患儿白细胞总数大多增高，但重症金葡菌或革兰阳性杆菌肺炎，白细胞可不高或降低。病毒性肺炎，白细胞数可降低或正常。

2. 细菌检查

血培养、咽培养、痰培养阳性，血、尿细菌抗原阳性有助于诊断。

3. 病毒及其他病原学检查

病毒学检查以病毒分离最为可靠，特异性高。血清学检查特异性抗体有诊断意义，PCR 检测标本中病毒 DNA 可早期快速诊断。支原体病原学检查中冷凝集试验非特异性，特异性诊断方法为支原体培养和血清抗体测定及 PCR 检测。

4. 血气分析

有助于对重症肺炎呼吸衰竭的诊断。

5. X 线检查

早期肺纹理增强，肺野透明度降低，以后见两肺中下野有大小不等的点片状阴影，或融合成片状阴影，亦可有肺气肿、肺不张征象。

四、治疗

应采取综合措施，积极控制炎症，改善肺的通气功能，防止并发症。

（一）一般治疗

保持室内空气流通，室温以 18 ~ 20℃为宜，相对湿度为 60%。保持呼吸道通畅，及时清除上呼吸道分泌物，变换体位，以利痰液排出。加强营养，饮食应富含蛋白质和维生素、少量多餐，重症不能进食者，可给予静脉营养。不同病原体肺炎患儿宜分室居住，以免交叉感染。

（二）病原治疗

按不同病原体选择药物。

1. 抗生素疗法

抗生素主要用于细菌性肺炎，或疑为病毒性肺炎合并细菌感染者。选用抗生素时应考虑病情轻重程度、病原种类、给药途径。

病原未明确时，轻症，选用青霉素肌内注射，或口服磺胺类药物；重症，选用两种抗生素联合使用，最好静脉给药。

疑为肺炎链球菌肺炎，首选青霉素；金葡菌肺炎选用新型青霉素、红霉素、先锋霉素等；大肠埃希菌肺炎，可用庆大霉素、卡那霉素、氨苄西林。用药 3 天无效或病情加重，应更换其他抗生素。

近年来，由于大量应用广谱抗生素或联合使用多种抗生素，导致耐药菌株增加、菌群紊乱，从而使肺炎的病原学发生变化。肺炎球菌肺炎虽仍占有一定位置，链球菌肺炎已少见，而耐药的金黄色葡萄球菌、革兰阴性杆菌引起的肺炎日渐增多。对于金黄色葡萄球菌肺炎应选用敏感抗菌药物，且足量、联合用药，长疗程及静脉给药。不耐药者选用青霉素 G、半合成青霉素、头孢菌素或红霉素，先静脉给药，疗程约 4 周。有并发症时间可延长。

国外报道采用大剂量青霉素 G 静脉滴注，剂量为每日 5 万 ~ 30 万 U/kg，分 4 ~ 6 次静脉给药，同时给予苯甲异恶唑青霉素（新型青霉素Ⅱ）每日 50 ~ 100 mg/kg，分 2 ~ 3 次静脉滴注；第 3 种药物为红霉素或氯洁霉素，每日 10 ~ 25 mg/kg 静脉给药，直至患者体温下降后，再考虑改用口服药。至少用 2 周。新型青霉素Ⅱ、邻氯青霉素钠、双氯青霉素钠均为有效的抗金葡菌药物。可用红霉素及新青霉素Ⅱ、先锋霉素Ⅰ等 1 种或 2 种联合应用。白霉素为国产新抗生素，静脉给药对金黄色葡萄球菌感染治疗不良反应小，效果良好。如对青霉素敏感的菌株，可单独用大剂量青霉素 G 静脉滴注，小儿剂量每日 10 万 ~ 40 万 U/kg，静脉给药。如对青霉素过敏，可选用头孢菌素或氯洁霉素或万古霉素。

2. 抗病毒治疗

目前尚无理想的抗病毒药物，常用于临床的有：

（1）三氮唑核苷：为广谱抗病毒药物，可抑制多种 RNA 及 DNA 病毒，每日 10 mg/kg，肌内注射或静脉滴注，对呼吸道合胞病毒、腺病毒均有效。

（2）干扰素：具有对巨噬细胞、NK 细胞的激活作用，使病毒不能在细胞内复制，抑制其扩散。人 α－干扰素对病毒性肺炎有效，雾化吸入局部治疗比肌内注射疗效好，可早期应用，疗程 3 ~ 5 天。

（3）聚肌胞：为干扰素诱导剂，能增强机体抗病毒能力。2 mL 肌内注射，每日 1 次。

（4）阿昔洛韦：剂量为每日 20 ~ 30 mg/kg，分 3 次静脉滴注，疗程 5 ~ 7 天。有广谱抗病毒作用，是抗疱疹病毒首选药物治疗。

（三）对症治疗

1. 氧疗

凡具有低氧血症者，呼吸困难、喘憋、口唇发绀、面色苍灰等时应立即给氧。一般采取鼻前庭给氧，氧流量为 0.5 ~ 1 L/min；氧浓度不超过 40%；氧气应湿化，以免损伤气道纤毛上皮细胞和痰液变黏稠。缺氧明显者可用面罩给氧，氧流量为 2 ~ 4 L/min，氧浓度为 50% ~ 60%。若出现呼吸衰竭，则应使用人工呼吸器。

2. 退热

高热时用物理降温或用退热药物。

3. 镇静

咳嗽频繁，影响睡眠，或烦躁不安者可用小量镇静剂，复方氯丙嗪每次 0.5 ~ 1 mg/kg 肌内注射；惊厥者可选用苯巴比妥钠每次 5 ~ 8 mg/kg 肌内注射，或安定每次 0.1 ~ 0.3 mg/kg 肌内注射或静脉滴注，或水合氯醛灌肠每次 50 mg/kg。

4. 止咳化痰

溴已胺每次 2 ~ 4 mg，每日 3 次。氯哌啶每次 0.5 ~ 1 mg/kg。咳必清每次 0.5 ~ 1 mg/kg。0.5% 可待因糖浆每次 0.1 mL/kg，每日 1 ~ 3 次。右美沙芬每次 0.3 mg/kg，每日 3 次。α－糜蛋白酶每次 2.5 ~ 5 mg，每日 1 ~ 2 次，肌内注射或雾化吸入。

5. 止喘

可用复方氯丙嗪，每次 1 mg/kg，每 6 小时 1 次肌内注射，也可用氨茶碱每次 2 ~ 4 mg/kg，稀释于 10% 葡萄糖液 20 ~ 40 mL 中缓慢静脉注射。还可选用地塞米松 2.5 ~ 5 mg，异丙基肾上腺素 1 mg，红霉素 100 mg，α – 糜蛋白酶 5 mg，每 6 ~ 8 小时以超声气雾器治疗 1 次。严重者可给氢化可的松每次 5 ~ 10 mg/kg，加入葡萄糖中静脉滴注或地塞米松静脉注射。

6. 腹胀

新斯的明每日 0.01 ~ 0.02 mg/kg 肌内注射。酚妥拉明每次 0.5 ~ 1 mg/kg 静脉滴注。2% 肥皂水灌肠后，保留肛管排气。松节油 2 ~ 4 mL，加生理盐水 200 ~ 300 mL，灌肠。泛酸钙每日 5 ~ 10 mg/kg。低钾腹胀可服氯化钾 0.15 g/kg。

（四）液体疗法

对不能进食者，可进行输液治疗。总液量以每日 60 ~ 80 mL/kg 为宜，婴幼儿用量可偏大，较大儿童则应相对偏小。对高热、喘重或微循环功能障碍的患儿，由于不显性失水过多，总液量可偏高。急性期患者易发生钠潴留，故钠的入量不宜过多，一般不合并腹泻者，每日不应超过 3 mmol/kg（相当于生理盐水 20 mL/kg），将液体配制成 10% 葡萄糖与生理盐水之比成 4 ∶ 1 或 5 ∶ 1 的混合液。静脉滴注速度不可太快，应控制在每小时 5 mL/kg 以下。输液时间不可太长，以免影响患儿休息和变换体位，能口服时立即停止输液。严重患儿可考虑输血浆或全血，以增强抵抗力，一般每次 20 ~ 50 mL，必要时每日或隔日一次，连输 2 ~ 3 次。对于明显脱水、酸中毒的患儿，可用 1/3 ~ 1/2 等渗的含钠液补足累积丢失量，然后用上述液体维持生理需要。

有些病程较长的严重患儿或大量输液时，可出现低钙血症，有手足搐搦或惊厥，应静脉缓慢输入 10% 葡萄糖酸钙 10 ~ 20 mL。有时可发生低钠血症，患儿体重增加，有水肿、神志障碍，甚至惊厥、肌无力等症状，严重者可呈呼吸浅表以至衰竭样呼吸。如血钠降至 125 mmol/L 以下，应在限制液体入量的同时，注射高渗盐水（3% 盐水 6 ~ 12 mL/kg，于 1 ~ 4 小时内静脉滴入，可使血液的钠量提高 5 ~ 10 mmol/L）。这类患儿的水肿，忌用双氢克尿噻等利尿药，以免加重低钠血症。患肺炎时食欲减退，钾入量过少，但由于组织消耗，常可释放钾，因此血钾不一定降低。如血钾低者应适当补充钾盐。

（五）糖皮质激素的应用

糖皮质激素可减少炎性渗出物，解除支气管痉挛，改善血管通透性，降低颅内压，改善微循环。适应证：①中毒症状明显；②严重喘憋；③伴有脑水肿、中毒性脑病、感染性休克、呼吸衰竭等；④胸膜有渗出。常用地塞米松，每日 2 ~ 3 次，每次 2 ~ 5 mg，疗程 3 ~ 5 日。

（六）物理疗法

对病程迁延、肺部啰音经久不消的患儿，可用超短波、红外线等照射胸部，每日 1 次。亦可用芥末泥敷胸、松节油热敷或拔火罐等，能促进肺部渗出吸收及啰音消失。

（七）并发症治疗

1. 心力衰竭的治疗

首选西地兰或毒毛旋花子甙或地高辛。西地兰剂量：0.01 ~ 0.015 mg/kg 静脉注射或加入小壶中静脉滴注；必要时 2 ~ 3 小时可重复 1 次，以后改为地高辛。不太急的病例，一开始就可以应用地高辛，＜ 2 岁 0.04 ~ 0.06 mg/kg，＞ 2 岁 0.03 ~ 0.04 mg/kg。首次用剂量的 2/5，以后每 6 ~ 8 小时给 1/5 量。末次给药 12 小时后开始用维持量，维持量为剂量的 1/5，分 2 次服。静脉注射为口服量的 3/4。

2. 中毒性脑病

纠正缺氧最重要。可静脉推注甘露醇每次 1 ~ 1.5 g/kg，根据病情需要，可每日 4 次；地塞米松每日 2 ~ 5 mg；呋塞米每次 1 ~ 2 mg/kg，静脉推注或肌内注射。

3. DIC 治疗

积极治疗肺炎，纠正缺氧、酸中毒，改善微循环，注意补充液量每日 70 ~ 90 mL/kg，可应用潘生丁 10 mg 每 6 小时 1 次肌内注射或肝素每次 50 U/kg 每 6 小时 1 次静脉应用。

五、护理

（一）一般护理

（1）绝对卧床休息，保持室内清洁、空气新鲜、环境安静。定时变换体位，轻拍背部，以减轻肺部充血。

（2）给高热量、高维生素、易消化的流质、半流质饮食，并保证充足水分。

（3）保持呼吸道通畅，鼻及咽喉部分泌物过多可致呼吸困难，应及时排出。痰液黏稠可给予雾化吸入，促使痰液湿化，以利咳出。痰多可用祛痰剂。

（4）做好口腔护理，防止发生口腔炎，增进食欲。

（5）加强皮肤护理，衣着要合适而宽大，勤换尿布。保持皮肤清洁，经常翻身，防止发生皮肤并发症。

（二）病情观察与护理

1. 密切观察病情变化，应注意以下几点

（1）定时准确地测量体温、脉搏、呼吸等生命体征。发热者按发热患者行常规护理。

（2）观察神志情况、瞳孔的变化及肌张力等，若有嗜睡、烦躁、昏迷、呼吸不规则、肌张力增高等，立即与医师联系进行抢救。

（3）观察心力衰竭情况，如患儿表现呼吸困难突然加重、烦躁不安、多汗、面色苍白或紫绀、心音低钝、心率增快、肝脏短期内迅速增大、肺部湿性啰音增多时，应及时报告医师纠正心衰。

（4）观察呼吸困难及缺氧程度、呼吸的速率及节律、口唇有无紫绀，以及鼻翼翕动、张口呼吸、抬肩、三凹征等，以判断缺氧程度，及时发现呼吸衰竭的情况。

2. 注意患儿的缺氧程度

及时给予氧疗。一般情况下，轻度缺氧者不必输氧，可采用冷空气疗法以改善症状；中度缺氧者间歇给氧；重度缺氧者持续给氧，一般用面罩法。新生儿肺炎应尽早给氧，不要等到呼吸困难明显时再给氧。因为新生儿缺氧症状有时不明显，仅表现鼻唇沟的发青，有时口吐泡沫，故应引起重视。

3. 注意观察体温变化

高热者按发热行常规护理。新生儿体温若低于正常或体温不升，应予保暖或置入暖箱，并加强巡回。

4. 烦躁不安的患儿

可按医嘱使用镇静剂，用药后注意药效及反应，并尽量减少打扰和刺激，保持安静，以利于休息。

5. 对于进食困难、摄入量不足或须静脉给药者

可采用静脉补液。但重症肺炎常有水、钠潴留，为减轻心脏负担，水分和钠的入量应予限制，静脉输液速度宜慢，以防输液量过多、输液速度过快而发生肺水肿和心衰。婴幼儿及心衰者静脉滴注速度每分钟不超过 8 滴，儿童每分钟不超过 15 滴。呼吸性酸中毒合并代谢性酸中毒须用碱性药物时，应首选氨基丁三醇（THAM），但该药碱性强，滴注时应防止漏至血管外，以免引起局部红肿、坏死；滴注速度不能过快，以防呼吸抑制、低血压、低血糖等发生。

6. 重症肺炎患儿

常有微循环障碍甚至可引起 DIC，可表现为血压下降、四肢发凉、脉弱而速、皮肤黏膜及胃肠道出血等症状，应及时做好凝血的检查及采取相应措施。

7. 观察、处理腹部并发症

注意检查腹部体征，若出现腹胀，应查找原因并进行针对性处理。对于低钾引起的腹胀，应给予 10% 的氯化钾口服或加入葡萄糖液中静脉缓滴；肠胀气明显者行肛管排气，必要时肌内注射新斯的明。

8. 密切观察病情

及时发现并发症并给予相应处理。对胸腔闭式引流者，在严格无菌技术操作下，每日更换水封瓶，观察并记录排出物颜色、量及性质，保持引流装置的密闭性。

（三）健康教育

指导患儿加强营养、增强体质。进食高蛋白、高维生素食物，开展户外活动，进行体格锻炼，尤其加强呼吸运动锻炼，改善呼吸功能。教育患儿咳嗽时用手帕或纸捂嘴，尽量使痰飞沫勿向周围喷射。不随地吐痰，防止病菌污染空气而传染他人。易患呼吸道感染的患儿，在寒冷季节或气候骤变外出时，应注意保暖，避免着凉。让家长了解呼吸道感染常用药物的名称、剂量、用法及常见不良反应，使疾病在早期得到及时处理。

（四）护理评价

经过治疗和护理，患儿能维持正常的呼吸功能；能有效咳嗽，呼吸道通畅；体温维持在 36.0 ~ 37.0℃；营养状况良好，体重恢复正常；能维持足够的心排血量，无其他并发症发生；住院过程中得到一定的照顾，焦虑、恐惧情绪减轻。

（冯淑言）

第四节　口炎

一、概述

口炎是指由于病毒、细菌、真菌或螺旋体引起口腔黏膜的炎症。可单独发病，亦可继发全身疾病，如急性感染、腹泻、营养不良、维生素 B 或维生素 C 缺乏、久病体弱等。本病多见于婴幼儿期。食具不洁、口腔卫生不良或由于各种疾病导致机体抵抗力下降等因素，均有利于口炎的发生。如病变仅局限于舌、齿龈、口角，亦可称为舌炎、齿龈炎或口角炎。

（1）婴幼儿口腔黏膜柔嫩，血管丰富，唾液腺分泌少，口腔黏膜比较干燥，易于微生物繁殖。

（2）食具不洁、口腔卫生不良或由于各种疾病导致机体抵抗力下降等因素均易引起口炎的发生。

（3）营养不良、腹泻、长期使用广谱抗生素或糖皮质激素的患儿。

（4）机械（如布或棉花擦伤口腔）、物理（如饮食过烫）等因素。

二、临床表现

1. 卡他性口腔炎

口腔黏膜普遍充血、水肿，有大量黏稠液分泌，有烧灼感和疼痛感。表皮易剥脱，对刺激和食物敏感，一般无溃疡，严重时局部淋巴结肿大。

2. 细菌感染性口炎

口腔黏膜普遍充血、水肿，表面出现大小不等、边界清楚的糜烂面，并有纤维素渗出物形成的假膜；剥脱假膜则呈现出血面，不久又有假膜覆盖。有时出现浅溃疡。假膜多为暗灰白色。患处疼痛明显，流涎增多，伴有轻微口臭。所属淋巴结肿大，体温升高，有时伴寒战。全身症状数日内可消退，但局部症状仍持续一段时间。

3. 鹅口疮

可见口腔黏膜表面覆盖白色乳凝块样小点或小片状物，可逐渐融合成大片，不易擦去，周围无炎症反应，强行剥离后局部黏膜潮红、粗糙，可有溢血，不痛，不流涎，一般不影响吃奶，无全身症状；重症则整个口腔均被白色斑膜覆盖，甚至可蔓延到咽、喉头、食管、气管、肺等处而危及生命。重症患儿可伴低热、拒食、吞咽困难。取白膜少许放玻片上加 10% 氢氧化钠 1 滴，在显微镜下可见真菌的菌丝和孢子。

4. 疱疹性口腔炎

起病时发热可达 38 ~ 40℃，1 ~ 2 天后，齿龈、唇内、舌、颊等多部位黏膜出现单个或成簇的小疱疹，直径约 2 mm，周围有红晕，迅速破溃后形成溃疡，有黄白色纤维素性分泌物覆盖，多个溃疡可融合成不规则的大溃疡，有时累及软腭、舌和咽部。由于疼痛剧烈，患儿可表现拒食、流涎、烦躁，所属淋巴结经常肿大，有压痛。体温 3 ~ 5 天后恢复正常，病程 1 ~ 2 周。局部淋巴结肿大可持续 2 ~ 3 周。

三、检查

（1）显微镜下可见真菌的菌丝和孢子。

（2）病原学涂片染色可见大量细菌。

（3）血常规白细胞总数和中性粒细胞数显著增多。

四、治疗

治疗原则：加强口腔护理，局部合理用药；调整饮食，减轻疼痛；监测体温，做好皮肤护理和健康指导。

1. 卡他性口腔炎

保持口腔卫生。发病后加强口腔护理。病情轻者可不做任何处理，疼痛明显时可局部涂冰硼散、蒙脱石散等。

2. 细菌感染性口炎

做好口腔护理，多清洗口腔（不用氧化剂如过氧化氢溶液），黏膜病损清洗后，可局部涂药，如 2.5% 金霉素鱼肝油、锡类散、冰硼散、蒙脱石散等。重症多与全身情况有关，应治疗全身性疾病。

3. 鹅口疮

不需口服抗真菌药物。可用 2% 碳酸氢钠溶液于哺乳前后清洁口腔。或局部涂抹 10 万 ~ 20 万 U/mL 制霉菌素鱼肝油混悬溶液，每日 2 ~ 3 次。亦可口服肠道微生态制剂，纠正肠道菌群失调，抑制真菌生长。应注意哺乳卫生，加强营养，适当增加维生素 B_2 和维生素 C。婴儿室应注意隔离和哺乳的消毒，以预防传播此病。

4. 疱疹性口腔炎

口腔清洁，多饮水，禁用刺激性药物。局部可涂疱疹净抑制病毒，亦可喷撒西瓜霜、锡类散等。为预防继发感染可涂 2.5% ~ 5% 金霉素鱼肝油。疼痛严重者可在餐前用 2% 利多卡因涂抹局部。食物以微温或凉的流质为宜。发热时可用退热剂，有继发感染时可用抗生素。

五、护理

（一）护理问题

1. 口腔黏膜改变

与口腔不洁、护理不当、抵抗力下降有关。

2. 营养失调：低于身体需要量

与疼痛引起拒食有关。

3. 体温过高

与感染有关。

4. 疼痛

与口腔黏膜溃疡有关。

5. 知识缺乏

家长缺乏预防和护理知识。

（二）预期目标

（1）患儿口腔黏膜恢复完整。

（2）患儿能进食愉快。

（3）患儿体温恢复和维持正常。

（4）患儿口腔疼痛好转。

（5）患儿家长掌握疾病相关知识。

（三）护理措施

1. 加强口腔护理

（1）鼓励多饮水，可少量多次，进食后漱口，保持口腔黏膜湿润和清洁，减少细菌在口腔内繁殖。

（2）鹅口疮患儿用2%碳酸氢钠溶液于哺乳前后清洁口腔，局部涂抹10万～20万U/mL制霉菌素鱼肝油混悬溶液，每日2～3次；可口服肠道微生态制剂，纠正肠道菌群失调；适当补充维生素B_1和维生素C。疱疹性口腔炎患儿多饮水，食物以微温或凉的流质为宜，禁用刺激性、腐蚀性、酸性或过热的食品、饮料及药物；局部可涂疱疹净、锡类散、冰硼散等，也可喷西瓜霜；为预防感染可涂金霉素鱼肝油。溃疡性口炎患儿用0.1%利凡诺溶液漱口，每日1～2次；1%～3%过氧化氢清洗溃疡面，涂锡类散、抗生素软膏等。

（3）局部涂药时应采用正确的方法。

1）涂药前，应先将纱布或干棉球放在颊黏膜腮腺管口处或舌系带两侧，以隔断唾液，用棉球将病变部黏膜表面水分吸干后方能涂药，以达到局部用药的目的。

2）涂药后嘱患儿闭口10分钟，然后将隔离唾液的纱布或棉球取出，并叮嘱患儿及家长不可立即漱口、饮水或进食。

（4）护理时动作要轻、快、准，以免引起患儿口腔疼痛，从而减少对护理产生恐惧。

2. 给予合理营养

（1）以高热量、高蛋白、富含维生素的微温或凉流质或半流质为宜，少量多餐。

（2）食物的温度应适宜，以减少对口腔黏膜的刺激。

（3）对不能进食者，应给予肠道外营养，以确保能量及水分供给。

（4）患儿使用的食具应煮沸消毒或高压灭菌消毒。

3. 维持体温正常

（1）每 2 ~ 4 小时测体温，必要时随时监测。体温超过 38.5℃时，给予物理降温，如冷敷、冰敷、温水浴及酒精擦拭，小婴儿可通过松解包被、衣服等降温，必要时遵医嘱予以药物降温。

（2）观察退热效果，做好皮肤护理。

4. 疼痛管理

对于口腔疼痛严重者，可遵医嘱在进食前、口腔涂药前用 2% 利多卡因涂抹局部，同时避免摄入刺激性食物。流涎者及时清除流出物，保持皮肤干燥、清洁，避免因流出物刺激而引起皮肤湿疹或糜烂。

（四）健康教育

（1）向家长讲解口炎发生的原因、影响因素，以及护理知识，指导家长保持口腔卫生的方法及饮水、进食和局部涂药时的护理方法。食具专用，定期煮沸消毒或高压灭菌消毒。

（2）教育患儿养成良好的卫生习惯，纠正吮指、不刷牙等不良习惯，鼓励患儿多饮水，培养其进食后漱口的习惯。

（3）培养患儿良好的饮食习惯，均衡营养，避免偏食、挑食，宣传提高机体抵抗力的重要性。

（五）护理评价

经过治疗和护理，患儿口腔黏膜恢复完整，能够愉快进食，体温恢复正常，口腔疼痛好转，患儿家长能说出口炎的原因及护理要点。

（冯淑言）

第五节　腹泻

一、概述

儿童腹泻或称腹泻病，是由多种病原菌、多因素引起的消化道综合征，典型表现为大便次数增多、大便性状改变。本病是儿科常见病，2 岁以下婴幼儿发病率高，1 岁以下者约占半数，一年四季均可发病，但夏秋季发病率最高，是造成小儿营养不良、生长发育障碍的主要原因之一。

儿童腹泻按病因可分为感染性腹泻和非感染性腹泻两大类，以感染性腹泻多见；按病程分为急性腹泻（＜2周）、迁延性腹泻（2周~2个月）、慢性腹泻（＞2个月）；按病情轻重分为轻型腹泻和重型腹泻。

（一）病因

1. 易感因素

（1）消化系统特点：婴幼儿消化系统发育未成熟，胃酸和消化酶分泌不足，且消化酶活性低，对食物的质和量的较大变化适应性差；同时，由于婴幼儿生长发育快，所需营养物质相对较多，消化道负担较重，因此容易发生消化系统功能紊乱。

（2）机体防御能力较差：新生儿出生后正常肠道菌群尚未建立，或因使用抗生素等因素引起肠道菌群失调，正常肠道菌群对入侵致病微生物的拮抗作用丧失，故易患肠道感染。婴儿胃酸偏低，血清免疫球蛋白、胃肠道分泌型免疫球蛋白A（SIgA）水平较低，免疫功能较差。

（3）人工喂养：人工喂养儿不能得到抗肠道感染的体液因子（SIgA、乳铁蛋白等）、巨噬细胞和粒细胞等，同时牛乳加热过程中上述成分被破坏，加上食物、食具易被污染，故人工喂养儿肠道感染发生率明显高于母乳喂养儿。

2. 感染因素

（1）肠道内感染：可由病毒、细菌、真菌、寄生虫引起，前两者多见，80%婴幼儿腹泻由病毒感染引起，尤其以轮状病毒引起的秋冬季腹泻最为常见，其次为埃可病毒、柯萨奇病毒、腺病毒、冠状病毒等。细菌感染（不包括法定传染病）以致腹泻的大肠埃希菌为主要病原，包括致病性大肠埃希菌（EPEC）、产毒性大肠埃希菌（ETEC）、侵袭性大肠埃希菌（EIEC）、出血性大肠埃希菌（EGEC）和黏附–集聚性大肠埃希菌（EAEC），其他如空肠弯曲菌、耶尔森菌、沙门菌、变形杆菌、金黄色葡萄球菌等也可致病。真菌感染以白色念珠菌多见。寄生虫感染常见有蓝氏贾第鞭毛虫、阿米巴原虫和隐孢子虫等。

（2）肠道外感染：中耳炎、上呼吸道感染、肺炎、泌尿道感染、皮肤感染或急性传染病时也可引起腹泻。

（3）肠道菌群紊乱：长期大量使用广谱抗生素易导致肠道正常菌群减少，耐药性金黄色葡萄球菌、变形杆菌、铜绿假单胞菌或白色念珠菌等大量繁殖，可引起药物较难控制的肠炎。

3. 非感染因素

（1）饮食因素：食饵性腹泻是因喂养时间不定时、饮食量不当、食物种类改变太快，以及食物成分不适宜、过早给予淀粉或脂肪类食物引起的。过敏性腹泻是个别婴儿对诸如牛奶、豆浆或其他食物成分过敏或不耐受而引起，其中以牛奶过敏者多见。其他还包括原发性或继发性双糖酶缺乏，肠道对糖的消化吸收不良，使乳糖积滞而引起腹泻；口服某些高渗性药物如20%甘露醇、50%硫酸镁也可引起腹泻。

（2）气候因素：气温降低或腹部受凉导致肠蠕动增加，天气过热使消化液分泌减少，都可诱发腹泻。

（二）病理生理

1. 非感染性腹泻

主要是饮食性腹泻，由饮食不当引起。当进食过量或食物成分不恰当时，消化吸收不良的食物积滞于小肠上部，使局部酸度减低，导致肠道下部细菌上移和繁殖，造成内源性感染和消化功能紊乱，肠蠕动功能增加，引起腹泻，甚至出现水电解质紊乱及中毒症状。

2. 感染性腹泻

大多数病原微生物随污染的水或饮食进入消化道，亦可通过污染的日用品、手、玩具或带菌者传播。病原微生物能否引起肠道感染，决定于宿主防御功能的强弱、感染剂量的大小和微生物的毒力（黏附力、产毒力、侵袭力、细胞毒性等），其中以黏附力最为重要。

（1）病毒性肠炎：病毒侵入肠道后，侵袭小肠绒毛上成熟的上皮细胞，小肠黏膜回收水电解质能力下降，肠液在肠腔内大量积聚而引起腹泻。同时，继发的双糖酶分泌不足，使食物中的糖类消化不完全而积滞在肠腔内，肠道内细菌分解，使肠液的渗透压增高，进一步造成水和电解质的丧失，加重腹泻。

（2）细菌性肠炎：肠毒素性肠炎，主要是产生肠毒素的细菌侵入肠道后黏附于小肠黏膜上皮细胞，进行繁殖和产生肠毒素，使小肠液总量增多，超过结肠吸收的限度而产生腹泻，排出大量无脓血的水样便；侵袭性肠炎，主要是侵袭性细菌侵入肠黏膜组织，引起充血、水肿、炎症细胞浸润、溃疡和渗出等病变，排出含有大量白细胞和红细胞的菌痢样粪便。

二、临床表现

（一）腹泻常伴症状

1. 轻型

起病可缓可急，以胃肠道症状为主，食欲缺乏，偶有溢乳或呕吐，大便次数增多（3～10次/天）及性状改变；无脱水及全身酸中毒症状，多在数日内痊愈，常因饮食因素及肠道外感染引起。佝偻病或营养不良患儿，腹泻虽轻，但常迁延，可继发其他疾病。患儿可表现为无力、面色苍白、食欲低下。大便镜检可见少量白细胞。

2. 重型

常急性起病，也可由轻型逐渐加重转变而来，除有较重的胃肠道症状外，还有较明显的脱水、电解质紊乱和全身中毒症状（发热、烦躁、精神萎靡、嗜睡甚至昏迷、休克）。多由肠道内感染引起。

（1）胃肠道症状：常有呕吐，严重者可呕吐咖啡色液体，食欲缺乏，腹泻频繁，大便每日一至数十次，多为黄色水样或蛋花样便，含有少量黏液，少数患儿也可有少量血便。

（2）脱水：由于吐泻丢失液体和摄入量不足，使液体总量尤其是细胞外液量减少，导致不同程度脱水，由于腹泻患儿丧失的水分和电解质的比例不同，可造成等渗、低渗或高渗性脱水，以前两者多见。

（3）代谢性酸中毒：一般与脱水程度平行。轻者无明显表现，重者可有面色灰白、口唇樱桃红色、呼吸深快、精神萎靡、烦躁不安，甚至昏迷。根据血二氧化碳结合力（CO_2CP）分为轻度（13 ~ 18 mmol/L）、中度（9 ~ 13 mmol/L）、重度（< 9 mmol/L）。

（4）低钾血症：多见于急性腹泻脱水部分纠正后，或慢性腹泻和营养不良伴腹泻者。临床表现为精神萎靡、肌张力降低、腱反射减弱、腹胀、肠鸣音减弱、心率加快、心音低钝；血清钾< 3.5 mmol/L；心电图示 T 波增宽、低平、倒置，出现 U 波及心律失常。

（5）低钙血症和低镁血症：活动性佝偻病患儿脱水酸中毒纠正后出现惊厥，应考虑低钙的可能，当用钙剂无效时，应考虑低镁的可能。血镁正常值为 0.74 ~ 0.99 mmol/L（1.8 ~ 2.4 mg/dL），< 0.58 mmol/L（1.4 mg/dL）可出现惊厥或手足搐搦。

（二）几种常见类型肠炎的临床特点

1. 轮状病毒性肠炎

多见于 6 个月 ~ 2 岁婴幼儿，秋冬季发病，常常病初发生呕吐，后出现腹泻，大便呈水样或蛋花汤样，易出现水电解质紊乱的症状，常伴发热和上感症状，为自限性疾病，病程 3 ~ 8 天，大便镜检偶有少量白细胞，大便轮状病毒检测（ELISA 法）可快速诊断。

2. 致病性大肠埃希菌肠炎

多见于 2 岁以下婴幼儿，多发生在气温较高季节，以 5 ~ 8 月份最多。起病较缓，大便呈黄色蛋花汤样，有腥臭味和较多黏液，常有呕吐，多无发热和全身症状，大便镜检有少量白细胞，细菌培养可明确诊断。

3. 侵袭性大肠埃希菌肠炎

主要感染学龄儿童，起病急，腹泻频繁，大便黏冻状、含脓血，常伴呕吐、腹痛及里急后重，可有高热，全身中毒症状重，甚至休克。临床表现与菌痢难以鉴别，需做大便培养。

4. 产毒性大肠埃希菌肠炎

一年四季均有发病，以 9 ~ 11 月份为高发季节。在新生儿室可造成暴发性流行，也是旅游者腹泻的主要病原。本病经粪 – 口途径传播，潜伏期 12 ~ 24 小时。起病急骤；大便每日 10 ~ 20 次，水样便，腹泻时伴腹痛或绞痛、恶心、呕吐、精神萎靡和发热，严重者伴水电解质和酸碱平衡紊乱。病程持续数日，有自限性。

5. 出血性大肠埃希菌肠炎

好发于夏秋季，各年龄段均可发生，潜伏期 2 ~ 7 天。起病急，病情重。有发热、恶心、呕吐、腹痛，大便次数多，开始为水样便，后为血水便，有特殊臭味，大便镜检有大量红细胞，常无白细胞。

6. 鼠伤寒沙门菌肠炎

大多数为 2 岁以下婴幼儿，全年发病，以夏季多见，应注意流行病学史；主要症状为腹泻，大便性状多样，不消化便、水样便、黏液样便甚至脓血便；病情轻重不一，重者可发生休克、DIC；部分患儿呈败血症表现，热程较长。半数患儿病后大便排菌约 2 周，甚至更长。

7. 金黄色葡萄球菌肠炎

有长期应用广谱抗生素史，大便黄绿色水样，似海水色，黏液多，有腥臭味；伴有不同程度的全身中毒症状；大便镜检有大量脓细胞和成簇的 G+ 球菌，大便培养有金葡菌生长，凝固酶阳性。

8. 真菌性肠炎

多见于营养不良儿或有长期应用广谱抗生素史，常伴鹅口疮；主要症状为腹泻，大便黄稀、泡沫多、有发酵味，有时呈豆腐渣样；大便镜检有真菌孢子体和菌丝，沙氏培养基做真菌培养确诊。

9. 假膜性肠炎

由难辨梭状芽孢杆菌引起。除胃肠道外用的氨基糖苷类抗生素和万古霉素外，几乎各种抗生素均可诱发本病。可在用药 1 周内或早到数小时迟至停药后 4 ~ 6 周发病。亦见于外科手术后、肠梗阻、肠套叠、巨结肠等体弱患者。本菌大量繁殖，产生毒素 A（肠毒素）和毒素 B（细胞毒素）2 种毒素致病。主要症状为发热、腹泻，轻症大便每日数次，停用抗生素后很快痊愈；重症频泻，黄绿色水样便，可有假膜排出，少数大便带血，可出现脱水、电解质紊乱和酸中毒、中毒性巨结肠、肠穿孔。外周血常规增高，伴有腹痛、腹胀和全身中毒症状，甚至发生休克。对可疑病例可行纤维、电子结肠镜检查。大便厌氧菌培养、组织培养法检测细胞毒素可帮助确诊。

三、检查

1. 血常规

白细胞总数及中性粒细胞增多，提示细菌感染，降低则提示病毒感染（也有例外）；嗜酸粒细胞增多提示寄生虫感染或过敏性病变。

2. 生化检查

血液电解质和血气分析测定可了解水电解质和体内酸碱平衡状况。重症患儿应同时测尿素氮，必要时查血钙和血镁。

3. 大便检查

大便培养可检出致病菌。大便常规无或偶见白细胞者常为侵袭性细菌以外的病因引起，有较多白细胞者常由于各种侵袭性细菌感染所致。霉菌性肠炎，大便涂片发现念珠菌孢子及假菌丝，有助于诊断。疑为病毒感染者，应做病毒学检查。

四、治疗

腹泻的治疗原则：调整饮食；合理用药，控制感染；纠正水电解质和酸碱平衡紊乱；预防并发症。

1. 调整饮食

无论哪种类型的腹泻，继续进食是必要的治疗措施。根据腹泻的类型、个体消化吸收功能和平时的饮食习惯进行合理调整。

2. 药物治疗

（1）控制感染病毒和非侵袭性细菌所致的急性肠炎，以饮食疗法和支持疗法为主，一般不需应用抗生素。但对重症、新生儿、营养不良和免疫功能低下的患儿，应酌情选用抗生素；真菌性肠炎停用抗生素，服用制霉菌素或克霉唑；病毒性肠炎合并细菌感染和其他类型肠道感染者，需抗生素治疗，可针对病原，根据药物敏感试验结果选用敏感的抗生素治疗。

（2）微生态疗法常用双歧杆菌、嗜酸乳杆菌和粪链球菌制剂。

（3）肠黏膜保护剂能吸附病原体和毒素，维持肠细胞的吸收和分泌功能；与肠道黏液糖蛋白相互作用可增强其屏障功能，阻止病原体的侵入，如蒙脱石散。

（4）急性腹泻一般不用止泻剂，但经治疗后如一般情况好、中毒症状消失的患儿，可酌情选用鞣酸蛋白和次碳酸铋等。

3. 纠正水电解质紊乱和酸碱失衡

（1）口服补液适用于腹泻脱水的预防和轻、中度脱水的纠正。采用 WHO 推荐的口服补液盐（ORS）。口服补液量：轻度脱水 50 ~ 80 mL/kg；中度脱水 80 ~ 100 mL/kg，少量频饮，于 8 ~ 12 小时内将累积损失量补足，之后将余量加等量水稀释，按病情需要服用。呕吐频繁或腹泻脱水加重者，应及时改为静脉补液。有明显腹胀、休克、心功能不全或其他严重并发症者及新生儿不宜采用口服补液。

（2）静脉补液适用于中重度脱水、吐泻严重、腹胀或口服补液失败者。根据不同的脱水性质和程度，结合年龄、营养状况、自身调节功能，决定溶液的成分、量和滴注时间。注意纠正酸中毒和低钾血症，同时还应注意低钙、低镁血症。出现低钙症状时，可用 10% 葡萄糖酸钙 5 ~ 10 mL 加等量葡萄糖稀释后缓慢静脉滴注，必要时可重复使用；个别患儿补钙无效，应考虑有低镁血症，用 25% 硫酸镁按 0.1 mg/（kg·次），深部肌内注射，每日 3 ~ 4 次，症状缓解后停用。

4. 预防并发症

迁延性、慢性腹泻常伴有营养不良和其他并发症，病情复杂，必须寻找其原因，采取综合治疗措施。

5. 对症治疗

腹胀明显者，可用肛管排气或用新斯的明皮下或穴位注射；呕吐严重者，可针刺足三里穴、内关穴或肌内注射氯丙嗪等；高热者给予物理降温或解热药物。

五、护理

（一）护理问题

1. 腹泻

与喂养不当、感染导致胃肠道功能紊乱等因素有关。

2. 体液不足

与腹泻、呕吐丢失过多和摄入量不足有关。

3. 体温过高

与肠道感染有关。

4. 有皮肤完整性受损的危险

与大便次数增多刺激臀部皮肤有关。

5. 营养失调：低于机体需要量

与腹泻、呕吐丢失过多和摄入量不足有关。

6. 知识缺乏

患儿家长缺乏合理喂养知识、卫生知识，以及腹泻患儿的护理知识。

（二）预期目标

（1）患儿腹泻次数减少，大便性状正常。

（2）患儿脱水和电解质紊乱得以改善，体重恢复正常。

（3）患儿体温恢复和维持正常。

（4）患儿臀部皮肤完整、无破损。

（5）患儿维持一定的营养状态，不发生营养不良。

（6）患儿家长掌握儿童喂养知识及腹泻的预防、护理知识。

（三）护理措施

1. 调整饮食、合理喂养

（1）继续进食是必要的治疗与护理措施。根据患儿病情适当调整饮食，以达到减轻胃肠道负担、恢复消化功能之目的。

（2）停止食用可能被污染的食物和饮料，以及可能引起消化不良的食物及富含脂肪类食物。禁食生、冷、硬、粗纤维含量高的食物。

（3）因辅食添加不当而引起腹泻者应暂停辅食，继续母乳喂养。人工喂养者，可喂以等量米汤、稀释的牛奶或其他代乳品，随着病情的稳定和好转，逐步过渡到正常饮食。

（4）疑为双糖酶缺乏者，不宜用蔗糖，并暂停乳类，改为豆制代用品或发酵奶喂养。

（5）腹泻停止后，继续给予营养丰富的饮食，并每日加餐1次，共2周，以满足生长的需求。恢复期应为患儿提供良好的进食环境和喜爱的食物，少量多餐，以保持营养的摄入。

2. 维持水电解质及酸碱平衡

根据病情，可选择口服补液或静脉补液。口服 ORS 补液时，应指导家长让患儿多饮水，预防高钠血症发生；静脉补液时，准确调整输液速度，并记录第一次排尿时间及 24 小时出入量，以此作为调整补液方案的依据。

3. 维持体温正常

密切观察患儿体温变化，鼓励多饮水，做好口腔护理。体温过高者，可给予物理降温或药物降温，有汗液时应及时擦干，必要时更换衣物，做好皮肤护理。严格按肠道传染病消毒隔离，护理患儿前后需认真洗手，防止交叉感染。对患儿的衣物、尿布、用具及便盆分类消毒。遵医嘱使用抗生素。

4. 保持皮肤的完整性

（1）评估并记录患儿皮肤状况，观察皮肤的颜色及表皮有无破溃。

（2）指导家长保持患儿臀部清洁干燥，勤换尿布，每次便后用温水清洗臀部及会阴部并吸干，女婴尿道口接近肛门，故会阴部的清洁要特别注意，防止上行性尿路感染。

（3）宜选用柔软、吸水性强的纯棉织品做尿布，避免使用不透气塑料布或橡皮布，防止尿皮炎的发生。

（4）及时更换卧位并给予良好的皮肤护理，以预防因脱水而产生的损伤。如局部皮肤发红，应涂以 5% 鞣酸软膏或 40% 氧化锌油并按摩片刻，促进局部血液循环；如局部皮肤发生溃疡，可用红外线灯局部烘照，每日 2 次，每次 15 ～ 20 分钟，灯距离臀部患处 30 ～ 40 cm，并派专人看护，以防意外。

5. 观察病情变化

（1）严密监测患儿的体温。

（2）观察并记录大便颜色、次数、气味、性状、量，及时送检，采集标本时注意采集黏液脓血部分。做好动态比较，为输液方案和治疗提供可靠依据。

（3）观察脱水纠正情况，评估并记录患儿的精神状态、皮肤弹性、前囟和眼眶的凹陷程度、尿量、有无口渴、末梢循环等，估计脱水的程度，记录 24 小时出入量，同时动态观察补液后脱水症状是否得以改善。

（4）观察酸中毒表现，如患儿出现精神萎靡、烦躁不安、呼吸深长、口唇樱桃红色，应立即通知医师，遵医嘱纠正酸中毒。

（5）观察低血钾表现，如患儿出现乏力、拒乳、哭声低下、心音低钝、腹胀、肠鸣音减弱等症状，或患儿脱水纠正、尿量正常后出现心音低钝、腹胀，应考虑低钾血症，需遵医嘱补钾。但需注意补钾的浓度和速度，绝对不可静脉推入。

（6）观察低血钙、低血镁表现，特别是酸中毒纠正后如出现抽搐，应首先考虑低钙血症，遵医嘱予以补钙治疗。补钙无效时，应考虑低镁血症，遵医嘱予以补镁治疗。

（四）健康教育

提倡母乳喂养，避免在夏季断奶，按时逐步添加辅食，防止过食、偏食及饮食结构突然变动。注意食物新鲜，食具、奶具及玩具等定期消毒，避免肠道内感染。教育儿童饭前便后洗手，勤剪指甲。避免长期滥用广谱抗生素，指导患儿家长正确配制和使用 ORS 溶液。注意气候变化，防止受凉或过热，冬天注意保暖，夏天多喝水，居室要通风。加强体格锻炼，积极参加户外活动。

（五）护理评价

经过治疗和护理，患儿腹泻、呕吐次数减少或停止，大便恢复正常；体温维持正常；脱水得以纠正，体重恢复正常；皮肤完整，住院期间无并发症发生；患儿家长能掌握腹泻的相关护理知识。

（冯淑言）

第六节　水痘

一、概述

水痘是由水痘－带状疱疹病毒引起的一种传染性极强的儿童期出疹性疾病。水痘的临床特征是全身症状轻微和分批出现的皮肤黏膜斑疹、丘疹、疱疹和结痂并存。带状疱疹表现为从一侧的一个或几个连接区出现成簇疱疹为特征。水痘痊愈后，血清抗体可与水痘抗原或带状疱疹抗原发生同样的反应。水痘是儿科常见传染病，而带状疱疹则相对少见。水痘病毒经上呼吸道侵入机体，在呼吸道黏膜细胞中复制，而后进入血流，到达单核－吞噬细胞系统内再次增生后进入血流，引起病毒血症而发病。水痘皮疹分批出现与病毒间歇性播散有关。水痘的皮损为表皮棘细胞气球样变性、肿胀，核内嗜酸性包涵体形成，邻近细胞相互融合形成多核巨细胞，继而有组织液渗出形成单房性水疱。疱液内含大量病毒。由于病变浅表，愈后不留瘢痕。黏膜病变与皮疹类似。水痘患者是唯一的传染源。病毒存在于患儿上呼吸道鼻咽分泌物及疱疹液中，经飞沫传播和直接接触传播。出疹前 1 天至疱疹全部结痂时均有传染性，且传染性极强。易感儿（一般为 1 ～ 6 岁）接触后 90% 发病，6 个月以下的婴儿受染较少，可能与母体抗体在婴儿体内暂时存留有关。但如孕期发生水痘，则可从胎盘传给新生儿。感染水痘后多可获得持久免疫，但可以发生带状疱疹。本病一年四季均可发生，以冬春季高发。

二、临床表现

水痘潜伏期为 14 ～ 15 日。起病急，轻、中度发热且出现皮疹，皮疹先发于头皮、躯干受压部分，呈向心性分布。在为期 1 ～ 6 日的出疹期内皮疹相继分批出现。皮损呈现细小的红色斑丘疹→旁疹→症疹→脱症的演变过程，脱症后不留疹痕。水疱期痛痒明显，若因挠抓继发感染时可留下轻度凹痕。体弱者可出现高热，约 4% 的成年人可发生播散性水痘、水痘性肺炎，大多见于 1 ～ 10 岁的儿童，潜伏期 2 ～ 3 周。起病较急，可有发热、头痛、全身倦怠等前驱症状。在发病 24 小时内出现皮疹，迅即变为米粒至豌豆大的圆形紧张水疱，周围明显红晕，有水疱的中央呈脐窝状。经 2 ～ 3 天水疱干涸结痂，痂脱而愈，不留瘢痕。皮损呈向心性分布，先自前颜部始，后见于躯干、四肢。数目多少不定以躯干为多，次于颜面、头部，四肢较少，掌跖更少。黏膜亦常受侵，见于口腔、咽部、眼结膜、外阴、肛门等处。皮损常分批发生，因而丘疹、水疱和结痂往往同时存在，病程经过 2 ～ 3 周。若患儿抵抗力低下，皮损可进行性全身性播散，形成播散性水痘。水痘的临床异型表现有大疱性水痘、出血性水痘、新生儿水痘、成人水痘等。

三、检查

必要时可选做下列实验室检查。

1. 电子显微镜检查

取新鲜疱疹内液体做电镜检查，可见到疱疹病毒颗粒，能快速和天花病毒相鉴别。

2. 病毒分离

在起病 3 天内，取疱疹液体接种人胚羊膜组织，病毒分离阳性率较高。

3. 血清学检查

常用的为补体结合试验，水痘患者于出诊后 1 ～ 4 天血清中即出现补体结合抗体，2 ～ 6 周达高峰，6 ～ 12 个月后逐渐下降，双份血清抗体滴度 4 倍以上升高。亦可用间接荧光抗体法检测。

4. PCR 方法

PCR 方法检测鼻咽部分泌物的病毒 DNA 为敏感和快速的早期诊断手段。

5. 血常规

白细胞总数正常或稍减低，淋巴细胞增高。

6. 疱疹刮片或组织活检

刮取新鲜疱疹基底物用瑞氏或吉姆萨染色检查多核巨细胞，用酸性染色检查核内包涵体。

四、治疗

患儿应早期隔离，直到全部皮疹结痂为止，一般不少于病后 2 周。与水痘患者接触过的儿童，应隔离观察 3 周。该病无特效治疗方法，主要是对症处理及预防皮肤继发感染，保持清洁，避免抓搔。加强护理，勤换衣服、勤剪指甲，防止抓破水疱继发感染。积极隔离患者，防止传染。

局部治疗以止痒和防止感染为主，可外搽炉甘石洗剂，疱疹破溃或继发感染者可外用

1% 甲紫或抗生素软膏。继发感染全身症状严重时，可用抗生素。忌用皮质甾体激素，以防止水痘泛发和加重。

对免疫能力低下的播散性水痘患者、新生儿水痘或水痘性肺炎、脑炎等严重病例，应及早采用抗病毒药物治疗，阿昔洛韦是目前治疗水痘－带状疱疹的首选抗病毒药物，但须在发病后 24 小时内应用效果更佳。或加用 α－干扰素，以抑制病毒复制，防止病毒扩散，促进皮损愈合，加快病情恢复，降低病死率。

五、护理

（一）护理问题

1. 皮肤完整性受损

与水痘病毒感染有关。

2. 有感染的可能

与皮肤黏膜受损、继发细菌感染有关。

3. 体温过高

与病毒血症有关。

4. 潜在并发症

如肺炎、心肌炎、脑炎，与病毒感染有关。

（二）护理措施

1. 恢复皮肤的完整性

室温适宜，衣被不宜过厚，以免造成患儿不适、增加痒感。勤换内衣，保持皮肤清洁，防止继发感染。剪短指甲，婴幼儿可戴并指手套，以免抓伤皮肤，继发感染或留下瘢痕。因皮肤瘙痒吵闹时，设法分散其注意力，或用温水洗浴、局部涂 0.25% 冰片炉甘石洗剂或 5% 碳酸氢钠溶液，亦可遵医嘱口服抗组胺类药物。疱疹破溃时涂 1% 甲紫，继发感染者局部用抗生素软膏，或遵医嘱给抗生素口服以控制感染。有报道用麻疹减毒活疫苗 0.3 ~ 1 mL 一次皮下注射，可加速结痂，不再出现新皮疹，疗效明显。亦有报道用周林频谱仪照射皮疹，有止痒、防止继发感染、加速疱疹干涸及结痂脱落的效果。

2. 病情观察

注意观察精神、体温及食欲，有无呕吐，如有口腔疱疹或溃疡影响进食，应给予补液。如有高热，可行物理降温或给予适量退热剂，忌用阿司匹林，以免增加发生 Reye 综合征的危险。水痘临床过程一般顺利，偶可发生播散性水痘。并发脑炎者，应注意观察，及早发现，并予以相应的治疗及护理。

3. 避免使用肾上腺皮质激素类药物（包括激素类软膏）

应用激素治疗其他疾病的患儿，一旦接触了水痘患者，应立即肌内注射较大剂量的丙种球蛋白 0.4 ~ 0.6 mL/kg 或带状疱疹免疫球蛋白 0.1 mL/kg，以期减轻病情。如已发生水痘，肾上腺皮质激素类药物应争取在短期内递减，逐渐停药。

4. 预防感染的传播

（1）管理传染源：大多数无并发症的水痘患儿多在家隔离治疗，应隔离至疱疹全部结痂或出疹后 7 日止。

（2）保护易感者：保持室内空气新鲜，托幼机构宜采用紫外线消毒避免易感者接触，尤其是体弱、免疫缺陷者更应加以保护。如已接触，应在接触水痘后 72 小时内给予水痘－带状疱疹免疫球蛋白（VZIG）125 ～ 625 U/kg 肌内注射，或恢复期血清肌内注射，可起到预防或减轻症状的作用。孕妇如患水痘，终止妊娠则是最好的选择，母亲在分娩前 5 天或新生儿出生后 2 天患水痘，也应使用 VZIG。近年来，国外试用水痘－带状疱疹病毒减毒活疫苗效果良好，不良反应少，接触水痘后立即给予可预防发病，即使患病症状也很轻微。所以，凡使用免疫抑制剂或恶性病患儿在接触水痘后均应立即使用 VZIG。

（冯淑言）

第七节　麻疹

一、概述

麻疹是由麻疹病毒引起的一种具有高度传染性急性出疹性呼吸道传染病。临床上以发热、结膜炎、上呼吸道炎、麻疹黏膜斑及全身斑丘疹为主要表现。麻疹传染性极强，每年全球有数百万人发病，儿童病死达 140 万人之多。接种麻疹减毒活疫苗可预防其流行。该病已被国际消灭疾病特别工作组（ITFDE）列入全球性可能消灭的 8 种传染病之一。

麻疹病毒侵入上呼吸道、眼结膜上皮细胞和附近的淋巴结，在其内繁殖并侵入血流，形成第一次病毒血症，被单核－吞噬细胞系统吞噬后送到全身淋巴组织、肝、脾等器官，并在其内大量繁殖后再次侵入血流，引起第二次病毒血症，从而出现广泛的病变。病毒血症持续到出疹后第 2 天，以后渐愈。麻疹的病理特征是受病毒感染的细胞增大并融合形成多核巨细胞。其细胞大小不一，内含数十至百余个核，核内外有病毒集落（嗜酸性包涵体）。患者是唯一的传染源，从发病前 2 天至出疹后 5 天具有传染性；如合并肺炎，传染性可延长到出疹后 10 天。病毒借飞沫直接传播，间接传播少见。任何季节均可发病，以冬春季多见。该病传染性极强，人群普遍易感，易感者接触后 90% 以上发病，但病后能获持久免疫。由于母体抗体能经胎盘传给胎儿，因而麻疹多见于 6 个月以上的小儿，6 个月至 5 岁小儿发病率最高。自麻疹疫苗普遍接种以来，发病的周期性消失，发病年龄后移，青少年及成人发病率相对上升，育龄女性患麻疹增多，导致先天麻疹和新生儿麻疹发病率上升。

二、临床表现

潜伏期 6 ~ 18 天，接受过免疫者可延长至 3 ~ 4 周。病程分 3 期。

（1）前驱期：一般 3 ~ 4 天，有发热、上呼吸道炎和麻疹黏膜斑。此期患儿体温逐渐升高至 39 ~ 40℃，伴头痛、咳嗽、喷嚏、流泪、眼睑浮肿、结膜充血、畏光并流泪（或呈浆液脓性分泌物）、咽部充血。此期尤以眼部症状突出，并可在下眼睑边缘见到一条明显充血横线（Stimson 线），对诊断麻疹极有帮助。

（2）出疹期：一般 3 ~ 5 天。当呼吸道症状及体温达高峰时，患儿开始出现皮疹。皮疹初见于耳后发际，2 ~ 3 天渐延及面、颈、躯干、四肢、手心及足底。始为淡红色的斑丘疹，压之褪色，直径 2 ~ 4 mm，散在分布，皮疹痒，疹间皮肤正常。病情严重时皮疹常融合，呈浅红色，皮肤水肿，面部浮肿变形。此期全身中毒症状加剧，可因高热引起谵妄、嗜睡，可发生腹痛、腹泻和呕吐，并伴有全身淋巴结及肝、脾大，同时咳嗽加剧，肺部可闻湿啰音，X 线检查肺纹理增多。

（3）恢复期：一般 3 ~ 5 天。皮疹按出疹顺序消退，同时有米糠样脱屑及褐色色素沉着，经 1 ~ 2 周消退。此期体温下降，全身情况好转。

少数患者病程呈非典型经过。体内尚有一定免疫力者呈轻型麻疹，症状轻，常无黏膜斑，皮疹稀而色淡，疹退后无脱屑和色素沉着，无并发症。此种情况多见于潜伏期内接受过丙种球蛋白或成人血注射的患儿。体弱、有严重继发感染者呈重型麻疹，持续高热，中毒症状重，皮疹密集融合，常有并发症或皮疹骤退、四肢冰冷、血压下降等循环衰竭表现。此外，注射过麻疹减毒活疫苗的患儿还可出现无典型黏膜斑和皮疹的无疹型麻疹。

在麻疹病程中，患儿可并发肺炎、中耳炎、喉炎、气管及支气管炎、脑炎、营养不良和维生素 A 缺乏等，并可使原有的结核病恶化。麻疹病毒引起的间质性肺炎常在出疹及体温下降后消退。而继发细菌和感染性肺炎时，肺炎症状加剧，常易并发脓胸、脓气胸。在并发喉炎、气管及支气管炎时，由于小儿呼吸道的解剖生理特点，可发生呼吸道阻塞。

三、检查

1. 血常规检查

白细胞减少，淋巴细胞相对增多。中性粒细胞增加，提示继发感染。

2. 病毒免疫学检查结果

用免疫荧光染色法检测，在脱落的细胞中可见麻疹病毒，有早期诊断价值。用酶联免疫吸附试验检测血清中特异性 IgM 和 IgG 抗体，在出疹后 3 ~ 4 天，特异性 IgM 阳性率达 97%。

3. 其他

心电图、脑电图、胸部 X 线片。

四、治疗

1. 一般治疗

隔离，卧床休息，室内保持适当的温度和湿度，常通风以保持空气新鲜。有畏光症状时室内光线要柔和；给予容易消化的富有营养的食物，补充足量水分；保持皮肤、黏膜清洁，口腔应保持湿润、清洁，可用盐水漱口，每天重复几次。一旦发现手心、脚心有疹子出现，说明疹子已经出全，患者进入恢复期。密切观察病情，出现并发症立即报告医师。

2. 对症治疗

高热时可用小量退热剂；烦躁时可适当给予苯巴比妥等镇静剂；剧咳时用镇咳祛痰剂；继发细菌感染可给予抗生素。麻疹患儿对维生素 A 需求量大，世界卫生组织推荐维生素 A 缺乏的麻疹患儿应补充维生素 A。

五、护理

（一）护理问题

1. 体温过高

与病毒血症、继发感染有关。

2. 皮肤完整性受损

与麻疹病毒感染有关。

3. 营养失调：低于机体需要量

与消化吸收功能下降、高热消耗增多有关。

4. 有感染的危险

与免疫功能下降有关。

5. 潜在并发症

（1）肺炎：与免疫抑制、继发细菌感染有关。

（2）喉炎：与麻疹病毒感染和继发细菌感染有关。

（3）脑炎：与麻疹病毒感染波及脑组织有关。

（二）护理措施

1. 维持正常体温

绝对卧床休息至皮疹消退、体温正常为止。室内宜空气新鲜，每日通风 2 次（避免患儿直接吹风以防受凉），保持室温于 18 ~ 22℃，湿度 50% ~ 60%。衣被穿盖适宜，忌捂汗，出汗后及时擦干并更换衣被。监测体温，观察热型。高热时可予物理降温，如减少被盖、温水擦浴等；慎用退热剂，忌用醇浴、冷敷，以免影响出疹，导致并发症。

2. 保持皮肤黏膜的完整性

（1）加强皮肤的护理：保持床单整洁干燥和皮肤清洁，在保温情况下，每日用温水擦浴更衣一次（忌用肥皂），腹泻患儿注意臀部清洁，勤剪指甲，以防抓伤皮肤继发感染。

及时评估透疹情况，如透疹不畅，可用鲜芫荽煎水服用并抹身。须防烫伤，以促进血循环，使皮疹出齐、出透，平稳度过出疹期。

（2）加强五官的护理：室内光线宜柔和，常用生理盐水清洗双眼，再滴入抗生素滴眼液或眼膏（动作应轻柔，以防眼损伤），可加服维生素A预防眼干燥症。防止呕吐物或泪水流入外耳道发生中耳炎。及时清除鼻痂，翻身拍背助痰排出，保持呼吸道通畅。加强口腔护理，多饮白开水，可用生理盐水或复方硼砂溶液含漱。

3. 保证营养的供给

发热期间给予清淡、易消化的流质饮食，如牛奶、豆浆、蒸蛋等，常更换食物品种，少量多餐，以增加食欲利于消化。多喂水及热汤，利于排毒、退热、透疹。恢复期间应添加高蛋白、高维生素的食物。指导家长做好饮食护理，无须忌口。

4. 注意病情的观察

麻疹并发症多且重，为及早发现，应密切观察病情。出疹期如透疹不畅、疹色暗紫、持续高热、咳嗽加剧、鼻扇喘憋、发绀、肺部啰音增多，为并发肺炎的表现，重症肺炎尚可致心力衰竭。患儿出现频咳、声嘶，甚至哮吼样咳嗽、吸气性呼吸困难、三凹征，为并发喉炎的表现。患儿出现嗜睡、惊厥、昏迷，为脑炎的表现。

5. 预防感染的传播

麻疹是可以预防的，为控制其流行，应加强社区人群的健康宣教。

（1）管理好传染病：对患儿宜采取呼吸道隔离至出疹后5天，有并发症者延至疹后10天。接触的易感儿隔离观察21天。

（2）切断传播途径：病室要注意通风换气，进行空气消毒，患儿衣被及玩具暴晒2小时，减少不必要的探视以预防继发感染。因麻疹可通过中间媒介传播，如被患者分泌物污染的玩具、书本、衣物，经接触可导致感染，所以医务人员接触患儿后，必须在日光下或流动空气中停留30分钟以上，才能再接触其他患儿或健康易感者。流行期间不带易感儿去公共场所，托幼机构暂不接纳新生。

（3）保护易感儿：为提高易感者免疫力，对8个月以上未患过麻疹的小儿可接种麻疹疫苗。接种后12天血液中出现抗体，1个月达高峰，故易感儿接触患者后2天内接种有预防效果。对年幼、体弱的易感儿肌内注射人血丙种球蛋白或胎盘球蛋白，接触后5天内注射可免于发病，6天后注射可减轻症状，有效免疫期3～8周。由于麻疹疫苗免疫接种后阳转率不是100%，且随时间延长，免疫效果可变弱，1989年美国免疫咨询委员会提出4～6岁儿童进入幼儿园和小学时，应第二次接种麻疹疫苗；进入大学的年轻人要再次进行麻疹免疫。急性结核感染者如注射麻疹疫苗需同时进行结核治疗。

（冯淑言）

第八节　手足口病

一、概述

手足口病是由肠道病毒感染引起的一种以手、足、口腔等部位散在斑丘疹、疱疹为特征的出疹性疾病。大多预后良好，少数病例可出现脑膜炎、脑炎、脑脊髓炎、肺水肿等，致死原因主要为脑干脑炎及神经源性肺水肿。

引发手足口病的肠道病毒有 20 多种，其中以柯萨奇病毒 A16 型和肠道病毒 71 型（EV71）最常见。手足口病的传染源是患者和隐性感染者。流行期间，患者是主要传染源。患者在发病 1 ~ 2 周自咽部排出病毒，3 ~ 5 周从粪便中排出病毒，疱疹液中含有大量病毒，破溃时病毒即溢出。带毒者和轻型散发病例是流行间歇和流行期的主要传染源。

二、临床表现

潜伏期多为 2 ~ 10 日，平均 3 ~ 5 日。根据临床表现，将肠道病毒 71 型（EV71）感染分为以下 5 期。

（1）第 1 期（手足口出疹期）：急性起病，主要表现为发热，手、足、口、臀等部位出疹（斑丘疹、丘疹、小疱疹），疱疹周围可有炎性红晕，疱内液体较少。可伴有咳嗽、流涕、食欲缺乏等症状。部分患儿仅表现为皮疹或疱疹性咽峡炎，个别患儿可无皮疹。此期病例属于手足口病普通病例，绝大多数患儿可在 1 周内痊愈，预后良好。

（2）第 2 期（神经系统受累期）：少数患儿可出现中枢神经系统损害，多发生在病程 1 ~ 5 日，表现为精神差、嗜睡、易惊、头痛、呕吐、烦躁、肢体抖动、急性肢体无力、颈项强直等。此期病例属于手足口病重症病例重型，大多数患儿可痊愈。

（3）第 3 期（心肺功能衰竭前期）：多发生在病程 5 日内。表现为心率、呼吸增快，出冷汗，面色苍白，皮肤花纹，四肢发凉，指（趾）发绀，血压降低，血糖升高。此期病例属于手足口病重症病例危重型。及时发现上述表现并正确治疗，是降低病死率的关键。

（4）第 4 期（心肺功能衰竭期）：病情继续发展，患儿出现心肺功能衰竭，多发生在病程 5 日内。表现为心动过速或过缓、呼吸浅促、口唇发绀、咳粉红色泡沫痰或血性液体、持续血压降低或休克。此期病例属于手足口病重症病例危重型，病死率较高。

（5）第 5 期（恢复期）：体温逐渐恢复正常，神经系统受累症状和心肺功能逐渐恢复；少数可遗留神经系统后遗症状。

三、检查

1. 血常规检查

白细胞计数正常或降低，病情危重者白细胞计数明显升高。

2. 脑脊液检查

外观清亮，压力增高，白细胞计数增多，多以单核细胞为主，蛋白正常或轻度增多，糖和氯化物正常。

3. 血清学检查

急性期与恢复期血清 EV71 等肠道病毒中和抗体有 4 倍以上的升高。

四、治疗

（一）一般治疗

本病如无并发症，预后一般良好，多在 1 周内痊愈。主要为对症治疗。

（1）首先隔离患儿，接触者应注意消毒隔离，避免交叉感染。

（2）对症治疗，做好口腔护理。

（3）衣服、被褥要清洁，衣着要舒适、柔软，经常更换。

（4）剪短患儿的指甲，必要时包裹患儿双手，防止其抓破皮疹。

（5）臀部有皮疹的患儿，应随时清理其大小便，保持臀部清洁、干燥。

（6）可服用抗病毒药物及清热解毒中草药，补充维生素 B、C 等。

（二）合并治疗

（1）密切监测病情变化，尤其是脑、肺、心等重要脏器功能；对危重患者需特别注意监测血压、血气分析、血糖及胸部 X 线片。

（2）注意维持水电解质、酸碱平衡及对重要脏器的保护。

（3）有颅内压增高者给予相应处理。

（4）出现低氧血症、呼吸困难等呼吸衰竭征象者，宜及早进行机械通气治疗。

（5）维持血压稳定。

其他重症处理：如出现 DIC、肺水肿、心力衰竭等，应给予相应处理。

（三）抗病毒药物

因为抗病毒药物一般在发病 24 ~ 48 小时前使用才是最佳的，而往往我们确诊手足口病的时候都已经过了最有效的治疗阶段，现在也不提倡用抗病毒的药物。

五、护理

（一）护理问题

1. 体温过高

与病毒感染有关。

2. 皮肤完整性受损

与病毒引起的皮损有关。

3. 潜在并发症

如脑膜炎、肺水肿、呼吸衰竭、心力衰竭，与病毒侵犯神经系统、心肺组织有关。

（二）护理措施

1. 常规护理

（1）维持正常体温：保持室内适宜温湿度，患儿衣被不宜过厚，汗湿的衣服要及时更换。密切监测并记录患儿体温，及时采取物理降温，必要时遵医嘱药物降温。鼓励患儿多饮水，以补充高热消耗的大量水分。

（2）口腔、饮食护理：给予患儿营养丰富、易消化、流质或半流质饮食，减少对口腔黏膜的刺激。保持口腔清洁，进食前后用生理盐水漱口。有口腔溃疡的患儿可将维生素 B_2 粉剂涂于口腔糜烂部位，或涂碘甘油，以消炎止痛，促进溃疡面愈合。

（3）皮肤护理：保持患儿衣被清洁，剪短患儿指甲以免抓破皮疹。手足部疱疹未破溃处涂炉甘石洗剂或5%碳酸氢钠溶液；疱疹已破溃者、有继发感染者，局部应用抗生素软膏。臀部有皮疹的患儿，保持臀部清洁、干燥，及时清理患儿的大、小便。

（4）消毒隔离：病房每日至少2次开窗通风，并定时消毒病房内空气及患儿用物。医护人员接触患儿前后均要消毒双手。尽量减少陪护及探视人员，并做好陪护宣教，要求其勤洗手、戴口罩等。

2. 病情观察

密切观察患儿病情，尤其是重症患儿。若患儿出现烦躁不安、嗜睡、肢体抖动、呼吸及心率增快等表现，提示有神经系统受累或心肺功能衰竭的表现，应立即通知医师，积极配合治疗，给予相应护理。保持患儿呼吸道通畅，积极控制颅内压，酌情使用糖皮质激素、人血丙种球蛋白等治疗。使用脱水剂等药物治疗时，应观察药物的作用及不良反应。

（三）健康指导

（1）应向家长介绍手足口病的流行特点、临床表现及预防措施。

（2）不需住院治疗的患儿可在家中隔离，教会家长做好口腔护理、皮肤护理及病情观察，如患儿有病情变化应及时到医院就诊。

（3）疾病流行期间不要带孩子到公共场所，养成良好的卫生习惯，加强锻炼，增强机体抵抗力。

（冯淑言）

第九节　贫血

一、概述

（一）贫血的定义

贫血是指外周血中单位容积内红细胞数或血红蛋白量低于正常。根据世界卫生组织的资料，6 个月至 6 岁小儿血红蛋白值低于 110 g/L，6 ~ 14 岁血红蛋白值低于 120 g/L 为贫血。6 个月内婴儿血红蛋白值变化较大，我国小儿血液病学会议暂定：新生儿血红蛋白值小于 145 g/L，1 ~ 4 月小于 90 g/L，4 ~ 6 个月小于 100 g/L 时为贫血。贫血依据外周血血红蛋白或红细胞数分为轻、中、重和极重四度。血红蛋白值约为 90 g/L 属于轻度；血红蛋白值约为 60 g/L 属于中度；血红蛋白值约为 30 g/L 属于重度；血红蛋白值小于 30 g/L 属于极重度。新生儿血红蛋白值约为 120 g/L 属于轻度，约为 90 g/L 属于中度，约为 60 g/L 属于重度，小于 30 g/L 属于极重度。

（二）贫血的分类

一般根据病因和形态分类。

1. 病因分类

有利于明确贫血的性质，对诊断和治疗都有一定指导意义。可分为红细胞生成不足、红细胞破坏过多（溶血性）和失血性贫血三大类。

（1）红细胞生成不足：包括造血物质缺乏和骨髓造血功能障碍。造血物质缺乏可由饮食中缺乏、吸收不良和需要增加所致。骨髓造血功能障碍（再生障碍性贫血）可分为原发性和继发性。此外，感染性、炎症性、癌症性贫血和慢性肾病所致的贫血也属于红细胞生成不足。

（2）红细胞破坏过多（溶血性）：溶血性贫血可由红细胞内在缺陷或红细胞外在因素引起。红细胞内在缺陷包括红细胞膜结构缺陷、红细胞酶缺陷和血红蛋白异常。红细胞外在因素包括免疫性因素和非免疫性因素。

（3）失血性贫血：包括急性和慢性失血性贫血。

2. 形态分类

根据红细胞平均容积（MCV，正常值为 80 ~ 94 fL），贫血可分为三类，即大细胞性贫血（MCV ＞ 94 fL）、小细胞性贫血（MCV ＜ 80 fL）和正细胞性贫血（MCV 正常）。形态分类有助于病因诊断。

（三）小儿贫血的诊断要点

贫血实际上不是一个疾病，而是一种症状和综合征，除诊断有无贫血及其程度外，还要查明贫血的性质和原因，才能采取合理、有效的治疗。对贫血患儿必须详细询问病史，进行全面体格检查和必要的实验室检查。

1. 病史

（1）发病年龄：小儿时期的贫血多具有年龄特点，发病年龄常可提供诊断线索。例如新生儿期常见的贫血为新生儿溶血症、分娩过程中失血包括经胎盘输血给母亲；生后2～3个月可发生生理性贫血；婴幼儿期多考虑营养性贫血、溶血性贫血和感染性贫血；学龄前和学龄儿童应多考虑造血系统疾病（如再生障碍性贫血、白血病）和慢性失血。

（2）病程经过：起病急、进展快者，提示急性溶血或失血；起病缓慢者，提示营养性贫血、慢性溶血或失血；伴有黄疸和血红蛋白尿者，提示溶血；伴有骨骼疼痛者，提示白血病或其他骨髓浸润性疾病等。

（3）个人史：详细询问喂养史对诊断营养性贫血非常重要。要注意生长发育史，慢性贫血多伴有生长发育障碍，地中海贫血除发育障碍外，还有特殊面貌。

（4）家族史：与遗传有关的贫血，如球形红细胞增多症、椭圆形红细胞增多症、地中海贫血、蚕豆病等常有阳性家族史。

2. 体格检查

注意生长发育和营养状况，营养不良与营养性贫血往往并存，互为因果。皮肤黏膜的苍白程度，特别是甲床、结合膜及唇黏膜的苍白程度一般与贫血的严重程度成正比。

伴随体征在小儿贫血诊断中具有重要意义。伴有黄疸时，提示溶血性贫血。伴有出血点或瘀斑时，要注意排除白血病、再生障碍性贫血或出血性疾病。缺铁性贫血者指甲菲薄、脆弱，严重者扁平，甚至呈匙状甲。巨幼红细胞性贫血者，头发黄、干、稀而无光泽。肝、脾和淋巴结肿大是婴幼儿贫血的常见体征，肝、脾轻度肿大多提示髓外造血，肝、脾明显肿大且以脾大为主者，多提示遗传性溶血性贫血。贫血伴有明显肝、脾淋巴结肿大者要注意造血系统恶性肿瘤，如白血病、恶性淋巴瘤等。

3. 实验室检查

应根据病史和体检选择必要的实验室检查。对所有贫血小儿首先进行血常规检查，包括红细胞计数、血红蛋白量、红细胞形态、白细胞计数与分类、血小板计数及网织红细胞计数，可为大多数贫血作出初步诊断或提供进一步诊断的线索。

（1）红细胞量和血红蛋白量：从两者数值降低的程度可初步判断有无贫血和贫血的程度；从MCV的计算可初步判断是大细胞性贫血、小细胞性贫血或正细胞性贫血。

（2）红细胞形态：仔细观察血涂片中红细胞大小、形态及染色情况对贫血的诊断有较大价值。如红细胞较小，染色浅，中央淡染区扩大，多提示缺铁性贫血；红细胞体积大，染色不浅，提示由缺乏叶酸或（和）维生素B_{12}引起的巨幼红细胞性贫血。红细胞呈球形（超过20%）或椭圆形（超过25%），则提示遗传性球形红细胞增多症或椭圆形红细胞增多症。红细胞形态正常多见于急性溶血或骨髓造血功能障碍。

（3）网织红细胞计数：网织红细胞增多，提示骨髓造血功能活跃，可见于急、慢性溶血或急性失血；网织红细胞减少，提示造血功能低下，如再生障碍性贫血。在贫血治疗过程中，定期检查网织红细胞计数有助于判断疗效。

（4）白细胞和血小板计数：有助于诊断白血病、再生障碍性贫血、感染性贫血及出血性疾病引起的贫血。

（5）骨髓检查：直接了解骨髓造血功能情况，对白血病、再生障碍性贫血、营养性巨幼红细胞性贫血及骨髓转移瘤的诊断和鉴别诊断有重要意义。

（四）治疗原则

1. 去除病因

去除病因是治疗贫血的关键。

2. 药物治疗

针对贫血的原因选择有效的药物治疗。

3. 输血疗法

当贫血引起心功能不全或血红蛋白值低于 30 g/L 时，输血是抢救的重要措施。但应注意心功能不全、贫血症、贫血合并肺炎者每次输血量宜少，速度宜慢。

4. 一般治疗和并发症治疗

加强护理，科学喂养，防治感染、营养不良和消化功能紊乱等。

二、营养性缺铁性贫血

营养性缺铁性贫血是由于铁缺乏使血红蛋白合成减少而引起的小细胞低色素性贫血，在婴幼儿中最常见。

（一）病因

1. 铁摄入量不足

铁摄入量不足为缺铁性贫血的主要原因。人体内的铁主要来源于食物，衰老的红细胞破坏释放的铁也几乎全部被再利用。食物中的铁可分为两类，即血红素铁和非血红素铁。食物中铁吸收率的高低除与铁的摄入量密切相关外，还与铁的种类有关。鱼类、肉类、肝脏等动物性食物中的铁属于血红素铁，吸收率高（为 10% ~ 25%），还可促进非血红素铁的吸收。

植物性食物中的铁属于非血红素铁，吸收率甚低（约 1%），且易受肠内其他因素的影响。维生素 C、果糖、氨基酸等还原物质有利于铁的吸收，而磷酸、草酸、植物纤维、蛋类、牛乳、茶和咖啡等可抑制铁的吸收。婴儿的主要食品是乳类，人乳和牛乳含铁量少，但人乳中铁吸收率比牛乳中高 40%。足量母乳喂养的小儿可维持血红蛋白和储存铁在正常范围 6 个月左右，人工喂养儿及 6 个月以后的母乳喂养儿若不及时添加含铁丰富、易于吸收的辅食，则易发生缺铁性贫血。

2. 先天储铁不足

胎儿期最后 3 个月从母体获得的铁最多。如早产、双胎、胎儿失血和孕妇患严重缺铁性贫血等均可使胎儿储铁减少。

3. 生长发育快

随着小儿体格生长，血容量也相应增加。年龄越小，生长发育越快，需铁量越多。早产儿体重增加快，如不及时添加含铁丰富的食物，婴儿，尤其是早产儿很容易发生缺铁性贫血。

4. 铁的丢失过多

各种原因所致的慢性失血均可导致缺铁性贫血。

5. 铁吸收障碍

反复感染、食物搭配不合理、呕吐等均可影响铁的吸收。

（二）发病机制

缺铁时，血红素形成不足，血红蛋白合成减少，因而新生的红细胞内血红蛋白含量不足；但缺铁对细胞的分裂、增生影响较小，故红细胞数量减少的程度不如血红蛋白减少明显，形成小细胞低色素性贫血。

（三）临床表现

任何年龄均可发病，以 6 个月至 2 岁最多见。起病缓慢，多不能确定发病时间，不少患儿因其他疾病就诊时才被发现患有本病。

1. 一般表现

皮肤黏膜逐渐苍白。以口唇、口腔黏膜、结膜、甲床、手掌等处最为明显。轻、中度贫血患儿若无其他并发症，一般症状可不甚明显。重度贫血时，常出现不爱活动，容易疲乏。年长儿常诉头晕、耳鸣、眼前发黑等。

2. 髓外造血表现

肝、脾可轻度肿大，年龄越小，病程越久，贫血越重，肝、脾大越明显。

3. 非造血系统症状

（1）消化系统症状：食欲减退，少数有异食癖，如喜食泥土、墙皮、煤渣等。可有呕吐、腹泻，出现口腔炎、舌炎、舌乳头萎缩。贫血严重可出现萎缩性胃炎或吸收不良综合征症状。

（2）心血管系统症状：贫血明显时，心率代偿性增快，心脏扩大，心前区可闻及收缩期杂音。合并呼吸道感染后，心脏负担加重，可诱发心力衰竭。

（3）神经系统症状：患儿常有烦躁不安或萎靡不振表现，对周围环境不感兴趣，注意力不集中，多动，理解力降低，反应慢，记忆力减退，认知功能受到损害，智力减退等。

（4）其他症状：缺铁性贫血还可引起细胞免疫功能低下，损害中性粒细胞的功能，故易合并感染。因上皮组织异常可出现反甲。

（四）实验室检查

1. 血常规

红细胞和血红蛋白均降低，以后者降低更明显，呈小细胞低色素性贫血。血涂片可见红细胞大小不等，以小细胞居多，中央淡染区扩大。平均红细胞容积（MCV）小于 80 fL，平均红细胞血红蛋白量（MCH）小于 26 pg，平均红细胞血红蛋白浓度（MCHC）小于 30%。网织红细胞计数正常或轻度减少。白细胞和血小板一般无特殊改变。

2. 骨髓象

红细胞系增生活跃，以中、晚幼红细胞增生为主。各期红细胞均较正常小，血红蛋白含量少，边缘不规则，染色浅。巨核细胞系统和粒细胞系统一般无明显异常。

（五）治疗原则

主要原则为去除病因和铁剂治疗。

1. 一般治疗

加强护理，避免感染，合理喂养，注意休息等。

2. 去除病因

去除病因是根治的关键。

3. 铁剂治疗

铁剂是治疗本病的特效药物。

（1）口服铁剂：尽量采用此法，二价铁比三价铁易于吸收，如硫酸亚铁（含铁 20%）、富马酸亚铁（含铁 30%）、葡萄糖酸亚铁等。口服剂量以元素铁计算，每天 6 mg/kg（折合硫酸亚铁每天 0.03 g/kg，富马酸亚铁每天 0.02 g/kg），分 3 次服用时铁的吸收率最高，超过此量吸收率反而下降且增加对胃黏膜的刺激。最好在两餐之间服药，以减少对胃黏膜的刺激，又利于铁的吸收。维生素 C 能使三价铁还原成二价铁，使其易于溶解，促进铁的吸收。铁剂不宜与牛乳、钙剂、浓茶、咖啡等同服，以免影响吸收。如口服 3 周仍无效，应考虑是否有诊断错误或其他影响疗效的原因。

（2）注射铁剂：注射铁剂因较易出现不良反应，故少用，常在不能口服铁剂的情况下使用。常用注射铁剂为右旋糖酐铁，5% 右旋糖酐铁肌内注射每次剂量不超过 0.1 mL/kg。

给予铁剂治疗后，如有效，则 3 ~ 4 天后网织红细胞升高，7 ~ 10 天达到高峰。治疗约 2 周后，血红蛋白开始上升，临床症状亦随之好转。一般于治疗 3 ~ 4 周后贫血即可被纠正，但铁剂应继续服用至血红蛋白达正常水平后 2 个月左右，以补足储存铁量。

4. 输血治疗

一般患者无须输血。重度贫血并发心功能不全或明显感染者应给予输血，每次输血 5 ~ 10 mL/kg 或输浓缩红细胞。血红蛋白值低于 30 g/L 的极重度贫血应立即输血，贫血愈重，一次输血量应少，速度应慢，以免出现心功能损害，必要时还可同时应用利尿剂。

（六）护理诊断

（1）活动无耐力：与贫血所致组织器官缺氧有关。

（2）营养失调：与铁的供应不足、吸收不良、丢失过多或消耗过多有关。

（3）有感染的危险：与机体的免疫功能下降有关。

（4）知识缺乏：与家长及患儿的营养知识不足，缺乏本病的防护知识有关。

（七）护理措施

1. 注意休息，适量活动

病室环境要清洁，阳光充足，空气流通，温湿度适宜。贫血严重者，应根据其活动耐力下降情况制定活动强度、持续时间及休息方式。极重度贫血者，应绝对卧床休息，并进行保护性隔离。

2. 合理安排饮食

（1）指导家长对早产儿和低体重儿及早（约 2 月龄）补给铁剂（元素铁 0.8 ~ 1.5 mg/（kg·d），但不能超过 15 mg/d）。

（2）对于婴儿，提倡母乳喂养，按时添加含铁丰富的辅食或补充铁强化食品，如铁强化奶。

人乳含铁虽少，但吸收率高达 50%；而牛奶中铁的吸收率为 10% ~ 25%，并要注意鲜牛奶必须加热处理后才能喂养婴儿，以减少因过敏而致肠出血。婴儿 6 个月后应逐渐减少奶类的每日摄入量，以便增加含铁丰富的固体食物。

（3）告知家长含铁丰富且易吸收的食物，如动物血和肝脏、肉类、鱼类、豆制品及干果等；维生素 C、氨基酸、果糖、肉类可促进铁的吸收，可与铁剂或含铁食品同时进食；茶、咖啡、牛奶、植物纤维等可抑制铁的吸收，应避免与含铁食品同食。

（4）告知家长及患儿不良饮食习惯会导致本病，协助纠正患儿不良的饮食习惯。

3. 指导正确应用铁剂，观察疗效与不良反应

（1）铁剂对胃黏膜有刺激性，可致恶心、呕吐、腹泻或便秘、畏食、胃部不适及疼痛等，最好在两餐之间口服，从小剂量开始，单独服用，可减轻反应。可与稀盐酸合剂、维生素 C 同服，有利于吸收；牛乳、钙片、蛋类、咖啡、茶等影响铁的吸收，不可同服。口服液体铁剂可使牙齿染黑，可用吸管吸服。

（2）注射铁剂时应选择大肌群深部肌内注射，每次更换注射部位，注射后勿按揉注射部位，以防药液漏入皮下组织使皮肤染色或刺激。

（3）应告知家长铁剂治疗要坚持全疗程，不能过早停药；服用铁剂后，大便变黑或呈柏油样，停药后可恢复正常，应向家长说明原因，消除其紧张情绪。

（4）铁剂治疗有效者在用药 3 ~ 4 天后网织红细胞升高，7 ~ 10 天达到高峰；2 周后血红蛋白逐渐上升，临床症状随之好转，食欲增加。如服用 3 ~ 4 周仍无效，应查找原因。

（八）保健指导

（1）向家长及患儿讲解疾病的有关知识和护理要点。

（2）提倡母乳喂养，及时添加含铁丰富的食品；坚持正确用药；强调贫血纠正后，仍要坚持合理安排小儿膳食，培养良好饮食习惯，这是防止复发及保证小儿正常生理发育的关键。

（3）定期复查血常规，了解患儿贫血的恢复情况。

（4）因缺铁性贫血致智力减低、成绩下降者，应加强教育与训练，减轻自卑心理。

三、营养性巨幼红细胞性贫血

营养性巨幼红细胞性贫血是由于缺乏维生素 B_{12} 或（和）叶酸引起的一种大细胞性贫血。

（一）病因

1. 维生素 B_{12} 缺乏

（1）摄入量不足：维生素 B_{12} 主要存在于肝肾等内脏及鱼类、蛋类、奶类中。严格素食的孕母或（和）乳母维生素 B_{12} 缺乏，可使胎儿经胎盘、婴儿从母乳中获取维生素 B_{12} 减少。

（2）吸收和转运障碍：食物中的维生素 B_{12} 进入胃内，必须先与胃底部壁细胞分泌的糖蛋白（内因子）结合才能在回肠末端吸收，之后运送到肝内储存。内因子分泌不足如胃炎、胃全切等，胃酸、胃蛋白酶缺乏，小肠特别是回肠末端疾病，某些药物如秋水仙碱、对氨基水杨酸钠、新霉素以及转钴蛋白缺乏等均可引起维生素 B_{12} 吸收和转运障碍。

2. 叶酸缺乏

（1）摄入量不足：羊乳中叶酸含量极低，维生素 B_{12} 含量也少，故羊乳喂养者如不补充叶酸易患本病。人乳和牛乳中叶酸含量一般可满足婴儿的需要，但若孕母或（和）乳母叶酸缺乏也可使胎儿或（和）婴儿的叶酸获得减少，奶粉如不添加叶酸也可能引起摄入不足。

（2）吸收和代谢障碍：叶酸主要是在十二指肠和空肠近端主动吸收，慢性腹泻、脂肪痢、遗传性小肠吸收叶酸缺陷、长期服用某些抗癫痫药（如苯妥英钠、苯巴比妥、扑米酮）均可引起叶酸吸收障碍；某些抗叶酸药物如氨甲蝶呤、乙胺嘧啶等可阻止叶酸转变为四氢叶酸而致病。

（3）需要量增加：婴儿特别是早产儿生长发育迅速，甲状腺功能亢进、溶血性贫血、维生素 C 缺乏、维生素 B_{12} 缺乏等均可增加叶酸的需要或排泄。

（二）临床表现

多见于婴幼儿，6 ~ 12 个月发病者较多见。起病缓慢，颜面虚胖，或伴轻度浮肿，面色逐渐苍黄，结膜、口唇、指甲等处明显苍白，毛发稀疏、发黄，疲乏无力，常有食欲缺乏、呕吐、腹泻、舌炎等，严重者可有皮肤出血点，常伴有肝、脾大。患儿可出现烦躁不安、易激惹等精神症状。维生素 B_{12} 缺乏者还可出现神经系统症状，神经系统的表现与贫血的严重程度不完全平行，有时贫血并不很重就出现明显的神经系统症状。主要表现为表情呆滞、嗜睡，对外界反应迟钝，目光发直，少哭不笑，条件反射不易形成，智力和动作发育落后，甚至退步；还常出现肢体、躯干、头部甚至全身震颤，舌震颤与下门齿相摩擦形成舌系带溃疡，发生率虽不高，但对诊断帮助很大。震颤轻者，睡眠时可消失；震颤重者，睡眠时亦可存在，受刺激可使震颤加重。部分患儿腱反射亢进，浅反射消失，少数有踝阵挛。

（三）实验室检查

1. 血常规

呈大细胞性贫血，MCV > 94 fL，MCH > 32 pg。红细胞数的减少比血红蛋白量的减少更为明显。血涂片可见红细胞大小不等，以大红细胞多见，体积大，中央淡染区不明显。偶见到巨幼变的有核红细胞，网织红细胞常减少。白细胞计数常减少，以中性粒细胞计数减少明显，核分叶过多（核右移），分 5 个叶者占粒细胞总数 5% 以上即有诊断意义。血小板一般减少，可见到巨大血小板。

2. 骨髓象

骨髓增生活跃，以红细胞增生为主，各期红细胞均出现巨幼变，表现为胞体变大，核染色质疏松，细胞核的发育落后于胞质。粒细胞系统也可见巨幼变，分叶核粒细胞有分叶过多现象。巨核细胞出现核分叶过多，胞体甚大，可见巨大血小板。

（四）治疗

1. 一般治疗

去除病因，注意营养与护理，防治感染，应用镇静剂治疗震颤等。

2. 特殊治疗

仅由维生素 B_{12} 缺乏引起的营养性巨幼红细胞性贫血宜单用维生素 B_{12} 治疗，每次 100 μg，肌内注射，每周 2 次，连用 2 ~ 4 周，直至临床症状明显好转、血常规恢复正常。开始治疗时，不应同时给予叶酸，以免加重神经系统症状。但对维生素 B_{12} 治疗反应较差者，可加用或改用叶酸治疗。对单纯叶酸缺乏引起的营养性巨幼红细胞性贫血，采用口服叶酸治疗，每次 5 mg，每日 3 次，最好同时服用维生素 C。

（五）护理诊断

（1）活动无耐力：与贫血导致的组织缺氧有关。

（2）营养失调：低于机体需要量，与维生素 B_{12} 或（和）叶酸摄入不足、吸收不良等有关。

（3）生长发育改变：与由于营养不足、贫血及维生素 B_{12} 缺乏影响生长发育有关。

（六）护理措施

1. 注意休息，适当活动

根据患儿的活动耐受情况安排休息与活动。一般不需要卧床，严重贫血者，适当限制活动，协助满足其日常生活所需。烦躁、震颤、抽搐者，可遵医嘱应用镇静剂，防止外伤。

2. 指导合理喂养

改善哺乳母亲营养，及时添加辅食。合理搭配患儿饮食，多食用富含维生素、叶酸的食品，如瘦肉、动物肝脏、绿叶蔬菜等。年长儿防止偏食，养成良好的饮食习惯，以保证能量供应和营养素摄入。

3. 预防感染

注意保护性隔离，防止交叉感染。保持皮肤清洁，定期洗澡更衣。注意口腔卫生，进餐前后用温水漱口，养成早晚刷牙的习惯。

4. 监测生长发育

评估患儿的体格、智力、运动发育情况，对发育落后者加强训练和教育。

（七）保健指导

介绍本病的表现和预防措施，强调预防的重要性。提供有关营养方面的知识，积极治疗原发病，合理用药。

（冯淑言）

第十节　化脓性脑膜炎

一、概述

化脓性脑膜炎，简称化脑，亦称细菌性脑膜炎，是由各种化脓菌引起的以脑膜炎症为主的中枢神经系统感染性疾病。2 岁以内发病者约占本病的 75%，冬、春季好发。

（一）病因

1. 病原学

许多化脓菌都可引起脑膜炎，但在不同年代、地区，引起脑膜炎的各种细菌所占比例有很大差异。在我国，脑膜炎双球菌、肺炎链球菌和流感嗜血杆菌引起者占小儿化脑的 2/3 以上。近年来，国内统计流感嗜血杆菌引起的化脑比肺炎链球菌引起的还多，而国外由于 B 型流感嗜血杆菌菌苗接种工作的开展，近 10 年来该菌引起的化脑明显减少。不同年龄小儿感染的致病菌也有很大差异，新生儿及出生 2 ~ 3 个月以内的婴儿化脑，常见的致病菌是大肠埃希菌、B 族溶血性链球菌和葡萄球菌，还有其他肠道革兰阴性杆菌、李氏单胞菌等。出生 2 ~ 3 个月后的小儿化脑多由 B 型流感嗜血杆菌、肺炎链球菌和脑膜炎双球菌引起，10 岁以上患儿的主要致病菌是脑膜炎双球菌和肺炎链球菌。

2. 机体的免疫与解剖缺陷

小儿机体免疫力较弱，血 – 脑脊液屏障功能也差，因而小儿，特别是婴幼儿化脑的患病率较高。如果患有原发性或继发性免疫缺陷病，则更易感染，甚至平时少见的致病菌或条件致病菌也可引起化脑，如表皮葡萄球菌、铜绿假单胞菌等。另外，颅脑外伤、手术、脑脊液引流、皮肤窦道、脑脊膜膨出等，均易继发感染而引起化脑。

（二）发病机制

多数化脑是由于体内感染灶（如上呼吸道炎症等）的致病菌通过血行播散至脑膜。少数化脑可由于邻近组织感染扩散引起，如鼻窦炎、中耳炎、乳突炎、头面部软组织感染、皮毛窦感染、颅骨或脊柱骨髓炎、颅脑外伤或脑脊膜膨出继发感染等。

细菌由局部病灶进入血液循环后能否引起化脑取决于机体的抵抗力和细菌致病力的相对强弱。在机体抵抗力弱、细菌数量大以及有荚膜时，容易导致化脑的发生。另外，由细胞因子介导的炎症反应在脑脊液无菌后仍可持续存在，这可能是化脑发生慢性炎症性后遗症的原因之一。

（三）病理

蛛网膜和软脑膜普遍受累。脑组织表面、基底部、脑沟、脑裂、脊髓表面等处均有不同程度的炎性渗出物覆盖。感染扩散至脑室内膜则形成脑室膜炎，在软脑膜下及脑室周围的脑实质亦可有细胞浸润、出血、坏死和变性，形成脑膜脑炎。脓液阻塞、粘连及纤维化，可使脑室间脑脊液流通不畅，引起阻塞性脑积水。大脑表面或基底部蛛网膜颗粒因炎症发生粘连、萎缩而影响脑脊液的回吸收时，则形成交通性脑积水。

病变严重时，动静脉均可受累，可引起血管痉挛、血管炎、血管闭死、坏死出血或脑梗死。颅内压增高、炎症侵犯，或有海绵窦栓塞时，可使视神经、动眼神经、面神经和听神经等受损而引起功能障碍。由于血管通透性增加及经脑膜间的桥静脉发生栓塞性静脉炎，常见硬膜下积液，偶有积脓。由于炎症引起的脑水肿和脑脊液循环障碍可使颅内压迅速增高，如有抗利尿激素的异常分泌或并发脑脓肿、硬膜下积液等，则更加重脑水肿和颅内高压，甚至出现脑疝。由于血管通透性增加，可使脑脊液中蛋白增加；由于葡萄糖转运障碍和利用增加，可使脑脊液中葡萄糖含量降低，甚至出现乳酸酸中毒。

由于脊神经及神经根受累可引起脑膜刺激征。

二、临床表现

（一）急性起病

多数化脑患儿为急性起病，发病前数日常有上呼吸道感染或胃肠道症状。脑膜炎双球菌脑膜炎（流行性脑脊髓膜炎）为暴发型，起病急骤，可迅速出现进行性休克、皮肤出血点或瘀斑、弥散性血管内凝血及中枢神经系统功能障碍，如得不到及时治疗，可在 24 小时内危及生命。

（二）全身感染中毒症状

全身感染或菌血症可使患儿突起高热、头痛、精神萎靡、疲乏无力、关节酸痛、皮肤出血点、瘀斑或充血性皮疹等。小婴儿表现为拒食、嗜睡、易激惹、烦躁哭闹、目光呆滞等。

（三）神经系统表现

1. 颅内压增高

主要表现为头痛和喷射性呕吐，可伴有血压增高、心动过缓。婴儿可出现前囟饱满而紧张，颅缝增宽。重症患儿可有呼吸循环功能受累、昏迷、去脑强直，甚至脑疝。眼底检查一般无特殊发现，若有视盘水肿，则提示颅内压增高时间较长，可能有颅内脓肿、硬膜下积液或静脉栓塞等发生。

2. 脑膜刺激征

表现为颈项强直，Kernig 征和 Brudzinski 征阳性。

3. 意识障碍

表现为嗜睡、意识模糊、昏迷等，并可出现烦躁不安、易激惹、迟钝等精神症状。

4. 惊厥

20% ~ 30% 的患儿可出现全身性或部分性惊厥，以 B 型流感嗜血杆菌及肺炎链球菌脑膜炎多见。惊厥的发生与脑实质的炎症、脑梗死及电解质代谢紊乱等有关。

5. 局灶体征

部分患儿可出现Ⅱ、Ⅲ、Ⅵ颅神经受累或肢体瘫痪症状。新生儿特别是早产儿，化脓性脑膜炎常缺乏典型的症状和体征，发热或有或无，甚至体温不升。主要表现为少动、哭声弱或呈高调、拒食、呕吐、吸吮力差、黄疸、发绀、呼吸不规则，甚至惊厥、休克、昏迷等，查体可见前囟隆起，而少有脑膜刺激征。

三、检查

（一）外周血常规

白细胞总数明显增高，以中性粒细胞为主。

（二）脑脊液检查

1. 常规检查

典型化脓性脑膜炎的脑脊液压力增高、外观混浊；白细胞总数明显增多，多在 1.0×10^{12}/L 以上，以中性粒细胞为主；糖含量明显降低，常在 1.1 mmol/L 以下；蛋白质含量增高，多在 1 g/L 以上。脑脊液涂片找菌是明确化脑病原菌的可靠方法。

2. 脑脊液特殊检查

（1）特异性细菌抗原测定：对流免疫电泳可快速确定脑脊液中的流感嗜血杆菌、肺炎链球菌和脑膜炎双球菌等。乳胶凝集试验较前者更敏感，可检测 B 族溶血性链球菌、流感杆菌、肺炎链球菌和脑膜炎双球菌。免疫荧光试验也可用于多种致病菌抗原检测，特异性及敏感性均较高。

（2）其他：脑脊液色氨酸试验阳性，乳酸脱氢酶（LDH）、免疫球蛋白如 IgM 升高等虽无特异性，但对于化脑的诊断和鉴别诊断均有参考价值。

（三）其他实验室检查

1. 血培养

早期未应用抗生素的患儿，血培养阳性的可能性大；新生儿化脑时血培养的阳性率较高。

2. 皮肤瘀点涂片检菌

是流行性脑脊髓膜炎重要的病原菌诊断方法之一。

3. 局部病灶分泌物培养

如咽培养、皮肤脓液或新生儿脐分泌物培养等，对确定病原菌都有参考价值。

4. 影像学检查

急性化脓性脑膜炎一般不必常规做 CT 扫描，疑有并发症的患儿，应尽早进行颅脑 CT 检查。

四、治疗

（一）抗生素治疗

1. 用药原则

对于化脓性脑膜炎患儿，应尽早使用抗生素治疗；以静脉用药为主；力争选药准确，而且所选药物应对血－脑脊液屏障有良好的穿透性，联合用药时还应注意药物之间的相互作用；用药量要足，疗程要适当；注意药物不良反应。

2. 药物选择

（1）病原菌未明时：可选用氨苄西林与青霉素合用，氨苄西林每日 200 ~ 300 mg/kg，分次静脉注射；青霉素 40 万 ~ 80 万 U/（kg·d）。还可选用对血－脑脊液屏障通透性好的第三代头孢菌素，如头孢曲松钠或头孢噻肟钠，头孢噻肟钠每日 100 ~ 200 mg/kg，头孢曲松钠每日 100 mg/kg，分次静脉滴注。

（2）病原菌明确后：应参照细菌药物敏感试验结果选用抗生素。疗程与病原菌种类、治疗早晚、是否有并发症及机体的抵抗力等因素有关。国内一般认为，流感杆菌脑膜炎和肺炎链球菌脑膜炎治疗应不少于 2 ~ 3 周，而大肠埃希菌和金黄色葡萄球菌脑膜炎疗程应达 3 ~ 4 周以上。要严格掌握停药指征，即完成疗程时症状消失、热退 1 周以上，脑脊液完全恢复正常后方可停药。对于无并发症的流感嗜血杆菌、肺炎链球菌和脑膜炎双球菌引起的脑膜炎，一般不需反复复查脑脊液，仅需在临床症状消失、接近完成疗程时复查一次，若已正常即可在疗程结束后停药；否则需继续治疗。若治疗不顺利，特别是新生儿革兰阴性杆菌脑膜炎，遇有治疗后症状无好转，或好转后又恶化者，应及时复查脑脊液，并进行必要的影像学检查，以指导下一步的治疗。

（二）对症和支持疗法

（1）对于急性期患儿，应严密观察病情变化，如各项生命体征及意识、瞳孔的改变等，以便及时给予相应的处理。要注意热量和液体的供应，维持水电解质平衡。

（2）应用肾上腺皮质激素，减轻多种细胞因子介导的炎症反应，减轻中毒症状；可以降低血管通透性，减轻脑水肿，降低颅内压；可以减轻颅内炎症粘连。通常应用地塞米松每日 0.2 ~ 0.6 mg/kg，分次静脉注射，连用 3 ~ 5 天。

（3）及时处理高热、惊厥和感染性休克，高热时，给予物理降温，必要时可给予药物降温。发生惊厥者，及时给予抗惊药物如地西泮、苯巴比妥等。流行性脑脊髓膜炎较易发生感染性休克，一旦出现，应积极应用扩容、纠酸、血管活性药物等治疗。

（4）有颅内高压者，应及时给予脱水药物，一般使用20%甘露醇每次0.5 ~ 1.0 g/kg，6 ~ 8小时1次。对于颅内压增高严重者，可加大剂量（每次不超过2 g/kg）或加用利尿药物，以防止脑疝的发生。

五、护理

（一）护理诊断

1. 体温过高

与细菌感染有关。

2. 营养失调：低于机体需要量

与高热、呕吐、摄入不足有关。

3. 有受伤的危险

与抽搐、昏迷有关。

4. 潜在并发症

与颅内压增高、水电解质紊乱等有关。

5. 焦虑

与病情重、预后不良有关。

（二）护理措施

1. 维持正常体温

保持病室安静，空气清新。保证患儿绝对卧床休息。每4小时测1次体温，观察热型及伴随症状。鼓励患儿多饮水，必要时给予静脉补液。出汗后及时更衣，注意保暖。做好皮肤护理和口腔护理。高热时给予物理或药物降温，并观察降温效果。遵医嘱应用抗生素。

2. 保证充足营养

根据患儿的热量需要制订饮食计划，给予患儿高热量、高蛋白、高维生素、清淡、易消化的流质或半流质饮食，少食多餐。频繁呕吐或昏迷不能进食者，可鼻饲或静脉补充营养。监测患儿每日营养摄入量，及时给予适当调整。

3. 生活护理

协助患儿洗漱、进食、大小便及保持个人卫生。呕吐后，帮助患儿漱口，及时清除呕吐物，保持呼吸道通畅，防止反流或误吸窒息。保持患儿臀部干燥，必要时使用气垫等抗压力器材，预防压力性损伤的发生。烦躁不安或频繁抽搐者，应注意防止坠床、舌咬伤等。

4. 加强病情观察，防治并发症

（1）监测生命体征和神志变化：若患儿烦躁不安、剧烈头痛、意识障碍、频繁呕吐、肌张力增高等，表示有颅内压升高；若呼吸不规则、瞳孔不等大或忽大忽小、对光反应迟钝或消失、血压升高，提示有脑疝及中枢性呼吸衰竭。应经常巡视，密切观察，详细记录，以便及早发现并给予急救处理。

（2）做好抢救药品及器械的准备：准备好氧气、吸引器、人工呼吸机、脱水剂、呼吸兴奋剂、硬脑膜下穿刺包及侧脑室引流包等。

（3）药物治疗的护理：了解各种药物的使用要求及不良反应。如静脉用药的配伍禁忌；青霉素稀释后应在 1 小时内输完，防止药物分解影响疗效；注意观察氯霉素的骨髓抑制作用，定期做血常规检查；输液速度不宜太快，以免加重脑水肿；保护好静脉血管，记录 24 小时出入量。

（三）健康教育

（1）向家长及患儿介绍病情及疗效进展，鼓励其说出内心的感受和疑虑，减轻焦虑，使其主动配合；及时解除患儿的不适，取得患儿及其家长的信任；关心、爱护患儿，使其树立战胜疾病的信心。

（2）加强卫生知识宣传，预防化脓性脑膜炎。凡与流感嗜血杆菌性脑膜炎和流行性脑脊髓膜炎接触的易感儿均应服用利福平，每日 20 mg/kg，连用 4 天。还可采用脑膜炎双球菌荚膜多糖疫苗在流行地区实施预防接种。

（3）对恢复期和有神经系统后遗症的患儿，应指导家长对患儿进行功能训练。

（冯淑言）

第十一节　癫痫

一、概述

癫痫是由于多种原因引起的一种脑部慢性疾病，其特征是脑内神经元群反复发作性过度放电引起突发性、暂时性脑功能失常，临床出现意识、运动、感觉、精神或自主神经功能障碍。癫痫发作的表现与放电的部位、范围及强度有关，因而表现十分复杂。每次发作均起病突然，持续短暂，恢复较快，但有时可呈持续状态。

小儿癫痫的患病率为 3‰～6‰，大多癫痫患者起病于儿童时期。近年来，由于小儿癫痫基础与临床研究的不断深入及有关知识的普及，使大多患儿得到了正规治疗，约 80% 的患儿可获得完全控制，其中大部分患儿能正常生活和学习。

小儿癫痫根据病因可分为三类。①特发性（原发性）癫痫：是指脑部未能找到有关的结构变化和代谢异常的癫痫，与遗传因素有较密切的关系。②症状性（继发性）癫痫：即具有明确脑部病损或代谢障碍的癫痫。③隐源性癫痫：是指虽怀疑症状性癫痫但尚未找到病因的癫痫。引起癫痫的原因很多，可归为以下几类。

1. 遗传因素

癫痫患儿的家系调查、孪生子研究、脑电图分析等均已证实，遗传因素在癫痫的发病中起重要作用。近年来，有关癫痫基因的研究取得了一定进展，如已将良性家族性新生儿惊厥的基因定位于染色体20q13.2–q13.3和8q上，这两种基因均编码钾离子通道蛋白，其突变可能与该病的发生有关。

不同的癫痫，遗传方式不一致。一般认为，对癫痫的易感性属于多基因遗传；许多特发性癫痫综合征与单基因遗传有关。此外，许多单基因遗传病和染色体病常伴有症状性癫痫。

2. 脑部病变或代谢异常

先天性或后天性的脑损害，均可能成为继发性癫痫的病因。①脑发育异常：如脑回畸形、胼胝体发育不全、灰质异位症、神经皮肤综合征、先天性脑积水、遗传代谢病或染色体病引起的脑发育障碍等。②脑血管疾病：如颅内出血、血管畸形、血管炎等。③感染：如病毒、细菌等引起的颅内感染。④外伤：产伤或生后外伤。⑤中毒、脑缺血缺氧或代谢异常。⑥颅内占位病变：如肿瘤、脓肿、囊肿、结核球、寄生虫等。⑦变性疾病：如脑灰质变性病等。

3. 诱发因素

大多特发性癫痫好发于某一特定的年龄阶段，女性患儿在青春期可使某些癫痫发作加频，有的癫痫常在睡眠中发作，说明年龄、内分泌、睡眠等与癫痫发作有一定关系。此外，疲劳、缺睡、饥饿、便秘、饮酒、感情冲动、过度换气、过度饮水、变态反应及一过性代谢紊乱等均可诱发某些癫痫发作。只有在某种刺激（如光、声等）作用下才发作的癫痫称为反射性癫痫。

二、临床表现

（一）癫痫发作的临床表现

1. 部分性发作

神经元过度放电起始于一侧大脑的某一部位，临床表现开始仅限于身体的一侧某部。

（1）简单部分性发作（没有意识障碍）。①运动性发作：多表现为一侧某部位的抽动，如肢体、手、足、指、趾、口角、眼睑等处。也可表现为旋转性发作、姿势性发作或杰克逊发作等。杰克逊发作是指异常放电沿着大脑皮质运动区扩展，其所支配的肌肉按顺序抽动，例如发作先从一侧口角开始，依次波及手、臂、肩、躯干、下肢等。部分运动性发作后，抽动部位可出现暂时性瘫痪，称为Todd麻痹。②感觉性发作：表现为发作性躯体感觉异常或特殊感觉异常。③自主神经症状发作：发作时可有各种自主神经症状，如上腹不适、呕吐、苍白、潮红、出汗、竖毛、瞳孔散大、肠鸣或尿失禁等。这些症状常伴随其他的发作形式，单独的自主神经发作性癫痫少见。④精神症状性发作：可表现为幻觉、错觉、记忆障碍、认知障碍、情感障碍或语言障碍等，但精神症状性发作单独出现得很少，多见于复杂部分性发作。

（2）复杂部分性发作：见于颞叶癫痫和部分额叶癫痫。该类发作与简单部分性发作的根本区别是伴有不同程度的意识障碍，可有简单部分性发作的各种表现，一般都有精神症状。同时，常伴反复刻板的自动症，如吞咽、咀嚼、舔唇、拍手、摸索、自言自语等。

（3）部分性发作演变为全身性发作：由简单部分性或复杂部分性发作泛化为全身性发作，也可先由简单部分性发作发展为复杂部分性发作，然后继发全身性发作。

2. 全身性发作

发作一开始就是两侧大脑半球同时放电，发作时常伴有意识障碍。

（1）失神发作：以意识障碍为主要症状。典型失神发作时，起病突然，没有先兆，正在进行的活动停止，两眼凝视，持续数秒钟恢复，一般不超过 30 秒，发作后常可继续原来的活动，对发作不能回忆。失神发作常常发作频繁，每天数次至数十次，脑电图显示对称、同步、弥漫性双侧 3 Hz 的棘慢综合波。不典型失神发作时，起止均较缓慢，且肌张力改变较典型，失神明显；脑电图显示 1.5 ~ 2.5 Hz 的棘慢波，且背景活动异常。

（2）肌阵挛发作：表现为某部位的肌肉或肌群，甚至全身肌肉突然快速、有力地收缩，引起肢体、面部、躯干或全身突然而快速的抽动。可单个发生，也可为连续地发作。发作时脑电图为多棘慢波或棘慢、尖慢综合波。

（3）阵挛性发作：肢体或躯干呈节律性反复抽动，发作时脑电图为 10 Hz 或 10 Hz 以上的快活动及慢波，有时为棘慢波。

（4）强直性发作：表现为强烈的肌肉收缩，使身体固定于某一特殊体位，如头眼偏斜、双臂外旋、呼吸暂停、角弓反张等。发作时脑电图为低波幅快活动，或 9 ~ 10 Hz 以上的快节律，频率渐减，而波幅渐高。

（5）强直 – 阵挛发作：又称癫痫大发作，主要表现是意识障碍和全身抽搐，典型者可分三期，即强直期、阵挛期和惊厥后期，但小儿发作常不典型。发作时意识突然丧失，全身肌肉强直收缩；也可尖叫一声后突然跌倒、呼吸暂停、面色发绀、双眼上斜、瞳孔散大、四肢躯干强直，有时呈角弓反张状态；持续数秒至数十秒钟进入阵挛期，出现全身节律性抽动，口吐白沫，持续 1 ~ 5 分钟后逐渐停止，患儿可有尿失禁；发作后入睡，醒后可有头痛、乏力等。脑电图在强直期表现为每秒 10 次或 10 次以上的快活动，频率渐慢，波幅渐高；阵挛期除高幅棘波外，间断出现慢波。发作间期可有棘慢波、多棘慢波或尖慢波。

（6）失张力发作：发作时肌张力突然丧失，表现为头下垂、双肩下垂、屈髋屈膝或跌倒。脑电图在发作时为多棘慢波或平坦低幅性活动。

（二）常见小儿癫痫和癫痫综合征的临床特点

1. 中央 – 颞区棘波的小儿良性癫痫

这是小儿癫痫中最常见的类型之一，约占小儿癫痫的 20%。发病年龄在 2 ~ 14 岁，以 5 ~ 10 岁多见，男孩多于女孩。本病与遗传有关，常有癫痫家族史。发作与睡眠关系密切，约 75% 的患儿只在睡眠中发作，而且以入睡后不久或清晨要醒时发作多见。发作时，症状开始多局限于口面部，表现为一侧咽部、舌及颊部感觉异常，疼痛或麻木，舌强直收缩，喉头异常发声，唾液不能吞咽而外流。患儿意识清楚，但不能言语。同侧面部可有抽动，也可扩展到同侧上下肢阵挛性抽动。不少患儿泛化为全身性发作，意识丧失。大多患儿发作持续时间较短。发作频率不一，发作间期脑电图背景波正常，在中央－颞区出现负性、双向或多向的棘波或尖波，入睡后增加。本病神经系统影像学检查正常，不影响智力发育，预后良好，16 岁前大多停止发作。对于发作频繁者，可给予托吡酯、卡马西平等药物治疗，易于控制。

2. 婴儿痉挛（West 综合征）

主要特点为婴儿期起病、频繁的强直痉挛发作、高峰失律脑电图和智力发育障碍。

患儿以 4 ～ 7 个月发病者最多，发作时表现为两臂前举，头和躯干前屈，似点头状；少数患儿可呈头背后屈。有学者把强直痉挛发作分为屈曲型、伸展型和混合型三种，其中以混合型最多见，单纯伸展型少见。患儿常成串发作，在入睡不久或刚醒时容易连续发生，发作时有时伴喊叫或痛苦状，脑电图显示持续不对称、不同步的高幅慢波，杂以尖波、棘波或多棘波，即高峰失律脑电图。本病大多可找到病因，如遗传代谢病、脑发育异常、神经皮肤综合征或其他原因引起的脑损伤。常合并严重的智力和运动发育落后，易转为 Lennox-Gastaut 综合征或其他形式的发作。

3. Lennox-Gastaut 综合征

主要特点是多在学龄前起病，兼有多种形式的发作，发作间期脑电图可出现棘慢波，智力发育大多落后。

起病年龄为 1 ～ 7 岁，3 ～ 5 岁为高峰，男孩略多。常见发作形式为强直性、不典型失神、肌阵挛和失张力发作，也可有全身强直－阵挛发作，患儿可同时具有 2 种或 2 种以上发作形式，也可由一种形式转变为另一种形式。发作期间脑电图背景波不正常，且显示 1.5 ～ 2.5 Hz 的棘慢波。另外，在慢睡眠期可见到双侧同时出现的 10 Hz 快节律或多棘波。本病预后不良，不仅治疗困难，而且精神运动发育落后。

（三）癫痫持续状态

指一次癫痫发作持续 30 分钟以上；或反复多次发作 30 分钟以上，发作间期意识不恢复者。惊厥性癫痫持续状态最常见，占小儿全部癫痫持续状态的 75% 以上，主要表现为持续性阵挛，易发生脑损伤。非惊厥性癫痫持续状态多见于 Lennox-Gastaut 综合征，表现为不典型失神发作，长时间意识混乱，可伴肌阵挛或失张力发作。有时，复杂部分性癫痫也可呈持续状态，表现为精神错乱、自动症或行为异常等。癫痫患儿出现持续状态常可找到诱因，如突然停药、更换药物不当、感染、高热等。原无癫痫病史的患儿发生癫痫持续状态多与急性脑损伤有关，如颅内感染、中毒、外伤、急性脑病、脑血管意外等。高热惊厥也可出现持续状态。癫痫持续状态是小儿急症，需及时处理。

三、检查

脑电图是诊断癫痫重要的客观指标之一，如果出现棘波、尖波、棘慢波、尖慢波、多棘慢波或阵发性的高幅慢波，对癫痫的诊断有重要意义，但是癫痫患儿发作间期脑电图近

40% 表现正常，因此 1 次正常脑电图不能排除癫痫，必要时可做 24 小时长程脑电图或录像脑电图（Video-EEG）。CT 和 MRI 可发现脑结构异常，凡有局灶性症状体征、抗癫痫治疗效果不好或进行性恶化或有颅内压增高症状者，均应及时做 CT 或 MRI 检查，以明确病因。单光子发射断层扫描（SPECT）和正电子发射断层扫描（PET）可检测脑血流量和代谢率，有利于确定癫痫灶。根据需要还可选做遗传代谢病筛查、基因分析、染色体检查、血生化检查、脑脊液检查等。

四、治疗

对癫痫患儿的治疗应控制发作，提高患儿的生活质量。

（一）一般治疗

帮助患儿家庭、学校和社会正确认识癫痫，帮助患儿树立信心，坚持正规治疗。合理安排患儿的生活与学习，避免一切诱发因素，注意安全。

（二）病因治疗

对于症状性癫痫的某些可治性病因，如颅内占位、代谢异常等应及时治疗。

（三）药物治疗

合理应用抗癫痫药物是治疗癫痫的主要手段。

1. 抗癫痫药物的使用原则

（1）早期治疗：癫痫诊断明确后应尽早给予抗癫痫药物治疗，但对于首次发作者，如症状不重、平素健康、智力正常、查体及影像学检查无异常者，可暂不用药物，但需密切观察。

（2）根据发作类型选药：抗癫痫药物主要根据发作类型选择，也要考虑到药物的不良反应等。一般全身性发作多首选丙戊酸钠，部分性发作多首选卡马西平。

（3）尽量采用单药治疗：避免多药联合应用时的相互作用或增加毒性。但是临床上遇有难治性癫痫患儿，有时也联合用药，此时必须了解其作用机制和相互作用，以达到增加疗效减少不良反应之目的。

（4）用药剂量要个体化：因药物代谢有个体差异，用药剂量和血药浓度之间的关系不完全一致；而且每个患儿对药物的敏感性也不同，因此主张用药先从小剂量开始，逐渐增加，直至达到有效血药浓度或临床有效为止。

（5）服药要规律、疗程要长：每日给药次数应视药物的半衰期而定，要保证患儿规律服药，在服药 5 个半衰期后才能达到稳态血浓度。一般在停止发作后还要继续服药 2 ~ 4 年。

（6）停药过程要慢：患儿停药前要有个缓慢减量的过程，一般需要 1 年左右。如突然停药，易引起癫痫持续状态。

（7）定期复查：注意观察疗效和药物不良反应，特别是用药初期，应定期查血常规、尿常规、肝功能等。有条件时应作血药浓度检测。

2. 常用抗癫痫药物

儿科常用的抗癫痫药物有丙戊酸钠（VPA）、卡马西平（CBZ）、苯巴比妥（PB）、氯硝西泮（CNP）、扑米酮（PRM）、苯妥英钠（PHT）等。

3. 抗癫痫新药

近年来，有不少新型抗癫痫药上市，主要用于难治性癫痫的治疗。①托吡酯：有广谱的抗癫痫作用。服药从小剂量开始，维持量是每日 4 ~ 8 mg/kg。主要不良反应有嗜睡、烦躁、易惊、畏食等。②拉莫三嗪：主要用于肌阵挛发作、失张力发作、全身强直－阵挛发作等。从小剂量开始，维持量是每日 5 ~ 15 mg/kg。若与丙戊酸钠合用，则每日维持剂量是 1 ~ 5 mg/kg。③氨己烯酸：对婴儿痉挛等有较好效果。但近来发现可影响视力而限制了本药的应用。④其他药物还有加巴喷丁、非氨酯、奥卡西平等，在国内尚无应用经验。

（四）手术治疗

主要用于药物治疗无效或效果不佳、频繁发作影响患儿日常生活者。主要手术方法有癫痫灶切除、胼胝体部分切开、立体定向手术等。对于部分性癫痫，定位明确，切除癫痫灶不引起神经功能缺陷者手术效果较好，如颞叶癫痫。

五、护理

（一）护理诊断

1. 有窒息的危险

与喉痉挛、呼吸道分泌物增多有关。

2. 有受伤的危险

与突然意识丧失、抽搐有关。

3. 潜在并发症

包括脑水肿、酸中毒、呼吸及循环衰竭。

4. 知识缺乏

与缺乏信息来源有关。

（二）护理措施

1. 保持呼吸道通畅

发作时应平卧，松开衣领、裤带，以防呼吸道受压，尤其是强直－阵挛发作时，头偏向一侧，使分泌物易于从口角流出。如有舌后坠，用舌钳将舌拉出，防止呼吸道堵塞。必要时，用吸引器清除痰液，或气管切开。给予持续低流量吸氧。

2. 防止受伤

了解患儿抽搐前有无前驱症状，嘱患儿在有前驱症状时立即平卧，或迅速让患儿就地平卧，防止摔伤；用牙垫或厚纱布包裹的压舌板置于上、下臼齿之间，防止舌咬伤；保护患儿抽动的肢体，防止骨折或脱臼；拦起床挡，移开一切可导致患儿受伤的物品，对于抽搐的患儿，需专人守护。

3. 密切观察病情变化

（1）严密观察抽搐患儿的意识状态、生命体征、瞳孔大小和对光反射、动脉血气变化。立即遵医嘱给予有效的抗癫痫药物，迅速控制抽搐发作，给予脱水剂甘露醇和利尿药呋塞米减轻脑水肿，判断用药效果。详细记录 24 小时出入水量。

（2）观察患儿的呼吸形态，有无发绀，监测动脉血气分析及结果。保持患儿呼吸道通畅，持续低流量吸氧，或给予碱性溶液纠正酸中毒。

（3）严密观察患儿的生命体征，注意有无呼吸、循环衰竭的征象，备好各种抢救物品及药物，做好气管切开和人工辅助呼吸的准备。

（三）保健指导

（1）教会家长在患儿癫痫发作时的紧急处理措施。缓解期可自由活动，但不能单独外出，尤应禁止各种危险活动，如游泳、登高等。

（2）强调规律用药的重要性，不能随便增减药物的剂量，要在医师的指导下，长期有规律地服药，以配合治疗。

（3）指导患儿养成良好的生活作息习惯，注意规律生活，保证足够的休息及睡眠，避免过度劳累和剧烈运动。

（4）饮食应清淡，避免过饱、情绪紧张，预防感染。避免诱发癫痫发作的因素。

（5）癫痫患儿多有不同程度的心理行为障碍，如自卑、退缩、孤独等，应配合家长对患儿进行鼓励、疏导，解除患儿的精神负担，克服自卑心理。

（冯淑言）

第十二节　急性中毒

一、概述

急性中毒是儿科的常见急症之一，如酒精中毒等，以 3 岁以下儿童多见。造成小儿中毒的原因主要是年幼无知，缺乏生活经验，不能辨别有毒或无毒物质。婴儿时期往往拿到东西就放入口中，使接触的毒物在短时间内通过吞食、吸入、皮肤吸收或注射途径进入体内，迅速引起症状，甚至危及生命，如食物中毒、一氧化碳中毒、有机磷中毒等。

（一）病因

儿童由于年幼无知，缺乏生活经验，不能辨别物质有无毒性而致误食。婴幼儿往往拿到东西就放入口中。幼儿期常误将药片当作糖丸。学龄前期儿童活动范围更广，接触毒物机会增多。青春期儿童情绪不稳定，学习压力大，自杀发生率有上升趋势。

（二）中毒方式

摄入中毒最为多见。接触中毒亦是小儿常见的中毒方式，这是由于小儿皮肤较薄，表面脂质较多，故接触脂溶性毒物易于吸收，发生中毒；眼结膜、鼻黏膜吸收均较快，故新生儿期用药物滴眼或滴鼻均可造成中毒。吸入中毒是气体中毒的主要途径，由于肺泡面积大、吸收快，故多为急性中毒。注入中毒，包括误注射药物、蜇伤、咬伤中毒。小儿灌肠中毒，毒物可经直肠吸收。

（三）发病机制

因毒物种类难以统计，很难了解所有毒物的中毒机制，常见的中毒机制包括以下几种。

1. 干扰酶系统

毒物通过抑制酶系统与酶的辅助因子或辅基相反应或相争，夺取酶功能所必需的金属激活剂，生成配位化合物。

2. 抑制血红蛋白的携氧功能

如一氧化碳中毒，使氧合血红蛋白、亚硝酸盐中毒形成高铁血红蛋白，使携氧功能丧失，造成机体缺氧。

3. 变态反应

由抗原抗体作用在体内激发各种异常的免疫反应。

4. 直接化学性损伤

如误服强酸、强碱化学物质。

5. 麻醉作用

部分强亲脂性毒物，如苯、汽油、煤油等有机溶剂、吸入性麻醉药，可通过血－脑脊液屏障蓄积于脑细胞膜而抑制脑细胞功能。

6. 干扰细胞膜或细胞器的生理功能

如河豚毒素和一些重金属等可破坏细胞膜、细胞器，干扰细胞膜的离子运动、膜兴奋性和能量代谢而产生毒性作用。

二、临床表现

中毒病史对明确毒物性质及诊断极为重要。但对毒物一时不能明确者，临床表现也有助于鉴别中毒的毒物种类和病情程度。由于毒物品种繁多，症状表现取决于毒物本身的特性，故各类中毒的临床表现差异很大，体格检查时一般按各系统逐步检查，避免遗漏。对于诊断怀疑的某些毒物症状应作重点检查。生命体征及心、脑、肾等主要器官功能受损常提示中毒病情严重。

1. 消化系统

急性中毒时，胃肠道症状通常最为显著。毒物大多数为食入中毒，少数为非食入中毒。毒物进入消化道后，毒物直接刺激肠道，以及破坏消化道局部组织，可引起腹痛、恶心、呕吐和腹泻等症状。毒物吸收后也可通过神经反射及全身作用，引起同样症状。因此，对于小儿不明原因下突然出现急性消化道症状，应注意鉴别是否存在中毒。消化道症状严重者常会伴随发生脱水、酸中毒、电解质紊乱等症状。肝脏是毒物代谢转化的主要场所，由消化道进入的毒物，大多经肝脏代谢后毒性下降或失去毒性。肝脏受到毒物侵犯后可发生不同程度的损害，如出现黄疸、肝炎症状。原先有肝功能障碍者可因解毒功能下降而使中毒症状加重。

2. 循环系统

大部分中毒患儿均会出现循环系统症状，如心动过速、周围循环灌注不良等。其中，部分患儿在急性中毒时出现致死性的心力衰竭和休克。原因有两种：一种为毒物直接作用于心肌，引起心肌功能障碍和心力衰竭；另一种为毒物通过对血管及神经系统的作用，抑制氧摄取和氧代谢，导致严重心律失常、低血压、或电解质代谢紊乱，最终引起继发性心力衰竭。自主神经对心血管系统影响较大，具有交感神经激动作用的毒物可使血压升高、心律快速和失常，而拟副交感神经毒物则会引起心动过缓。

3. 呼吸系统

许多毒物（包括吸入有毒气体）会损害呼吸系统功能。中毒患儿可出现刺激性呛咳、呼吸困难、发绀、肺水肿及呼吸节律不整，严重者出现呼吸中枢抑制或呼吸肌麻痹，以及呼吸衰竭。有机磷中毒者的呼出气体中可闻及蒜臭味。

4. 泌尿系统

肾脏是毒物和毒物代谢产物排泄的主要器官，中毒后，循环、呼吸障碍导致的肾脏缺血缺氧可引起不同程度的肾脏损害症状，表现为血尿、蛋白尿、水肿、尿量减少等。部分毒物还具有选择性的肾脏毒性，直接损害肾脏。肾脏损害中以急性肾衰竭最为严重。后者通常表现为短期内出现尿闭、高血压、氮质血症，严重者还可出现意识改变、抽搐和急性肺水肿。

5. 神经系统

中枢神经系统是人体高级生命活动器官和调节机体生理功能的重要器官。当神经系统受到毒素直接损害，或中毒后的缺血缺氧损伤后，可继而发生神经功能失调，严重者可出现脑器质性破坏和功能衰竭。临床相关症状有烦躁、惊厥、瘫痪、昏迷、去大脑强直以及中枢性呼吸衰竭和神经源性休克。瞳孔是脑功能观察的重要体征，并可在一定程度上鉴别毒物种类和脑功能状况。吗啡、酒精、有机磷等中毒时，瞳孔通常显著缩小；而镇静剂中毒时，瞳孔扩大。瞳孔扩大伴对光反应消失，提示脑功能损害严重。

6. 其他

有些毒物能抑制骨髓造血功能，破坏红细胞，引起贫血、溶血等。应激、休克和缺氧还可诱发 DIC，引起皮肤、消化道等部位广泛出血。腐蚀性毒物可引起皮肤、五官、消化道及呼吸道黏膜损伤。细胞呼吸抑制剂可引起细胞能量代谢障碍而死亡（如氰化物）。

由于毒物种类极多，临床表现各异。可以根据中毒患者的面容、呼出气味、症状、其他体征、排泄物的性状等结合病史，综合分析，得出初步诊断；此外，还可根据所在地域流行病学发病率较高的中毒毒物进行筛选和鉴别。各种毒物引起的急性中毒常具有各自的特征，这些特征是中毒诊断的重要线索和依据。诊断中应特别注意毒物接触病史的了解和原毒物的鉴定。

三、检查

急性中毒的辅助检查对中毒的最后诊断起着很重要的作用，以下检查分别用于不同的中毒。

1. 尿常规、尿色变化

橘红色：灭鼠药（抗凝血类）、氯醛糖中毒。绿色：麝香草酚中毒。葡萄酒色：苯胺、硝基苯中毒。棕黑色：硝酸盐、亚硝酸盐中毒。蓝色：美蓝中毒。

2. 腹部 X 片检查

用于金属、三氯乙烯、四氯化碳、氯化钾和高锰酸钾等中毒。

3. 心电图检查

用于三环类抗抑郁药、氯喹、阿吗灵（出现宽大 QRS 波），以及某些抗心律失常药中毒。

4. 脑电图检查

用于安定类或巴比妥类药物中毒（出现周期性等电位线，但并非表明脑死亡）。

5. 血流动力学检查

用于严重的海洛因、钙离子拮抗剂、农药百草枯、重金属（汞）蒸气中毒，导致急性呼吸窘迫综合征和休克。

6. 内镜检查

用于各种腐蚀剂经口腔、食道、胃肠道中毒。

7. 生化检查

如电解质、血糖、血钙、阴离子间隙、渗透压、是否代谢性酸中毒等检查用于甲醇、乙醇、乙二醇、丙酮、乳酸、氰化物（低钙）、甲醛、乙醇等中毒。

8. 凝血功能

用于灭鼠药（抗凝血类）、蛇毒、毒蕈等中毒。

9. 肝功能

用于对乙酰氨基酚、毒蕈中毒。

10. 碳氧血红蛋白、高铁血红蛋白测定

用于一氧化碳、亚硝酸盐中毒。

11. 酶的测定

用于有机磷（胆碱酯酶）农药中毒。

12. 毒物检测

毒物分析是唯一客观的最后确定急性中毒诊断的方法。可以从容器、剩余毒物、可疑食物、水和染毒的空气，中毒者的呕吐物、胃内容物、第一次洗胃液、血、尿、大便中检测毒物或其代谢分解产物。毒物检测不但可以确定诊断，还可评估病重程度和预后（剂量－效应关系），并指导中毒的治疗。快速、及时的毒物分析（监测血中水平及变化）对治疗对乙酰氨基酚、酒精、苯巴比妥、氨甲酸盐中毒及改善预后都非常重要。一些中毒的特异性抗毒治疗可收到较好效果，如根据血中洋地黄浓度，计算并用洋地黄抗体治疗洋地黄中毒。

四、治疗

急性中毒的处理原则是立即治疗，否则会失去抢救的机会；在毒物性质未明时，按一般的中毒治疗原则抢救患儿，以排出体内的毒物为首要措施，尽快减少毒物对机体的损害；维持呼吸、循环等生命器官的功能；采取各种措施减少毒物的吸收，促进毒物的排泄。

1. 一般急救处理

（1）稳定生命体征：无论是接触还是摄入毒物，都应立即进行复苏处理。复苏措施最好在解毒或洗胃治疗之前实施。监测患儿的血氧饱和度、心率和心电图，建立静脉输液通路。

（2）清除未被吸收的毒物：皮肤、黏膜中毒者，及时脱去被农药污染的衣服，并用清水彻底冲洗。凡经口误服中毒者，除强酸、强碱外，均应根据病情进行催吐、洗胃、导泻等处理，以尽快排出胃肠道毒物。

（3）阻止毒物吸收：通过利尿、碱化或酸化尿液、血液净化、高压氧应用等方法促进已吸收毒物的排出。

2. 对症治疗

及时处理各种中毒所致的严重症状，如惊厥、呼吸困难、循环衰竭等。

3. 特殊治疗

对诊断明确、有特殊解毒药的毒物中毒，需尽快应用特效解毒药。

五、护理

（一）护理问题

1. 潜在并发症

包括心搏、呼吸骤停。

2. 焦虑、恐惧

与病情危重有关。

3. 知识缺乏

患儿及其家长缺乏安全防护知识。

（二）预期目标

（1）患儿生命体征维持正常。

（2）患儿及其家长情绪稳定。

（3）患儿及其家长掌握一定的安全防护知识。

（三）护理措施

1. 尽快清除毒物

（1）接触中毒者：应立即脱去污染的衣服，用肥皂水和清水清洗被污染的皮肤，特别注意毛发和指甲部位，对不溶于水的毒物可用适当溶剂清洗，也可用适当的拮抗剂或解毒剂冲洗。强酸、强碱等腐蚀性毒物忌用中和剂。对于深入皮肤或黏膜的毒物颗粒，需完全消除。毒物溅入眼内，应以室温生理盐水或清水冲洗至少 5 分钟，后送眼科处理。

（2）吸入中毒者：应立即移离有毒场所，呼吸新鲜空气，保持气道通畅，必要时吸氧或进行人工通气。

（3）口服中毒者。

1）催吐：适用于年龄较大、意识清醒和合作的患儿。可用手指、筷子、压舌板刺激咽部，引起反射性呕吐。严重心脏病、食管静脉曲张、溃疡病、昏迷或惊厥、强酸或强碱中毒和煤油、汽油等中毒的患儿及 6 个月以下婴儿不能催吐。催吐一般在中毒后 4 ~ 6 小时内进行。由于儿童呕吐反射自我保护能力差，催吐易导致误吸，以及胃食管穿孔，因此应慎重催吐。

2）洗胃：催吐法不成功或患儿有惊厥、昏迷而需清除毒物时使用。洗胃的目的是清洗出尚在胃内的毒（药）物，并进行毒物鉴定。方法是经鼻或经口插入胃管后，用 50 mL 注射器抽吸，直至洗出液清澈为止。首次抽出物送毒物鉴定。常用的洗胃液有温水、鞣酸、1 ∶ 10 000 高锰酸钾溶液、2% ~ 5% 碳酸氢钠、生理盐水或 0.45% 氯化钠溶液。强酸或强碱中毒可致胃穿孔，切忌洗胃，可用弱酸或弱碱中和方法，牛奶可起到中和作用，同时可在胃内形成保护膜，减少刺激。可将活性炭加水，在洗胃后灌入或吞服，以迅速吸附毒物。

3）导泻：毒物进入肠道，应服泻剂，以使毒物尽快排出。泻剂的选择以对胃肠道黏膜刺性小，同时能减少毒物吸收者为佳。常用的泻剂有硫酸钠或硫酸镁，可口服或由胃管灌入。中枢抑制药中毒时，不宜使用硫酸镁导泻，以防加重中枢抑制。除苯酚中毒外，一般不用油剂导泻。较小儿童应注意导泻所致的脱水和电解质紊乱。

4）全肠灌洗：中毒时间超过 4 小时者使用。可用 0.5% 温盐水、1% 肥皂水或清水，也可加入活性炭灌肠，直至洗出液清澈为止。国外多采用等渗聚乙二醇电解质溶液，不易产生腹泻或电解质紊乱。灌洗期间记录出入量，并注意电解质平衡。对腐蚀性毒物或患儿极度虚弱时，忌导泻及灌肠。

2. 促进已吸收毒物的排泄

（1）利尿：鼓励患儿多饮水，静脉输注葡萄糖液，按医嘱用利尿剂。

（2）碱化或酸化尿液：碱化尿液可使弱酸类毒物清除率增加，常用碳酸氢钠；酸化尿液可使弱碱类毒物排出增加，常用维生素 C。

（3）血液净化。①透析法：常用腹膜透析和血液透析。②血液灌流法：将患儿的血液经过体外循环，用吸附剂吸附毒物后再输回体内。③换血疗法：血液中毒物浓度极高时使用，因需血量极多，临床较少用。④血浆置换：能清除血浆蛋白结合的毒物。

（4）高压氧的应用：用于一氧化碳、硫化氢、氰化物、氨气等中毒。

3. 使用特效解毒剂

一旦中毒原因明确，立即按医嘱应用特效解毒剂，如有机磷中毒，应用碘解磷定或氯解磷定；亚硝酸盐中毒，应用亚甲蓝等。用药后，注意观察患儿反应及可能出现的不良反应。

4. 密切观察病情

密切观察患儿意识、呼吸和循环状态，监测生命体征，保持呼吸道通畅。详细记录出入量，由于催吐、洗胃、导泻等措施易造成患儿脱水、酸中毒，必须保证出入量平衡，以维持有效循环血量。

5. 心理护理

根据患儿年龄和心理发育特点，采取患儿能理解的方式表达安慰、关心和爱护。采用患儿家长能接受和理解的方式介绍病情、治疗和护理，使其主动配合。关心安慰家长，并提供有效的信息，指导家长合理地发泄情绪，减轻家长的负性情绪反应。

（四）健康教育

（1）告知家长应妥善保管一切药品及毒物，以防小儿误食而致中毒。

（2）切勿擅自给小儿用药，不吃有毒或变质的食品。

（3）教育小儿不要随便采食野生植物，禁止小儿玩耍带毒性物质的用具等。

（4）普及预防中毒相关的知识。

（五）护理评价

经过治疗和护理，患儿能维持正常生命体征；能保持安静、舒适；接受治疗护理期间无其他并发症发生；住院治疗过程中得到一定的照顾，焦虑、恐惧情绪减轻；患儿及其家长能说出家庭安全防护知识。

（冯淑言）

病例1　发热

【案例介绍】

（一）一般资料

男，15岁，以发热2天为主诉入院。患儿于2天前出现发热，热峰39℃，应用退热剂后体温下降但反复，现体温36.6℃，无寒战、惊厥，偶有单声湿性咳嗽，无鼻塞，流黄涕，无气促，无呕吐，呼吸困难，无抽搐，曾到私人诊所就诊，予口服药物“头孢、蒲公英颗粒”等治疗后仍有发热，现转来我院就诊。精神可，进食减少，大小便正常。否认近期家禽接触史及发热患者接触史。

（二）病史

既往史：平素健康情况良好；无既往病史；无传染病史；无传染病接触史；无预防接种史；无外伤手术史；无输血史；无食物、药物过敏史。

个人史：生于原籍，久住本地，初中学生，否认吸烟史，否认饮酒史。

婚育史：未婚未育。

家族史：父母体健，1哥，体健。家族中无类似疾病发生，否认家族遗传史。

（三）医护过程

体格检查：T 36.6℃，神志清，精神好，呼吸平顺，双侧扁桃体无肿大、充血，口腔无疱疹，无皮疹，颈无抵抗，双肺呼吸音粗，未闻及湿啰音。心音有力，心率115次/分，心律齐，腹平软，肠鸣音正常。四肢肌力正常，肌张力正常，生理反射存在，病理反射未引出。

【护理】

1. 治疗护理

（1）阿莫西林克拉维酸钾颗粒（安奇）0.15 625 g×9袋，9袋sig，1袋一天三次口服，免皮试。

（2）盐酸西替利嗪滴剂10 mL，0.1 g 4支sig，0.5 mL一天一次口服。

（3）（易坦静）氨溴特罗口服溶液100 mL，1瓶sig，1支一天三次口服。

（4）双黄连口服液10 mL×10，1盒sig，1支一天三次口服。

（5）孟鲁司特钠颗粒0.5 g，4 mg×7袋，3袋sig，1袋每晚一次口服。

2. 观察护理

注意观察患儿体温、精神、面色等情况，如出现用退热药后仍持续高热不退、肢体抖动、频繁惊跳、精神差、面色苍白、呼吸增快等任何不适情况，应及时到医院诊治。

3. 生活护理

（1）饮食护理：注意饮食，注意增加液体摄入。

（2）药物护理：建议体温超过 38.5℃时考虑给予退热药口服，服用退热药间隔至少 4 ~ 6 小时以上。

4. 心理护理

与家属做好沟通，告知家属患者的病情变化，取得家属的配合和同意。并鼓励家属树立战胜疾病的信心，保持乐观的态度去照顾患者。

5. 健康教育

嘱患者避免着凉，注意多休息。

【小结】

发热是人体的自我保护机制之一，是人体在调动免疫系统对抗感染的过程中表现出来的一种症状。体温的高低与疾病的严重程度不成正比，个人的体质不同，体温调节的敏感度也会不同。正常体温在 36 ~ 37.3℃范围内波动，有时吃奶或运动后体温稍稍“超标”不能算发热。绝大多数情况下，发热不会对孩子的身体造成伤害。体温高低并不与病情轻重程度完全相关，孩子的精神状态远比发热度数更能准确反映病情程度。正确做法：腋温低于 38.5℃采取物理降温；腋温 38.5℃以上采取物理降温 + 药物降温，降温同时勿忘补水。

（冯淑言）

病例 2　婴幼儿腹泻

【案例介绍】

（一）一般资料

男，1 岁 1 个月。因“腹泻 3 天，发热 1 天”来我科就诊。患儿于 3 天前无明显诱因开始出现腹泻，大便为黄色稀水样便或糊状便，3 ~ 4 次 / 天，量多少不等，不含黏液及血丝，无呕吐、发热，当地输液治疗 2 天（具体用药不详），腹泻加重，每日 11 次，大便为黄色稀水样便或者蛋花样便，量偏多，小便量减少。昨晚出现发热，体温波动在 38.5℃左右，伴有呕吐，呕吐物为胃内容物，无寒战、抽搐及昏迷，无咳嗽、喘息，无皮疹，自服布洛芬，体温易反复，门诊以“腹泻病并Ⅰ度脱水”诊治。

（二）病史

既往史：平素健康情况良好。

无传染病史；无传染病接触史；无手术史；无输血史；无食物、药物过敏史。

（三）医护过程

体格检查：T 38.9℃，P 125 次 / 分，R 26 次 / 分，体重 11 kg，神志清楚、精神稍差，呼吸平稳，全身皮肤弹性可，四肢末梢循环可，手脚暖，前囟、眼窝稍凹陷，哭时有泪，小便量减少，口唇干燥，咽喉充血，扁桃体 I 度肿大。

辅助检查：大便常规示：轮状病毒阳性。血常规示：白细胞总数和中性粒细胞降低。血液生化测定：正常心肌酶；心肌受损。

治疗处理意见：（达力芬）头孢克肟颗粒，口服；（肯特令）蒙脱石散剂，口服；贝液口服补液盐散Ⅱ，1 包冲入 250 mL 温水，口服；复方嗜酸乳杆菌片，口服；布洛芬混悬液 sig，4 mL，口服（体温 38.5℃以上时）。

注意事项：

（1）注意饮食，注意增加液体摄入，建议体温超过 38.5℃考虑给予退热药口服，服用退热药间隔至少 4 小时。

（2）注意观察患儿体温、精神、面色等情况，如出现用退热药后仍持续高热不退、肢体抖动、频繁惊跳、精神差，面色苍白、呼吸增快、气促气喘、反复呕吐、抽搐、意识障碍等任何不适情况，应及时到医院诊治。

【护理】

1. 饮食护理

对于轻型腹泻的患儿，可继续日常饮食，暂停辅食。对于较重腹泻伴呕吐的患儿，可暂停饮食 6 ~ 8 小时，待呕吐减轻后，尽早恢复饮食。母乳喂养，暂停辅食，增加哺乳时间。人工喂养，给予米油、藕粉喂养，少量逐渐增加，待呕吐、腹泻停止，应给予营养丰富的饮食，如鱼、瘦肉末等。对于呕吐严重且长时间不能进食的患儿，可按医嘱静脉补液。

2. 床边隔离

对于肠道感染性腹泻，可适量使用抗生素控制感染，并注意不外出，勤洗手，搞好个人卫生，防止交叉感染，对食具、衣物、尿布、玩具分类消毒，并保持清洁，避免病从口入。

3. 体温护理

腹泻患儿体内有感染情况时，体温往往过高，可给予物理降温，头部冷湿敷或枕冰袋。重度脱水将引起循环功能衰竭。出现体温过低时，应注意保暖或置热水袋。每 4 小时测量 1 次体温，待体温恢复正常 3 天后，减量。

4. 臀部护理

患儿每次大、小便后及时清洁臀部，勤换尿布，尿布要质地柔软，吸水性强，并用弱碱性脂皂洗涤，最后用热水洗净，防止残留物刺激皮肤，臀部每次清洁后要暴露，保持干燥，可涂薄层爽身粉。

5. 健康指导

（1）指导护理：向家长解释腹泻的病因、潜在并发症，以及相关的治疗措施；指导家长正确洗手并做好污染尿布及衣物的处理、出入量的监测，以及脱水表现的观察；说明调整饮食的重要性；指导家长配制和使用 ORS 溶液，强调应少量多次饮用，呕吐不是禁忌证。

（2）做好预防：①指导合理喂养，提倡母乳喂养，避免在夏季断奶，按时逐步添加换乳期食物，防止过食、偏食及饮食结构突然变动。②注意饮食卫生，食物要新鲜，食具要定时消毒。教育儿童饭前便后洗手，勤剪指甲，培养良好的卫生习惯。③加强体格锻炼，适当户外活动；注意气候变化，防止受凉或过热。④避免长期滥用广谱抗生素。

【小结】

如果患儿腹泻次数多、量大，同时伴有以下情况时，应及时就医。精神萎靡、皮肤干燥、眼窝凹陷；小便量少等脱水症状；大便呈黏液脓血便；高热、抽搐、脸色苍白、阵发性哭吵等症状；伴有剧烈呕吐，拒绝口服补液盐；即使口服补液盐后，脱水症状没有改善。如有以上情况，及时就医。

【参考文献】

[1] 崔焱，仰曙芬，张玉侠，等. 儿科护理学［M］. 第 6 版. 北京：人民卫生出版社，2017.

[2] 赵正言，马美丽，王亚飞，等. 实用儿科护理学［M］. 北京：人民卫生出版社，2009.

（冯淑言）

病例 3　婴幼儿水痘

【案例介绍】

（一）一般资料

女，1 岁零 8 天，因发热、全身散在皮疹并加重 4 天由家属抱入我科，查体：T 39.2℃，咽喉充血，头面部、躯干、四肢可见散在皮疹，红色斑丘疹、丘疹、水痘疱疹交替部分结痂，无水肿。以“水痘”收入门诊治疗。

（二）病史

接触史：患儿母亲感染了水痘－带状疱疹病毒（VZV），与患儿同住致患儿感染。

（三）医护过程

完善各项实验室检查，水痘核酸阳性。血液分析：白细胞计数 4.25×10^9/L ↓，中性粒细胞总数 0.42×10^9/L ↓，粒细胞缺乏。血清心肌酶谱测定：乳酸脱氢酶 657 U/L ↑，乳酸脱氢酶同工酶 –1 134 U/L ↑，肌酸激酶同工酶 –MB 92 U/L ↑，提示心肌酶谱异常。

【护理】

1. 用药护理

阿昔洛韦针静脉注射，q8 h，抗病毒治疗；辅酶 I 静脉注射，qd，营养心肌；应用阿昔洛韦凝胶、氯锌油进行对症处理。

2. 生活护理

（1）保持室内空气新鲜，温湿度适宜。衣被清洁、平整，不宜过厚，以免患儿不适而增加皮肤瘙痒感。

（2）皮肤护理：及时更换汗湿衣物，勤换内衣，保持皮肤清洁、干燥。剪短指甲，小婴儿可戴连指手套，避免挠破皮疹，引起继发感染或留下瘢痕。

（3）降低体温：患儿中低度发热时，不必采用药物降温。如有高热，可采用物理降温或给予适量的退热剂，忌用阿司匹林。

（4）给予富含营养的清淡饮食，多饮水，保证机体足够的营养。有口腔黏膜疹者，每日用温盐水或复方硼砂溶液进行口腔护理 2 ～ 3 次，保持口腔清洁。

3. 健康教育

水痘传染性强，皮疹瘙痒明显，需向家长介绍水痘皮疹的特点、护理要点及隔离的重要性，以取得家长的配合。告知水痘患儿隔离时间，使家长有充分思想准备，避免引起焦虑。无并发症的患儿可在家中隔离治疗，指导家长进行皮肤护理，防止继发感染，并给予患儿足够的水分和营养。对社区人群进行相关知识宣教，重点加强预防知识教育，如流行期间避免易感儿去公共场所等。

【小结】

水痘是一种传染性比较强的疾病，我们一定要特别重视预防工作，接种水痘疫苗是目前国内预防水痘发生最经济也是最有效的手段。建议家长带儿童去疫苗接种点接种水痘疫苗。免疫程序：＞1.5 岁，4 岁加强，共两剂，注射完成后，2 个星期左右儿童体内就可产生对抗水痘的抗体。一般都可以保护儿童 10 年或者更久都不会出水痘。水痘疫苗是一种高度活性的减毒疫苗，适用人群是 1 岁以上 12 岁以下的健康儿童。需要注意的是，当儿童正在出水痘的时候，不可以接种水痘疫苗。

【参考文献】

[1] 崔焱，仰曙芬，张玉侠，等. 儿科护理学 [M]. 第6版. 北京：人民卫生出版社，2017.

[2] 赵正言，马美丽，王亚飞，等. 实用儿科护理学 [M]. 北京：人民卫生出版社，2009.

（冯淑言）

病例4 小儿支气管炎

【案例介绍】

（一）一般资料

男，1岁2个月，患儿于4天前无明显原因出现发热，最高体温38.6℃，热型不规则，无昼夜区分，伴咳嗽，呈阵发性连声咳，无犬吠样及鸡鸣样咳嗽，伴有痰，无寒战、抽搐，无气促、喘息，无发绀、呼吸困难，无午后潮热、消瘦、盗汗，无面色苍白、大汗淋漓，无恶心、呕吐，无腹胀、腹泻，无烦躁不安、意识障碍等，曾于外院就诊，按“支气管炎”给予药物治疗（具体不详），效果欠佳。今为求进一步治疗，遂来我院就诊，门诊医师拟“支气管肺炎”为诊断。患儿自起病以来，精神、食欲、睡眠尚可，大便正常，小便清长，体重无明显减轻。

（二）病史

个人史：本地出生，无特殊化学品及放射线接触史。出生史：胎次1；产次1；孕周足月。分娩方式：剖宫产；无产时窒息；无抢救。喂养史：生后混合喂养，现普食。生长发育史：2个月抬头，6个月坐，8个月出牙，10个月站，11月扶走，6个月认人，智力正常。

家族史：父母体健，无近亲结婚，否认家族遗传病史及类似病史。

（三）医护过程

体格检查：T 38.6℃，P 120次/分，R 30次/分。发育正常，营养中等，神志清，精神可，自主体位。全身皮肤黏膜正常，皮肤弹性好，无水肿，无黄疸，无皮疹及出血点，毛发分布正常。口腔黏膜无出血点、溃疡，咽喉充血，双侧扁桃体无肿大。两肺叩诊清音，双肺听诊呼吸音粗，可闻及大量痰鸣音及中水泡音。肝脾肋下未触及，全腹未触及肿块，移动性浊音阴性，肠鸣音5次/分。

辅助检查：血常规示白细胞 18.24×10^9/L，血小板 326×10^9/L，中性粒细胞百分数 57.4%，中性粒细胞绝对数 1047×10^9/L。降钙素原检测：降钙素原（PCT）0.56 ng/mL。常规生化 1+ 常规生化 2+ 肝功能 1+ 肝功能 2+ 心肌酶 +C- 反应蛋白测定（CRP）+ 抗链球菌溶血素 O 测定（ASO）：肌酸激酶同工酶 23.8 U/L，乳酸脱氢酶 468 U/L，C- 反应蛋白 35.01 mg/L。大便常规：正常。胸部 X 线片示考虑支气管肺炎。

【护理】

（一）护理计划

1. 体温过高：与肺部感染有关

护理措施：小儿支气管炎时多为中低热。

（1）如果体温在 38.5℃以下，一般无须给予退热药，主要针对病因治疗，从根本上解决问题，如告知家属给患儿多饮水，保持室内温湿度适宜。

（2）如果体温超过 38.5℃，可采取物理降温，即用冷毛巾头部湿敷或用温水擦澡，或遵医嘱给予药物降温。

（3）若患儿虽有发热甚至高热，但精神较好，玩耍如常，在严密观察下可暂不处置。

护理评价：患儿体温恢复正常。

2. 清理呼吸道无效：与呼吸道分泌物过多、黏稠，患儿体弱、无力排痰有关

护理措施：保持呼吸道通畅。

（1）根据病情采取相应的体位，以利于肺的扩张及呼吸道分泌物的排除。

（2）指导家属有效地帮助患儿拍背以助咳痰，排痰前协助转换体位，帮助清除患儿呼吸道分泌物。

（3）必要时可使用超声雾化吸入使痰液变稀薄利于咳出。

（4）告知家属做完雾化后需要给患儿漱口、喝水，以及用毛巾擦脸，防止口周感染。

用上述方法不能有效咳出痰液者，可用吸痰器吸出痰液，但吸痰不能过频。

护理评价：患儿能顺利、有效地咳出痰液，呼吸道通畅。

3. 气体交换受损：与肺部炎症有关

护理措施：环境调整与休息。

（1）病室定时通风换气，保持室内空气新鲜。

（2）温度控制在 18 ~ 22℃，湿度以 55% ~ 60% 为宜。告知家属让患儿卧床休息，减少活动。

（3）保持皮肤清洁，使患儿感觉舒适，利于休息。各种处置应集中进行，尽量使患儿安静，减少机体的耗氧量。

4. 营养失调：低于机体需要量，与摄入不足、消耗增加有关

护理措施：营养及水分的补充。

（1）指导家属给予患儿进食高热量、高蛋白、高维生素且易消化饮食，以供给足够的

营养，有利于疾病的恢复。应少食多餐，对于进食困难者，可按医嘱静脉补充营养。

（2）告知家属给患儿多饮水使呼吸道黏膜湿润，以利于痰液的咳出，并有助于黏膜病变的修复及纤毛运动。

（3）对于重症患儿，应准确记录 24 小时出入量，要严格控制静脉滴注速度，以免发生心力衰竭。

护理评价：患儿住院期间能得到充足的营养。

5. 潜在并发症：心力衰竭、中毒性脑病、中毒性肠麻痹

护理措施：氧疗。

（1）气促、发绀患儿应及早给氧，以改善低氧血症。

（2）一般采用鼻前庭导管给氧，氧流量为 0.5 ~ 1 L/min。缺氧明显者，用面罩给氧，氧流量为 2 ~ 4 L/min，氧浓度不超过 40%。出现呼吸衰竭时，应使用人工呼吸机。

（3）吸氧过程中应经常检查导管是否通畅，患儿缺氧状况是否改善，发现异常及时处理。

（4）密切观察病情，当患儿出现烦躁不安、面色苍白、呼吸＞ 60 次 / 分、且心律＞ 160 ~ 180 次 / 分、心音低钝、奔马律、肝在短时间内急剧增大时，是心力衰竭的表现，应及时报告医师，并减慢输液速度，准备强心剂、利尿剂，做好抢救的准备。

（5）若患儿咳粉红色泡沫样痰即为肺水肿的表现，可给患儿吸入经 20% ~ 30% 乙醇湿化的氧气，但每次吸入不宜超过 20 分钟。

（6）密切观察患儿意识、瞳孔及肌张力的变化，若有烦躁或嗜睡、惊厥、昏迷、呼吸不规则、肌张力增高等颅内高压表现时，应立即报告医师，并配合抢救。观察患儿有无腹胀、肠鸣音是否减弱或消失、呕吐的性质、是否有便血等，以便及时发现中毒性肠麻痹及胃肠道出血。

护理评价：患儿气促、发绀症状逐渐改善至消失，呼吸平稳。

（二）治疗护理

（1）抗感染：注射用头孢美唑钠。

（2）雾化止咳、化痰等治疗。

（3）若病情需要，及时调整治疗方案。

（三）健康教育

（1）指导家长加强患儿的营养，增强体质，多进行户外活动，及时接种各种疫苗。

（2）养成良好的卫生习惯。

（3）有营养不良、佝偻病、贫血及先天性心脏病的患儿应积极治疗，增强抵抗力，减少呼吸道感染的发生。

（4）教会家长处理呼吸道感染的方法，使患儿在疾病早期能得到及时控制。

【小结】

俗语说“三分治、七分养”，表明小儿护理是疾病治疗过程中极为重要的一个环节。在小儿疾病的护理过程中，更需要爱心和耐心，除了给予一般护理外，还要保持呼吸道通畅、改善缺氧症状、密切观察病情变化，以及患儿发热、用药等护理，各项措施既要适时、全面，又要仔细，突出重点，提供有效护理，就能缩短病程，使患儿顺利康复。

【参考文献】

[1] 崔焱，仰曙芬，张玉侠，等. 儿科护理学 [M]. 第6版. 北京：人民卫生出版社，2017.

[2] 赵正言，马美丽，王亚飞，等. 实用儿科护理学 [M]. 北京：人民卫生出版社，2009.

（冯淑言）

病例5　手足口病

【案例介绍】

（一）一般资料

男，2岁10个月，发热伴口腔、双手疱疹2天由家属带入我科门诊。患儿2天前无明显诱因开始出现发热，手足皮疹，口腔疱疹，伴流涎。无呕吐，无惊跳，无肢体抖动，无咳嗽、气促。起病来，胃纳差，睡眠正常。否认14天内有疫区及周边地区居住旅行史，否认新冠肺炎疑似或确诊病例接触史。体温37.6℃，咽部充血红肿，咽颊可见多个疱疹，疱疹周围有炎性红晕，舌体潮红，舌体右前侧可见一小疱疹，双手掌心可见散在小疱疹，未溃破，周围红晕。查血常规白细胞计数、中性粒细胞比例及CRP均升高，咽拭子阳性，以“手足口病伴发热”为诊断治疗。

（二）病史

既往史：平素健康情况良好；无传染病史；无传染病接触史；无手术史；无输血史；无食物、药物过敏史。

（三）医护过程

体格检查：T 37.6℃，神志清，精神可，无脱水貌。手足掌面及臀部见疱疹及丘膜见散在疱疹及溃疡，双侧扁桃体无肿大。呼吸顺，双肺呼吸音清，无啰音。心音正常。腹软，肠鸣音正常。四肢活动正常，肌力、肌张力正常。

辅助检查：

血常规：白细胞计数正常或降低，病情危重者白细胞计数可明显升高。

血生化：部分患者可见轻度谷丙转氨酶（ALT）、谷草转氨酶（AST）、肌酸激酶同工酶（CK- MB）升高，病情危重者可有肌钙蛋白和血糖升高。

脑脊液检查：神经系统受累时可表现为外观清亮，压力增高，细胞计数增多，以单核细胞为主，蛋白正常或轻度增多，糖和氯化物正常。

血清学检查：急性期与恢复期血清 Cox A16、EV71 等肠道病毒中和抗体有 4 倍以上的升高。

初步诊断：手足口病伴发热；口腔炎。

治疗处理意见：注意精神、体温等情况，若有惊跳、肢体抖动、气促、呕吐、烦躁等情况立即到医院诊治。

【护理】

1. 护理措施

（1）维持正常体温：密切监测患儿体温，低热或中等热者无须特殊处理，鼓励患儿多饮水；体温超过 38.5℃者，遵医嘱使用退热剂。加强监测有高热惊厥史患儿的病情，预防惊厥发作。

（2）病情观察：密切观察病情，尤其是重症患儿。若患儿出现烦躁不安、嗜睡、肢体抖动、呼吸及心率增快等表现，提示有神经系统受累或心肺功能衰竭的表现，应立即通知医师，并积极配合治疗，给予相应护理。保持呼吸道通畅，积极控制颅内压；使用脱水剂等药物治疗时，应观察药物的作用及不良反应。

2. 皮肤护理

保持室内适宜温湿度，患儿衣被不宜过厚，及时更换汗湿衣被，保持衣被清洁。避免用肥皂、沐浴露清洁皮肤，以免刺激皮肤。剪短指甲，以免抓破皮疹。手足部疱疹未破溃处涂炉甘石洗剂或 5% 碳酸氢钠溶液；疱疹已破溃、有继发感染者，局部应用抗生素软膏。臀部有皮疹的患儿，保持臀部清洁、干燥，及时清理患儿的大小便。

3. 口腔护理

保持口腔清洁，进食前后用温水或生理盐水漱口。有口腔溃疡的患儿可将维生素 B_2 粉剂直接涂于口腔糜烂部位，或涂以碘甘油，以消炎止痛，促进溃疡面愈合。

4. 饮食护理

给予患儿营养丰富、易消化、流质或半流质饮食，如牛奶、粥类等。饮食定时定量，少食零食，以减少对口腔黏膜的刺激。因口腔溃疡疼痛拒食、拒水造成脱水、酸中毒者，给予补液以纠正水电解质紊乱。

5. 用药护理

五维赖氨酸颗粒 5 g×12 袋 1 盒；sig：1 袋 bid 口服。（达力芬）头孢克肟颗粒 50 mg×12 包；sig：1 包 bid 口服。炉甘石洗剂 100 mL×1 瓶；sig：5 mL sos 涂于患处。

6. 健康教育

（1）向家长介绍手足口病的传染源、传播途径，以及隔离的意义。

（2）让家长了解手足口病的流行特点、临床表现，以及预防措施和方法。

（3）指导家长培养儿童良好的卫生习惯，饭前、便后洗手，玩具、餐具定期清洗消毒等。确诊的患儿需立即隔离，不需住院治疗的患儿可在家中隔离。

（4）指导及教会家长做好居家护理：口腔护理、皮肤护理及病情观察，如患儿有病情变化，应及时到医院就诊。

（5）流行期间不要带儿童到公共场所。指导儿童加强锻炼，增强机体抵抗力。

【小结】

手足口病不可怕，做好以下 3 点，对手足口病的预防有很大的作用。

（1）做好个人卫生，勤洗手（养成洗手习惯，饭前便后、接触可能污染物后都要洗手）、勤换洗衣物。

（2）不要和手足口患者亲密接触，比如拥抱，分享玩具、餐具等。

（3）不要在疾病高发季节带儿童去人群拥挤处玩耍。

（4）家庭成员回家后应及时洗手、洗脸、换衣服后再接触家里的儿童。

【参考文献】

[1] 崔焱，仰曙芬，张玉侠，等. 儿科护理学 [M]. 第 6 版. 北京：人民卫生出版社，2017.

[2] 赵正言，马美丽，王亚飞，等. 实用儿科护理学 [M]. 北京：人民卫生出版社，2009.

（冯淑言）

第六章 肺结核相关并发症护理

第一节 肺结核并发支气管哮喘

一、概述

支气管哮喘是由嗜酸性粒细胞、肥大细胞和T淋巴细胞等多种炎性细胞参与的气道慢性炎症。这种气道炎症使易感者对各种激发因子具有气道反应性，并可引起气道缩窄，表现为反复发作性的喘息、咳嗽，以典型的呼气为主的伴有哮鸣音的呼吸困难，常在夜间或（和）清晨发作、加剧，多数患者可经治疗或自行缓解。结核病与支气管哮喘都是和免疫功能紧密相关的感染性疾病。结核病患者常由于各种原因并发支气管哮喘。

支气管哮喘病因和发病机制如下：

1. 遗传和环境因素

哮喘患者的家庭和个人过敏史、花粉、工业粉尘、霉菌。

2. 精神因素

强烈的情绪可促发哮喘发作。

3. 肺结核并发哮喘

可能与以下几种原因有关。

（1）结核菌损害支气管，引起管腔增厚变形、管腔狭窄、气道反应性增高，在继发感染或其他因素刺激下，引起支气管平滑肌收缩甚至痉挛、黏膜水肿、腺体分泌亢进，出现胸闷、喘息等症状。

（2）重症肺结核患者易继发细菌或病毒感染，感染致黏膜水肿和腺体分泌增多，发生或加重哮喘。

（3）在结核病治疗中，由于某些抗结核药物引起变态反应，特别是利福平可诱发支气管哮喘。

二、临床表现

1. 症状

（1）先兆症状，如打喷嚏、流涕、咳嗽或胸闷等。

（2）以呼气为主的呼吸困难伴有哮鸣音。

（3）患者被迫采取坐位或呈端坐呼吸，咳嗽、多痰或干咳。

（4）结核中毒症状，如乏力、发热、盗汗、咯血等。

2. 体征

两肺布满哮鸣音，严重时不能平卧，胸廓肋间隙饱满，颈静脉怒张，严重时心率增快，奇脉，胸腹反常运动，发绀，意识障碍等。

3. X 线检查

X 线检查早期在发作时可见两肺透亮度增加，呈过度充气状态。重症肺结核并发支气管哮喘时，胸部 X 线片示广泛纤维化空洞或气肿泡，胸膜增厚粘连，肺门上移呈垂柳状。

三、诊断

（1）典型的临床发作过程。

（2）两肺弥漫的哮鸣音体征。

（3）特异性扩张支气管药物的疗效。

四、治疗

1. 脱离变应原

是治疗哮喘最有效的方法。

2. 药物治疗

茶碱类药物除有扩张支气管作用外，还有兴奋呼吸、辅助治疗心衰的作用。临床上以血浆药物浓度维持在 10 ～ 20 mg/L 疗效最佳，毒性反应少。新剂型的茶碱缓释片远较普通剂型疗效高，不良反应小，每次口服 1 ～ 2 片。β 受体兴奋药，如舒喘宁、硫酸特布他林片等，效果好，作用快，且不良反应小。临床选用气雾吸入剂，安全性更高。重症肺结核继发感染引起的哮喘，除抗结核外，应针对感染的病原菌选用敏感的抗生素治疗。如仍不能平喘，可加用支气管扩张药物、解痉药及激素，必要时静脉给药，防止呼吸衰竭的发生。使用激素时要掌握好指征和用量，避免造成结核病加重或播散。由抗结核药物引起的哮喘，停用该药即可缓解。痰多黏稠不宜咳出或有严重缺氧及二氧化碳潴留者，应及时行气管插管，及时吸出痰液，必要时行机械通气。

五、护理

（一）护理措施

1. 脱离变应原

有明确变应原者应尽快脱离变应原，提供安静、舒适、冷暖适宜的环境。根据病情采取舒适体位，如为端坐呼吸者提供床旁桌以作支撑，减少体力消耗。

2. 避免诱因

保持空气流通，避免密封门窗；整理地毯、皮毛及床铺等时，避免尘埃飞扬；戒烟，防止情绪激动。

3. 饮食指导

提供清淡、易消化、足够热量的饮食，避免进食硬、冷、油煎食物，不宜食用鱼类、虾类、蟹类、蛋类、牛奶等易过敏食物。

4. 病情观察

观察患者神志、面容、出汗、呼吸困难程度等，监测呼吸音、哮鸣音变化，了解患者病情和治疗效果。加强对急性发作患者的监护，尤其是夜间和凌晨易发作的患者，及时发现危重症状或并发症。观察患者咳嗽、痰液黏稠度和痰量。哮喘急性发作时，患者呼吸增快、出汗，常伴脱水，痰液黏稠而形成痰栓阻塞小气管，加重呼吸困难。应鼓励患者每天饮水 2500 ~ 3000 mL，以补充丢失的水分，稀释痰液，防止便秘，改善呼吸功能。重症者应予静脉补液，注意补液速度，并纠正水电解质、酸碱失衡。

5. 用药护理

观察药物疗效及不良反应。指导患者按需用药，不宜长期规律使用气道扩张剂，避免出现耐受性；沙丁胺醇静脉注射时应注意滴速并注意观察心悸、骨骼肌震颤等不良反应；茶碱类药物静脉注射时浓度不宜过高，速度不宜过快，注射时间应在 10 分钟以上；糖皮质激素全身用药应注意肥胖、糖尿病、高血压、骨质疏松、消化性溃疡等不良反应，宜在饭后服用，勿自行减量或停药。

6. 氧疗

遵医嘱给予鼻导管或面罩吸氧，改善患者呼吸功能。发作严重、经一般药物治疗无效时，做好低潮气量辅助通气或压力支持通气等机械通气准备工作。如有气胸、纵隔气肿等严重并发症时，在切开引流气体后仍可采用机械通气。

7. 心理护理

患者急性发作时常出现紧张、烦躁不安、焦虑、恐惧等心理反应，可加重或诱发呼吸困难。医护人员应向患者解释避免不良情绪的重要性，陪伴患者身边，通过语言和非语言沟通方式，安慰患者，使患者避免紧张，保持情绪稳定。

（二）健康指导

（1）指导患者进行耐寒锻炼，增强体质。向患者解释通过长期、适当、充分的治疗，完全可以有效地控制哮喘发作，让患者和其家属树立战胜疾病的信心。

（2）积极预防诱发因素，如避免摄入引起过敏的食物；室内不种花草、不养宠物；经常打扫房间，清洗床上用品；在打扫和喷洒杀虫剂时，保证患者离开现场等，尽可能控制、消除症状复发。

（3）帮助患者理解哮喘发病机制及其本质、发作先兆、症状等，指导患者掌握自我监测仪器的使用方法。

（4）帮助患者学会在急性发作时简单、及时地处理，掌握正确的药物吸入技术，与患者共同制订长期管理、防止复发的计划。坚持长期定期随访保健，正确使用药物，使药物不良反应减至最小。

（5）教育患者戒烟，帮助制订戒烟计划。

（6）根据患者文化层次、理解能力、疾病程度与经济状况，提供雾化吸入器相关的学习资料，并教会患者正确使用、消毒。

（7）嘱患者保持精神愉快，避免紧张、焦虑和刺激。

（张丹丹）

第二节　肺结核并发肺源性心脏病

一、概述

肺源性心脏病，简称肺心病，主要是由于支气管和肺组织或肺动脉及其分支的原发病变引起肺动脉高压所导致的右心肥厚、扩大，甚至发生右心衰竭的心脏病。慢性肺源性心脏病是胸廓慢性病变引起的肺组织结构和功能异常、肺血管阻力增加、肺动脉压力增高所致右心扩张、肥大或伴有右心衰竭的心脏病。

病因如下：

1. 支气管、肺疾病

最多见为慢性阻塞性肺疾病，其次为支气管哮喘、支气管扩张、重症肺结核、慢性弥漫性肺间质纤维化等。

2. 胸廓运动障碍性疾病

脊柱结核、类风湿性关节炎等。

3. 其他

肺动脉反复栓塞、原发性肺血管疾病均可导致肺动脉高压，右室负荷加重。

二、临床表现

重症肺结核引起的肺心病，由于混合存在肺结核的原发病变、肺心病及并发症，因此临床表现错综复杂。

（一）肺、心功能代偿期

主要表现为活动后心悸、气促，逐步出现劳动耐力下降。剑突下可见明显心脏冲动，心界一般不大或轻度增大。如同时存在肺气肿，心界反而缩小。肺动脉瓣区第二音亢进，可有第二心音分裂，但常被啰音掩盖。部分患者在肺动脉瓣区出现舒张期杂音。剑突下或胸骨左缘第 4 肋间可听到收缩期杂音。

（二）肺、心功能失代偿期

此期呼吸衰竭的临床表现有呼吸困难、精神错乱、神志恍惚，甚至抽搐、昏迷。失代偿期的心力衰竭出现在呼吸衰竭的同时或之后，绝大部分表现为右心衰竭，多继发于肺部感染。患者出现心悸、气促、紫绀进一步加重，呈端坐位，眼球突出，球结合膜水肿，尿少，腹胀，上腹胀痛，食欲减退，恶心呕吐。主要体征为颈静脉怒张，肝大、压痛，肝颈静脉回流征阳性。部分患者出现腹水、低垂部位水肿。胸骨左缘第 4、5 肋间可听到收缩期吹风样杂音，严重者可出现舒张期奔马律、各种心律失常，特别是房性心律失常。危重患者可发生休克、急性肺水肿或全心衰竭。

（三）并发症

1. 肺性脑病

表现为意识障碍、深浅反射减弱或消失，瞳孔早期缩小、对光反应迟钝；后期散大，眼球凝视固定，甚至昏迷死亡。

2. 酸碱平衡失调和电解质紊乱

以呼吸性酸中毒为首位，其次为呼吸性酸中毒合并代谢性碱中毒。电解质紊乱在急性肺功能衰竭期以低氯、低钠、高钾多见。

3. 心律失常

肺心病并发心律失常多出现在心功能失代偿期和呼吸功能衰竭期。以窦性心动过速多见，其次为房性、室性期前收缩，右束支传导阻滞，而房颤、房扑、房室传导阻滞则较为少见。

4. 休克和循环障碍

肺心病并发休克是肺心病严重并发症和致死原因之一，死亡率高达 70% 左右。

此外，还有上消化道出血与播散性血管内凝血，肝、肾功能损害。

三、检查

1. 血液检查

慢性阻塞性肺病引起的肺心病多有不同程度的贫血。在合并呼吸道感染时，白细胞总数和中性粒细胞可增高，部分出现核左移，但也有少数患者因机体反应差，白细胞数可不增高。肺心功能失代偿期可有肝功异常，肾功检测尿素氮和肌酐等均可增高。

2. 尿、痰检查

右心衰竭时尿中可出现少量蛋白、红细胞、白细胞及管型痰结核菌阳性或阴性。

3. X线检查

在原有肺、胸疾病的基础上出现肺动脉高压症。

4. 心电图检查

主要表现为右心室肥大，如额面平均电轴 ≥ + 90°，重度顺钟向转位，V_1 导联 R/S ≥ 1，$RV_1 + SV_5 \geq 1.05$ mV，肺性P波等，有低电压和右束支传导阻滞，为可疑肺心病。

肺结核患者一旦出现肺动脉高压、右心增大或右心功能不全，同时能排除引起右心病变的其他心脏病后即可诊断本病。

四、治疗

积极抗感染，通畅呼吸道，并控制呼吸衰竭和心力衰竭以改善肺心功能是治疗的关键。肺结核仍处活动期，应积极行抗结核药物治疗。治疗方案要包括两种或两种以上杀菌药物，或根据药物敏感测定结果，选择两种以上敏感药物组成治疗方案。

五、护理

（一）护理措施

1. 一般护理

（1）室内空气保持新鲜：每日定时通风，但应避免对流。空气消毒每日1次，定期监测空气污染情况和消毒效果。

（2）休息：重症患者应卧床休息，保证充足的睡眠。根据病情适当增加活动量，原则是活动时不发生气急，以活动停止5分钟后心率恢复到活动前水平为宜。长期卧床患者应加强皮肤护理，防止压力性损伤发生。

（3）饮食与营养支持：鼓励患者少食多餐。应给予易消化的高热能、高蛋白质、富含维生素的饮食，并适量饮水。大量出汗或服用利尿剂者应注意补充含钾多的食物，有腹水、浮肿明显和少尿者，应限制钠盐摄入量；昏迷患者给予鼻饲。

（4）保持口腔清洁：可用2%碳酸氢钠漱口液、甲硝唑漱口液或制霉菌素漱口液，餐前餐后漱口或做口腔护理。

（5）心理护理：肺心病患者病程长，多为老年患者，对治疗缺乏信心，性格孤僻，脾气暴躁，护理人员应及时了解患者心理活动，关心、理解、体贴患者，及时满足患者需求，鼓励其树立信心、密切配合治疗。

2. 观察要点

（1）了解咳嗽、咳痰、喘息症状的变化：仔细观察口唇、指（趾）端紫绀、呼吸困难情况。

（2）尽早发现各种并发症的先兆：评估有无肺性脑病表现，如头痛、烦躁不安、失眠、日夜颠倒、神志模糊或嗜睡、抽搐、昏迷等；有无消化道出血的表现，如黑粪、呕血等；密切监测呼吸频率、节律、深度及脉搏、心率、心律、血压、尿量、紫绀程度。应持续监测心电和定时测血氧饱和度，发现异常及时记录并报告医师。

（3）观察呼吸道通畅情况：协助患者经常变换体位，指导患者进行有效咳嗽以利排痰。全身状况差的患者咳嗽无力，痰多又黏稠，阻塞气道致呼吸急促时，常可听到痰鸣音，可给予化痰药雾化吸入半小时后，用手自下而上、由外向内轻拍患者背部，协助其排痰。

（4）氧疗期间应注意：保持气道通畅。监测并维持恒定的吸入氧浓度及流量，注意吸入氧气的湿化。观察紫绀及意识状态有无改善，及时、准确采集动脉血做血气分析检查。

（5）维持水电解质平衡，准确记录出入量：对于心力衰竭患者，输液速度不宜过快，以免加重心脏负担。注意尿比重、电解质和血气变化。

（6）避免发生意外：对有神志改变的患者应予专人看护，防止发生意外。禁用吗啡、巴比妥类药物，以免抑制呼吸。

（二）健康教育

（1）吸烟患者要戒烟。

（2）注意防寒，防止急性呼吸道感染发生。

（3）指导患者进行体位引流和采用有效咳痰的方法。

（4）鼓励患者适当活动。

（5）指导患者坚持呼吸锻炼，包括腹式呼吸和缩唇呼吸，其目的是增强腹肌的活动，提高潮气量，降低呼吸频率，变浅快呼吸为深慢呼吸。

（6）进行心理疏导，鼓励患者多接触社会，减轻其思想负担，缓解其焦虑。

（7）向患者和家属传授有关医疗设备（如雾化吸入器、氧疗装置、家庭用简易呼吸机等）的使用、清洁、维护知识。临床缓解期患者，如氧分压仍低于 7.33 kPa（55 mmHg），或夜间血氧饱和度低于 0.80，不论是否有高碳酸血症都应给予长期家庭氧疗（LTOT），即一昼夜持续吸氧 15 小时以上，吸入氧浓度在 24% ~ 28%，使氧分压上升到 8 kPa（60 mmHg）以上。

（8）积极治疗原发病，如慢性阻塞性肺病、支气管哮喘等。

（9）增强免疫功能。如中药黄芪、川芎等，可提高机体免疫力，增进细胞营养，扩张外周血管，改善微循环，以及提高机体对缺氧的耐受性。应用转移因子、胸腺肽、干扰素等可提高机体免疫功能。接种流感疫苗、肺炎链球菌疫苗等亦有一定的预防感染作用。

（10）保持精神愉快，情绪安定，避免刺激和紧张。

（张丹丹）

第三节 肺结核并发肺癌

一、概述

原发性支气管肺癌（简称肺癌），是指原发于支气管黏膜和肺泡的恶性肿瘤。肺癌是当今世界上最常见的恶性肿瘤之一，也是对人类健康与生命危害最大的恶性肿瘤。近年来，肺结核及肺癌患病率呈上升趋势，两病并存也日渐增多，临床研究表明结核病患者患肺癌的危险性是一般人群的 1.5 ~ 2.5 倍。两者在临床表现及 X 线片上有许多相似之处，给诊断带来一定困难，常造成漏诊、误诊。随着两病并存的发病率增加，两病之间发病有无因果关系也引起了人们的警惕。目前，学术界有 3 种不同的观点。

（1）肺结核与肺癌的发生有关论：持该种观点者多，很多国内外学者报告结核性瘢痕者易患肺癌。

（2）肺结核与肺癌无关论：此观点认为二者并存增多是由于抗结核新药的不断出现，导致结核患者的病程及寿命延长，加之中老年人抵抗力下降，肺癌和肺结核的发病率均增高，两者并存是一种机遇或巧合。

（3）肺结核与肺癌具有对抗性：此观点认为结核灶破坏或阻塞血管交通与淋巴引流，限制癌的发生与扩散，肺结核合并肺癌多在静止期或治愈时才发生癌变。

肺癌的发病机制迄今未完全明确，但有证据显示与下列因素有关。

1. 吸烟

吸烟是引起肺癌的最重要原因，90% 以上的肺癌是由于主动吸烟或被动吸“二手”烟所致。吸烟者肺癌死亡率比不吸烟者高 4 ~ 10 倍，而且吸烟开始的年龄越早，吸烟时间越长，吸烟量越大，肺癌的死亡率越高。戒烟者患肺癌的危险性随着戒烟时间的延长而逐渐降低。烟草烟雾中含有 10 余种致癌物质，如苯并芘、烟碱、亚硝胺及微量砷等。研究结果显示，吸烟与肺鳞癌、小细胞肺癌的关系密切。

被动吸烟者也容易引起肺癌。被动吸烟者每天从空气中所吸入的有害物质并不少于吸烟者，而且其对烟草中有害物质的刺激反应比吸烟者更强烈。美国的一项研究结果认为，约有 20% 的非吸烟人群发生肺癌归因于环境中的烟草烟雾。烟草已被列为 A 级致癌物。许多国家已发起了广泛的劝阻吸烟运动，甚至制定法律禁止在公共场所吸烟，取得了一定的效果，一些地区肺癌发病率上升的趋势已经得到初步遏制。

我国是生产烟草大国，也是烟民最多的国家，令人担忧的是年轻人中吸烟人数也在增多。因此，积极地劝阻和控制吸烟已成为我国防治肺癌综合措施中的关键。

2. 空气污染

（1）室外大环境污染：城市中的工业废气、汽车尾气、公路沥青中都有致癌物质，如苯并芘、SO_2，NO 和飘尘等。有统计资料显示，城市肺癌发病率明显高于农村。

（2）室内小环境污染：肺癌还与厨房内空气污染有关，如煤焦油、煤烟、烹调时的油烟（菜油和豆油高温加热后产生的油烟凝聚物）等均为肺癌的危险因素。一项长达 5 年的肺癌流行病学调查发现，中国女性肺癌患者中超过 60% 有长期接触厨房油烟史，经常接触厨房油烟和经常吸烟两者患肺癌的概率几乎相等。

3. 职业致癌因子

某些职业的劳动环境中存在许多致癌物质。目前，已确认的致癌物质有氡气，石棉、铬、镍、砷，铍、煤烟、煤焦油、芥子气、异丙油、双氯甲基乙醚等，推测有致癌作用的物质包括丙烯、氯乙烯、镉、玻璃纤维、人工纤维、二氯化硅、滑石粉及氯化苯等，氡气是肺癌发病的第二大原因。有 3% ~ 4% 的肺癌发病是由于暴露于石棉环境，接触石棉的吸烟者的肺癌死亡率是对照组的 8 倍。由于肺癌的形成是一个漫长的过程，不少患者在已停止接触上述物质很长时间后才发现肺癌。

4. 电离辐射

电离辐射可以是职业性的，也可以是非职业性的，有来自体外的电离辐射，也有因吸入放射性粉尘和气体而引起的体内照射。

5. 饮食与营养

食物中天然维生素 A 类、β 胡萝卜素和微量元素（锌、硒）的摄入量与日后癌症（特别是肺癌）的发生呈负相关。维生素 E、维生素 B 的缺乏和不足在肺癌患者中较为突出。

6. 遗传因素

遗传因素与肺癌的相关性受到重视。许多基因与肺癌易感性有关，肺癌患者常有第三条染色体短臂缺失。正常细胞发生癌变前期常有一系列的基因改变，如原癌基因中 ras 家族 12 位点突变，myc 家族及 Her-2/neu 的活化，隐性或抑癌基因（Rb1，3p21 及 p53）失活等。据研究，3，4- 苯并芘需经人体内芳香烃羟化酶（AHH）的作用才转化为致癌活性物质，而 AHH 与遗传密切相关。肺癌时常见的染色体缺失为 13q14 和 17q13，失活的肿瘤抑制基因为 p53。转化癌基因可以通过包括点突变、基因放大和过度表达等机制而活化。表皮生长因子受体（EGFR）突变，尤其是外显子 19 缺失。与肿瘤对酪氨酸激酶抑制剂（TKIs）的敏感性有重要关系。K-ras 是重要的 EGFR 通路下游的效应子，研究发现在 15% ~ 30% 的肺腺癌中有其突变且与吸烟有关。EGFR 和 K-ras 在肺癌患者中相互排斥。

鉴于 K-ras、Her-2/neu 和 myc 家族癌基因的异常影响肺癌患者的预后，而 Bcl-2 癌基因的过度表达对预后有益，在制定肺癌治疗方案时应考虑肿瘤抑制基因和原癌基因的影响。

7. 其他因素

病毒感染、某些慢性肺部疾病（如慢性支气管炎、肺结核、结节病、慢性肺间质纤维化和硬皮病等），与肺癌的发生也可能有一定关系。

二、临床表现

原发性肺癌以支气管黏膜及黏膜下腺体的上皮细胞为发生基地，大部分肺癌患者的临床症状随着原发病灶的发展过程及肿瘤的所在部位，肿瘤大小，对支气管的影响，邻近气管是否受侵犯或压迫，远处脏器是否有转移，是否有异位内分泌特性等因素的不同而出现不同的临床表现。

从肺癌的发生部位来讲，中心型肺癌占 60% ~ 70%，其中 90% 早期即可出现症状；周围型肺癌约占 30%，X 线检查可以较早发现，但 90% 早期无症状。肺癌常见的症状如下。

1. 咳嗽

50% 的肺癌患者在诊断时有咳嗽的症状，主要是由于肿瘤或其分泌物刺激支气管黏膜引起，通常为肺癌的首发症状，中心型肺癌更为突出。肿瘤在支气管黏膜上生长，特别是在管径较大、敏感性较强的段、叶支气管时，达到一定程度后即出现咳嗽。肿瘤在支气管管壁浸润性生长时可出现阵发性刺激性咳嗽，亦称为干咳，无痰或有少量白色泡沫样黏痰。

若肿瘤位于主支气管或隆突附近时，则呛咳更为剧烈，且不易用药物控制。若肿瘤位于细小支气管黏膜上，常无咳嗽或咳嗽不明显。所以，周围型肺癌以咳嗽为首发症状者较中心型肺癌少。肺癌患者常有吸烟或慢性支气管炎病史，但在患肺癌后有时患者可分辨出这时咳嗽与以前咳嗽性质有所改变。发生混合感染后，痰液可呈脓性，痰量也可增加，但支气管腔完全阻塞时咳嗽咳痰又可减轻，甚至消失。

2. 咯血和血痰

咯血常为肺癌的首发症状之一，其发生率虽较咳嗽低，但诊断意义重于咳嗽。患者中以咯血为首发症状者占 25% ~ 30%，其特征为间断性反复少量血痰，往往血多于痰，有时仅为少量血丝，大咯血者少见。持续时间不一，一般较短，仅数日，但也有达数月者，常常为间断性。在中央型肺癌的发病过程中，由于肿瘤生长在支气管黏膜上，其表面血管丰富，当剧咳后血管溃破，所以咯血在中央型肺癌发病早期出现。类癌或腺样囊性癌的血管丰富，咯血更为常见，有时咯血量较大。周围型肺癌在瘤体较小时少见流血，当瘤体增大到一定程度后，肿瘤中心缺血发生坏死而伴出血。如咯血持续数月以上，则诊断意义更大。这种血痰常来自肿瘤区，混有大量癌细胞，痰液细胞学检出率很高。咳嗽常常被患者忽视，而咯血常常是促使患者就诊的原因，对可疑病例，即使胸部 X 线片阴性，仍应仔细检查，绝不可轻易排除肺癌。

3. 发热

在肺癌患者中以发热为首发症状的约占 21.2%。原因有两种：一种是肺叶、肺段的阻塞性炎症或不张而出现体温升高。中央型肺癌常因较大的支气管被肿瘤阻塞或狭窄致使远侧的支气管分泌物潴留而引起感染发热；再者肺鳞癌易于坏死形成空洞，继发感染也是构成发热的原因。另一种是肺癌晚期出现肿瘤热，这些患者发热的原因很难用上述理由解释，即使消炎治疗，发热也不退。

临床上经常见到肺癌患者以发热或所谓的感染而起病，经 X 线检查后以“肺内感染”的诊断进行治疗，并可获得暂时的效果，但复查 X 线后，肺内阴影不会消失。此外，若遇患者在同一部位反复发生肺炎时，应高度怀疑支气管肺癌的可能。因此，凡临床症状好转而 X 线所见却无好转，或 X 线变化不大而临床症状恶化者必须进行细胞学、病理组织学检查，以免误诊。

4. 胸痛

肺癌患者以胸痛、背痛、肩痛、上肢痛、肋间神经痛等为首发症状者占 30% ~ 45%。因而切不可轻易按“肩关节周围炎”“颈椎病”“神经性胸痛”等进行治疗，一定要警惕是否有肺内病变。

5. 胸闷、气急

肿瘤在叶支气管或主支气管口时，大支气管突然被阻，病虽未属晚期，但出现胸闷、气急等症状。一般以气急为首发症状者占 6.6%。弥漫性细支气管 – 肺泡癌和支气管播散性腺癌也常出现气急，以前者为甚，是因肺泡上皮已变为癌细胞，通气 / 血流比例严重失调和弥散功能障碍所致。

6. 声音嘶哑

肺癌引起的声音嘶哑多是由于纵隔淋巴结转移或癌直接侵犯喉返神经致患侧声带麻痹的结果，特别常见于左侧肺癌。

7. 肺外转移引起的临床表现

如脑转移所致头痛、呕吐，骨转移所致局部疼痛，肝转移所致右上腹痛、肝大、腹块及腹腔积液，淋巴结转移引起相应症状。这时通过胸部 X 线检查常可发现原发病灶；但也有原发灶不明显，而以转移性病变作为主诉就诊的。

8. 副癌综合征

特指除肿瘤本身压迫、浸润和转移所引起的症状以外的其他全身性表现，又叫伴癌综合征。这类全身表现可出现在癌肿本身所引起的症状之前，并且随着原发灶的演变而变化。例如肥大性肺性骨关节病、Cushing 综合征、抗利尿激素分泌失调综合征、神经肌肉综合征、高钙血症等。

三、检查

1. 影像学检查

胸部 X 线和 CT 检查可了解癌肿大小及其与肺叶、肺段、支气管的关系。肺部可见块状阴影，边缘不清或呈分叶状，周围有毛刺。

2. 痰细胞学检查

若痰细胞学检查找到癌细胞，可明确诊断。

3. 支气管镜检查

对中心型肺癌诊断的阳性率较高，可采取小块组织做病理切片检查，亦可经支气管刷取肿瘤表面组织或吸取支气管内分泌物进行细胞学检查。

4. 正电子发射断层扫描（PET）

目前是肺癌定性诊断和分期的最好、最准确的无创检查。

5. 其他检查

纵隔镜检查、胸腔积液检查、剖胸探查等。

四、治疗

肺癌采取以外科手术为主的综合治疗。具体的治疗方案应根据肺癌的TNM分期、细胞病理类型、患者的心肺功能和全身情况及其他因素来决定。

1. 手术治疗

目的是彻底切除肺部原发癌肿病灶和局部及纵隔淋巴结,并尽可能保留健康的肺组织。

（1）肺切除术的范围，决定于病变的部位和大小，常用（基本）术式为肺叶切除术或一侧全肺切除术，此外还有支气管袖状肺叶切除术及肺动脉袖状肺叶切除术。肺切除的同时，应进行系统的肺门和纵隔淋巴结清除术。

（2）手术禁忌证：①远处转移；②心、肺、肝、肾功能不全，全身情况差；③广泛肺门、纵隔淋巴结转移；④严重侵犯周围器官及组织；⑤胸外淋巴结转移。

2. 放射治疗

在各种类型的肺癌中，小细胞癌对此最敏感，鳞癌次之，腺癌最低。

3. 化学治疗

临床上可单独应用于晚期肺癌病例，或与手术、放射等疗法综合应用。

4. 免疫治疗

（1）特异性免疫疗法：用经过处理的自体肿瘤细胞或加用佐剂后做皮下接种治疗。

（2）非特异性免疫疗法：用卡介苗、转移因子、干扰素、胸腺素等生物制品激发和增强人体免疫功能。

五、护理

（一）护理问题

1. 气体交换受损

气道梗阻、感染使气体交换受损。

2. 清理呼吸道无效

肿瘤阻塞及支气管分泌物增多，咳嗽无效或不能、不敢咳嗽使呼吸道难以清理干净。

3. 疼痛

产生疼痛与肿瘤压迫周围结构及组织浸润有关。

4. 焦虑

缺乏肺癌、结核病治疗及预后相关知识，使患者产生焦虑。

5. 营养失调：低于机体需要量

与疾病导致机体消耗增加有关。

6. 知识缺乏

患者常常缺乏疾病的发生、发展、治疗等信息。

（二）护理措施

1. 促进有效气体交换

（1）环境与休息：保持室内空气清新，温湿度适宜。病室环境安静、清洁、舒适，患者充分休息。

（2）体位：指导或协助患者采取合适体位，可取半卧位，增加肺通气量；或取侧卧位，以预防或减少分泌物吸入肺。

（3）氧疗护理：患者憋气或呼吸困难，动脉血气分析氧分压偏低，应给予氧气吸入，氧流量一般为 2 ~ 3 L/min，可提高血氧饱和度，减轻缺氧症状，增加患者舒适度。注意观察患者呼吸频率、节律、深度的变化，有无皮肤色泽和意识状态改变，监测动脉血气分析值。如果患者病情恶化，应准备气管插管和呼吸机辅助通气。

2. 保持呼吸道通畅

（1）痰液观察：观察痰液的颜色、性状、气味和量。

（2）咳嗽、咳痰的护理：对刺激性干咳的患者，要鼓励其饮水，当咳嗽影响休息时可以遵医嘱给予镇咳平喘药。对痰液黏稠不易咳出者，应鼓励其多饮水，并协调其有效咳嗽、咳痰，如拍背排痰等；及时清除其口腔和呼吸道内痰液、呕吐物；遵医嘱应用祛痰药，如口服药、超声雾化吸入等，稀释痰液，促进痰液排出；必要时给予电动吸痰器吸痰，预防患者窒息。

3. 消毒隔离

注意预防医院内感染，严格执行消毒隔离制度。患者痰液用含消毒液的容器盛装或用卫生纸收集并放入黄色塑料袋统一处理。

4. 化疗用药护理

非活动性肺结核患者，以治疗肺癌为主，需及时观察化疗药物不良反应，如监测心率、心律、血常规等，注意骨髓抑制程度，预防感染；加强口腔、皮肤护理；注意保护血管。活动性肺结核或排菌患者，应进行抗结核治疗，可按初始、复治化疗方案给予治疗，以改善患者的抵抗力，有利于治疗肺癌的各项措施落实，减轻患者痛苦，提高疗效及患者生活质量，延长患者生存期。

5. 疼痛的护理

（1）疼痛会使患者的睡眠、进食、活动等受到影响，护士应及时评估疼痛的程度。

（2）与患者共同寻找减轻疼痛的方法：给予其舒适的体位，如患侧卧位；让患者避免剧烈咳嗽，有意识地控制呼吸；提供安静的环境，保证患者得到充分休息。

（3）评估和记录患者疼痛的水平，必要时遵医嘱给予镇痛药，用药后注意观察有无呼吸窘迫症状，记录疼痛的治疗效果，根据需要适当调整。疼痛时使用镇痛药，须遵循三阶梯镇痛治疗原则，轻度疼痛首选第一阶梯，即非阿片类镇痛药物（阿司匹林、布洛芬等）；如果达不到镇痛效果，或疼痛继续加剧为中度疼痛，则选用第二阶梯，即弱阿片类镇痛药物（可待因、曲马多等）；对于重度疼痛的患者选用第三阶梯，即强阿片类镇痛药物（吗啡、羟考酮等）。

6. 心理护理

有效的心理护理可消除或减轻癌症患者的心理障碍，提高患者的生存质量。

（1）消除患者的恐惧心理：应了解患者的需求，富有同情心，善于发现其内心活动，给予热情关怀和疏导，建立良好的护患关系，为患者创造一个安全、舒适、清洁的环境，使患者感到温暖，消除焦虑、恐惧心理，从而积极配合治疗。

（2）消除患者的绝望心理：针对患者特点与需求采取内容、形式更丰富的健康宣教方式，解决患者的认知问题，使其认识到心理作用的重要性，从而转变观念，坚定战胜病魔的信心，珍惜生活中的每一天。鼓励患者振作起来，消除悲观、绝望心理，主动配合治疗，争取早日康复。

（3）消除患者的依赖心理：让患者正确认识治疗的目的，不要盲目服药，不要擅自加大药物剂量，要尊重医师的治疗方案，多考虑一些综合的治疗方法。鼓励患者说出自己的想法，积极主动地进行医患沟通，做力所能及的事，进行必要的锻炼，努力营造一个和谐、乐观的气氛。

（4）消除患者的抑郁心理：到了疾病的晚期阶段，护士应具有高度的责任感、亲切感，为患者提供人道主义服务，语言亲切，态度温和；也可以采取非语言性的交流，包括真诚的眼神、亲切的握手等；也可为患者提供独处发泄的机会，使他们的情绪得到合理的宣泄。对忧虑过重的患者进行密切观察、精心护理，防止其出现绝望甚至自杀的问题。指导家属做好患者的心理安抚，不要在患者面前过度悲伤。

7. 其他护理疗法

（1）暗示治疗：正面暗示可使患者处于幻想的希望中，培养患者的乐观情绪及积极的生活态度，使其乐于配合治疗，提高自身的生活质量。

（2）音乐疗法：音乐能影响大脑半球，并使垂体分泌具有镇痛作用的内啡肽，降低儿茶酚胺水平，从而使血压和心率下降。

（3）认知行为治疗：现代医学多主张对癌症患者进行综合治疗，让患者掌握一些病理和护理知识，可提高其自我护理的能力，有助于控制某些不良反应。

（4）家属心理指导：现代护理学的服务对象已经从单纯的人转变为患者家属模式，因此护理人员应该向家属及患者提供个性化的专业护理服务，以利于癌症患者的身心发展和社会功能的恢复。

8. 饮食指导

大量的临床资料证实，肿瘤患者癌细胞增长较快、代谢增强，再加上放化疗因素影响，其营养不良的发生率在40%～75%，是产生恶病质的重要原因之一。肺结核亦为慢性消耗性疾病，两者并存，消耗加剧，更应该通过饮食指导，来改善患者的营养状况，增强其免疫力。鼓励患者进食高营养、高蛋白、高维生素食物；化疗期间可选择患者喜欢的食物或少食多餐，增加每天的总摄入量；需要化疗时，应在患者进食前用药，以减轻恶心、呕吐等胃肠道反应，必要时按医嘱给予甲氧氯普胺，预防胃肠道反应；对不良反应严重、长期营养摄入障碍的患者可考虑用胃肠外营养支持来改善患者的营养状况。

（张丹丹）

病例1　结核性脑膜炎合并DVT

【案例介绍】

（一）一般资料

男，61岁，发热、头痛12天，意识障碍2天，2019-11-23至××市人民医院就诊，气管插管接呼吸机辅助呼吸，颅脑CT平扫示：①左侧基底核区腔隙性梗死灶；②双侧筛窦炎；③右侧大脑前动脉A_1段缺失。腰椎穿刺术后，怀疑结核性脑膜炎，2019-11-25 17：58分由120急诊入院。

入院诊断：①中枢神经系统感染，结核性脑膜炎；②肺部感染；③肺结核待排；④腔隙性脑梗死；⑤高血压病？

（二）病史

既往史：20余年前曾因右小腿骨折行手术治疗。无高血压、冠心病、糖尿病，无中毒输血史，无药物及食物过敏史。

（三）医护过程

2019-11-25急诊入院，气管插接呼吸机辅助呼吸，神志昏迷，无自主呼吸，告病危，重症监护，予抗结核、抗感染、护肝、调节免疫、降颅内压及营养支持等治疗。

2019-11-27停呼吸机辅助通气，接人工鼻氧疗，神志嗜睡，呼之能应，予腰椎穿刺术，颅内压为155 mmH_2O。

2019-11-29复查血气后，氧合指数可，生命体征平稳，拔出气管插管，改低流量氧疗。

2019-11-30停病危，告病重，行腰椎穿刺术，颅内压为85 mmH_2O。

2019-12-10肝功谷丙转氨酶200 U/L，谷草转氨酶220 U/L，停吡嗪酰胺，加护肝治疗，停病重。

2019-12-14 双下肢B超提示：双下肢血栓形成，予制动，抗血栓处理。

2019-12-19 脑脊液白细胞、蛋白下降，颅内压为93 mmH_2O，停甘露醇予脱水、降压治疗。

2019-12-24 好转出院。

患者相关检查，见表6-1，图6-1至图6-5。

表6-1　实验室检查结果

项目	检验结果	参考范围
白蛋白（g/L）	35.4	40 ~ 55
纤维蛋白原（g/L）	5.21	2 ~ 4
谷丙转氨酶（U/L）	53	0 ~ 45
谷草转氨酶（U/L）	143	0 ~ 45
D-二聚体（μg/mL）	5.07	0 ~ 0.5

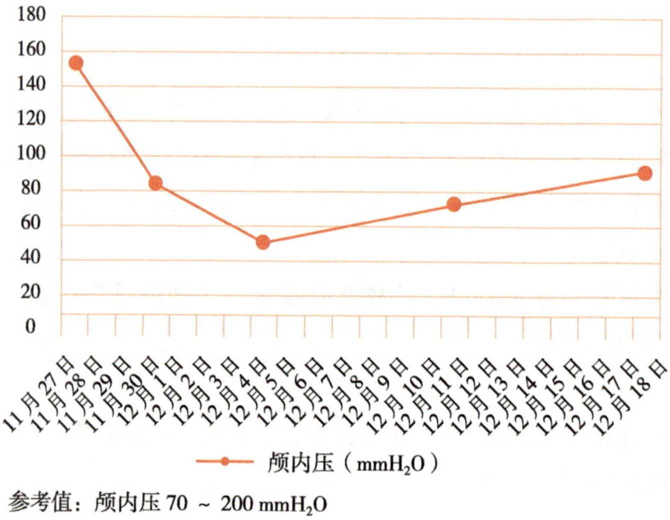

图6-1　颅内压

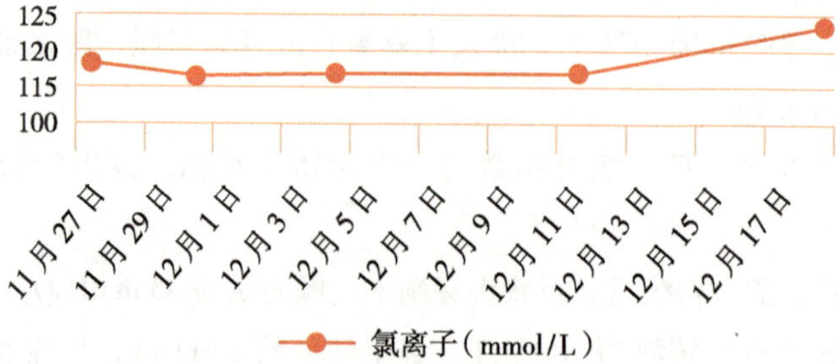

图6-2　氯离子

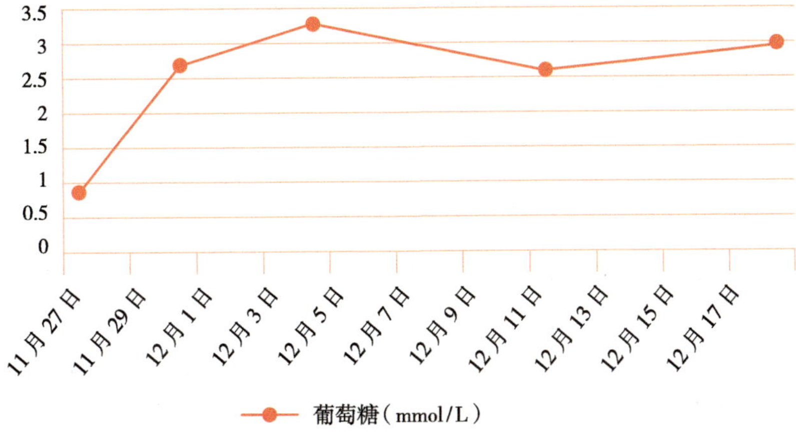

图 6-3　葡萄糖

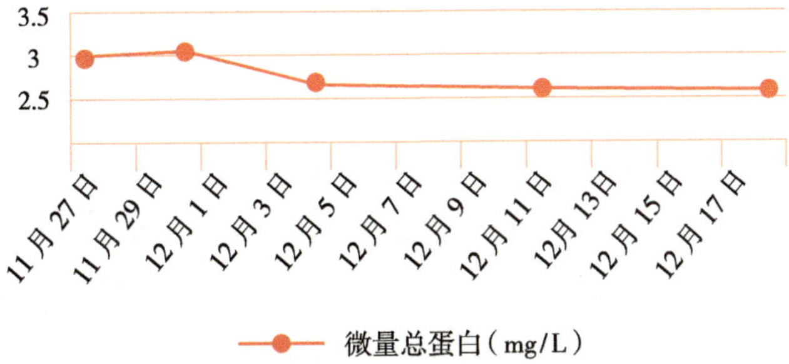

图 6-4　微量总蛋白

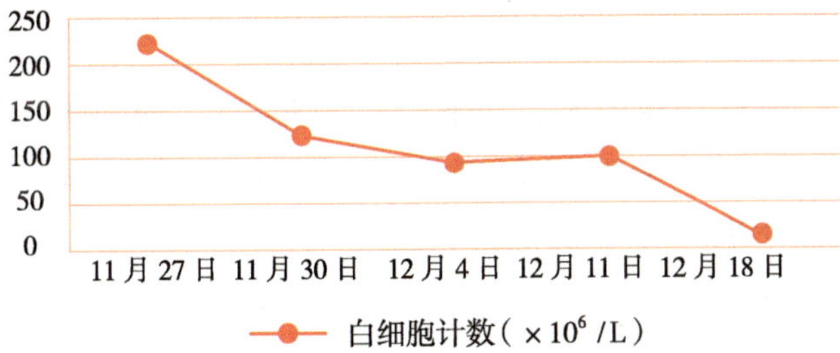

图 6-5　白细胞计数

危急值记录：2019-12-25 21：52 接检验科危急值，酸碱度 7.559，二氧化碳分压 25.9 mmHg，氧分压 133 mmHg。

查看患者生命体征平稳，考虑过度通气后调低呼吸机参数，复查血气酸碱度 7.476，二氧化碳分压 34.5 mmHg，氧分压 96.213 3 mmHg，后根据患者病情复查血气，血气结果无特殊。

颅脑 MRI 检查所见：双侧大脑半球结构对称，皮髓质分界清；T_2WI 序列双侧脑室旁见小点状高信号，T_2 FLAIR 呈高信号，T_1WI 呈等信号，DWI 序列呈等信号，余大脑平球、小脑和脑干实质内未见异常信号或占位性病变。T_2 FLAIR 增强延迟后见右外侧裂池、右侧环池处软脑膜强化。中线结构居中；脑室系统无受压或扩张。诸脑池、脑沟无狭窄或增宽；颅周软组织未见异常。

意见及建议：①右外侧裂池、右侧环池处软脑膜异常强化灶，提示脑膜炎可能；②双侧脑室旁小缺血灶。

双下肢动脉血管超声检查见（图 6–6）：双侧下肢动脉（股总动脉，股深动脉，股浅动脉，腘动脉，胫前动脉，胫后动脉）形态结构失常，管壁增厚，内膜粗糙，非均匀性增厚，回声增强，壁上可见多个直径 1 ~ 2 mm 的强光斑，不伴声影。彩色多普勒显示：双侧股动脉、腘动脉彩色血流边缘性缺损。双侧小腿内侧肌间静脉局限性扩张，范围约 28 mm × 5 mm（右侧）、22 mm × 4 mm（左侧），内透声差，可见低回声充填，未见明显血流信号，余双下肢深静脉（股总静脉，股深静脉，股浅静脉，腘静脉，胫前静脉，胫后静脉），浅静脉（大隐静脉，小隐静脉）管壁光滑，管腔内未见光团，彩色血流充盈良好。

检查提示：双侧下肢肌间静脉局限性血栓形成；双侧下肢动脉粥样硬化斑块形成。

治疗方案：

抗结核：吡嗪酰胺、乙胺丁醇胶囊，口服；异烟肼、利福平，静脉滴注；链霉素，肌内注射。

抗感染：头孢曲松钠、地塞米松，静脉滴注；泼尼松片、莫西沙星片，口服。

护肝：谷胱甘肽、多烯磷脂酰胆碱，静脉滴注；双环醇片，口服。

护胃：耐信（注射用艾司奥美拉唑钠），静脉滴注。

脱水降压：甘露醇，静脉滴注。

营养神经：醒脑静、甲钴胺，静脉滴注。

营养支持：能全力鼻饲，口服。

增强免疫力：白细胞介素，静脉滴注。

止血：肾上腺色腙片，口服。

抗血栓：依诺肝素钠，皮下注射。

降脂：瑞苏伐他汀钙片，口服。

通便：开塞露，塞肛。

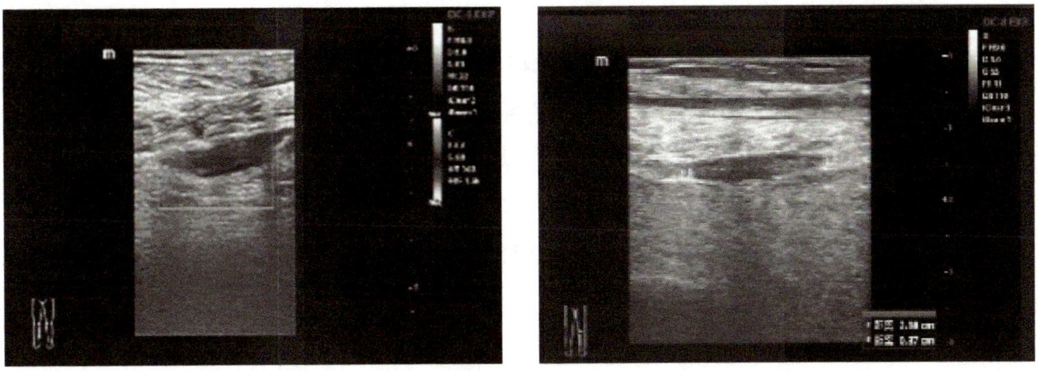

图 6-6　超声检查

【护理】

（一）护理评估

生命体征：T 38.1℃，P 101 次 / 分，R 15 次 / 分，BP 155/98 mmHg。

神经系统：神志昏迷，呼之不应，左侧瞳孔 2.0，对光反射灵敏，右侧瞳孔 5.0，对光反射消失，右眼睑下垂，压眶反射迟钝，肌力正常，克氏征阳性，布鲁津斯基征阳性。

循环系统：规律心率，律齐。

呼吸系统：气管插管，接呼吸机辅助呼吸，模式：SIMV，F 12 次 / 分，PC 12 cmH_2O，PEEP 3 cmH_2O，PS 12 cmH_2O，FiO_2 29%。

消化系统：流食，大便失禁，腹软。

泌尿系统：留置尿管，接尿袋。

皮肤情况：完整。

营养评估：体重因卧床未测，身高 163 cm，BMI 无法计算，营养筛查评 6 分。

护理风险：BADL 评分 0 分，跌倒风险 5 分，Braden 评分 11 分，DVT 评分 3 分，非计划性拔管评分 11 分。

（二）护理问题

（1）潜在并发症——脑疝。

（2）潜在并发症——DVT。

（3）潜在并发症——非计划性拔管。

（4）自理能力下降：与患者长期卧床、意识障碍有关。

（5）潜在并发症——有跌倒的风险。

（三）护理措施及评价

1　护理问题一：潜在并发症——脑疝

判断依据：与患者结核性脑膜炎、颅内压增高有关。

护理目标：住院期间无脑疝发生。

护理措施：

（1）密切观察患者神志、瞳孔及生命体征的变化，注意患者有无头痛、呕吐等症状，若患者神志突然昏迷或瞳孔不等大，应考虑脑疝的发生。

（2）结核性脑膜炎患者脑脊液白细胞数升高、蛋白质增加，予床头抬高 15° ~ 30° 。腰椎穿刺术后予去枕平卧位 4 ~ 6 小时。

（3）遵医嘱应用甘露醇等脱水降颅压药物，记录 24 小时出入量。

护理评价：住院期间无脑疝发生。

2. 护理问题二：潜在并发症——DVT

判断依据：双下肢静脉血管 B 超提示肌间静脉血栓形成。

护理目标：无新发血栓。

护理措施：

（1）双下肢制动，严禁按摩及热敷。

（2）穿弹力袜。

（3）低分子肝素钙皮下注射并观察出血风险。

（4）每天监测双下肢大腿、小腿腿围。

护理评价：患者无新发血栓。

3. 护理问题三：潜在并发症——非计划性拔管

判断依据：舒适度改变，留置气管插管、CVC、胃管、尿管。

护理目标：留置管道期间，无非计划性拔管发生。

护理措施：妥善固定，班班交接（图 6–7）。

护理评价：各引流管固定。

4. 护理问题四：自理能力下降

判断依据：患者入院时意识障碍，BADL 评分 0 分；结核性脑膜炎需长期卧床。

护理目标：BADL 评分≥ 60 分。

护理措施：

（1）病情危重时予重症监护。

（2）患者神志清醒、病情稳定后，鼓励其床上活动，行力所能及之事。

（3）留陪人协助患者生活护理。

护理评价：12 月 24 日 BADL 评分 100 分。

5. 护理问题五：潜在并发症——有跌倒的风险

判断依据：与患者意识障碍、右眼无法睁开、使用脱水药物有关。

护理目标：患者住院期间未发生跌倒。

护理措施：

（1）床头悬挂防跌倒警示牌。

（2）每班评估患者的认知感觉及活动能力。

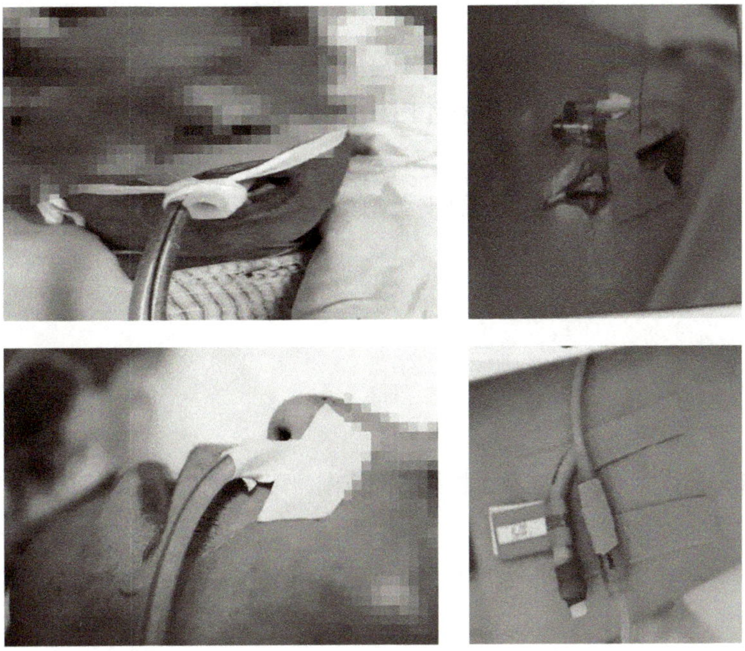

图 6-7　留置管道期间

（3）留陪人，患者活动时有人陪伴。

（4）夜间睡觉时，打起两侧床栏。

护理评价：住院期间患者未发生跌倒。

【小结】

长期卧床患者，如何避免 DVT 的形成？若 DVT 形成了，又该如何护理？

（一）定义

深静脉血栓形成（DVT）：是指血液在深静脉腔内异常凝结，阻塞静脉管腔，导致静脉回流障碍，引起远端静脉高压、肢体肿胀、疼痛及浅静脉扩张等临床症状，多见于下肢，可造成不同程度的慢性深静脉功能不全，严重时可致残。

（二）病因

1. 静脉血流淤滞

增加了激活的血小板和凝血因子与静脉壁接触的时间，若发生在受损的静脉内膜，则血栓发生的概率大大增加，是下肢静脉血栓形成的重要因素。

2. 静脉内皮的损伤

静脉内皮有良好的抗凝和抑制血小板黏附聚集的功能，常见于化学性损伤、机械性损伤、感染性损伤。

3. 血液高凝状态

血液高凝状态使血液在静脉系统内易于凝固。

通常由以上两个或三个因素的综合作用造成深静脉血栓形成。

（三）临床表现

疼痛、肿胀、浅静脉曲张及皮温皮色的变化、全身反应、肺栓塞、血栓后综合征（PTS）。

（四）检查

1. 血液检查

D- 二聚体升高。

2. 超声多普勒

准确判断静脉内是否有血栓及血栓累积的范围，可作为首选的确诊性检查。

3. CT 静脉造影和肺动脉造影

明确下肢深静脉、下腔静脉及肺动脉的情况，是诊断下肢静脉血栓的重要方法。怀疑肺动脉栓塞时首选此法。

4. 静脉造影

诊断下肢静脉血栓形成的金标准。

（五）治疗

1. 一般治疗

卧床休息，抬高患肢，可进行轻微活动。

2. 抗凝治疗

主要的治疗措施，若无禁忌证，可使用抗凝药物，包括普通肝素、低分子肝素、华法林等。

3. 溶栓治疗

急性近段性 DVT，发病时间两周内者，可行溶栓治疗，一般不建议全身性溶栓，推荐导管溶栓。

（六）护理

评估下肢症状，遵医嘱使用抗凝药物。

【参考文献】

[1] 蒋初犁. 从 98 例孤立性下肢肌间静脉血栓会诊看当前 VTE 防治工作中的临床误区 [C]. 重庆：重庆医科大学，2018.

[2] 刘宁. 小腿肌间静脉血栓是否需要抗凝治疗的临床研究 [C]. 石家庄：河北医科大学，2019.

[3] 凌端强，杨涛，郝斌. 小腿肌间静脉丛血栓形成认识及诊治进展 [J]. 血管与腔内血管外科杂志，2015（Z1）：185-189.

[4] 张强. 外科手术后下肢深静脉血栓的预防与治疗 [J]. 中国实用外科杂志，2001（5）：263-266.

（张丹丹）

病例2　肺结核右颈内动脉交通段动脉瘤伴蛛网膜下腔出血术后合并Ⅰ型呼吸衰竭

【案例介绍】

（一）一般资料

女，83岁，发热、头痛1月，意识障碍半月，2022-01-20突发头痛、头晕，伴恶心，呕吐胃内容物，就诊××人民医院颅脑CT示蛛网膜下腔出血，紧急行右颈内动脉交通段动脉瘤栓塞术，术中血氧下降，见较多粉红色泡沫痰，血氧饱和度不稳定，1月29日经口气管插管接呼吸机辅助通气，2月9日拟"肺结核，多器官功能衰竭"收入院。

诊断：①重症肺炎；②Ⅰ型呼吸衰竭；③（传）继发性肺结核双肺涂（+）复治；④右颈内动脉交通段动脉瘤并蛛网膜下腔出血；⑤急性肾衰竭；⑥慢性心力衰竭。

（二）病史

既往史：有糖尿病、高血压病史，有结核病病史及脑梗病史，遗留口角歪斜体征。

流行病学史：无近期外出、旅行史，无近期生食水产史，未到过其他地方病及传染病流行地区。

（三）医护过程

2022-02-09予呼吸机辅助通气，BP 83～90/45～59 mmHg，予去甲肾上腺素组维持血压。

2022-02-10至2022-02-14最高T 39.2℃，调整抗生素，K^+ 2.9 mmol/L，予补钾治疗，肌钙蛋白I危急值0.182 μg/L，予控速，改经口气管插管为气切，24小时尿量400 mL，予连续性肾脏替代（CRRT）治疗，便OB（+），禁食，予抑酸护胃治疗，血红蛋白浓度55 g/L，予输血。

2022-02-15至2022-02-17 BP 141～161/45～59 mmHg，停去甲肾上腺素组，双下肢周径：左大腿27 cm，右大腿38 cm，左小腿21 cm，右小腿24.5 cm，尿常规白细胞500（3+）个/μL，白细胞计数1856.6个/μL。

2022-02-18至2022-02-20予卡文输注，复查便OB（-），予瑞能200 mL鼻饲，血压170/99 mmHg，予硝苯地平鼻饲，患者肌酐372 μmol/L，家属拒绝血液透析。

2022-02-21至2022-02-22 BS高至25.9 mmol/L，予胰岛素泵入控制血糖于10.8～

13.8 mmol/L。

2022-02-23 至 2022-02-25 患者腹泻，予焦米汤、蒙脱石散等止泻治疗，K^+ 危急值 2.3 mmol/L，予补钾治疗，患者脑钠肽（BNP）> 35000 μg/L，予抗心衰利尿治疗，间断从气道内吸出鲜红色血丝痰。

2022-02-26 至 2022-02-27 患者气道出血，床旁气管镜吸出 300 mL 血，予止血治疗，11 时 20 分患者死亡。

呼吸机模式及参数（表 6-2），血气分析结果（图 6-8）。

表 6-2　呼吸机模式及参数

日期	模式	呼吸频率（次/分）	PEEP（cmH_2O）	潮气量（mL）	PC（cmH_2O）	PS（cmH_2O）	氧浓度（%）
9 月 2 日	A/C+VCV	15	5	360	—	—	40
10 月 2 日	SIMV（PC+PS）	5	3	—	12	12	40
11 月 2 日	PSV	—	3	—	—	12	35
12 月 2 日	SIMV（PC+PS）	10	3	—	12	12	35
2 月 15 日	SIMV（PC+PS）	18	3	—	12	12	35
2 月 18 日	SIMV（PC+PS）	14	3	—	14	14	35
2 月 21 日	SIMV（PC+PS）	15	3	—	14	12	35
2 月 22 日	SIMV（PC+PS）	13	3	—	12	12	30
2 月 26 日	SIMV（PC+PS）	13	3	—	12	12	80

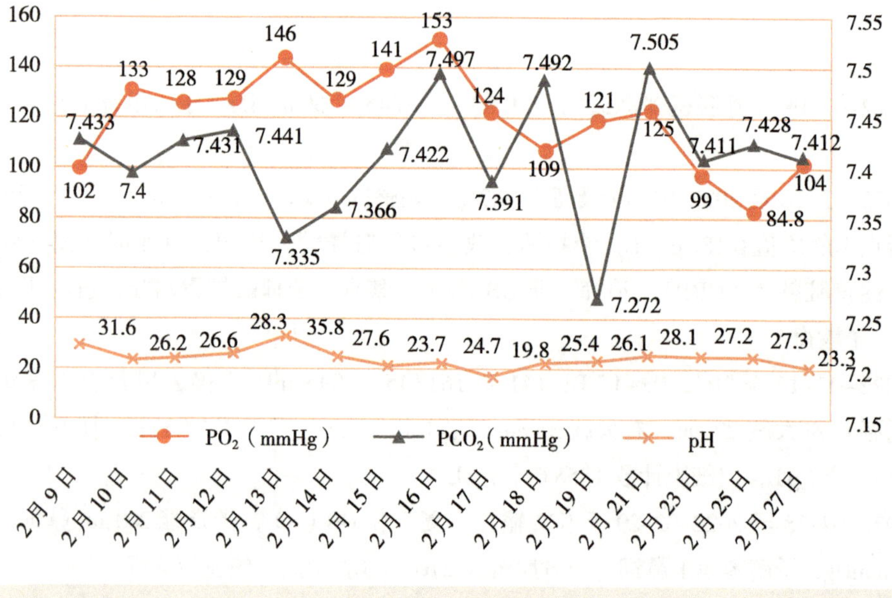

图 6-8　血气分析结果

影像学检查：

超声检查：血管规则，狭窄＜30%。彩色多普勒血流显像（CDFI）：血流可见边缘性充盈缺损。右侧股静脉置管术后，右侧下肢（含股总、股浅、腘、胫后）静脉及双下肢肌间静脉内径增宽，内均可见实质性低回声充填，探头加压未见压瘪，部分管腔内可见线状血流信号。左侧余段下肢深静脉血管走行正常，管壁不厚，内膜回声光滑，血管腔内径正常，其内未见明显异常回声。双下肢大隐静脉、小隐静脉内径正常，内壁光滑，管腔内未见光团，彩色血流充盈良好。X 线检查如图 6–9 所示。

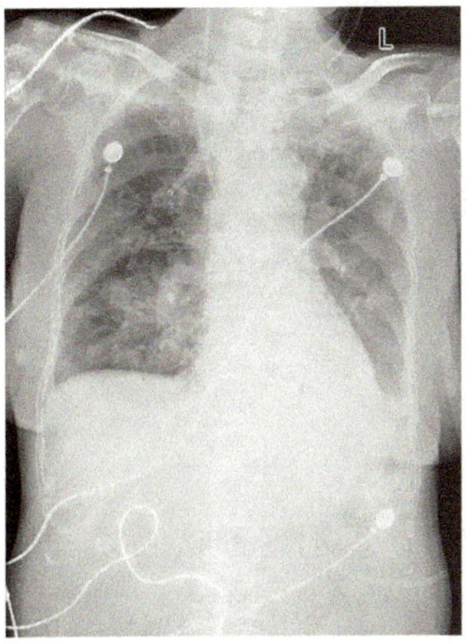

图 6–9 X 线检查

治疗及用药：

抗感染抗结核：莫西沙星，舒普深，异烟肼，利福喷丁，异福平。

抗心衰：重组人脑利钠肽。

营养支持：瑞高，瑞能，卡文。

稳定肾功能：尿毒清颗粒。

抑酸护胃：思他宁，耐信。

止泻：蒙脱石散。

利尿补钾：呋塞米，托拉塞米，氯化钾。

降温：对乙酰氨基酚混悬液。

降糖：胰岛素。

镇静镇痛：瑞芬太尼，咪达唑仑，丙泊酚。

血管活性药：去甲肾上腺素。

纠酸：碳酸氢钠注射液。

降压：硝苯地平片。

【护理】

（一）护理评估

呼吸系统：双肺呼吸音粗，双下肺闻及湿啰音，予呼吸机辅助通气。

神经系统：神志嗜睡，GCS 评分 E3VTM1，呼之能应，对答不切题，定向不正确，双侧瞳孔等大等圆，直径为 2.5 mm，对光反射灵敏。

循环系统：P 86 次 / 分，BP 120/66 mmHg，各瓣膜听诊未闻及杂音。

消化系统：腹软，肠鸣音 4 次 / 分。

泌尿系统：予留置尿管，肌酐 196.5 μmol/L。

血液系统：PT 15.3 秒，D- 二聚体 18 μg/mL。

皮肤情况：右侧胸部外侧及右侧腹股沟、双足底皮肤瘀紫。

营养评估：身高 160 cm，体重 40 kg，NRS2002 6 分，白蛋白 32.7 g/L，血红蛋白浓度 55 g/L。

（二）护理风险评估

BADL：0 分（患者嗜睡）。

跌倒评分：7 分（年龄，药物，患病，特殊治疗）。

压力性损伤评分：10 分（感觉，活动，移动，营养）。

非计划性拔管：16 分。

VTE 风险评估：9 分（年龄，手术，卧床）。

（三）护理问题

（1）清理呼吸道无效：与痰液多、无效咳嗽有关。

（2）内环境紊乱：与肾功能损害有关。

（3）VTE：与长期卧床、血液透析管置入等有关。

（4）营养失调：低于机体需要量，与摄入不足有关。

（5）潜在并发症：颅内动脉瘤术后再出血。

（6）有非计划性拔管的危险：与留置气管插管、CVC 等多条管道有关。

（四）护理干预及评价

1. 护理问题一：清理呼吸道无效

判断依据：与痰液多，无效咳嗽有关，患者双下肺闻及湿啰音。

护理目标：患者气道保持通畅。

护理措施：

（1）定时翻身拍背，听诊肺部湿啰音情况。

（2）及时吸痰，动作轻柔，观察痰液的颜色、量及性状。

（3）使用止咳化痰药物，观察药物效果。

（4）班班交接气道情况，加强气道管理，保持气道温湿化的效果。

（5）增加床边气管镜治疗的频率。

护理评价：2 月 26 日患者气道吸出 300 mL 血。

2. 护理问题二：内环境紊乱

判断依据：与肾功能损害有关，肌酐 196.5 μmol/L，尿素 14.06 mmol/L，K^+ 2.9 mmol/L。

护理目标：患者肌酐及尿素、血钾的指标改善。

护理措施（图 6-10 至图 6-12）：

（1）关注患者神志及血压等生命体征情况。

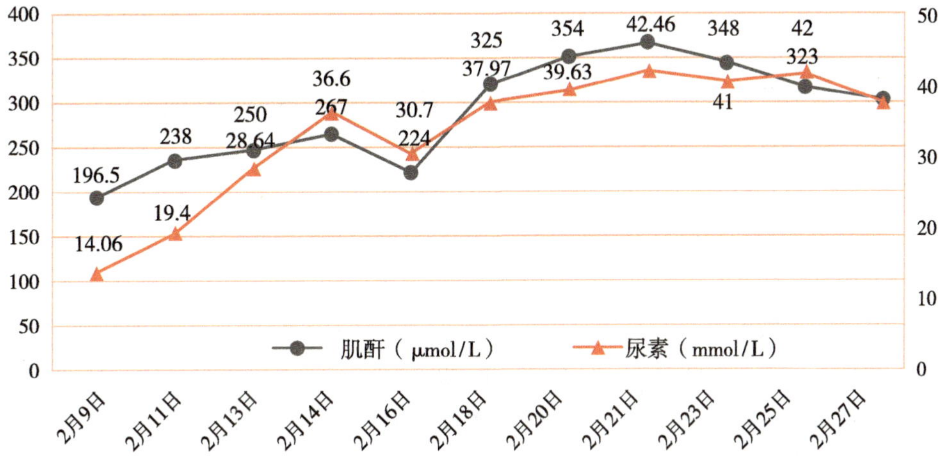

图 6-10　肌酐、尿素

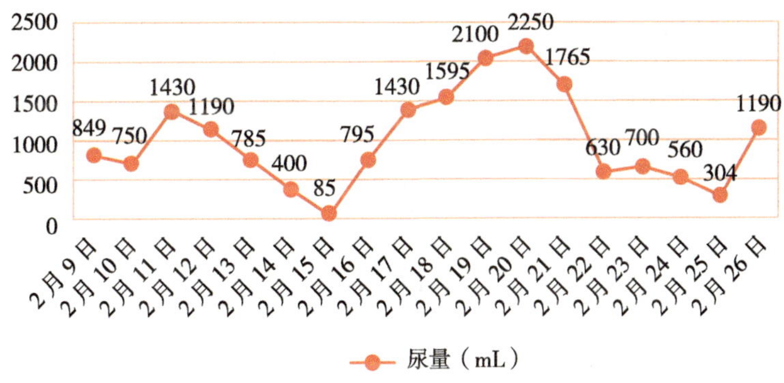

图 6-11　尿量

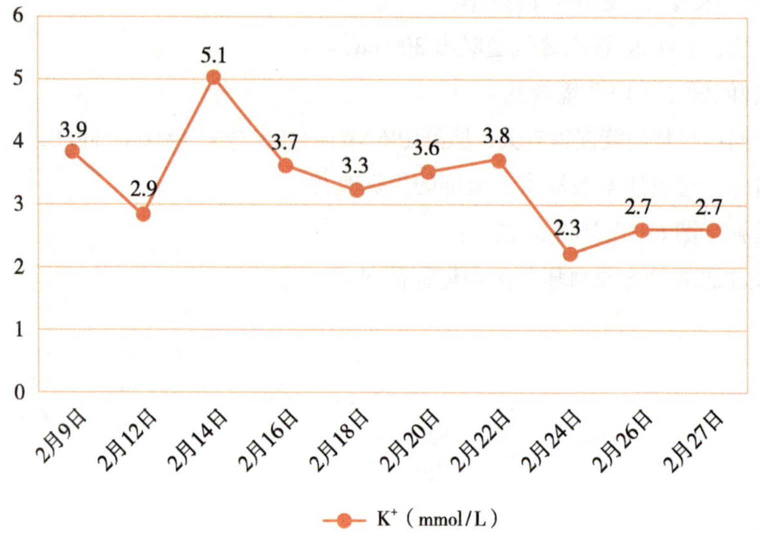

图 6-12　K+

（2）胰岛素控制患者血糖情况。

（3）监测水电解质的情况，严格控制水和钠的摄入。

（4）及时请肾内科会诊，根据患者尿量及肌酐情况及时进行 CRRT 治疗。

（5）观察患者的尿量、颜色、性状，严格控制出入量。

（6）关注患者双下肢水肿情况，予白蛋白输注。

护理评价：患者肌酐及尿素指标未纠正。

3. 护理问题三：VTE

判断依据：与长期卧床、血液透析管置入等有关，患者 VTE 9 分，D- 二聚体 18 mg/L，B 超示右侧下肢静脉及双下肢肌间静脉内径增宽，内均可见实质性低回声充填。

护理目标：患者栓子未脱落。

护理措施（图 6-13 ~ 图 6-16）：

（1）双下肢制动，监测患者双下肢周径大小。

（2）观察患者双下肢皮温、皮色，双足背动脉搏动情况。

（3）予抬高双下肢。

（4）定期 B 超检查关注血栓情况。

（5）关注 D- 二聚体指标情况。

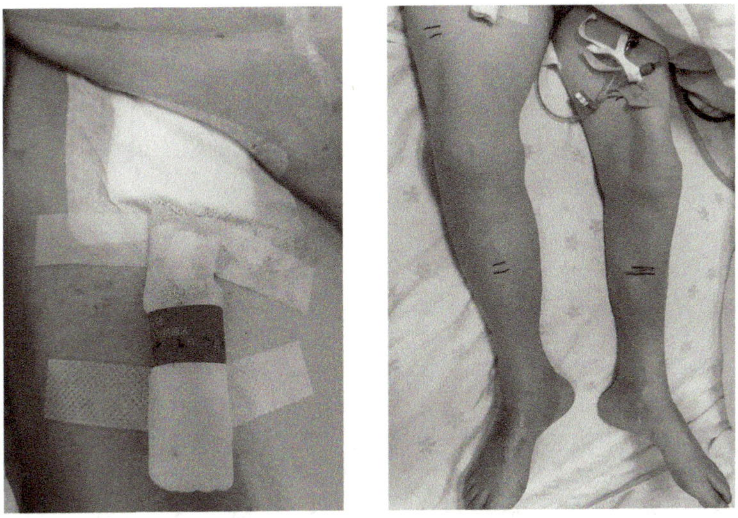

图 6-13　双下肢情况

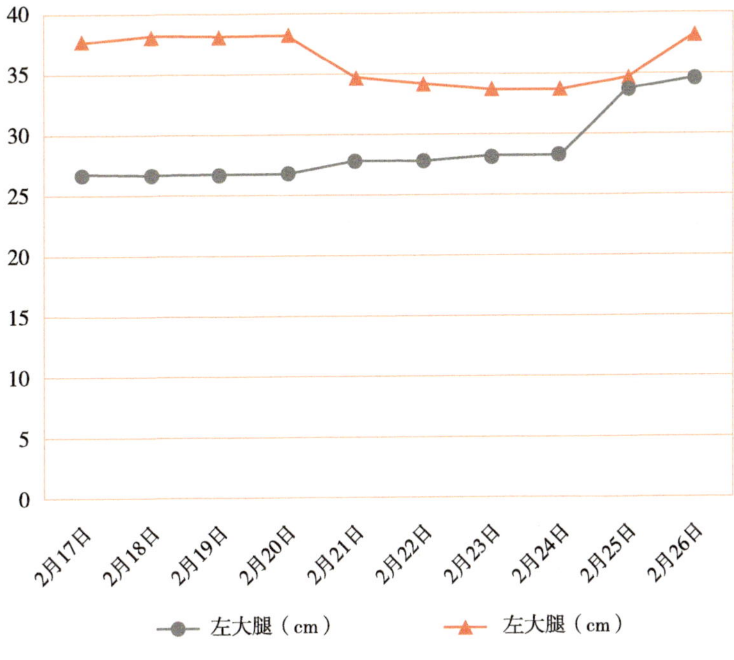

图 6-14　双上肢周径

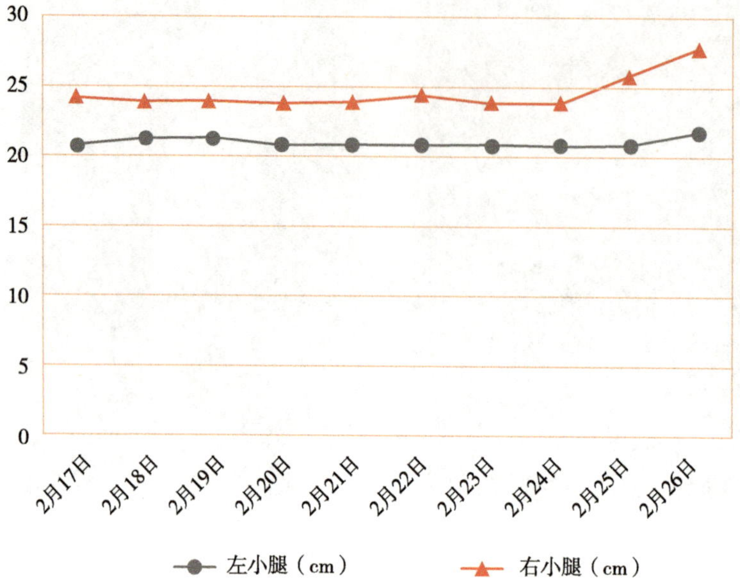

图 6-15　双下肢周径

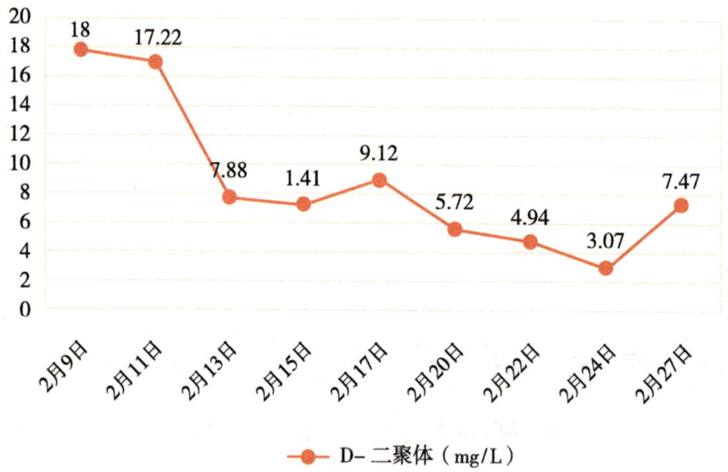

图 6-16　D- 二聚体

4. 护理问题四：营养失调：低于机体需要量

判断依据：与摄入不足有关，入院时总蛋白 53.6 g/L，白蛋白 32.7 g/L，NRS2002 6 分，BMI 15.6 kg/ m^2。

护理目标：患者各项营养指标恢复正常。

护理措施：护理措施（图 6-17、图 6-18）：

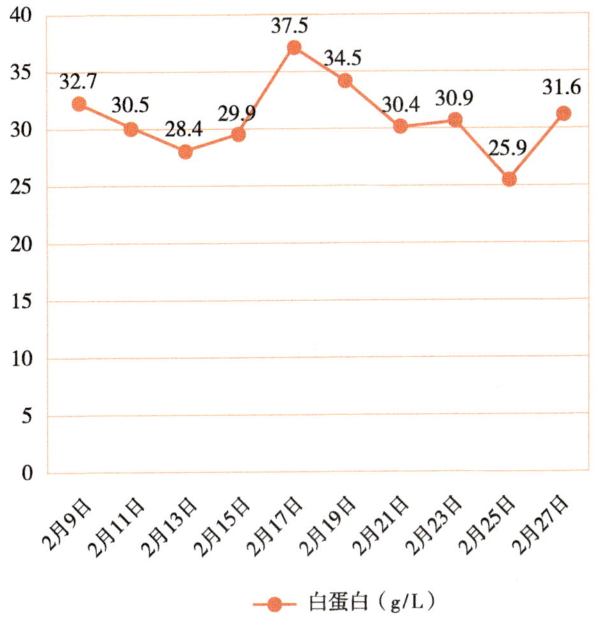

图 6-17　白蛋白

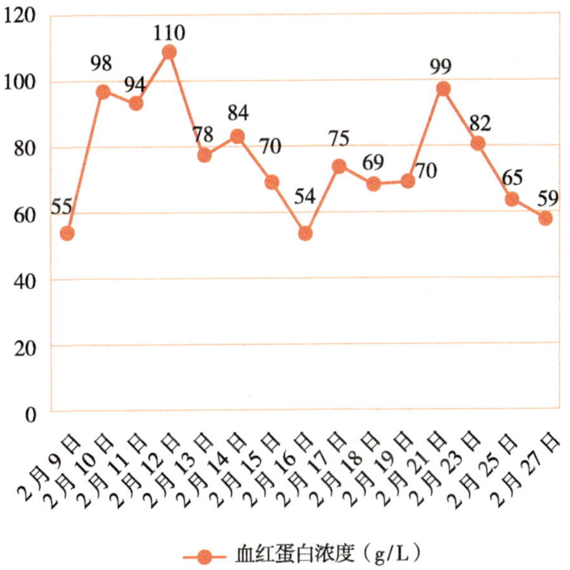

图 6-18　血红蛋白浓度

（1）营养科定期会诊，予热量 1200 ~ 1400 kcal，予蛋白质 44 ~ 55 g。

（2）患者 OB（+），于 2 月 18 号改肠外营养，共提供能量 1055 kcal/ d。

（3）患者 OB（–），2 月 20 号后更换为肠内营养。

（4）定时回抽胃内残留情况，关注患者消化情况。

护理评价：住院期间患者营养指标未得到纠正。

5. 护理问题五：潜在并发症

判断依据：颅内动脉瘤术后再出血，CT 结果显示无出血。

护理目标：患者住院期间未再发生蛛网膜下腔出血。

护理措施：

（1）保持病室安静舒适，卧床休息，床头抬高 30°。

（2）关注患者有无头痛，必要时予镇静镇痛药。

（3）严密观察患者神志瞳孔，血压等生命体征变化，控制血压。

（4）及时复查颅脑情况。

护理评价：未复查颅脑 CT。

6. 护理问题六：有非计划性拔管的危险

判断依据：与留置气管插管、CVC 等多条管道，以及患者神志嗜睡，身上管道多，每班要给患者翻身、床上擦浴有关。

护理目标：未发生非计划性拔管。

护理措施：

（1）班班交接各管道置入、外露刻度。

（2）妥善固定各种管道，胶布松脱时及时更换

（3）翻身、擦浴避免牵拉管道，尽量靠近管道侧进行翻身、擦浴等动作较大的操作。

护理评价：未发生非计划性拔管。

【小结】

颅内破裂动脉瘤术后的护理。

（一）概述

颅内动脉瘤（IAs）是由于脑动脉局部异常改变，导致动脉内腔局部扩张，所产生的血管壁的瘤样突起，85% 的自发性蛛网膜下腔出血（SAH）来自 IAs。

未破裂颅内动脉瘤（UIA）破裂率和致死率见图 6–19。

在没有出血的情况下，发现 UIA 的最常见诊断学评估指征是头痛（图 6–20）。

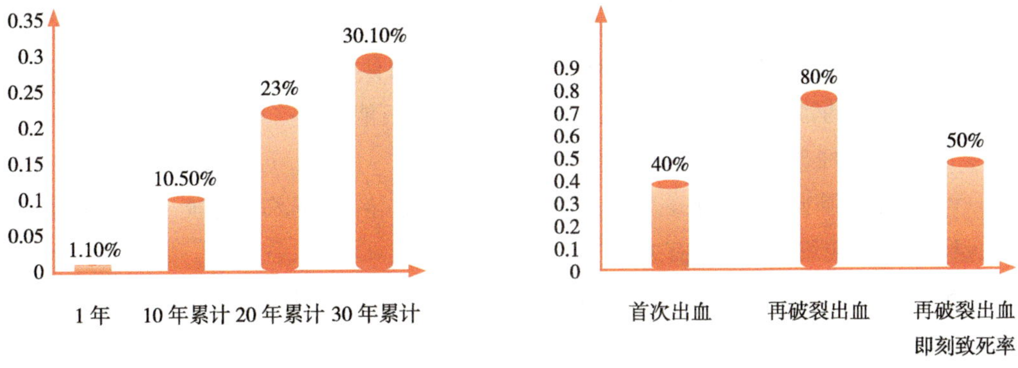

A. UIA 随时间破裂风险增高　　B. UIA 破裂出血后致死率高

图 6-19 UIA 破裂率和致死率

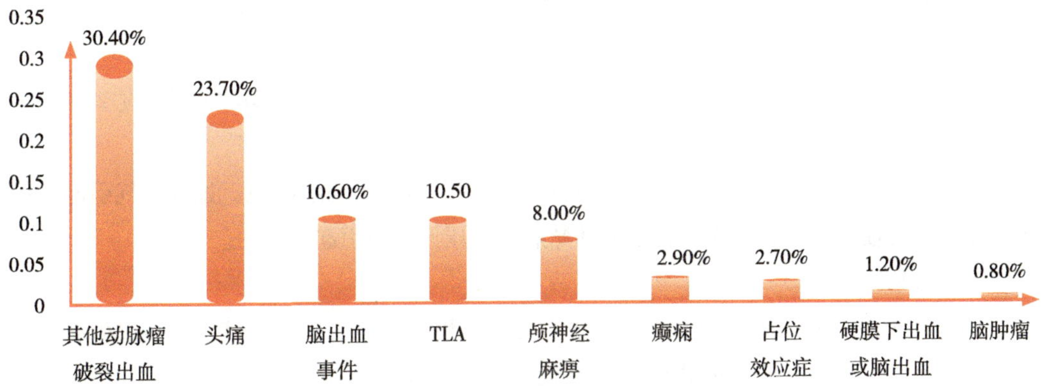

图 6-20 UIA 就诊原因

（二）破裂颅内动脉瘤（RIA）

研究报道显示，2019 年全球死于 SAH 者达 40 万人，且亚洲地区病死率最高。

再出血是影响患者预后的重要因素。动脉瘤一旦发生破裂出血，其病死率可高达 60.2% ~ 73.3%。

RIA 的手术治疗：开颅夹闭、介入治疗。

（1）1 年随访结果表明，介入栓塞和外科夹闭对重症 RIA 预后的差异无统计学意义（$P > 0.05$）。

（2）血管内治疗可避免因重症动脉瘤颅内压升高对开颅手术操作造成的限制，避免术中牵拉肿胀脑组织所致的继发性脑损害。

（3）随着神经介入材料和技术的发展，介入栓塞成为 RIA 治疗的主要趋势。

（三）RIA 介入术后护理

1. 神经系统管理

（1）回顾性分析显示，动脉瘤性 SAH 后癫痫的发生率为 6% ~ 26%，迟发性癫痫的发生率约 7%。

（2）目前对于在 SAH 患者中预防性使用抗癫痫药物存在争议。抗癫痫药物的应用可能伴随不同程度的药物不良反应，需谨慎权衡预防性用药可能的获益和潜在的风险。

（3）动脉瘤性 SAH 后，认知功能障碍的发生率为 0 ~ 76%，且是永久性的。

（4）可能与脑血管痉挛及迟发性脑缺血、组织代谢异常影响海马功能、动脉瘤部位及出血量对局部脑组织的脑损伤有关。

（5）发热是不良预后的独立危险因素。约 20% 的患者没有发现感染源，发热由血液进入蛛网膜下腔引起的炎症反应引起。

（6）监测患者心电图、意识水平（GCS 评分）、局灶性神经功能缺损的症状体征、体温和瞳孔。

2. 呼吸管理

（1）RIA 患者呼吸系统并发症的发生率为 20% ~ 30%，典型呼吸系统并发症包括肺炎、神经源性肺水肿、急性呼吸窘迫综合征和肺栓塞等。

（2）肺炎是影响 SAH 预后的常见独立危险因素，应具有评估吞咽功能及预防肺炎的丰富经验。

（3）高碳酸血症引起的脑血管扩张能够增加颅内压，影响脑灌注。过度通气引起的低碳酸血症则可使颅内压急性降低，增加动脉瘤跨壁压，甚至引起再出血。

3. 循环系统管理

（1）RIA 患者的心肌损伤、心律失常、心功能障碍和心肌病等心脏并发症发生率高。可能与出血后下丘脑介导的交感或副交感神经兴奋性增加有关。

（2）如果血压降低，平均动脉压应维持在 90 mmHg 以上，收缩压超过 160 mmHg 是再出血的危险因素，建议通过动脉内置管连续监测患者血压。

（3）贫血在 RIA 患者中较常见，可影响脑组织的氧供应。可能与过度抽血、其他原因取血或全身炎性反应等有关。贫血可通过影响大脑的氧输送加重迟发性脑缺血。

4. 体液管理

（1）约 1/3 的 SAH 患者出现高血糖，血糖高于 10 mmol/L 时需要进行处理。

（2）SAH 急性期内高钠血症和低钠血症均常见，其中低钠血症发生率为 10% ~ 30%。对合并低钠血症、抗利尿激素异常分泌综合征或脑性耗盐综合征患者，可使用晶体液或胶体液纠正血容量不足，需结合中心静脉压监测，行缓慢补钠，限制补液量，同时监测血容量。

（3）至少每隔一天监测电解质、血糖和白细胞计数。

5. 并发症管理：血栓

（1）RIA 患者深静脉血栓与肺栓塞的发生率分别为 3.5% 和 1.2%。

（2）无症状深静脉血栓的发生率可高达 24.0%。

（3）低分子肝素的使用不应早于动脉瘤外科夹闭术后 12 小时，栓塞术后可以考虑立即使用。

（4）RIA 患者倾向于发生无症状深静脉血栓，合并有动脉瘤手术史、男性、长期卧床及症状重等的 SAH 患者，发生深静脉血栓形成的风险较高。

（5）推荐尽早使用弹力袜或（和）气囊间歇加压装置。

（张丹丹）

病例 3　肺结核胰腺炎合并液气胸

【案例介绍】

（一）一般资料

男，70 岁，10 月 5 日患者饮酒后出现腹痛及呕吐，呕吐物为当日胃内容物，呕吐后腹痛缓解，未就医。10 月 6 日患者出现呼吸困难，气促，活动后加重。反复胸闷气促 1 年，腹痛呕吐 2 天，呼吸困难 1 天。CT 显示：考虑右侧胸膜炎，胸腔积液较前增多，较前新见积气，右肺组织明显受压。2021-10-07 11：04 以“液气胸”诊断入院。

诊断：①急性胰腺炎；②右侧液气胸；③右侧结核性胸膜炎；④继发性肺结核；⑤酒精性肝病。

（二）病史

既往史：酒精性肝病，肺结核，结核性胸膜炎。

（三）医护过程

辅助检查：

全腹 CT 增强（图 6-21）：①符合胰腺炎改变，胰腺周围渗出明显增多；②重度脂肪肝同前；③附见右侧大量液气胸，较前略减少。

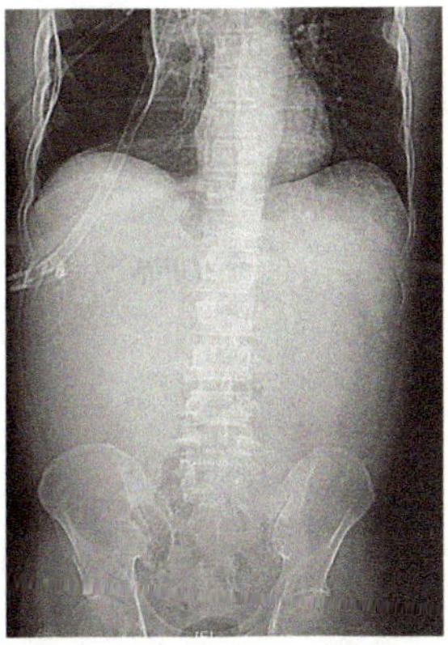

图 6-21　2021-10-07 全腹 CT 增强

胸部 CT 平扫（图 6–22）：①考虑右侧胸膜炎，右侧胸腔积气，积液；②右侧胸腔引流术后改变，较前积气增多。

胸部正片（图 6–23）：①考虑右侧液气胸；②引流管置管术后；③右肺感染。

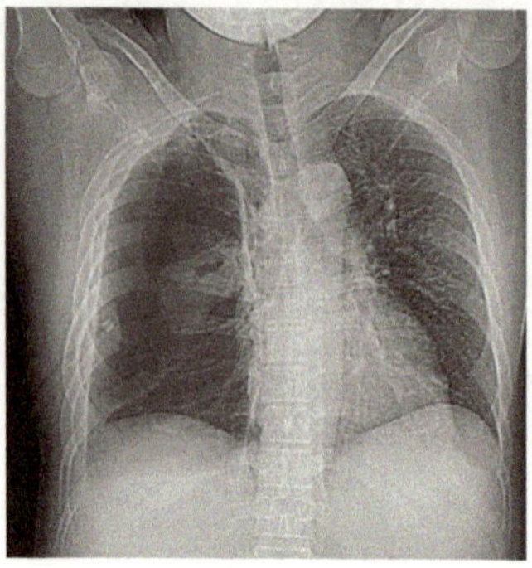

图 6–22　2021–10–26 胸部 CT 平扫

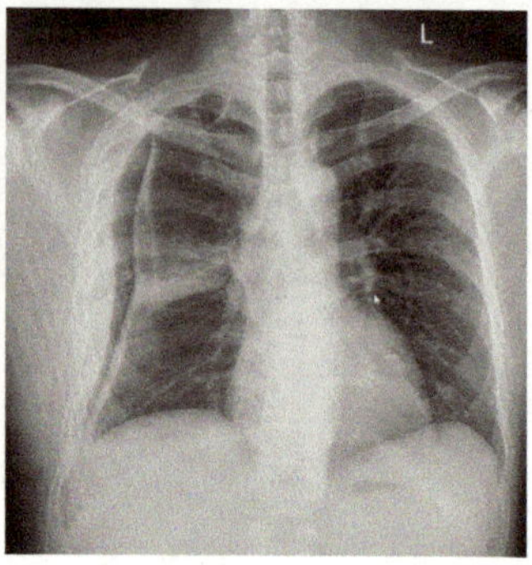

图 6–23　2021–11–02 胸部正片

治疗过程：

2021–10–07 禁食，补液，抑酸抑酶护肝治疗，胸外科会诊，胸腔闭式引流管置入术。

2021–10–08 营养科会诊，行肠外营养治疗。

2021–10–14 全腹平扫显示：病变有吸收，改禁食为优质低蛋白饮食，停肠外营养。

2021–10–22 改清淡饮食，复查示右侧液气胸复张不理想。

2021–10–28 更换管道，行负压吸引，哌拉西林抗感染。

2021–11–12 患者要求带管出院。

治疗及用药：

蛋白酶抑制剂：乌司他丁，静脉滴注。

抗感染：哌拉西林钠他唑巴坦钠 q12 h，静脉滴注。

护肝：复方甘草酸苷注射液，静脉滴注。

营养支持：卡文，静脉滴注。

抗结核：异烟肼、利福喷丁胶囊口服。

护胃：奥美拉唑静脉滴注。

生长抑制剂：奥曲肽静脉滴注，生长抑素静脉注射。

【护理】

（一）护理评估

生命体征：T 36.6℃，P 106 次 / 分，R 26 次 / 分，BP 120/68 mmHg，SpO_2 99%。

神经系统：意识清醒。

呼吸系统：右侧胸腔闭式引流接水封瓶可见明显气泡溢出，右上肺叩诊鼓音，右下肺叩诊实音，右肺听诊呼吸音减弱，左肺呼吸音粗，未闻及干湿性啰音。血气：pH 7.285，PCO_2 19.4 mmHg，PO_2 131 mmHg，实际 HCO_3^- 9.2 mmol/L。

消化系统：腹膨隆，有轻压痛，无反跳痛及肌紧张，脂肪酶 679.5 U/L，淀粉酶 100.9 U/L。

心血管系统：冠状动脉钙化，窦性心律，律齐。

泌尿系统：未见异常。

皮肤情况：皮肤完好。

营养评估：白蛋白 51.8 g/L，前白蛋白 508 mg/L。

社会支持系统：离异。

心理状态：能配合医护人员治疗。

（二）护理风险评估

BADL：80 分，需协助转移，洗澡，上下楼梯。

跌倒：1 分，存在治疗性管路。

压力性损伤：23 分，无风险。

营养：1 分，禁食。

非计划性拔管：9 分，留置胸腔引流管。

（三）护理问题

（1）气体交换受损：与胸腔积液积气有关。

（2）营养失调：低于机体需要量，与胰腺炎禁食有关。

（3）电解质紊乱：与胰腺炎禁食、呕吐有关。

（4）疼痛：与胸腔置管、胰腺炎腹痛有关。

（5）知识缺乏：与缺乏疾病相关饮食指导有关。

（6）焦虑：与呼吸困难，胸痛、腹痛有关。

（四）护理措施及评价

1. 护理问题一：气体交换受损

判断依据：2021-10-06 全腹 CT 增强，右侧大量液气胸。

护理目标：胸腔积气积液减少。

护理措施（图 6-24）：

（1）保持管道通畅，防止管道脱落打结。

（2）观察水封瓶水柱波动及气泡溢出。

（3）保持管道密闭性，妥善固定。

（4）观察引流液的颜色、性状、量。

（5）行防脱管及下床活动管道固定宣教。

护理评价：患者呼吸功能改善，无呼吸困难、气促、胸闷胸痛，活动受限状态缓解。11 月 7 日全腹 CT 增强显示右侧液气胸较前减少。

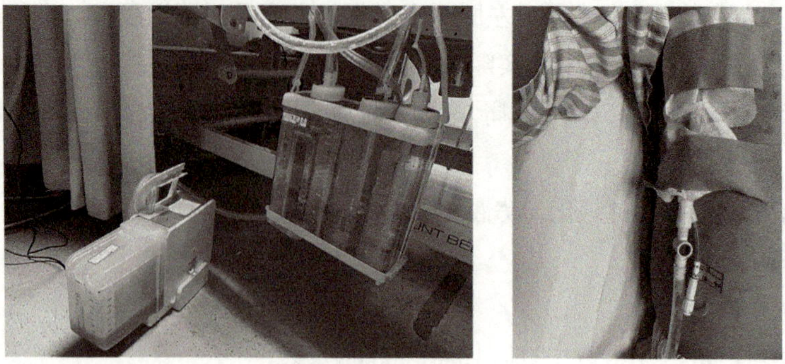

图 6-24　患者治疗经过

2. 护理问题二：营养失调：低于机体需要量

判断依据：与胰腺炎禁食有关。

护理目标：BMI 维持正常范围，白蛋白、前白蛋白正常。

护理措施：

（1）监测患者出入量。

（2）入院行营养评分筛查，营养评分 1 分。

（3）请营养科会诊，行肠外营养支持，补充身体营养需求。

（4）行颈内深静脉置管，开通静脉通路。

（5）严格遵医嘱定期抽血检查固定指标。

护理评价：患者入院体重 73 kg，BMI 22.28 kg/m^2，出院体重 70 kg，BMI 22.44 kg/m^2；11 月 9 日白蛋白 47.3 g/L，前白蛋白 233 mg/L。

营养科会诊意见：

（1）目标能量 1900 kcal/d，蛋白质 91.2 g。摄入方式：中心静脉。

（2）予肠外营养支持治疗：共提供能量 1587 kcal/d，蛋白质 77 g，糖类 166 g，热氮比 106 ∶ 1，糖脂比 1 ∶ 1，液体量 2340 mL，渗透压 848 mOms/L。

3. 护理问题三：体液不足

判断依据：与胰腺炎禁食、呕吐有关，入院当天无入量，尿量 600 mL。

护理目标：出入量平衡，补充患者血容量。

护理措施：

（1）监测患者出入量，根据生理需要补足体液（图 6-25）。

（2）尽快开通静脉通路，及时补液，补充血容量。

（3）观察病情变化，定时监测患者生命体征。

（4）观察患者血压变化。

护理评价：出入量基本平衡。

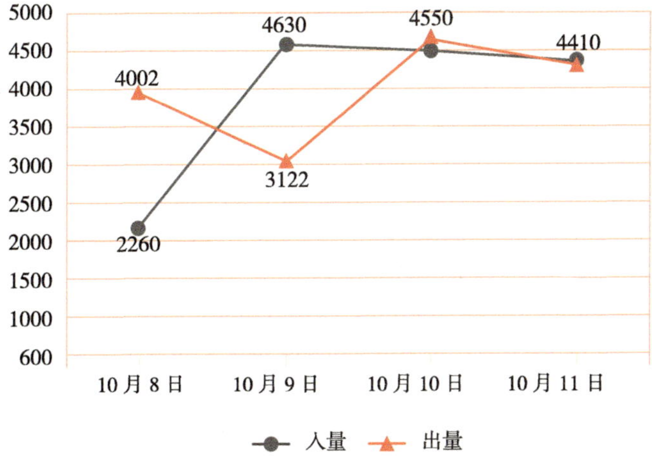

图 6-25　24 小时出入量

4. 护理问题四：疼痛

判断依据：胸腔闭式引流管置管伤口疼痛，胰腺炎腹痛。

护理目标：减轻患者疼痛，可下床活动。

护理措施：

（1）使用疼痛数字评分表（NRS）。

（2）及时报告医师，使用布洛芬缓释胶囊口服止痛。

（3）使用乌司他丁等蛋白酶抑制剂治疗胰腺炎。

（4）为患者采取舒适体位，给予精神安慰，配合心理疏导，分散其注意力，减轻患者对疼痛的敏感性。

护理评价：患者疼痛减轻。

NRS：使用疼痛程度数字评估量表对患者疼痛程度进行评估。将疼痛程度用 0 ~ 10 个数字依次表示，0 表示无痛，10 表示剧痛。由患者自己选择 1 个最能代表自身疼痛程度的数字，或由医护人员询问患者“你的疼痛有多严重”，然后根据患者对疼痛的描述选择相应的数字。按照疼痛对应的数字将疼痛程度分为轻度疼痛（1 ~ 3），中度疼痛（4 ~ 6），重度疼痛（7 ~ 10）（图 6-26、图 6-27）。

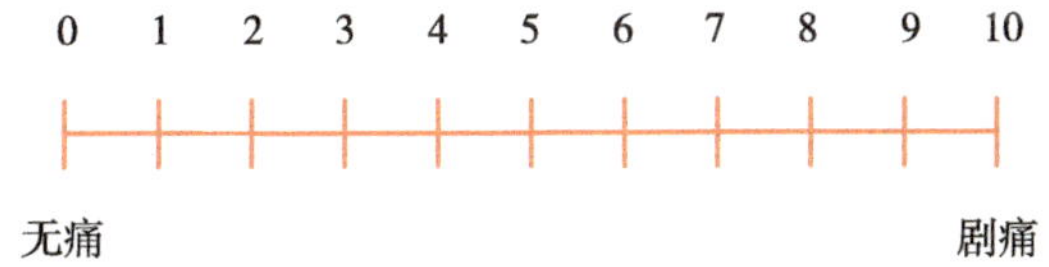

图 6-26　疼痛程度

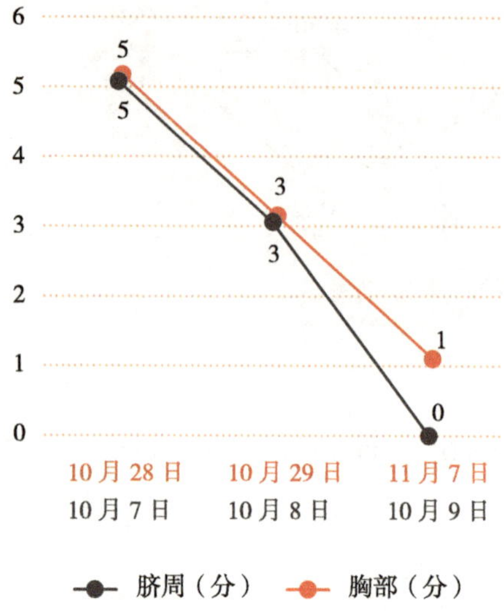

图 6-27　相关疼痛数据

5. 护理问题五：电解质紊乱

判断依据：与胰腺炎禁食、呕吐有关。10 月 7 日血气结果：钾 3.6 mmol/L，钠 131 mmol/L。

护理目标：无呕吐，电解质实验结果正常。

护理措施：

（1）使用护胃药物减轻患者呕吐情况。

（2）尽快开通静脉通路，及时补充电解质。

（3）观察患者是否有电解质紊乱症状。

（4）遵医嘱定时复查实验室电解质结果。

护理评价：10 月 28 日电解质结果，钾 3.97 mmol/L，钠 139 mmol/L。

6. 护理问题六：知识缺乏

判断依据：与缺乏疾病相关饮食指导有关。

护理目标：患者戒烟戒酒，知晓胰腺炎发生的原因及机制。

护理措施：

（1）行胰腺炎相关知识宣教。

（2）行气胸的相关知识预防宣教。

（3）保持患者大便通畅。

（4）劝患者戒烟、戒酒。

护理评价：患者接受健康宣教。

7. 护理问题七：焦虑

判断依据：与胸腔积气增多有关，10 月 21 日胸部 X 线片显示胸腔积气增多。

护理目标：患者接受病情变化。

护理措施：

（1）行心理劝导。

（2）解释病情，安慰患者。

（3）积极配合治疗。

护理评价：患者表示接受病情变化。胸部 X 线片（图 6–28）与前片相比气胸范围缩小。

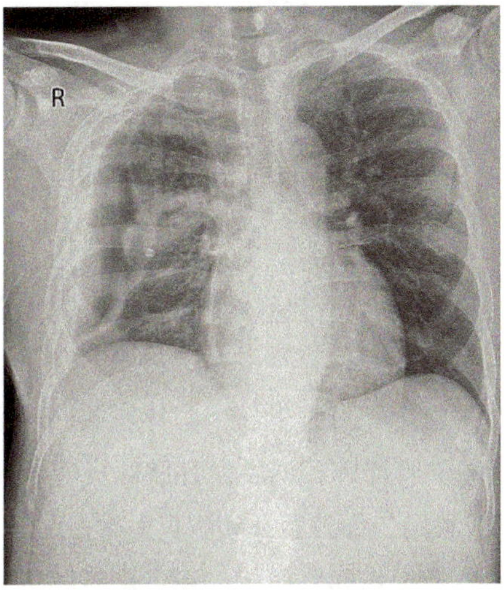

图 6–28　11 月 11 日胸部 X 线

【小结】

胰腺炎患者的进食时机？

（一）背景

急性胰腺炎（AP）全世界每年的发病率为 13/10 万 ~ 45/10 万，中国 20 年间发病率由 0.19% 上升至 0.71%，80% ~ 85% 的患者为轻症急性胰腺炎（MAP），病程呈自限性，约 20% 的患者会发展为中度或重症胰腺炎。

（二）定义

AP 指胰腺分泌的胰酶在胰腺内被异常激活，对胰腺自身及其周围脏器产生消化作用而引起的炎症性疾病，是一种常见的急腹症[2]（图 6–29）。

急性胰腺炎严重程度不一，轻型易于治疗，预后好，重型病情险恶，病死率高。

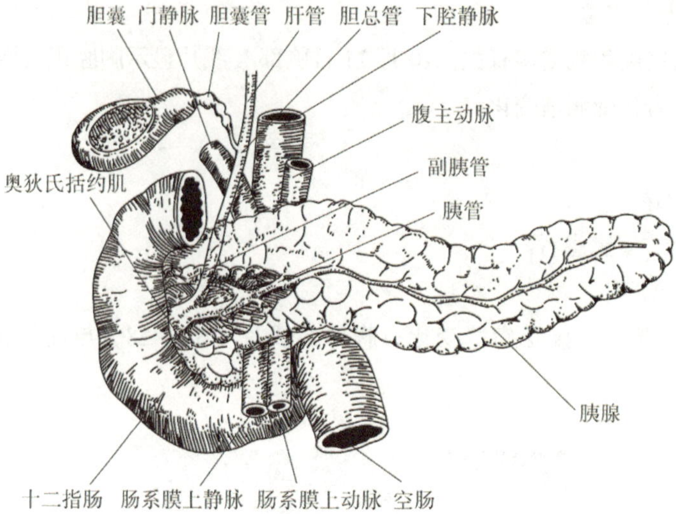

图 6-29 胰腺解剖图

（三）病因

有多种致病危险因素，胆道疾病和过量饮酒是最常见的 2 个病因，国内以胆道疾病为主，占 50% 以上。

（1）胆道疾病：胆道结石阻塞胆总管末端，胆汁经共同通道反流入胰管，胆汁中的磷脂酰胆碱和胆盐可损坏胰管的黏膜屏障，诱发急性胰腺炎；急慢性胆囊炎和胆管炎也可伴发十二指肠乳头炎症性痉挛或狭窄，导致急性胰腺炎发生。

（2）过量饮酒：酒精能直接损伤胰腺组织，还可刺激胰腺分泌，引起十二指肠乳头水肿和奥狄氏（Oddi）括约肌痉挛，导致胰管内压力增高，甚至细小胰管破裂，胰液进入胰泡周围组织而引起一系列的酶性损害，导致胰腺自身消化。

（3）十二指肠液反流：十二指肠内压力升高时，十二指肠液可反流入胰管，激活胰蛋白酶原，导致胰腺组织自身消化。

（4）高脂血症：可能因甘油三酯在胰脂酶作用下生成游离脂肪酸对胰腺腺泡的直接损伤所致；高脂血症所致血液黏稠度升高也可能加重胰腺病变。

（5）创伤：腹上区钝器伤、贯通伤或手术都可能直接或间接损伤胰腺组织。

（6）其他。①饮食因素：暴饮暴食。②感染因素：流行性腮腺炎、败血症等。③内分泌和代谢因素：妊娠、高钙血症等。④药物因素：利尿药、雌激素、对乙酰氨基酚等。⑤遗传和自身免疫性疾病。

（四）病理生理分类

急性胰腺炎的基本病理改变为胰腺不同程度的水肿、充血、出血和坏死。

（1）急性水肿性胰腺炎：胰腺肿胀、充血、被膜紧张，胰周可有积液。腹腔内可有散在粟粒状或斑块状的皂化斑，腹水为淡黄色。镜下可见胰泡及间质水肿、炎性细胞浸润，偶有轻度出血或局灶性坏死。

（2）急性出血坏死性胰腺炎：胰腺肿胀，呈暗紫色；坏死灶大小不等，呈灰黑色，严重者整个胰腺变黑。腹腔内可见皂化斑和脂肪坏死灶，腹膜后可出现广泛组织坏死伴有血性渗液，内含大量淀粉酶。镜下可见脂肪坏死和腺泡破坏，腺泡小叶结构模糊不清，炎性细胞浸润，间质小管壁坏死，呈片状出血。

（五）临床表现

（1）典型症状为急性发作的持续性腹上区剧烈疼痛，常向背部放射，伴有腹胀、恶心、呕吐，且呕吐后疼痛不缓解。

（2）部分患者可出现心动过速、低血压、少尿等休克表现，严重脱水和老年患者可出现精神状态改变。

（3）临床体征轻者仅表现为腹部轻压痛，重者可出现腹膜刺激征，偶见腰肋部皮下瘀斑征（Grey-Turner 征）和脐周皮下瘀斑征（Cullen 征）。

急性胰腺炎可并发一个或多个器官功能障碍，以呼吸功能、肾功能损害常见。

（六）检查

1. 实验室检查

（1）可见血清淀粉酶及脂肪酶升高。

（2）脂肪酶升高对急性胰腺炎诊断的特异度优于淀粉酶。

（3）血清淀粉酶及脂肪酶升高程度与疾病的严重程度无关。

2. 影像学检查

（1）腹部 CT 是诊断急性胰腺炎的重要影像学检查方法。

（2）急性胰腺炎早期典型的影像学表现为胰腺水肿、胰周渗出、胰腺或（和）胰周组织坏死等。

（七）临床分型

RAC 标准（亚特兰大分类标准）：

（1）轻症急性胰腺炎（MAP）：占 80% ~ 85%，不伴有器官功能障碍及局部或全身并发症，通常在 1 ~ 2 周内恢复，病死率极低。

（2）中度重症急性胰腺炎（MSAP）：伴有一过性（≤ 48 小时）的器官功能障碍或（和）局部并发症，早期病死率低，如坏死组织合并感染，则病死率增高。

（3）重症急性胰腺炎（SAP）：占 5% ~ 10%，伴有持续（> 48 小时）的器官功能障碍，病死率高。器官功能障碍的诊断标准基于改良 Marshall 评分系统，任何器官评分 ≥ 2 分可定义存在器官功能障碍[3]（表 6-3、表 6-4）。

表 6-3 急性胰腺炎分级诊断系统

分级系统	轻症	中度重症	重症	危重症
RAC 分级	无器官功能障碍和局部并发症	出现一过性（≤ 48 小时）器官功能障碍和（或）局部并发症	出现持续性（> 48 小时）	无
DBC 分级	无器官功能障碍和胰腺（胰周）坏死	出现一过性（≤ 48 小时）器官功能障碍和（或）无菌性坏死	出现持续性（> 48 小时）器官功能障碍或感染性坏死	出现持续性（> 48 小时）器官功能障碍和感染性坏死

注：RAC 分级是修订版亚特兰大分级，依据改良 Marshall 评分进行器官功能障碍诊断；DBC 分级是基于决定因素的分级，依据序贯器官功能衰竭评分系统进行器官功能障碍诊断

表 6-4 改良 Marshall 评分系统的评分

器官和系统	0 分	1 分	2 分	3 分	4 分
呼吸（PaO_2/FiO_2）	> 400	301 ~ 400	201 ~ 300	101 ~ 200	≤ 101
血肌酐 [μmol/L（mg/dL）]	134（≤ 1.4）	134 ~ 169（1.4 ~ 1.8）	170 ~ 310（1.9 ~ 3.6）	311 ~ 439（3.6 ~ 4.9）	> 439（> 4.9）
收缩压（mmHg）	> 90	< 90，输液有应答	< 90，输液无应答	< 90，pH < 7.3	< 90，pH < 7.2
非机械通气的患者，FiO_2 可按以下估算：					
吸氧（L/min）		FiO_2（%）			
室内空气		21			
2		25			
4		30			
6 ~ 8		40			
9 ~ 10		50			

注：既往有慢性肾功能衰竭患者的评分依据基线肾功能进一步恶化的程度而定，对于基线血肌酐> 134 μmol/L（1.4 mg/dL）者尚无正式的修订方案；未使用正性肌力药物；1 mmHg = 0.133 kPa

AP 死亡率为 1.5% ~ 4.2%[4]，SAP 则可能高达 30%[5~6]。在美国，AP 是第三常见的导致住院的胃肠道疾病的病因[7]。

（八）营养支持方案的制订

1. 理论基础

1904 年，诺贝尔生理及医学奖被授予俄罗斯生理学家 Ivan Pavlov，其推断了胰腺炎最经典的治疗方案——禁食，是近一个世纪以来胰腺炎禁食的理论基础[8]。

2. 急性胰腺炎的营养支持理论（图 6-30）

胰腺休息理论：认为禁食可以减少“头相”“胃相”和“肠相”的神经体液调节机制对胰腺分泌的促进作用[9]。急性胰腺炎时，为了使胰腺得到“休息”，减少其分泌，避免加重病情，RAGINS 等于 1973 年提出“胰腺休息”理论，为早期对 SAP 患者实施“无刺激喂养”提供了坚实的理论依据[10]。

肠道唤醒理论：“肠道唤醒”概念最早源于创伤患者的完全肠内营养（EEN）治疗[11]，之后大量随机对照试验（RCT）证实了 EEN 在危重患者中应用的安全性及有效性。后由 Petrov 与 Windsor 在 AP 中提出，其核心在于重视早期肠道功能恢复对 AP 预后的影响[12]。

3. AP 时肠道主要的变化

（1）Schietroma 等[13]研究证实，AP 时肠道的渗透性会增加，也就是我们所说的肠黏膜屏障受损，导致细菌移位，产生内毒素血症，其不仅是全身炎性反应综合征的始动因素，而且是造成多器官功能衰竭的重要原因。

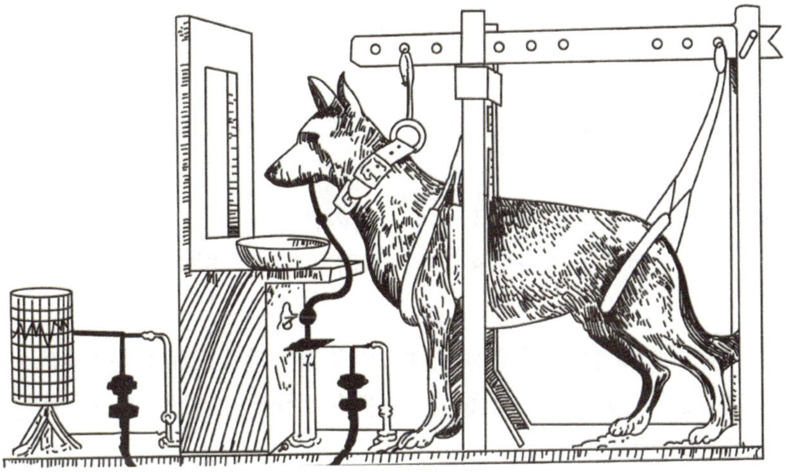

图 6-30　经典条件作用的实验——狗的消化腺分泌反应实验

（2）在 20 世纪已有相关研究报道，在 MAP 中严重的细菌感染始动因素是肠道菌群的异位，产生肠源性的脓毒血症。

（3）但肠道屏障功能障碍的机制仍不是十分明朗。肠道屏障的各个部分，在免疫学、细菌学、形态学上可能相互依赖和相互影响，并可能通过一些潜在的细胞内分子信号传导通路的改变诱导肠黏膜上皮的功能障碍[14]。

（4）一项 Meta 分析评价了 AP 肠道屏障功能障碍的发生率约为 60%，而肠内营养的早期使用可减少肠功能障碍[15]。

（5）肠黏膜屏障的受损机制很复杂，但早期肠内营养可减少肠道的渗透性、血清内毒素和肠道细菌异位，增加肠道黏膜绒毛的数目，增加肠道分泌的 Ig A、Ig G、Ig M[16~17]。

（6）SAP早期治疗的主要目标是维持小肠肠屏障的完整性，这些策略包括适当的液体复苏和早期肠内营养[18~19]。

4. Petrov教授提出的现阶段AP肠内营养的“三难境地”

第一，When to feed？什么时候开始吃?

（1）在胃肠功能耐受的情况下，应尽早开展经口或肠内营养（证据等级：高；推荐强度：强烈推荐）。

（2）多项Meta分析结果认为，48小时内启动肠内营养比延后启动更有效，表现在感染及器官功能障碍发生率和病死率更低等方面。

一项205例多中心随机对照试验比较了24小时和72小时内启动肠内营养的有效性及安全性，发现二者住院期间感染发生率及病死率无显著差异。

（3）AP起病24小时内，循环不稳定，胃肠道血管床关闭，而大量液体复苏造成的胃肠壁水肿及阿片类镇痛药应用等致胃肠道动力障碍的医源性因素也往往发生在这一时期，此时给予肠内营养（EN）可能会加重患者的炎性反应和休克，而48小时后再给予EN则细菌易位可能已经发生，由时间窗带来的获益将大大减少。

第二，What to feed？吃什么?

不能经口进食的急性胰腺炎患者，肠内营养效果优于肠外营养（证据等级：高；推荐强度：强烈推荐）。

（1）有研究结果显示，相较于肠外营养，肠内营养对于不同严重程度的急性胰腺炎患者是安全、可耐受的，可降低感染性并发症、多器官功能障碍综合征（MODS）和死亡的发生率。

（2）患者对鼻胃管和鼻空肠管的耐受性，以及操作后并发症发生率和病死率无显著差异。Meta分析结果显示，鼻胃管有较好的安全性和可行性。当患者存在胃排空延迟或幽门梗阻时，应使用鼻空肠管。

（3）连续喂养比一次性喂养效果更好。

（4）结合研究现状，建议入院72小时内予以EN。

①根据肠功能决定患者营养支持方法，推荐要素饮食和高蛋白饮食。②在纯流质饮食、半流质饮食和全固态饮食的情况下，三组MAP患者住院时间无差异性，并且能耐受全固体饮食的患者住院时间比其他两组患者有所缩短。③Larilo-Noia等把所有诊断为AP的患者，无论轻型还是重型随机分为两组，肠鸣音恢复后，一组接受全能量饮食；另一组接受低卡饮食，而后逐渐过渡至全能量饮食。两组患者的住院时间和进食耐受性无差异性。

是选择传统的过渡饮食方法——水到纯流质低能量饮食再到低脂清淡饮食，还是一开始即低脂清淡饮食?

有三项关于AP开始进食是采取纯流质无脂饮食，还是低脂固体饮食的RCT研究。其中两项结果表明一开始进食低脂饮食是安全、有效、能耐受的，并且可缩短住院时间，较无脂纯流质饮食能够提供更多的能量。一项研究结果显示，开始低脂饮食并未缩短住院时间。而一项 Meta 分析则显示非流质饮食和流质饮食相比，其并未增加腹痛的发生率，并且可减少住院时间。该项 Meta 分析仅仅涵盖了三项 RCT 的研究，虽然纳入的三项研究均为高质量的，但由于数量少，可能仍然有偏倚存在。

第三，Who decide？由谁来决定吃[20]？

（1）以医师为导向的诊疗模式其实在 AP 中占绝大多数，患者什么时候开始吃、吃什么，全由医师来决定。这其实也造成了现在很多研究的偏倚。

（2）逐渐从医师为中心的治疗模式转变到以患者目标为中心。

（3）在 SAP 早期实施 EN，其保护肠道、预防感染的意义远大于营养支持本身。

【参考文献】

[1] 王国兴，肖红丽，任恩峰. 急性胰腺炎急诊诊断及治疗专家共识[J]. 临床肝胆病杂志，2021（5）：1034–1041.

[2] 李乐之，路潜. 外科护理学[M]. 第 6 版. 北京：人民卫生出版社，2018.

[3] 李非，曹锋. 中国急性胰腺炎诊治指南（2021）[J]. 中国实用外科杂志，2021（7）：739–746.

[4] 魏星，李文星. 急性胰腺炎诊疗新进展及营养支持研究[J]. 中华临床医师杂志（电子版），2016，10（7）：1037–1041.

[5] Banks PA，Bollen TL，Dervenis C，et al. Classification of acute pancreatitis–2012：revision of the Atlanta classification and definitions by international consensus[J]. Gut，2012，62（1）：102–111.

[6] Krishnan K. Nutritional management of acute pancreatitis[J]. Curr Opin Gastroenterol，2017，33（2）：102–106.

[7] Peery AF，Crockett SD，Barritt AS，et al. Burden of gastrointestinal，liver，and pancreatic diseases in the United States[J]. Gastroenterology，2015，149（7）：1731–1741.

[8] 杨军，周涛，付加强. 急性胰腺炎的肠内营养：从“胰腺休息”到“肠道唤醒”[J]. 转化医学电子杂志，2018，5（4）：58–62.

[9] Petrov MS. Gastric feeding and “gut rousing” in acute pancreatitis[J]. Nutr Clin Pract，2014，29（3）：287–290.

[10] 朱雁飞，李幼生，黎介寿. 肠道复苏：新概念及其临床应用[J]. 肠外与肠内营养，2009，16（4）：247–249.

[11] 曹洁，姚隆. 重症急性胰腺炎营养治疗的研究进展[J]. 重庆医学，2020（15）：2583–2587.

[12] Petrov MS，Windsor JA. Nutritional management of acute pancreatitis：the concept of gut rousing[J]. Curr Opin Clin Nutr Metab Care，2013，16（5）：557–563.

[13] Schietroma M, Pessia B, Carlei F, et al. Intestinal permeability and systemic endotoxemia in patients with acute pancreatitis [J]. Ann Ital Chir, 2016, 87: 138–144.

[14] Andersson R, Wang XD. Gut barrier dysfunction in experimental acute pancreatitis [J]. Ann Acad Med Singap, 1999, 28 (1): 141–146.

[15] Wu LM, Sankaran SJ, Plank LD, et al. Meta-analysis of gut barrier dysfunction in patients with acute pancreatitis [J]. Br J Surg, 2014, 101 (13): 1644–1656.

[16] Zou XP, Chen M, Wei W, et al. Effects of enteral immunonutrition on the maintenance of gut barrierfunction and immune function in pigs with severe acute pancreatitis [J]. JPEN J Parenter Enteral Nutr, 2010, 34 (5): 554–566.

[17] Shen QX, Xu GX, Shen MH. Effect of early enteral nutrition (EN) on endotoxin in serum and intestinal permeability in patients with severe acute pancreatitis [J]. Eur Rev Med Pharmacol Sci, 2017, 21 (11): 2764–2768.

[18] Capurso G, Zerboni G, Signoretti M, et al. Role of the gut barrier in acute pancreatitis [J]. J Clin Gastroenterol, 2012, 46 (Suppl): S46–S51.

[19] Haydock MD, Mittal A, Wilms HR, et al. Fluid therapy in acute pancreatitis: anybody's guess [J]. Ann Surg, 2013, 257 (2): 182–188.

[20] Bevan MG, Asrani V, Petrov MS. The oral refeeding trilemma of acute pancreatitis: what, when and who [J]. Expert Rev Gastroenterol Hepatol, 2015, 9 (10): 1305–1312.

（张丹丹）

病例4　肺结核合并肾功能不全腹膜透析

【案例介绍】

（一）一般资料

女，44岁，咳嗽5月余，因出现全身浮肿，颜面、胸背部、四肢均有凹陷性水肿入院治疗。2019-12-24入院。

诊断：①（传）浸润型肺结核、继发性肺结核、双肺、涂（–），初治；②肾功能不全、肾病综合征；③高血压病3级（很高危）；④2型糖尿病；⑤慢性乙型病毒性肝炎。

（二）病史

既往史：2019 年 7 月因咳嗽咳痰至 ×× 区中心医院就诊，诊断：涂阳肺结核、慢乙肝、高血压病，予降压、抗病毒及抗结核治疗。2019 年 10 月因双下肢浮肿至我院住院治疗，予抗结核、护肾、抗乙肝病毒对症治疗。

（三）医护过程

超声检查：双肾实质回声增强，考虑弥漫性肾损害，腹水形成，心包腔积液，左侧胸腔积液，右侧胸腔少量积液机化。

X 线检查：右中下腹部见导管影，头端平腰 4 椎体（末端置于膀胱直肠窝或子宫直肠窝）。

实验室检查数据（表 6–5）。

表 6–5　实验室检查

项目 / 时间	2019–12–25	2019–12–27	2019–12–31	2020–01–06	2020–01–12	参考值
尿素（mmol/L）	16.44	16.98	19.74	17.63	22.97	2.6 ~ 7.5
肌酐（μmol/L）	278	281	285	248	284	41 ~ 73
肾小球滤过率（mL/min）	17.14	16.92	16.63	19.67	16.7	90 ~ 250
D– 二聚体（μg/mL）	2.54	—	2.15	1.39	1.77	0 ~ 0.5
白蛋白（g/L）	27.8	29.7	—	27.8	29.9	40 ~ 55

治疗过程：

胸腔置管（表 6–6）。

表 6–6　胸腔置管

胸腔置管日期	胸水量（mL）
12 月 24 日	900
12 月 25 日	400
12 月 26 日	500
12 月 27 日	400
12 月 28 日	0（拔管）

腹膜透析置管（图 6–31）（2020–01–02）。

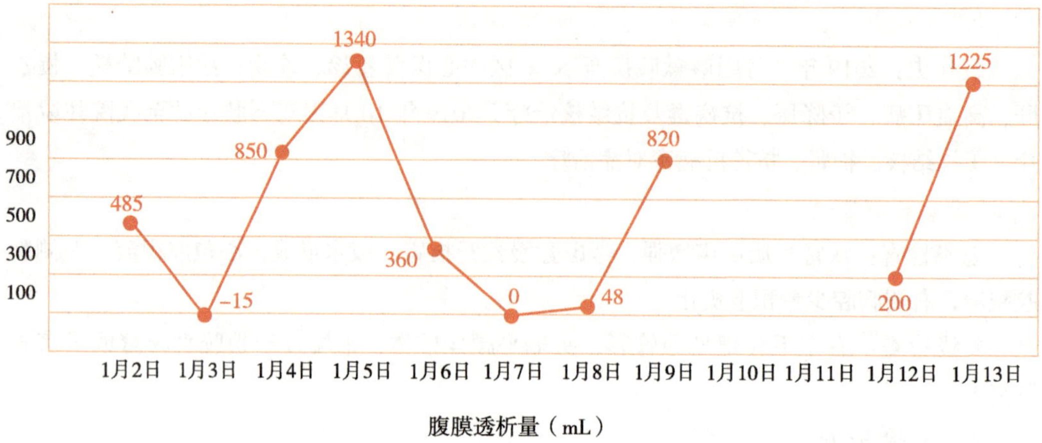

图 6-31　腹膜透析量

治疗用药：

抗结核：异烟肼、利福平。

抗感染：盐酸莫西沙星片。

降压：美托洛尔缓释片、缬沙坦氨氯地平片。

降糖：谷赖胰岛素、地特胰岛素。

排毒性：尿毒清、复发 α－酮酸片。

补充蛋白：人血白蛋白，静脉滴注。

【护理】

（一）护理评估

生命体征：T 36.3℃，P 94 次 / 分，R 20 次 / 分，SpO_2 98%，BP 191/121 mmHg。

神经系统：神志清楚，对答切题，定向力正确。

心血管系统：规律心率，律齐，BP 191/121 mmHg。

呼吸系统：无异常。

消化系统：腹胀，无恶心呕吐。

泌尿系统：少尿（呋塞米后尿量 160 ～ 600 mL）。

皮肤情况：双下肢重度凹陷性水肿。

营养评估：体重 65 kg，身高 150 cm，BMI 31.11 kg/m^2，营养风险筛查 4 分。

护理风险：BADL 评分 100 分，跌倒风险 5 分，Braden 评分 19 分，DVT 评分 3 分。

（二）护理问题

（1）体液过多：与肾小球滤过率下降导致水钠潴留及少尿有关。

（2）血压过高：与肾性高血压有关。

（3）有感染的风险：与腹透管置入及腹膜透析有关。

（4）水电解质、酸碱平衡失调，心力衰竭。

（5）非计划性拔管。

（6）潜在并发症：低血糖。

（三）护理措施与评价

1. 护理问题一：体液过多

判断依据：与肾小球滤过率下降导致水钠潴留及少尿有关。

护理目标：水肿减轻或消退。

护理措施：

（1）行腹膜透析治疗。

（2）减少输液量，控制入量，保证出入平衡。

（3）严格记录 24 小时尿量；监测患者体重。

护理评价：水肿无明显消退，入院到出院体重不变。

2. 护理问题二：血压过高

判断依据：与肾性高血压有关。

护理目标：控制血压，防止发生并发症。

护理措施：

（1）密切观察患者血压，遵医嘱用降压药。

（2）关注患者是否有头晕、头痛等不适症状。

（3）合理膳食。

（4）增进患者心理健康，避免患者情绪激动。

护理评价：血压仍持续偏高，无并发症发生。

3. 护理问题三：有感染的风险

判断依据：与腹透管置入及腹膜透析有关。

护理目标：未发生感染。

护理措施：

（1）监测患者体温有无升高。

（2）观察患者有无腹痛、腹膜炎。

（3）严格无菌操作，观察腹膜透析置管处伤口情况，按时换药。

护理评价：住院期间未发生感染。

4. 护理问题四：潜在并发症

判断依据：水电解质、酸碱平衡失调，心力衰竭。

护理目标：水电解质、酸碱平衡，无心力衰竭。

护理措施：

（1）监测生命体征。

（2）重视患者的主诉，观察有无胸闷气促等情况。

（3）实验室监测肝肾功能等生化指标（表 6–7）。

护理评价：水电解质、酸碱平衡，未发生心力衰竭。

表 6–7　相关实验室监测

指标	12 月 25 日	12 月 27 日	12 月 31 日	1 月 6 日	1 月 12 日
钾（mmol/L）	3.66	4.18	3.9	3.36	3.44
钠（mmol/L）	142	136.1	140	139.8	141.2
氯（mmol/L）	113.7	107.6	109.4	105	105.1
BNP（pg/mL）	434.59				

5. 护理问题五：非计划性拔管

判断依据：与固定不牢固有关。

护理目标：无非计划性拔管发生。

护理措施：妥善固定，班班交接。

护理评价：未发生非计划性拔管（图 6–32）。

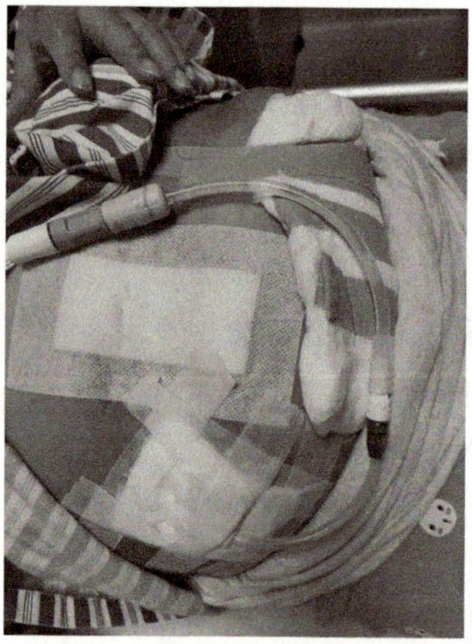

图 6–32　患者置管

6. 护理问题六：潜在并发症——低血糖

判断依据：患者发生低血糖反应。

护理目标：控制血糖。

护理措施：

（1）观察患者血糖变化，遵医嘱使用降糖药。

（2）关注患者有无低血糖症状。

（3）行糖尿病饮食宣教。

（4）请糖尿病专家会诊。

护理评价：住院期间血糖波动 3.5 ~ 23.8 mmol/L，未发生低血糖。

【小结】

（一）腹膜透析的概述

腹膜透析（PD）即腹透，是利用人体腹膜作为半透膜，向腹腔内注入透析液，借助腹膜两侧的毛细血管内血浆及透析液中溶质的化学浓度梯度和渗透压梯度，通过扩散和渗透原理，达到清除毒素、超滤水分、纠正酸中毒和电解质紊乱的治疗目的。

（二）腹膜透析的原理（图 6–33）

1. 弥散作用

弥散作用是腹透清除溶质（毒素）的主要机制。血液中的尿毒症毒素随浓度梯度从浓度较高的腹膜毛细血管弥散到浓度较低的腹透液中，而腹透液中的葡萄糖、乳酸盐、钙浓度较血液内的浓度高，腹透时则由腹透液向血液弥散。

2. 超滤作用

腹膜对水的转运主要取决于渗透压、静水压和淋巴回流，但以渗透压超滤为主。葡萄糖是一种有效的渗透剂。于腹透液中加入葡萄糖，提高腹透液的渗透压，使之高于血液，则水从血液移向腹透液，达到超滤的目的。

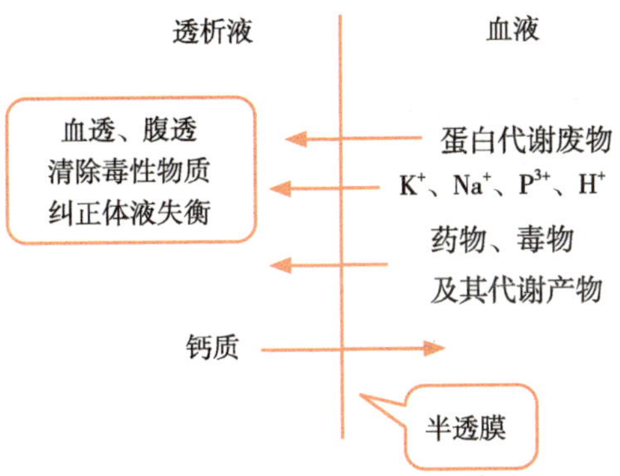

图 6–33　腹膜透析的原理

（三）腹膜透析的优点

（1）技术设备要求低，可在床边进行，操作简单，费用相对较低。

（2）血流动力学稳定，无须血液透析的体外循环，对残余肾功能的保护优于血液透析。

（3）乙肝、丙肝等传染病交叉感染的危险性低。

（4）不需要抗凝剂，安全性高，有利于手术后患者的治疗，严重低血压、活动性出血、严重心功能不全患者和婴幼儿、老年人尤为适宜。

（四）腹膜透析液

由渗透剂、缓冲液、电解质三部分构成。

1. 葡萄糖腹膜透析液

分为 1.5%、2.5%、4.25% 三种。

2. 新型腹膜透析液

（1）艾考糊精腹膜透析液：常用于失超滤患者与糖尿病患者。

（2）氨基酸腹膜透析液：主要用于营养不良的维持性腹膜透析患者。

（3）碳酸氢盐腹膜透析液：适用于使用酸性腹膜透析液时有灌注痛和不适的患者。碳酸氢盐不稳定，混合后的腹膜透析液应于 24 小时内使用。

（五）腹膜管置管术

穿刺法、腹腔镜置管、手术法，手术法最为常用。

手术后切口愈合过程中注意导管出口处的无菌处理，保持干燥，不宜使用不透气的敷料。

（六）腹膜透析的饮食护理

1. 患者蛋白质的摄入量

为 1.2 ~ 1.3 g/（kg·d），其中 50% 以上为优质蛋白。

2. 水的出入量

水的入量应根据每天的出量而定：每天水分摄入量 =500 mL+ 前一天尿量 + 前一天腹透超滤量。

（七）腹膜透析的常见并发症

透析液引流不畅、腹膜炎、导管出口处感染和隧道感染、腹痛、腹胀，其他如糖、脂代谢紊乱，营养不良，腹膜后硬化等。

（八）透析液引流不畅

1. 表现

腹透液流出总量减少、流入或（和）流出时不通畅。

2. 原因

腹膜透析管移位、受压、扭曲、纤维蛋白堵塞、大网膜包裹等。

3. 处理

（1）行腹部 X 线平片了解导管位置。

（2）改变体位，增加活动。

（3）排空膀胱及通便，必要时使用导泻药或灌肠，以促进肠蠕动并减轻腹胀。

（4）腹透管内注入肝素、尿激酶、生理盐水、透析液等，去除堵塞透析管的纤维素、血块等。

（5）调整透析管的位置。

（6）以上处理无效者可重新手术置管。

（张丹丹）

病例 5　结核性多浆膜腔积液合并重度营养不良

【案例介绍】

（一）一般资料

女，50 岁，8 个月前无明显诱因出现腹部胀痛，早饱，以腹上区为主，持续不缓解，程度尚可忍受，稍恶心，无呕吐，有肛门排气，无腹泻，无明显咳嗽、咳痰，无胸闷、呼吸困难。5 个月前全腹 CT 示肠梗阻于我院住院，入院后肺 CT 检查提示：双肺继发性肺结核。痰液检查：结核杆菌 RNA 阳性。患者拒绝抗结核治疗，出院后仍有反复腹胀不适。半月前无明显诱因出现胸闷，活动后加重，休息后可缓解。同时伴有双下肢浮肿，偶有咳嗽咳痰，为白色黏痰，无发热盗汗，无胸痛，无恶心呕吐，晨起后偶有腹痛，排便后可缓解。患者患病以来精神差，饮食睡眠尚可，二便正常，近半个月体重下降 1 kg。2021–09–13 入院。

入院诊断：①结核性多浆膜腔积液；②（传）继发性肺结核双肺涂（+）复治；③低蛋白血症；④高血压 3 级（极高危）；⑤电解质紊乱。

（二）病史

既往史：高血压，收缩压最高 180+mmHg，服用“左旋氨氯地平 2.5 mg qd”。2018–01–23 诊断为肺结核，未规律诊治。平素身体健康状况较差。

流行病史：近期无外出高风险地区的旅游史或居住史。

（三）医护过程

辅助检查：

心电图检查：窦性心律。

心脏彩超：肺动脉压增高（重度）；三尖瓣中度反流；心功能正常，心脏射血分数（EF）74%。

胸部 CT：双肺继发性肺结核。

胸水、腹水 B 超及双下肢静脉血管彩超：双侧胸腔积液；腹腔积液。

双下肢静脉未见明显异常声像。

实验室检查相关数据（表 6–8）。

表 6-8　实验室检查

项目（参考值）	检查结果	项目（参考值）	检查结果
总蛋白（65 ~ 85 g/L）	63.2 ↓	pH（7.35 ~ 7.45）	7.524
白蛋白（40 ~ 55 g/L）	34.6 ↓	PCO_2（35 ~ 45 mmHg）	33
前白蛋白（180 ~ 350 mg/L）	136 ↓	PO_2（75 ~ 110 mmHg）	67.1
HGB（130 ~ 175 g/L）	105 ↓	实际碳酸氢根（21.4 ~ 27.3 mmol/L）	27.2
白介素 6（0 ~ 7 pg/mL）	20.00 ↑	全血碱剩余（-3 ~ 3 mmol/L）	4.5 ↑
CPR（0 ~ 6＜0.1 mg/L）	28.130 ↑	氧合指数（400 ~ 500 mmHg）	320 ↓
D- 二聚体（0 ~ 0.5 μg/mL）	7.07 ↑	Na（137 ~ 147 mmol/L）	129 ↓
BNP（0 ~ 450 μmol/L）	572	Cl（99 ~ 110 mmol/L）	90.4 ↓

治疗方案：

氧疗支持：鼻导管吸氧 2 L/min。

抗溃疡剂：L- 谷氨酰胺呱仑酸钠颗粒，口服。

抑制胃酸分泌药：奥美拉唑注射剂，静脉滴注。

镇吐药：甲氧氯普胺注射液，肌内注射。

血容量扩充剂：人血白蛋白注射液，静脉滴注。

利尿药：呋塞米注射液，静脉注射。

降血压：氨氯地平片，口服。

营养支持：卡文，静脉滴注。

【护理】

（一）护理评估

生命体征：T 36.6℃，P 86 次 / 分，R 24 次 / 分，BP 124/68 mmHg，SpO_2 93%。

神经系统：生理反射存在，病理反射阴性。

循环系统：窦性心律，律齐。

呼吸系统：胸廓对称，双侧呼吸运动对称，肋间隙正常，语颤对称，右下肺叩诊浊音，双肺呼吸音粗，左肺可闻及湿啰音，右下肺呼吸音弱。

消化系统：腹部叩诊呈鼓音，听诊肠鸣音 4 ~ 5 次 / 分。无腹胀腹泻，无呕吐。患者长期使用开塞露排便。

泌尿系统：自行排淡黄色尿液。

营养评估：纳差，挑食，进食以粥类为主。身高 158 cm，体重 35 kg，BMI 14.02 kg/m^2，总蛋白 63.2 g/L，白蛋白 34.6 g/L，前白蛋白 136 mg/L，血红蛋白 105 g/L。

皮肤情况：消瘦，双下肢轻度水肿，骶尾部皮肤压红，压之褪色。

（二）风险评估

BADL 评分：60 分。

跌倒坠床风险：9 分。

Braden 评分：14 分。

DVT 评分：6 分。

NRS2002 评分：5 分。

非计划性拔管评分：12 分。

（三）护理问题

（1）气体交换障碍：与结核性多浆膜腔积液有关。

（2）体液过多：多浆膜腔积液、双下肢轻度水肿，与结核、低蛋白血症有关。

（3）营养失调：低于机体需要量，BMI $< 18.5\ kg/m^2$，与慢性消耗性疾病、摄入减少有关。

（4）有跌倒的危险：与老年人、乏力有关。

（5）有发生 DVT 的危险：与老年人、长期卧床有关。

（四）护理干预及评价

1. 护理问题一：气体交换障碍

判断依据：患者自诉胸闷、气促，R 24 次 / 分。辅助检查 B 超示：双侧胸腔积液，腹腔积液。

护理目标：患者自诉无胸闷气促。

护理措施：

（1）遵医嘱予经鼻低流量给氧，落实用氧安全。

（2）完善检查，予超声引导下经皮穿刺腹膜腔穿刺置管抽液。

（3）遵医嘱予白蛋白静脉滴注，维持血浆胶体渗透压，增强免疫力；予呋塞米利尿。

护理评价：患者自诉无胸闷气促，R 18 ~ 21 次 / 分。

2. 护理问题二：体液过多

判断依据：双下肢轻度水肿，辅助检查 B 超示：结核性多浆膜腔积液，腹腔液性暗区较深处为 70 mm。

护理目标：多浆膜腔积液减少、双下肢水肿消失。

护理措施：

（1）遵医嘱予白蛋白静脉滴注，维持血浆胶体渗透压，予呋塞米利尿。

（2）请营养科会诊，予营养治疗。

（3）每日予腹腔置管引流。

（4）跟踪检验结果，预防电解质紊乱。

护理评价：患者双下肢水肿消失，辅助检查 B 超示：下腹部游离暗区最深 25 mm。

3. 护理问题三：营养失调：低于机体需要量

判断依据：BMI < 18.5 kg/m²，营养风险筛查 5 分，总蛋白 63.2 g/L，白蛋白 34.6 g/L，前白蛋白 136 mg/L。

护理目标：患者体重不减，白蛋白升高，前白蛋白升高。

护理措施：

（1）予膳食调查。

（2）请营养科会诊，制订营养方案。

（3）跟踪患者饮食摄入情况，及时调整。

（4）予肠外营养输入。

护理评价：患者体重未减轻，10 月 8 日出院时体重 35 kg。

膳食调查：身高 158 cm，体重 35 kg，BMI 14.02 kg/m²，体形消瘦，四肢骨骼肌肌肉质量低下。精神倦怠、纳差，陪护诉患者饮食较挑剔，配合度较差，既往进食量较少。吞咽功能评估示误吸风险阴性，住院期间以送餐为主，三餐为米粥、面条，偶有杂粮饭，约 35 g/餐，素菜及肉类摄入量少，加餐蛋白粉 30 g/d，全天摄入约 800 kcal。患者无腹痛、腹泻不适，无食物过敏及不耐受。

会诊方案：

（1）暂予高热量高蛋白饮食，目标能量 1225 ~ 1400 kcal，蛋白质 53 ~ 64 g，摄入方式：经口。

（2）鼓励患者经口进食，增加主食及蛋白质类食物摄入，养成加餐习惯。

（3）在经口进食基础上，予整蛋白型肠内营养剂（能全素）45 g+ 温开水配置 200 mL（营养科配置），2 次 / 天，作为加餐摄入，根据患者接受情况调整肠内方案。

（4）监测患者食欲、消化道症状、肝肾功能、血糖、白蛋白、前白蛋白等。

营养实施情况：患者进食欠佳，三餐为米粥、面条、米饭 + 蔬菜 + 肉类等，加餐苹果、蛋白粉，拒绝口服营养补充，全天热量摄入约 900 kcal。

会诊方案：予肠内 + 肠外支持治疗，热量予目标能量 1225 ~ 1400 kcal，蛋白 53 ~ 64 g，在经口进食的基础上，予肠外营养治疗。根据患者耐受情况逐渐提高滴速（图 6–34）。

4. 护理问题四：有跌倒的危险

判断依据：跌倒坠床风险 9 分，与老年人、乏力有关。

护理目标：患者无跌倒发生。

护理措施：

（1）引导患者熟悉病房环境。

（2）外出检查时，安全转运患者。

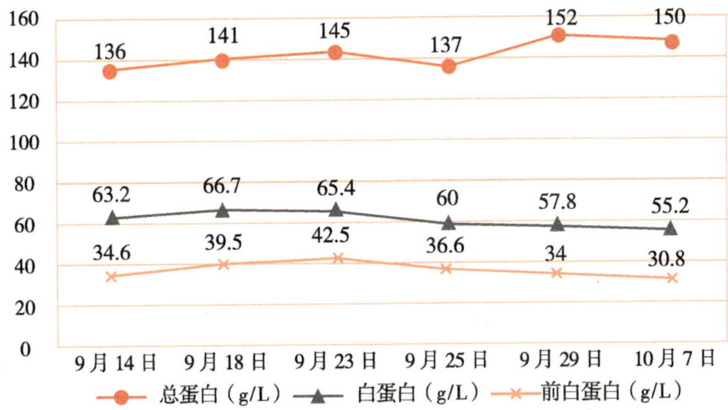

图 6-34　患者蛋白监测

（3）执行起床三部曲。

（4）观察药物反应及不良反应。

（5）留陪护。

护理评价：患者住院期间未发生跌倒 / 坠床。

5. 护理问题五：有发生 DVT 的危险

判断依据：DVT 评分 6 分，与老年人、长期卧床有关。

护理目标：患者无院内 DVT 发生。

护理措施：

（1）指导患者踝泵运动。

（2）监测 D- 二聚体等实验室指标。

（3）严禁下肢静脉穿刺。

护理评价：患者住院期间未发生 DVT。

【小结】

我国自 20 世纪末进入老龄化社会以来，老年人口数量和占总人口的比重持续增长。2000—2018 年，60 岁及以上老年人口从 1.26 亿人增加到 2.49 亿人，老年人口占总人口的比重从 10.2% 上升至 17.9%。为了促进老年人的身体健康，预防与减少老年性疾病的发生，应高度重视老年人的营养。

老年人特点：

（1）牙齿缺损、咀嚼和消化吸收能力下降。

（2）视觉和听觉及味觉等感官反应迟钝，常常无法反映身体对食物、水的真实需求。

（3）身体活动能力减弱，对能量、营养素的需求发生改变。

（4）多病共存，长期服用多种药物，造成食欲缺乏，影响营养素吸收，加重营养失衡状况。

《中国老年人膳食指南（2016）》推荐：少量多餐细软，预防营养缺乏。主动足量饮水，积极户外活动。延缓肌肉衰减，维持适宜体重。摄入充足食物，鼓励陪伴进餐。

1. 少量多餐细软，预防营养缺乏

（1）食物多样，制作细软，少量多餐，预防营养缺乏。

（2）高龄老年人和身体虚弱，以及体重明显下降的老年人，要注意增加餐次，保证充足的食物摄入。

（3）食量小的老年人，应注意在餐前和餐时少喝汤水，少吃汤泡饭。

（4）有吞咽障碍和 80 岁以上老年人，选择软食，进食要细嚼慢咽，以预防呛咳和误吸；对于贫血，钙和维生素 D、维生素 A 等营养缺乏的老年人，建议在营养师和医师的指导下，选择适合自己的营养强化食品。

2. 主动足量饮水，积极户外活动

（1）老年人身体对缺水的耐受性下降，要主动饮水，首选温热的白开水，也可选择淡茶水，每天的饮水量在 1500 ~ 1700 mL。

（2）户外活动能够更好地接受紫外线照射，有利于体内维生素 D 合成和延缓骨质疏松的发展。一般认为老年人每天户外锻炼 1 ~ 2 次，每次 1 小时左右，以轻微出汗为宜；或每天至少 6000 步。

3. 延缓肌肉衰减，维持适宜体重

（1）骨骼肌肉是身体的重要组成部分，延缓肌肉衰减对维持老年人活动能力和健康状况极为重要。

（2）延缓肌肉衰减的有效方法是吃动结合，一方面要增加摄入富含优质蛋白质的瘦肉、海鱼、豆类等食物，另一面要进行有氧运动和适当的抗阻运动。

（3）老年人体重应维持于正常稳定水平，不应过度苛求减重，体重过高或过低都会影响健康。

（4）从降低营养不良风险和死亡风险的角度考虑，70 岁以上的老年人的 BMI 应不低于 20 kg/m^2 为好。

4. 摄入充足食物，鼓励陪伴进餐

（1）每天应至少摄入 12 种食物，饭菜应色香味美、温度适宜。

（2）积极主动参与家庭和社会活动，主动与家人或朋友一起进餐或活动，积极快乐享受生活。

（张丹丹）

病例 6　肺结核多器官功能障碍

【案例介绍】

（一）一般资料

女，90 岁，20 余天前患者出现纳差、消瘦，言语、活动障碍加重，未治疗。10 余天前出现发热，左侧面颊肿痛，2 月 3 日于 ×× 医院治疗。确诊肺结核，2021-02-10 以“急性血行播散型肺结核”转入我科。入院后神志模糊，BP 89/46 mmHg。

入院诊断：①脓毒血性休克（感染性休克）；②急性血行播散型肺结核；③多器官功能障碍综合征（MODS）；④冠状动脉粥样硬化性心脏病、心功能Ⅳ级；⑤脑梗死后遗症期；⑥电解质紊乱；⑦心律失常；⑧高血压病 2 级（极高危）；⑨腰椎管狭窄症。

（二）病史

既往史：既往有冠心病、房颤病史 15 年余，2 年前脑梗死并发出血，肢体偏瘫。2020 年 7 月跌倒致骶尾椎骨折。20 年前行胆囊切除术。

（三）医护过程

辅助检查：

心脏彩超：右心扩大，肺动脉压力增高，三尖瓣中度反流，二尖瓣轻度反流，心功能正常。

双下肢血管彩超：床边彩超检查有限，患者声窗欠佳，建议结合其他影像学检查；肝内外胆管扩张，建议进一步检查，肝脏、脾脏未见明显异常声像，可显示肝内门静脉系统未见明显异常；双肾回声增强，请结合临床，右肾囊肿；可显示双下肢静脉未见明显异常声像，双下肢动脉多发粥样斑块形成。

患者实验室检查（2 月 10 日、2 月 11 日）（表 6-9）。

表 6-9　实验室检查

项目（参考值）	检查结果	项目（参考值）	检查结果
pH（7.35 ~ 7.45）	7.342	K^+（3.5 ~ 5.1 mmol/L）	5.66
PCO_2（35 ~ 45 mmHg）	34.4	肌钙蛋白 I	0.199
PO_2（75 ~ 110 mmHg）	120	PT（11 ~ 15.1 秒）	15.7
WBC	12.17	HGB（115 ~ 150 g/L）	72
大便 OB	阳性	BNP（0 ~ 450 pg/mL）	16700
肌酐（46 ~ 92 mmol/L）	521.9	白蛋白（35 ~ 50 g/L）	27

病情发展：

2021-02-10：BP 80/40 mmHg，去甲肾上腺素，静脉注射；经鼻高流量氧疗（HFNC）；抗感染治疗；排柏油糊状便 4 次 / 日。

2021-02-12：大便 OB 阳性，禁食。

2021-02-15 至 2021-02-21：停用去甲肾上腺素，BP 100/60 mmHg；排黄褐色便 2 ~ 3 次 / 日，大便 OB 阴性；感染得到控制，WBC 由 12.17×10^9/ L 降至 5.21×10^9/ L。

治疗方案：

氧疗支持：HFNC。

抗感染：哌拉西林舒巴坦，静脉滴注，莫西沙星片口服。

营养支持：瑞代滋养型喂养、卡文静脉滴注。

稳定内环境：间断 CRRT。

抗心衰：曲美他嗪片口服。

抗结核：异烟肼口服。

纠正贫血：去白细胞悬浮红细胞，静脉滴注；人血白蛋白，静脉滴注。

循环支持：去甲肾上腺素维持血压 0.24 ~ 0.49 μg/（kg · min），静脉注射。

抑酸止血：生长抑素静脉注射，耐信静脉滴注。

【护理】

（一）护理评估

生命体征：T 36.8℃，P 89 次 / 分，R 21 次 / 分，BP 80/40 mmHg，血氧饱和度 98%。

神经系统：神志模糊，呼之自动睁眼，E4V2M5，四肢肌张力强。

循环系统：心律不齐，BNP 25000 μmol/L，肌钙蛋白 I 0.199 μg/L，去甲肾上腺素组维持 BP 107 ~ 133/41 ~ 90 mmHg。

呼吸系统：HFNC，温度 34 ℃，流速 35 L/min，氧浓度 30%，肺部叩诊呈清音，呼吸音清，未闻及干湿性啰音，自主咳嗽，黄白色Ⅱ度痰 10 ~ 18 mL，pH 7.342，PO_2 120 mmHg，PCO_2 34.4 mmHg。

消化系统：无腹胀，叩诊鼓音，肠鸣音约 3 次 / 分，瑞代肠内营养，排黑色糊状便 4 ~ 5 次 / 日。

泌尿系统：留置导尿，无尿，间断 CRRT。

营养评估：身高 158 cm，体重 45 kg，BMI 18.02 kg/m^2，NRS2002 7 分，白蛋白 27 g/L，血红蛋白 72 g/L，前白蛋白 160 mg/L，四肢水肿明显。留置胃管，瑞代滋养喂养，经外周置入中心静脉置管（PICC），卡文肠外营养。

皮肤情况：颜面、四肢及低垂部位水肿，皮肤透亮，骶尾部及肛周皮肤有糜烂出血；左股骨转子有 2 cm × 2 cm 的皮肤破损。

社会支持：家庭仅支持药物治疗。

（二）风险评估

BADL 评分：0 分。

跌倒坠床风险：10 分（年龄、虚弱、利尿剂、降糖药、腹泻、睡眠紊乱、内环境紊乱）。

Braden 评分：12 分（感觉受损，皮肤偶尔潮湿、卧床，摩擦力和剪切力有潜在问题）。

DVT 评分：7 分（卧床、水肿、停留管道、输血，90 岁）。

NRS2002 评分：7 分（BIM < 18.5 kg/m^2、ICU 住院患者、90 岁）。

非计划性拔管评分：22 分（年龄、意识模糊躁动、不配合、耐受性弱管道数 4 条中 2 高危）。

患者心电图（图 6–35）。

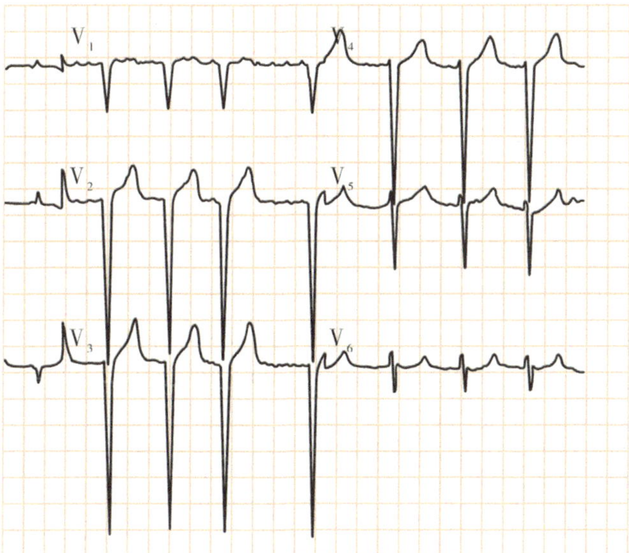

诊断信息：
心房颤动
前间壁心肌梗死（V_1，V_2，V_3）
肢导低电压

图 6–35　心电图

（三）护理措施与评价

1. 护理问题一：营养失调：低于机体需求量

判断依据：身高 158 cm，体重 45 kg，BIM 18.02 kg/m^2，白蛋白 27 g/L，HGB 72 g/L，排黑色糊状便，OB（+）。

护理措施：

（1）能量摄入：标准体重 = 身高 −100 = 158−100 = 58（kg）；目标能量 = 58 ×（25 ～ 30）= 1450 ～ 1740（kcal）；目标蛋白质 = 58 ×（1.0 ～ 1.2）= 58 ～ 70（g）。

（2）患者心功能Ⅱ级，BNP 升高，心内科会诊建议监测出入量，维持负平衡。患者急性肾损伤，无尿，医嘱予卡文 1440 mL 以 80 mL/h 静脉输注（1000 kcal）。

（3）予 PICC，中心静脉营养。

（4）予白蛋白、去白细胞悬浮红细胞静脉输注。

（5）给予耐信抑酸、思他宁等控制消化道出血，q 4 h 监测血糖，未发生低血糖。

（6）关注患者大便性质及量，复查大便 OB，跟进 HGB 变化。现仍排柏油样便，每日 1 ~ 3 次。

（7）与主管医师沟通，建议请临床营养科会诊，调整营养支持方案。

现总能量 1416 kcal，渗透压 864 mOsm/L。

护理评价：患者全身水肿，每日尿量 0 ~ 60 mL，予隔日床旁 CRRT，无法正确测量上臂围、小腿围。患者仍卧床，无法监测体重，现白蛋白 26 g/L，HGB 69 g/L（图 6–36）。

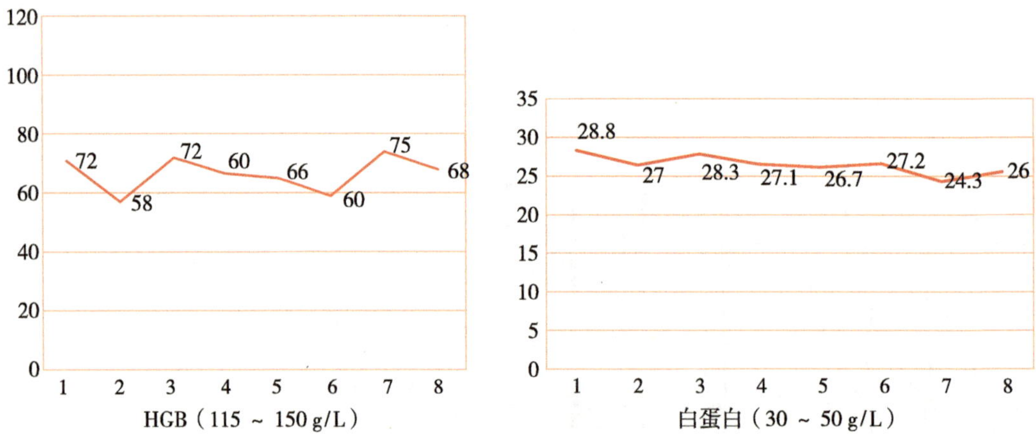

图 6–36　白蛋白及 HGB

2. 护理问题二：皮肤完整性受损

判断依据：腹泻，排黑色糊状便 4 ~ 5 次 / 日，皮肤肛周皮肤糜烂。

护理措施：

（1）q2 h 翻身，上气垫床，加强营养，保持床单位整洁，班班交接皮肤情况。

（2）请皮肤科会诊：运用硼酸溶液湿敷，待干后复方黄柏洗液及百多邦涂抹，预防感染，外加棉垫保护。

（3）大小便污染后随时更换，防止尿液、粪便浸泡。

（4）请皮肤科会诊，按医嘱用药。

护理评价：排黑色糊状便 2 ~ 3 次 / 日，肛周皮肤情况未好转（图 6–37）。

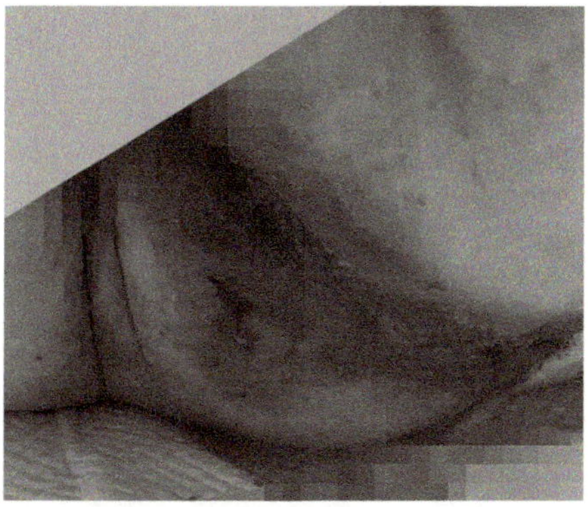

图 6-37　肛周皮肤

3. 护理问题三：体液过多（图 6–38）

判断依据：颜面、四肢水肿，白蛋白 27 g/L，肌酐（CREA）过高。

护理措施：

（1）准确记录出入量，控制液体入量及速度。

（2）间断 CRRT 治疗。

（3）遵医嘱输注白蛋白。

（4）检测电解质情况。

护理评价：每日出入量情况对比相差较大，水肿无明显变化。

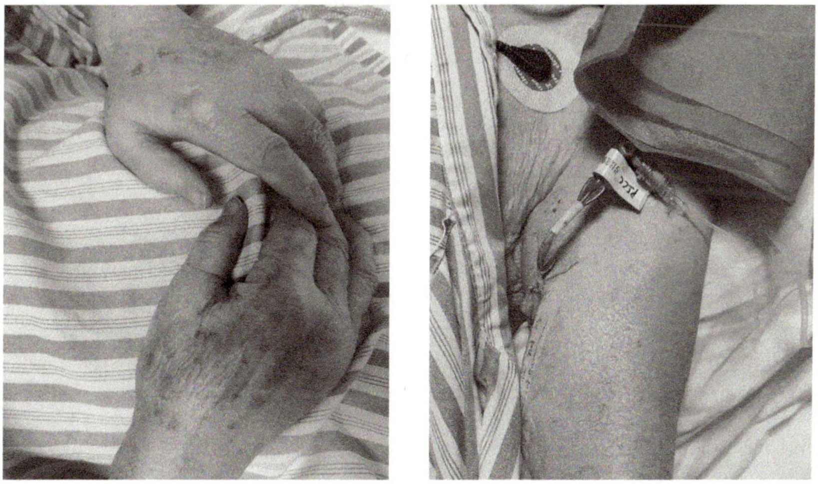

A　B

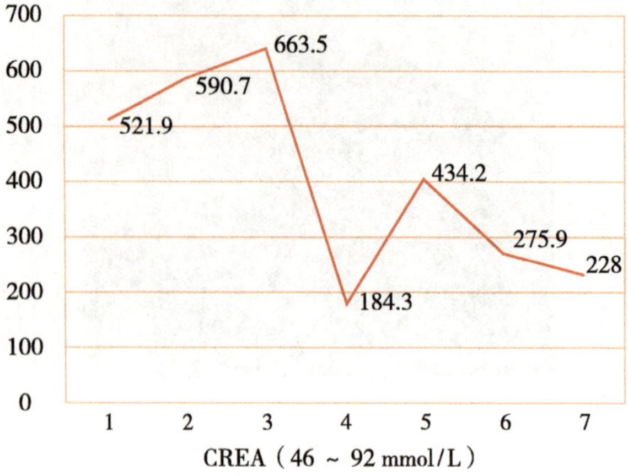

C

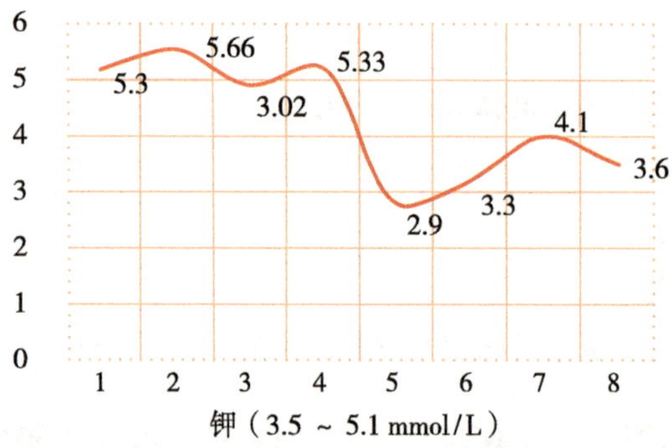

D

A. 2月11日；B. 2月23日；C. CREA；D. 钾

图6–38 体液情况

4. 护理问题四：感染

判断依据：肺部CT提示血行播散型肺结核，留置多条管道，WBC 12.17 × 10^9/L。

护理措施：

（1）给予哌拉西林舒巴坦及莫西沙星静脉滴注抗感染。

（2）病房保持合适的温湿度。

（3）严格无菌操作及落实手卫生。

（4）中心静脉和尿管的集束化管理。

护理评价：白细胞较前下降（图6–39）。

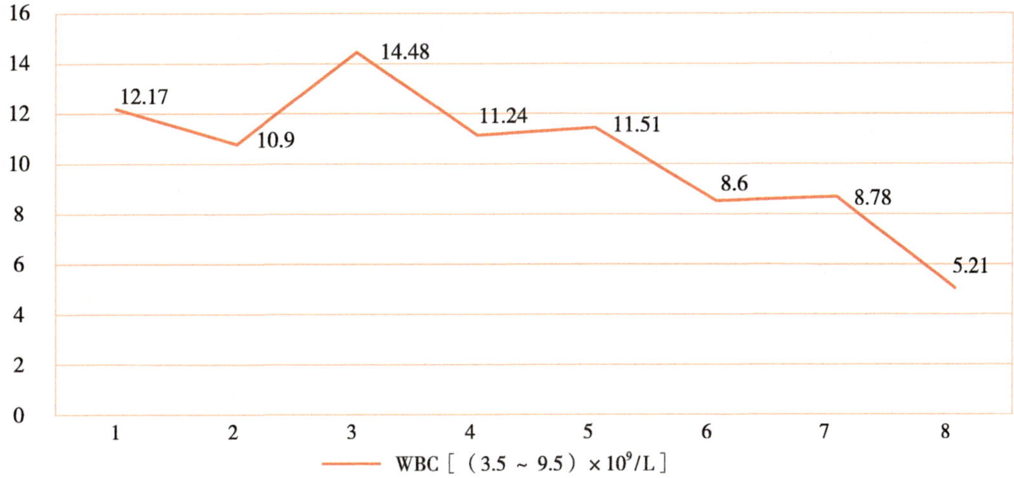

图 6-39　WBC

5. 护理问题五：有 DVT 风险

判断依据：长期卧床、四肢水肿、双下肢动脉粥样硬化，右腹股沟静脉穿刺，DVT 评估 7 分。

护理措施：

（1）抬高双下肢，腘窝处避免受压。

（2）避免下肢静脉穿刺。

（3）改善内循环，减轻双下肢水肿。

（4）监测 D- 二聚体的结果（图 6-40）。

护理评价：2 月 10 日 B 超显示双下肢静脉未见明显异常。至今未再进行双下肢 B 超检查。

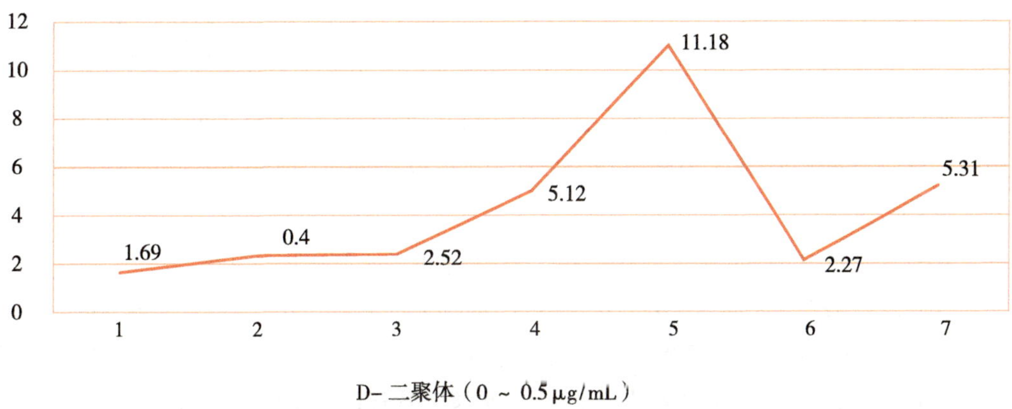

图 6-40　D- 二聚体

6. 护理问题六：潜在并发症——心肌梗死

判断依据：既往冠心病心功能Ⅱ级，肌钙蛋白Ⅰ高达 0.682μg/L，BNP 高于正常值并无下降，心电图 ST 段抬高。

护理措施：

（1）关注患者心电监护心率变化。

（2）关注患者有无疼痛及呼吸困难情况。

（3）给予磷酸肌酸药物输注并控制输液速度。

（4）监测每小时出入量情况。

护理评价：肌钙蛋白Ⅰ指标逐渐下降（图 6–41）。

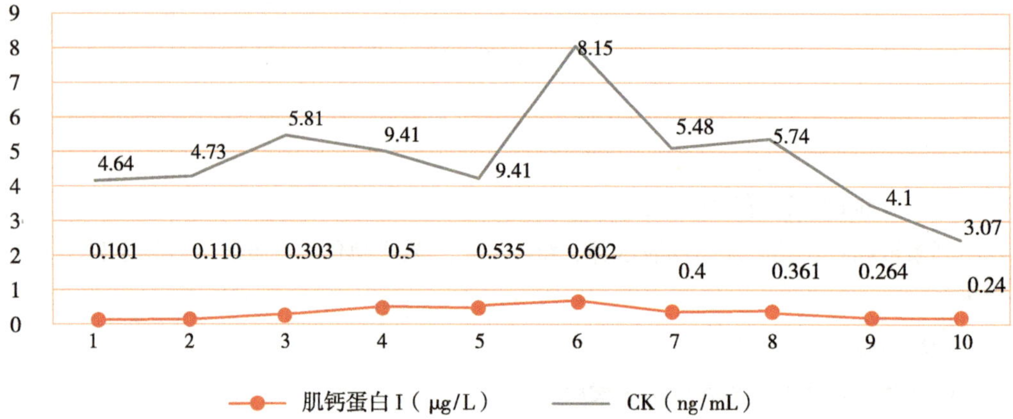

肌钙蛋白Ⅰ＞0.12μg/L，肌酸激酶同工酶（0 ~ 2.37 ng/mL）

图 6–41　肌钙蛋白Ⅰ、CK

【小结】

患者营养不良，因消化道出血使用肠外营养，那么肠外营养如何配置及计算能量？

肠外营养（PN），指无法经胃肠道摄取营养或摄取营养物不能满足自身代谢需要的患者，通过肠道外通道（即静脉途径）输注包括氨基酸、脂肪、糖类、维生素及矿物质在内的营养素，提供能量，纠正或预防营养不良，改善营养状态，使胃肠道得到充分休息的营养治疗方法。

1961 年瑞典 Wretlind 用大豆油、卵磷脂、甘油等首次制成脂肪乳剂。

1967 年费城医学院附属医院外科 Stanley Dudrick 首次通过中心静脉行营养支持。

PN 根据营养需要的满足程度分为完全肠外营养（TPN）、部分肠外营养（PPN）；根据营养输注途径分为中心静脉营养（CPN）、周围静脉营养（PPN）。

适应证：

（1）消化系统疾病。

1）肠功能障碍：如短肠综合征、严重小肠疾病、放射性肠炎、严重腹泻及顽固性呕吐、胃肠梗阻、肠外瘘等。

2）高代谢状态危重患者：如大手术围术期、大面积烧伤、多发性创伤等。

3）重症胰腺炎。

（2）非消化系统疾病。

1）严重营养不足肿瘤患者。

2）重要器官功能不全患者：如肝、肾、肺、心功能不全或衰竭等。

3）大剂量化疗、放疗或接受骨髓移植患者。

禁忌证：

（1）胃肠功能正常，能获得足量营养者。

（2）需急诊手术者，术前不宜强求肠外营养。

（3）临终或不可逆昏迷者。

肠外营养液可分为全合一及二合一肠外营养液。全合一营养液（三腔袋）：又称全营养混合液（TNA），是指医师开具的肠外营养处方经药师审核后，在配液中心将处方中的各成分，由经过培训的药学专业技术人员按规定的操作规程混合于一个输液袋中。

TNA 配制要求：

（1）严格执行“三查七对”，无菌操作，在专设房间内的净化工作台面配制是较为安全的。

（2）一次性不间断地完成配制，不断轻摇三升袋，使其混合均匀。

（3）配制完毕后，排净袋中空气，观察是否出现开裂、渗漏、沉淀、异物、变色等。

（4）24 小时内输注。

TNA 质量要求：

（1）pH：健康人血液的 pH 约为 7.4。

（2）渗透压：血浆渗透压一般为 280 ~ 320 mmol/L。渗透压过低：水分子将进入细胞内，严重时可有溶血现象。渗透压过高：对血管刺激性较大，尤其是外周静脉途径时，可引起静脉炎、静脉栓塞。

（3）微粒异物：最大直径不超高 10 μm。

（4）无菌、无热源。

（5）稳定性良好。

TNA 配制稳定性是指在规定时期内（储存和输注），混合液保持同样状态。特征：脂肪乳剂的颗粒大小和分布无改变；无沉淀发生（沉淀可能来源于混合液各成分之间的反应）；所有成分都保持生物活性；各成分之间不发生化学反应。

TNA 稳定性的影响因素：

（1）渗透压。葡萄糖：一般每日提供糖 200 ~ 250 g，最多不超过 300 g，占总能量的 60% ~ 70%。每增加 10% 浓度，渗透压增加 500 ~ 550 mOsm/L。TNA 的葡萄糖终浓度在 3.3% ~ 23% 为宜。氨基酸：一般 1 ~ 1.5 g/（kg · d），因组分不同，跨度较大，每次 550 ~ 1150 mOsm/L。TNA 的氨基酸终浓度≥ 2.5% 为宜。多种维生素、电解质、微量元素：多在 2000 ~ 4000 mOsm/L。

（2）pH 值。葡萄糖的 pH 一般在 4.2 ~ 5.5，脂肪乳的 pH 为 6 ~ 9，两者混合后可降低脂肪乳的 pH。

TNA 的最终 pH 决定脂肪乳的物理稳定性：当 pH 小于 5 时，导致脂肪颗粒凝聚，使脂肪乳丧失稳定性。当 pH 偏高，可对安达美中铜、铁、锌等产生沉淀作用，使葡萄糖及氨基酸产生褐变反应。故必须将 TNA 的 pH 调整在 5 ~ 6。

（3）温度。脂肪乳热力学不稳定，存放温度为 4 ~ 25℃。温度过高或过低均会发生脂肪颗粒聚集、融合，甚至出现油水分离。《中华人民共和国药典（2015 年版）》规定静脉用乳剂 90% 的乳滴粒径应在 1 μm 以下，不得有大于 5 μm 的乳滴。

配置顺序（图 6–42）。

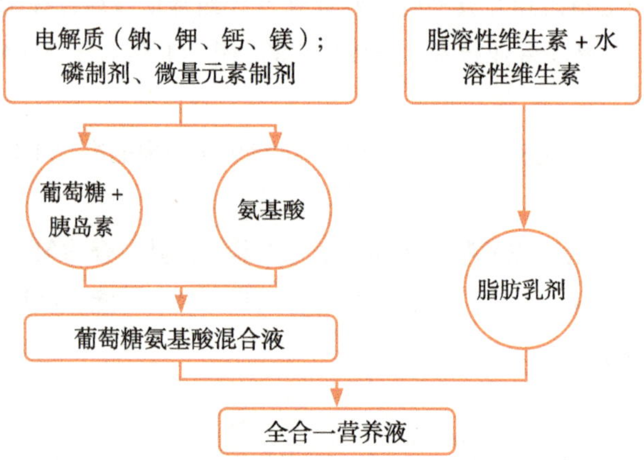

图 6–42　全合一肠外营养液配置流程

能量摄入：拇指法则，即成人每日热量目标为 25 ~ 30 kcal/kg，肥胖患者采用校正体重，透析患者采用干体重。

干体重 = 校正体重 – 理想体重 +［0.4 ×（实际体重 – 理想体重）］

理想体重（IBW）有多种计算方式，国外推荐男性使用 Devine 公式，女性使用 Robinson 公式：

男性：IBW = 50 + 2.3 ×［身高（cm）/2.54–60］

女性：IBW = 48.67 + 1.65 ×［身高（cm）/2.54–60］

也可使用简易公式：

男性：IBW ＝身高（cm）–105

女性：IBW ＝身高（cm）–100

用 Harris–Benedict（H–B）公式估算静息状态下的基础能量消耗（BEE），总能量消耗（TEE）= BEE × 活动指数 × 应激指数。

BEE（Harris–Benedict 公式）：

男性：BEE（kcald）＝ 66.47 ＋［13.75 × 实际体重（kg）］+［5.0 × 身高（cm）］–［6.76 × 年龄（a）］

女性：BEE（kcal/d）＝ 655.1 ＋［9.56 × 实际体重（kg）］+［1.85 × 身高（cm）］–［4.67 × 年龄（a）］

肠外营养液经静脉给予，输注途径可分为外周静脉置管（PVC）和中心静脉置管（CVC）。临床上选择 PN 输注途径时需考虑 TNA 的渗透压、预计的输注时间、既往静脉置管病史、拟穿刺部位血管解剖条件、患者凝血功能、合并疾病情况、是否存在病理性体位、护理人员的导管维护技能及患者对静脉置管的主观感受并知情同意等。

外周静脉指浅表静脉，通常指上肢静脉，成人下肢静脉血栓静脉炎风险高，故不适合 PN。中心静脉置管又分为经外周置入中心静脉置管（PICC）、经皮直接穿刺中心静脉置管（暂时性中心静脉置管）和静脉输液港（永久性中心静脉导管）等。若单纯以 PN 输注为目的，通常不采用静脉输液港。常用的中心静脉通路是锁骨下静脉和颈内静脉，股静脉发生血栓栓塞和感染并发症风险高，故一般不推荐用于 PN。

通过 PVC 给予肠外营养具有静脉入路容易、护理方便、不存在中心静脉置管风险和较为经济等优点。但高渗营养液易引起血栓性静脉炎，PN 超过 14 天者，通常应行 CVC。外周肠外营养适用于接受较低渗透浓度（通常建议 ≤ 900 mOsm/L）营养液的短期治疗。PN 中各组分的总渗透压除以总液体量即为渗透浓度。

并发症：

（1）导管相关性并发症。

1）机械性并发症：与放置中心静脉导管有关。常见的有气胸、血胸、动脉损伤、神经损伤、胸导管损伤、空气或导管栓塞、静脉血栓形成等。

2）感染性并发症：主要是导管性败血症。可因穿刺时未严格执行无菌技术、导管护理不当、营养液细菌污染、导管放置时间过长或患者存有感染病灶引起。

3）中心静脉导管拔除意外综合征：该并发症主要累及心、肺及中枢神经系统，出现难以解释的严重临床症状。

（2）代谢性并发症。

1）糖、氨基酸、脂肪代谢紊乱：高血糖和高渗性昏迷、高血氨症或氮质血症、必需脂肪酸缺乏症。

2）电解质及微量元素缺乏：实施 PN 时，不注意及时补充时极易发生电解质缺乏症，低钾、低磷、低钙和低镁血症均可出现。微量元素最常见的是锌缺乏，其次为铜缺乏和铬缺乏。

3）肝胆系统并发症：PN时易引起胆汁淤积性肝功能不全，其中长期能量过高、肠内长期没有含脂肪食物通过是重要原因。

4）胃肠并发症：长期禁食及使用不含谷氨酰胺PN液，可破坏肠黏膜正常结构和功能，导致肠黏膜上皮绒毛萎缩、变稀，皱褶变平，肠壁变薄，影响肠屏障功能，导致肠细菌易位，引起肠源性感染。在PN营养液中加入谷氨酰胺具有明显保护肠道黏膜屏障的作用。

【参考文献】

[1] 周芸. 临床营养学［M］. 北京：人民卫生出版社，2017.

[2] 彭南海，黄迎春. 肠外与肠内营养护理学［M］. 南京：东南大学出版社，2016.

[3] 蔡威. 临床营养基础［M］. 上海：复旦大学出版社，2016.

[4] 胡敏. 临床营养学［M］. 北京：化学工业出版社，2017.

[5] 肠外营养临床药学共识（第二版）［J］. 今日药学，2017，27（5）：289-303.

[6] 赵彬，老东辉，商永光. 规范肠外营养液配制［J］. 协和医学杂志，2018（4）：39-50.

[7] 程改平，刘婧，柳园. 《KDOQI慢性肾脏病营养临床实践指南2020更新版》解读［J］. 中国全科医学，2021，24（11）：1325-1332.

（张丹丹）

病例7　耐多药结核病致重度贫血

【案例介绍】

（一）一般资料

女，32岁，咳嗽、气促2余年，乏力，恶心，呕吐，黑便20天，2017-12-01 11：49步行入院。

入院诊断：①浸润型肺结核、继发性肺结核；②右侧慢性结核脓胸术后；③左侧结核性胸膜炎；④重度贫血；⑤恶心、呕吐查因，药物性？肝功能异常？

（二）病史

既往史：2 年前无诱因阵发性咳嗽、气促，无放射痛、发热、右侧胸痛，2014–12–02 于 ×× 医院检查，胸片示右肺阴影，右侧胸腔积液；2015 年 2 月出现咳嗽、发热，B 超提出胸腔积液增多，首次入住我院；2016–12–21 行右侧脓胸清除引流 + 胸膜剥脱术再次入住我院；2017 年 2 月再次咳嗽、气促、发热第三次入住我院；2017–12–01 因咳嗽、气促、乏力、恶心、呕吐、黑便第四次入住我院。

（三）医护过程

入院后血常规检查（图 6–43）。

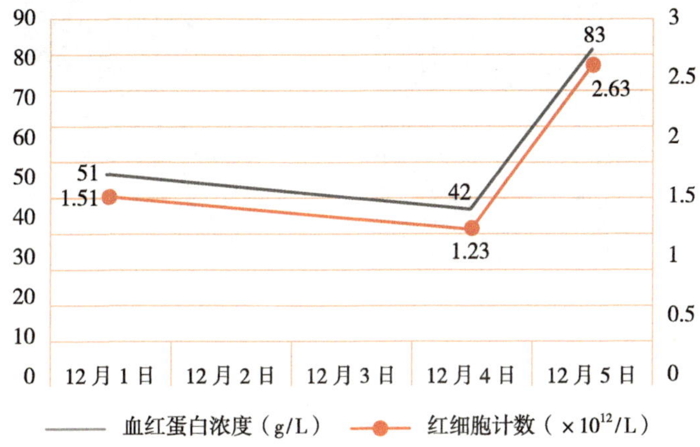

图 6–43　血常规

相关化验检查：大便潜血可疑阴性，总胆红素 28.3 μmol/L（偏高）。

心电图：相对正常。

B 超结果显示：右侧胸腔少量积液（不宜定位）；左侧胸腔未见明显积液。

治疗方案：

长嘱：病危，低流量吸氧，垂体止血，奥美拉唑护胃，静脉滴注。

临嘱：右旋糖酐 40 氯化钠组、复方氯化钠组、乳酸林格氏液组、维 C 组、高糖 + 氯化钾组，静脉滴注；悬浮少白细胞红细胞，肌内注射；胃复安（甲氧氯普胺）、安素肠内营养粉剂、麦滋林、舒乐安定，口服。

【护理】

（一）护理评估

生命体征：T 36.4℃，R 20 次 / 分，P 94 次 / 分，BP 79/56 mmHg。

体格检查：贫血貌，皮肤黏膜、巩膜、球结膜无充血无黄染，口唇无发绀，口腔黏膜无溃疡，牙龈无出血，面色灰暗泛红（图 6–44A）。

肺：双肺叩诊清音，右下肺呼吸音减低，双肺未闻及干湿啰音，未见摩擦音。

胃肠道：软食，食欲下降，腹平软。

皮肤情况：双脚底见脱皮样变化，全身见黑泛红样貌（图 6-44B）。

家庭支持：未见家属。

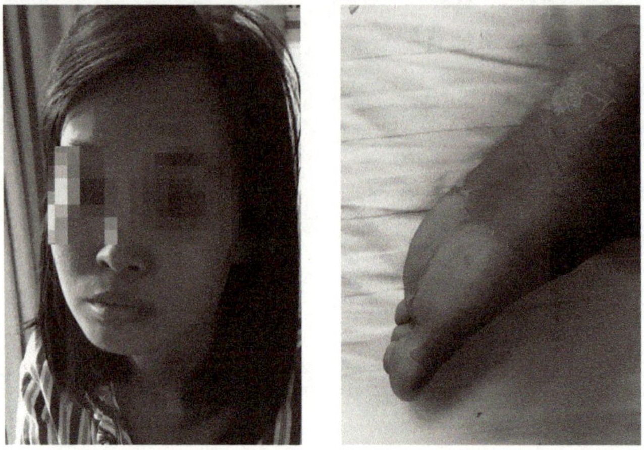

A. 面色灰暗　　B. 双足底浅红斑片，脱皮

图 6-44　患者情况

（二）风险评估

自理能力：转移（需言语及身体协助），活动（需他人协助步行），上下楼梯（需要协助），85 分。

跌倒：躯体活动能力（步态不稳需要他人或辅助器协助），精神状况（主诉眩晕、头晕乏力或虚弱感），视觉障碍，睡眠（紊乱），6 分。

（三）护理问题及措施

1. 护理问题一：营养失调

护理目标：增加食欲，增加体重。

护理措施：

（1）补充身体需要元素。

（2）进行饮食宣教和督导。

（3）给予安素肠内营养粉剂加强营养。

（4）排除干扰因素，予心理疏导。

2. 护理问题二：自我形象紊乱

护理目标：敢于自信面对。

护理措施：

（1）宣教与沟通。

（2）清洁护理。

（3）整理仪容。

3. 护理问题三：继发感染的危险

护理目标：减少发生的风险，不发生感染。

护理措施：

（1）每日两次皮肤清洁，随脏随洁。

（2）适当护肤。

（3）用药护理。

4. 护理问题四：活动无耐力

护理目标：床上锻炼及床边活动轻松完成。

护理措施：

（1）按时进餐，适时休息。

（2）荤素搭配。

（3）体格锻炼。

5. 护理问题五：潜在并发症

护理目标：出院期间防止发生并发症。

护理措施：观察、支持护理。

效果评价：2017-12-14 患者好转出院。

【小结】

（一）概述

结核病是一个古老的疾病，从使用抗结核药物治疗结核病开始，就出现了有关结核病耐药的报道。1992 年 6 月，美国疾病控制与预防中心（CDC）发表的有关耐药结核病的文章中，正式提出"耐多药结核病"（MDR-TB）的概念。2006 年，世界卫生组织（WHO）出版了《WHO 耐药结核病规划管理指南》，规范了耐药的概念。

（二）分类

根据患者是否接受过抗结核药物治疗，以及耐抗结核药物的种数，耐药结核病可分为：

（1）原发性耐药结核：指没有接受过抗结核药物治疗而发生的结核杆菌耐药。

（2）初始耐药结核：指经临床评估后，不能充分肯定以往没有接受过抗结核药物治疗，或治疗小于 1 个月而发生的结核杆菌耐药。包括原发性耐药和未发现的获得性耐药。

（3）获得性耐药结核：指接受过抗结核药物治疗时间大于 1 个月而发生的结核杆菌耐药。

（4）耐多药结核（MDR-TB）：指至少同时耐利福平和异烟肼的结核患者。

根据耐药种类分为以下四种。

（1）单耐药结核：结核杆菌对一种一线抗结核药物耐药。

（2）多耐药结核：结核杆菌对不包括同时耐异烟肼、利福平在内的一种以上的一线抗结核药物耐药。

（3）耐多药结核（MDR-TB）：结核杆菌至少对异烟肼、利福平耐药。

（4）广泛耐多药结核（XDR-TB）：结核病患者感染的结核杆菌体外被证实除了至少对两种主要一线抗结核药物异烟肼、利福平耐药外，还对任何氟喹诺酮类抗生素（如氧氟沙星）耐药，以及对三种二线抗结核注射药物（如卷曲霉素、卡那霉素、阿米卡星等）中的至少一种耐药。

（三）病因

耐药结核病的产生有细菌学、临床，以及规划方面的原因，但其本质是人为造成的结果。从临床及规划方面看，是不足够的或不恰当的治疗导致结核病患者体内的耐药突变菌成为优势菌。

导致治疗不充分的因素包括：

（1）药物联合不合理、不恰当。

（2）用药剂量不足，服药方法不当。

（3）疗程不足或间断用药。

（4）对失败和复发的病例处理不当。

（四）耐多药结核病的预防

由于耐药结核病的出现主要是人为原因造成的，因此特别需要加强以下工作。

（1）不断强化政府承诺、提高患者发现水平、合理的治疗方法、高质量的药品供应，以及完善的登记报告系统，这些常规工作越完善，耐药结核病的产生也就越少。

（2）将耐药结核病控制工作纳入规划。在结核病控制规划下，制定耐药结核病控制的策略、方法。从政策、经费、人力等方面为耐药结核病的控制创造条件。

（3）临床最主要的措施是提高肺结核患者的发现及治疗管理水平，对发现的耐药结核病患者进行及时、正确的治疗与管理，减少传染源。收治耐药结核病的医院需做好对其他患者及医务人员的防护，最好设立专门的病房加强管理，以减少或杜绝耐药菌在医院内的传播。做好房间的通风和清洁卫生工作，医护人员做好防护，注意戴好帽子、口罩。

（五）心理护理

耐药肺结核患者因活动期具有传染性，常需隔离治疗，易产生焦虑、抑郁、被人嫌弃的感受及自卑、多疑心理。且其疗程长，部分患者疗效不佳，常担心疾病预后、治疗费用等问题。而不良的精神、心理因素又会影响疾病的治疗和康复。因此，应根据患者的性格特征进行心理护理，让患者保持乐观、积极的心理，增强其战胜疾病的信心。

嘱家庭成员注意患者的心理变化，尽量为患者创造一个温馨、轻松的家庭氛围，与患者一起多了解结核病的防治知识，使其保持积极的生活态度和良好的心理状态。

（张丹丹）

第七章 护理管理

第一节 护理质量管理方法

质量管理需要一套科学合理的工作方法，即按照科学的程序和步骤进行质量管理活动。不断改进是提高护理质量的思路，需要行之有效的管理方法和技术作为支持，才能达到提高质量的良好效果。

一、PDCA 循环管理

护理质量管理的方法很多，常用的方法有 PDCA 循环（又称“戴明环”）、QUACERS 模式、以单位为基础的护理质量保证模式和质量管理圈活动等，其中 PDCA 循环管理是护理质量管理中最基本的方法之一。

（一）PDCA 循环的基本含义

PDCA 循环管理由美国管理专家威廉·爱德华·戴明（W.Edwards Deming）采纳、宣传，故又称之为“戴明环”。它是在全面质量管理理论指导下产生的一种科学工作程序，在质量管理中被广泛应用。PDCA 是英语 Plan（计划）、Do（实施）、Check（检查）和 Action（处理）四个词的缩写，它是运用反馈原理对质量进行管理，是反映质量管理客观规律和运用反馈原理的系统管理方法。

（二）PDCA 循环基本工作程序

PDCA 循环是一个多次重复的过程，只有起点，没有终点，一个循环解决一部分问题，尚未解决的问题或者新出现的问题进入下一个循环，但每一次循环都要经过四个阶段、八个步骤。

1. 计划阶段

第一步是分析质量的现状、找出产生质量问题的原因；第二步是确定影响质量的原因和影响因素；第三步是从各种原因和影响因素中找出影响质量的主要因素；第四步是针对影响质量的主要因素研究对策，制定相应的管理或具体的改进措施。改进措施应具体明确、切实可行，并且取得全体参与人员的理解和支持，根据 5 WH（why、what、where、when、who、how）来制定措施。

2. 实施阶段

这个阶段的主要工作是组织有关护理人员根据第一阶段制订的计划，采取相应的措施，达到预定的目标。此为 PDCA 循环的第五步。

3. 检查阶段

根据计划的要求，对实施情况进行检查，了解计划执行情况，将实际结果与预期的工作目标相比较，检查计划的执行情况，寻找和发现问题并进行改进。此为 PDCA 循环的第六步。

4. 处理阶段

对检查结果进行分析、评价和总结。具体分为两个步骤：①对检查的结果进行分析和评价。将成果纳入标准和规范中，对失败的教训记录在案，防止不良结果的再发生，此为 PDCA 循环的第七步。②将尚未解决的问题或新发现的问题转入下一个 PDCA 循环，为制订下一轮循环计划提供资料，此为 PDCA 循环的第八步。

（三）PDCA 循环的特点

1. 完整性、统一性和连续性

PDCA 循环作为科学的工作程序，其四个阶段的工作具有完整性、统一性和连续性的特点。在实际应用中，缺少或中断任何一环，该循环将不能进行下去，也就不可能取得预期的效果，只能在较低水平重复。如在护理管理工作中无计划或计划不周，给实施造成困难；或有实施无检查，执行结果不得而知；或有问题未转入下一个 PDCA 循环，致使问题未及时解决，工作质量则难以提高。

2. 大环套小环，小环保大环，相互联系，相互促进

医院质量体系是一个大的 PDCA 循环，大循环所套着的层层小循环即各部门、各科室及病区的质量体系。护理质量管理体系是整个医院质量体系中的一个小的 PDCA 循环，而各护理单元的质量控制小组又是护理质量管理体系中的小循环。医院运转的绩效，取决于各部门、各环节的工作质量，而各部门、各环节必须围绕医院的方针目标协调行动。因此，大循环是小循环的依据，小循环是大循环的基础。应通过 PDCA 循环把医院的各项工作有机地组织起来，彼此促进。

3. 循环上升性

PDCA 循环不是简单在同一水平上的重复循环，而是在每次循环中，都能解决一些问题，都使质量提高一步，取得一些成绩。并在此基础上，确定新的目标和计划，进入新的循环，使质量螺旋上升，使管理工作从前一个水平上升到一个更高的水平。

（四）运用 PDCA 循环的基本要求

1. PDCA 循环周期制度化

循环管理必须达到制度化要求。首先，明确规定循环周期，周期时间既不宜过长，也不能很短，一般以月周期为宜；其次，必须按循环周期运转管理制度，不可随意搁置、停顿。

2. PDCA 循环管理责任制

PDCA 循环能否有效转动起来，关键在于责任到人。首先是确定循环管理的主持人；其次是组织有关人员参加。

3. PDCA 循环管理标准规范化

制定循环管理的相关标准、程序和制度，定期进行考核，实现 PDCA 循环运作的程序化。

二、标准化管理

质量管理标准是以包括产品质量管理和工作质量管理在内的全面管理事项为对象而制定的标准。其内容一般包括质量管理名词术语、质量保证体系标准、质量统计标准和可靠性标准等。

（一）我国医院质量标准化进程

我国医院质量标准化分为四个阶段。

1. 第一阶段

20 世纪 80 年代以前，制定了医院工作制度、各级人员职责、各类技术操作常规以及诊断、治疗、护理等技术检查标准。

2. 第二阶段

20 世纪 80 年代初，开展标准化管理，并编写了《医院标准化管理》；1979 年、1985 年、1998 年，三次修订《医院护理技术操作常规》并出版。20 世纪 90 年代前后，全国部分省、市组织编写并出版《医院工作标准和质量管理标准》。

3. 第三阶段

20 世纪 90 年代初，全国范围内开展医院分级管理和管理评审。1989 年，卫生部组织众多专家学者吸收国外先进经验，制定并公布了《医院分级管理办法》，依据医院的不同功能、技术结构、质量水平和管理水平，把医院分为三级十等，每级医院评审标准由基本标准、分等标准和判定标准组成。医院分级管理和评审促进了医院质量标准管理体系建设和质量管理。

4. 第四阶段

1998 年以来，随着市场竞争和医疗体制的改革，越来越多的医院开始研究贯彻 ISO9000 标准，并希望通过质量体系认证。山东淄博万杰肿瘤医院为我国首家获得认证的医院，深圳市人民医院、哈尔滨医科大学附属二院等先后在 1999 年、2000 年通过 ISO9002

（1994 年版）国际质量认证，加快了与国际医院管理接轨的进程。2000 年，香港一家医院护理部获得 ISO9000 质量认证，开创了医院护理质量管理新的里程碑。

（二）标准及标准化的相关概念

1. 标准

标准是指为在一定范围内获得最佳秩序，对活动或其结果规定共同的和重复使用的规则、导则或特性的文件。我国国家标准《标准化基本术语》中定义标准为对重复性事物和概念所做的统一规定。它以科学、技术和实践经验的综合成果为基础，经有关方面协商一致，由主管机构批准，以特定形式发布，作为共同遵守的准则和依据。标准应以科学、技术和实践经验的综合成果为基础，以促进最佳社会效益为目的，它是标准化概念中最基本的概念。

2. 标准化

标准化是指为在一定的范围内获得最佳秩序，对实际的或潜在的问题制定共同的和重复使用的规则的活动。这种活动包括制定、发布及实施和改进标准的过程。这种过程不是一次完结，而是不断循环螺旋式上升的，每完成一次循环，标准水平就提高一步。标准化的重要意义是改进产品、过程和服务的适用性，防止贸易壁垒，促进技术合作。标准化的基本形式包括简化、统一化、系列化、通用化和组合化。

3. 企业标准

企业标准是对企业内部需要协调统一的技术要求、管理要求和工作要求，由企业自行制定并经企业法人代表批准或授权人批准、发布、实施的标准。企业标准是企业生产、组织经营活动的依据。

4. 行业标准

行业标准是指由国家有关行业行政主管部门通过并公开发布的标准。行业标准应用范围广、数量多，不易收集。《中华人民共和国标准化法》（1988 年）第六条规定："对没有国家标准而又需要在全国某个行业范围内统一的技术要求，可以制定行业标准。行业标准由国务院有关行政主管部门制定，并报国务院标准化行政主管部门备案，在公布国家标准之后，该行业标准即行废止。"

5. 地方标准

地方标准是指没有国家标准和行业标准，而又需在省、自治区、直辖市统一的标准。地方标准在本行政区域内适用，不得与国家标准和行业标准相抵触，一旦国家标准和行业标准公布实施后，相应的地方标准即行作废。

6. 国家标准

国家标准是指由国家标准机构通过并公开发布的标准。《中华人民共和国标准化法》（1988 年）第六条规定："对需要在全国范围内统一的技术要求，应当制定国家标准。国家标准由国务院标准化行政主管部门制定。"国家标准是各标准中的主体，在全国范围内适用，其他各级标准不得与之相抵触。

（三）标准的分类和级别

标准的分类方法很多。按标准的级别划分，《中华人民共和国标准化法》将我国标准分为四级，即国家标准、行业标准、地方标准和企业标准；按约束力划分，分为强制性标准、推荐性标准和指导性技术文件三种；按对象划分，分为基础标准、产品标准、过程标准、试验标准、服务标准和接口标准等。

（四）护理质量标准

1. 定义

护理质量标准是护理质量管理的基础，是根据护理工作的内容、性质、特点、流程、管理要求、护理人员及服务对象的特点和需求，而制定的护理人员应当遵守的准则、制度、规程和方法。通常由一系列具体的标准组成。如医院工作的各种条例、制度、岗位职责、医疗护理技术操作常规均属于广义的护理质量标准。

2. 重要性

（1）护理质量标准是质量管理的重要依据：护理质量管理始于标准，止于标准。建立科学、系统的护理质量标准和评价体系，有利于护理质量的提高。

（2）标准是护理工作的指南：护理质量标准不仅是衡量护理工作优劣的准则，而且是护理人员工作的指南。建立系统的、科学的和先进的护理质量标准与评价体系，有利于护理学科的发展、护理人才的培养及护理管理水平的提升。

3. 分类

我国目前尚无统一的护理质量标准的分类，常见分类方法有：根据使用范围划分为护理技术操作质量标准、护理文件书写质量标准、临床护理质量标准及护理管理质量标准；根据使用目的划分为方法性标准和衡量性标准；根据管理期望划分为规范性标准和经验性标准；根据管理过程结构构成划分为要素质量标准、过程质量标准和终末质量标准。其中要素质量标准、过程质量标准和终末质量标准在临床护理质量管理中比较常用。

（1）要素质量标准是构成护理工作质量的基本要素。重点是对护理工作的各项要素进行质量管理，每一项要素质量标准都有具体的要求，内容包括①机构和人员：护理人员应依法执业，专业技术人员具备相应的岗位和职责，护理人员编配合理，符合相关规定要求。②环境、物资和设备：反映环境卫生监测、医院设施、医疗护理活动空间、护理及物资设备等合格程度。③护士技能：反映医院护理专业的水平、开展技术服务的项目及执行护理技术常规的水平，如基础护理技术操作质量标准、专科护理技术操作质量标准等。④管理制度：建立健全护理工作制度、护士的岗位职责和工作标准，如分级护理工作制度、执行医嘱制度、病房管理制度、查对制度、交接班制度、护理文件书写制度、消毒隔离制度等。

（2）过程质量标准，又称环节质量标准，是各种要素通过组织管理所形成的各项工作能力、服务项目及其工作程序质量。主要涵盖患者从就诊到入院、诊断、治疗、检查、护理及出院等各个环节。过程质量标准不仅包括护理管理工作过程，而且包括护理业务技术活动全过程，同时还强调医疗服务体系的协调作用，如基础护理、危重症患者护理、健康教育及急救物品完好等质量评价标准。

（3）终末质量标准是指患者所得到的护理效果的综合质量，是通过某种质量评价方法形成的质量指标体系，如基础护理落实合格率、危重症患者护理合格率、护理技术操作合格率、患者对医疗护理服务满意率等。

4. 常用的护理质量标准

（1）护理技术操作质量标准：包括基础护理操作和专科护理技术操作质量标准。每一项护理技术操作质量标准均包括总标准和分标准。

总标准：①严格执行三查七对；②正确、及时、确保安全，省力、省时、省物；③严格执行无菌技术操作原则及程序，操作熟练；④“以患者为中心”贯穿于护理工作的始终。

分标准：①准备质量标准（包括护理人员自身准备、患者准备、环境准备和物品准备）；②过程质量标准（包括操作过程中的各个步骤）；③终末质量标准（即操作完成时所达到的效果）。

（2）护理文件书写质量标准：护理文件包括体温单、医嘱单（长期、临时）、入院患者评估表、一般患者护理记录、危重（特殊观察）患者护理记录单、手术室护理记录单及患者运转交接记录单等。在记录中要遵循客观、准确、及时、全面的原则。

（3）临床护理质量标准：涵盖临床护理工作的方方面面，贯彻以人为本的服务理念，关心患者，体现人性化服务；体现患者知情同意与隐私保护的责任。如基础护理和分级护理措施的落实；护士对住院患者的用药、治疗提供规范服务；围术期患者规范术前访视、术中监护和术后支持等制度与程序；提供适宜的康复和健康指导；各种医技检查护理措施的落实；密切观察患者病情变化，根据要求正确记录等。

1）基础护理质量标准：基础护理包括晨晚间护理、口腔护理、皮肤护理、分级护理及患者出入院护理等，应达到清洁、整齐、舒适、安全、安静、无护理并发症的目标。

2）特级护理质量标准：24 小时专人护理，备齐急救物品、药品并能随时使用；制订并执行护理计划；严密观察病情；正确及时做好各项治疗、护理，建立特护记录；做好各项基础护理和专科护理，无护理并发症。

3）一级护理质量标准：根据病情需要每 15 ~ 30 分钟巡视患者一次，并准备好相应的急救用品，以便必要时应用；制订并执行护理计划，密切观察患者病情变化，并做好记录；做好晨晚间护理，保持皮肤毛发清洁，无压力性损伤等并发症。

4）急救物品管理质量标准：急救物品、药品、器材完好，随时处于备用状态。对急救用品的管理要做到三及时（用后及时清理、及时补充、及时检查维修）、三固定（定人管理、定位放置、定时核查）。

5）整体护理质量标准：护士能熟练地应用护理程序，对患者实施全身心的护理，能满足患者的健康需求，健康教育效果好，患者满意。

6）医院感染护理管理质量标准：护理人员有医院感染控制的概念，并严格遵守无菌技术操作原则、无菌物品管理规范，各项监测（空气、工作人员的手、物体表面、消毒液等）符合标准，用后物品处理规范。

（4）护理管理质量标准：是为了进行质量管理，对有关的计划、决策、控制、指挥等管理职能制定的相应标准。总体要求认真贯彻落实国家的相关法律法规和卫生行业的相关规章制度，建立健全医院的各项工作制度，加强科学管理，确保医院正常执业活动，不断提高基础医疗质量，促进医院健康、可持续发展，提高患者的满意度。

护理管理质量标准应包括：依法执业，专业技术人员具备相应岗位的任职资格，不得超范围执业；护理人力资源管理标准，护理人员的数量与梯队（包含年龄和学历层次）结构合理，满足保证护理质量的需要（病房床位与病房护士比例 1 ∶ 0.4）；质量责任制度管理标准（规定质量责任制应达到的要求）；护理业务管理标准（业务范围、职责权限、工作制度、工作程序、工作方法及应达到的要求和考核办法）；护理技术管理标准；护理质量管理方法标准（如质量检查、控制、评价等）。

（五）护理质量标准化管理

1. 定义

护理质量标准化管理是指制（修）定护理质量标准，执行落实护理质量标准，以及不断制（修）定护理质量标准的整个过程，也是护理标准化建设不断完善的过程。

2. 制定护理质量标准的原则

（1）先进性和科学性原则：护理工作的对象是患者，任何疏忽、失误或处理不当，都会给患者造成不良影响或严重后果。因此，在制定护理质量标准的过程中，要坚持以科学为指导的原则，认真收集资料、广泛查阅文献，总结国内外护理工作正反两方面的经验教训，在充分论证的基础上，按照质量标准形成的规律制定标准。制定的标准不仅要符合法律法规和规章制度的要求，还要坚持以人为本，满足患者的需求，规范护士行为，促进科学化管理，最终达到提高护理质量、促进护理人才培养和护理学科发展的目的。

（2）客观性和实用性原则：从客观实际出发，掌握医院目前护理质量水平和国内外护理质量水平的差距，根据医院现有的人力、物力、时间、任务和需求等条件，制定出既基于实际，又略高于实际的护理质量标准。标准是护理工作的导向，应经过一定的努力才能达到。

（3）可衡量性原则：没有数据就意味着没有质量的概念，因此在制定护理质量标准时，要尽量使用可计量的指标，对一些定性标准也应尽可能将其转化为可计量指标，以利于统计、分析和评价。

（4）严肃性和相对稳定性原则：以严肃认真的工作态度，以科学观为指导，以患者为中心，以医疗安全为基础，经反复论证，制定出具有科学性、先进性的护理质量标准，标准一经审核通过，必须严肃认真地贯彻执行，并且要保持各项标准的相对稳定性和执行的连续性，不可朝令夕改，让执行者难以适应和落实。

3. 制定护理标准的方法和过程

（1）确定和制定标准项目与计划：护理工作中需要统一的重复性的事物或概念很多，

遍及护理工作的各个方面。究竟哪些应该制定成标准，哪些又需要先制定标准？必须首先确定标准项目，再有计划地制定。

（2）成立标准制定小组：确定制定的标准项目后，应根据工作量的大小、缓急和难易程度等因素，组成一个人员数量适当的标准制定小组，负责标准的制定工作。在小组成员的选择上，应注意选择业务能力强、熟悉护理质量要求和标准化技术的资深护理人员。

（3）调查研究，收集资料：要尽量收集国内外有关质量标准资料、标准化对象的历史和现状、相关方面的科研成果，实践经验技术数据的统计资料和有关方面的意见要求等。同时要注意收集资料与现场调研相结合、典型调查与普查相结合、本单位与外单位相结合，兼顾国内外。调查工作完成后，要进行认真的分析、归纳和总结。

（4）拟定标准并组织验证：在调查研究、资料复习、综合归纳总结的基础上，制定出关于标准的草案。为了使标准具有较高的科学性、先进性、可行性和适用性，草案完成后应发给有关单位和人员，广泛征求对标准草案的意见和建议，组织讨论、修改，然后形成文件。须通过试验才能得出结论的内容，要通过试验验证，以保证标准的质量。

（5）审定、公布、实行：对拟定的标准进行审核，并报有关部门和机构审批，须根据不同标准的类别经有关机构审查通过后公布，在一定范围内实行。

（6）修订完善：在实施过程中，应根据使用过程中存在的问题，对制定的标准修订完善。在修订完善中，既要侧重于对原标准不足部分的修订，又要侧重于对先进科学技术的追踪补充。

近年来，已经有学者和卫生行政主管部门关注护理质量标准，并进行初步的研究。2005年成翼娟等人采用质性研究方法，以国际上较为通用的护理质量标准制定理论模式——美国学者杜纳贝迪恩的结构－过程－结果模式为理论框架，通过系统回顾分析国内外的大量文献，制订出我国的护理标准与评价体系，分为三大部分，即医院护理的结构与组织、医院护理实践、医院护理质量绩效评价指标，每一部分又包括若干个方面和条目，共计11个方面53个条目。王建荣等人用层次分析法构建了护理过程质量标准。

三、全面质量管理

（一）全面质量管理的基本含义

全面质量管理是指以向用户提供满意的产品和优质的服务为目的，以各部门和全体人员参与为基础，综合利用先进的科学技术和管理方法有效控制质量的全过程和各个因素，最经济地保证和提高质量的科学管理方法。简单地说，即全面的质量管理、全过程的质量管理、全员的质量管理。全面质量管理的思想强调质量第一、用户第一、预防为主，用数据说话，按PDCA循环办事。全面质量管理是一种由用户的需要和期望驱动的管理哲学。

（二）全面质量管理的中心理念

有目的、具体的全面质量管理的方法，归纳起来包含五大中心理念，即系统法、全面质量管理工具、注重顾客、管理者的作用和员工参与。

1. 系统法

全面质量管理方法是将各个部门视为一个整体。多宾斯和克拉弗德梅森总结出管理者应该负责的三个系统，即社会或文化系统、管理系统和技术系统。文化系统又称社会系统，是指整个组织内所共有的一系列信念以及由此产生的行为；技术系统是指工艺和基础设施，主要包括工作环境、流程、技术水平、计算机软硬件和固定资产投入等一系列因素；管理系统是指全员参与生产、服务的各个环节的质量管理，不断提高管理质量和效率。全面质量管理将系统论的思想和方法引入质量管理，使质量管理从单一角度转变为多角度、全方位的管理，各个不同的管理角度互相联系、互相促进和互相制约，使质量管理从整体控制、深化程度上都达到了新的水平。

2. 全面质量管理工具

全面质量管理的工具多种多样，如使用统计方法来进行质量控制；使用鱼骨图来说明影响产品质量和服务的各种因素；使用基准评价方法，即寻找最好的产品流程及服务，并以此作为标准改善本单位的流程、产品及服务等。

3. 注重顾客

顾客是质量的鉴定人。早期许多管理者过于注重管理手段，花大量的时间制定质量指标、进行统计管理等，而不重视顾客的需求，最终的结果是只能生产出管理者自己满意而无人问津的产品。因此，在护理服务的过程中，要认真倾听患者的意见，以满足患者的需求为目标。

4. 管理者的作用

许多管理者认为，一旦质量有问题，责任在于工人或其他某个人（如经理）。全面质量管理最显著的特点之一就是否定了这一论断，意味着质量问题可能产生于管理层、某个职能部门或其他不注重质量的某个人身上。管理者的职责之一就是找出并且改正产生问题的真正原因，而不是在出现问题后才发现并且把责任归咎于某个人身上。关于管理者的作用，戴明最著名的说法是：一个企业出现的问题，85% 产生于整个系统，只有 15% 源于工人。

5. 员工参与

不论是操作一台复杂的机器还是提供一项简单的服务，一名员工最清楚应如何把工作做好。因此，要实行全面质量管理，不仅需要高层管理者的重视、努力和支持，也需要赋予员工足够的权力和技能，使其发挥主观能动性，在生产的各个环节中自觉地为改善质量而努力。

四、持续质量改进

（一）持续质量改进的基本含义

持续质量改进是指制订改进目标和寻求改进机会的过程是一个持续过程，其结果通常导致纠正措施或预防措施。持续质量改进的关键是预防质量问题的出现，目的是向护理对象提供优质的护理服务，增加护理对象和社会满意的机会。护理管理者应把不断地改进护理质量作为永恒的目标。

（二）持续质量改进的意义

（1）质量改进有很高的投资收益率。

（2）可以促进新产品开发，改进产品性能，延长产品的寿命周期。

（3）通过对产品设计和生产工艺的改进，更加合理、有效地使用资金和技术力量，充分挖掘组织的潜力。

（4）提高产品的制造质量，减少不合格产品的出现，实现增产增效的目的。

（5）通过提高产品的适应性，从而提高组织、产品的市场竞争力。

（6）有利于发挥各部门的质量职能，提高工作质量，为产品质量提供强有力的保证。

（三）持续质量改进的步骤

质量改进的步骤本身就是一个 PDCA 循环，可分为七个步骤完成。

1. 明确问题

需要改进的问题很多，但最常见的是质量、成本、交货期、安全、激励及环境等六方面。选题时通常也围绕这六方面进行，如降低不合格率、降低成本、保证交货期等。

2. 掌握现状

质量改进课题确定后，要了解把握当前问题的现状。

3. 分析问题原因

分析问题原因是一个设立假说、验证假说的过程。

4. 拟定对策并实施

根据拟定的对策分派工作，制订详细的计划并实施。

5. 确认效果

对质量改进的效果要正确确认。错误的确认会让人们误认为问题已得到解决，从而导致问题再次发生。反之，也可能导致对质量改进的成果视而不见，从而挫伤了持续改进的积极性。

6. 防止再发生和标准化

对质量改进有效的措施，要进行标准化，纳入质量文件，以防止同样的问题再发生。

7. 总结

对改进效果不显著的措施及改进实施过程中出现的问题，要予以总结，为开展新一轮的质量改进活动提供依据。

（黄婉妍）

第二节　护理质量评价

护理质量评价是护理质量管理中的控制工作之一，贯穿于护理工作的全过程。评价一般是按照一定的标准、目标或规范要求，与目前的工作进行对比，以确定其服务质量等是否符合标准要求或达到的程度，即对工作成效的大小、进度、质量等进行判断的过程。评价应贯穿护理工作的全过程，而不只是在护理工作结束之后。

护理质量评价的主体由患者、工作人员、科室、护理部、医院、院外评审机构等构成；评价的客体是由各种护理项目、护理病历、护士行为、科室和医院所构成的系统绩效。

护理质量评价的对象主要是临床护理工作的各个项目，如基础护理质量、危重患者护理质量、整体护理质量、护理操作质量、护理文件书写质量、患者满意度、健康教育覆盖率、护理管理体系等。目前，患者满意度的评价、护理人员满意度评价和医院护理质量管理体系的评价是趋于重要的评价对象。

一、护理质量评价内容和指标

（一）护理质量评价内容

护理质量评价的内容主要分为要素质量评价、环节质量评价、终末质量评价三大类。

1. 要素质量评价

要素质量评价是对构成护理服务基本内容的各个方面进行的评价，包括组织结构、物质设施、资源和仪器设备及护理人员的素质。具体表现为：①患者所处的环境质量是否安全、清洁、舒适，温度、湿度等是否合适；②护理人员的执业资格、数量、质量及管理方式等；③器械、设备是否处于正常的工作状态或备用状态，药品、物资基数及保存情况；④病房结构、患者情况、图标表格是否完整等。

2. 环节质量评价

环节质量评价即对护理过程的评价。它可以评价护士护理行为活动的过程是否达到质量要求，也可按护理工作的功能和护理程序评价。具体包括：正确执行医嘱，病情观察及治疗效果，患者的管理，参与护理工作的其他医技部门和人员的交往及管理，护理报告和记录的情况、应用和贯彻护理程序的步骤与技巧，心理护理和健康教育，以及身体和感情健康的促进等七个方面。

3. 终末质量评价

终末质量评价是对护理服务最终结果的评价。主要评价护理服务结果对患者的影响，即患者得到的护理效果的质量，如患者满意度、静脉输液穿刺成功率、护理不安全事件发生率等。根据现代医学模式要求，终末质量还应从生理、心理、社会等方面加以考虑，但这方面的质量评价比较困难，因为影响因素很多，有些结果不一定是护理工作自身的效果，如住院天数等。

（二）护理质量评价指标

护理质量评价指标反映护理质量在一定时间和条件下的基础、结构、结果等概念和数值，建立科学的护理质量评价指标是实施科学评价的基础。一般护理质量评价指标分为护理工作质量指标和护理工作效率指标两类。

1. 护理工作质量指标

护理工作质量指标主要反映护理工作质量。如护理技术操作合格率、危重患者护理合格率、基础护理合格率、护理文件书写合格率、抢救物品完好率、护理不安全事件发生数、压力性损伤发生次数等。2005 年实施的《医院管理评价指南（试行）》增加了反映患者终末护理效果的评价指标，如患者满意度、住院患者压力性损伤发生率、医院内跌倒 / 坠床发生率、健康教育知晓率、医院感染发生率、社会对医疗服务的满意率等。

2. 护理工作效率指标

护理工作效率指标主要反映护理工作数量，用来表明负荷程度。除特级、一级护理人次外，其余大部分是医疗护理工作共同完成的，如出入院人数、门急诊人数、手术台次、平均住院日、床位使用率、抢救患者次数、抢救成功率等。

二、护理质量评价形式和方法

（一）护理质量评价形式

1. 全程评价与重点评价

（1）全程评价：全程评价就是对护理活动的全过程进行分析评价。即对护理工作的各个方面进行整体情况的检查，找出普遍性问题，以及需要不断改进的地方，为进一步修订质量标准指明方向。

（2）重点评价：重点评价就是对护理工作中的某个单项进行详细的评价，如护理技术操作、护理记录等。其特点是在短时间内进行详细分析评价，发现问题并及时提出解决方法，采取措施进行修正。

2. 事前评价与事后评价

（1）事前评价：事前评价是指在标准实施前进行的评价，可找出质量问题，明确解决问题的轻重缓急。

（2）事后评价：事后评价是指在标准实施后进行的评价，目的是对效果进行监测，为持续质量改进指明方向。

3. 定期评价与不定期评价

（1）定期评价：定期评价是指按规定和计划的时间进行评价，其特点是计划性强。定期评价又分为全面定期评价和专项定期评价，全面定期评价是指按照事先设定的时间，如每月、每季度或半年、一年，组织对护理质量进行全面检查评价；专项定期评价是指根据每个时期的薄弱环节，组织对某个专题进行检查评价，时间根据任务内容而定。

（2）不定期评价：不定期评价是指未规定评价的时间，根据需要随机进行的评价。因为评价时间是随机的，所以能较真实地反映质量问题，主要是各级护理管理者和质量管理人员随时按护理质量的标准要求进行的检查评价。

4. 自我评价与他人评价

（1）自我评价：自我评价是由被评估者本人或本单位对自己工作质量进行的评价，如护士长自查，科护士长、护理部逐级检查或科室间同级交叉检查等。

（2）他人评价：他人评价是由他人或机构进行的评价。常见的有上级机关的评价（如卫生行政主管部门、院级等）、服务对象评价、医师评价、护理人员之间的相互评价等。

（二）护理质量评价方法

1. 院内评价

我国大多数的医院护理质量评价，主要是通过护理部、科护士长、护士长三级质量控制组织来进行的，也有部分医院在护理部下设专职质量控制组（临时或常设机构），分片或分项对护理质量进行检查评价。

（1）逐级检查：护理部、科护士长、护士长三级质控组织，构成医院护理质量监控网络，按照护理质量标准，逐级定期（按月、季度、年）或不定期进行质量评价。

（2）质量控制组：可为常设或临时机构，一般由具有较高业务水平和丰富管理经验的护理人员组成。每小组 3 ~ 5 人，可分片（内、外、妇、儿、门急诊等）或分项（护理技术操作、特护、一级护理、基础护理、抢救物品、医院感染管理、病室管理、护士长考核等）对照护理质量标准，定期或不定期地进行质量评价。

（3）护理质量管理委员会：由护理专家组成，针对高风险、高频率、重大的护理质量问题进行专项督察，以保证关键点的质量。

2. 院外评价

（1）医院质量评审委员会评价：是由卫生行政部门组织的对各级医院的功能、任务、水平、质量和管理进行的综合评价，是院外评价的主要方式。如医院分级管理评审，由卫生行政部门组织有关专家按照评审标准，每 3 ~ 4 年对各级医院进行质量评价，并根据评价的结果评出相应的等级医院。

（2）新闻媒介的评价：又称社会舆论评价，这是一种不规范的院外评价方法。目前各医院主要采用聘任医德、医风监督员的方式获得其对医院评价的信息反馈。

（3）患者评价：患者是服务结果的直接受益者，对服务质量最有评价权。目前各卫生主管部门和医院多采用不记名电话专人随访形式对出院患者进行多项的满意度评价。

三、护理质量评价结果分析

（一）护理质量评价结果分析

护理质量评价结果的直接表现形式主要是各种数据，但用这些数据尚不能直接对护理质量进行判断，须进行统计处理，方可进一步分析存在的质量问题，达到持续质量改进的目的。统计图表将资料形象化，具有形象鲜明、内容生动、表现力强、通俗易懂、易记忆及方便比较的特点。同时通过计算机对信息进行处理，使比较复杂的、大量的质控数据处理变得简单，方便使用。

护理质量评价结果分析方法很多，可根据使用目的和具体条件采用不同的方式。常用的方法主要有定性分析法和定量分析法两种。定性分析法包括调查表法、分层法、水平对比法、流程图法、头脑风暴法和因果分析图法等。定量分析法包括排列图法、直方图法和散点图的相关分析等。

1. 统计表

统计表采用表格形式，将数字按照一定的特点、规律编排在表格里，用以反映事物的现象和过程。统计表具有便于阅读及易于分析、比较的优点。统计表的标题位置在表格的最上方，应包括时间、地点和所要表达的主要内容。图表中的线条不宜过多、不用竖线条，一般以“三横线”为宜。

2. 统计图

统计图是用点、线、面的位置升降或大小来表达统计资料数量关系的一种陈列形式。

（1）柱形图：用柱形的长短表示数量的多少，显示它们的对比关系。柱形图有单式、复式和分段式三种。

（2）散点图：描述两种现象的关系。

（3）圆图：用总的面积表示总体，用扇形面积表示各部分。

3. 排列图法

排列图法又称主次因素分析图，是意大利统计学家帕累托首先采用的，故也叫帕累托图。它是找出影响护理质量主要问题的一种有效方法，它可以找出和表示“关键的少数和次要的多数”的关系。在影响质量的因素中，少数一些关键问题重复发生，是管理者迫切需要解决的问题，排列图法就是寻找少数关键因素的方法。

（1）排列图的作用：①确定影响质量的主要因素。通常累计百分比将影响因素分为三类：累计百分比在 80% 以内的为主要因素；累计百分比在 80% ~ 90% 的为次要因素；累计百分比为 90% 以上的为一般因素。一般情况下，解决了影响质量问题的主要因素，大部分质量问题也就得到了解决。②确定采取措施的顺序，即主要因素到次要因素再到一般因素。

（2）排列图的绘制步骤：①收集一定时期的质量数据。②把收集的数据按原因分层。③计算各种原因重复发生的次数，即频数。计算不同原因发生的频率和累计频率，作整理表。④绘制排列图。⑤寻找少数关键因素，采取措施。

（3）排列图的组成和意义：排列图由两条纵坐标和一条横坐标以及若干个直方图和一条曲线组成。排列图左侧的纵轴表示事件发生的频数，右侧的纵坐标表示发生频数所占的百分比，横轴表示影响质量的各个因素并按影响程度的大小从左到右依次排列。直方图的高度表示某个因素影响的大小。曲线表示各因素影响大小的累计百分比。

4. 因果分析图

由于其形状又称为鱼刺图、树枝图等，是日本东京大学石川馨教授提出的一种简便而有效的方法，又称为石川馨图，是分析和表示某一种结果或现象与其原因之间关系的一种图示。它是一种由结果寻找原因的方法，即根据反映出来的质量问题（结果）来寻找造成这种结果的原因，寻根究底，不断探寻，从主要原因到次要原因，从大到小，从粗到细，直到能具体采取措施为止。

（1）因果分析图绘制的步骤：①确定分析对象，明确问题，即针对什么问题寻找因果关系，最好能使用数据说话；②召开有关人员的质量分析会，把影响质量问题的原因列举出来，并找到能采取的具体措施；③把影响因素进行分类，形成小原因、中原因和大原因；④判断真正影响质量的原因，绘制因果分析图。

（2）绘制因果分析图时的注意事项：①寻找原因要全面，影响质量的主要原因通常包括人员、仪器设备、材料、方法和环境五个方面；②在探寻原因时要充分发挥民主，集思广益；③采取措施后，应再用排列图检查其效果。

5. 控制图

控制图又称管理图，用来反映护理服务过程中的质量监控指标的动态变化。控制图实际上同体温表一样，对服务过程中的异常情况起着监控和警示的作用。

控制图实际上是一个坐标图，横坐标表示发生的事件，纵坐标表示质量要求值。与横坐标并行的一般有三条线，中间一条实线称为中心线或均线，是质量控制指标的均值或要达到的质量目标，中心线上下的虚线分别称为上控线和下控线，分别由均数的 3 倍标准差或标准误确定。

（二）护理质量评价应注意的问题

在质量评价过程中，由于主观和客观因素，容易造成评价上的失误或偏差，管理者应充分认识到这些问题，从而对护理质量做出科学的、准确的评价。

1. 误差分析

误差是指评价与实际工作质量之间的差距。评价者没有完全掌握评价标准或评价程序不严格，是造成误差的常见原因。常见误差有：由于质量标准定得太低或太高造成的宽厚误差或者苛刻误差，或评价人与被评价对象之间的感情因素所造成的偏见误差等。

2. 晕轮效应

晕轮效应又称为“光环效应”，是一种社会心理现象。往往是由于评价者对被评价对象有好感或成见，而称赞或否认其全部。它的最大弊端是以偏概全，因评价者判断上的主观性而造成评价上的偏差。

3. 优先效应

优先效应又称首因效应，人们往往把第一印象看得特别重要，会影响以后对此人或事的评价，导致为控制系统提供的信息不精确、不客观，使上层管理者做出不客观的评价。

4. 自我中心效应

以评价者自我感受代替绩效标准进行评价，不是用客观标准进行比较，而是将自己的主观理解和行为标准作为评价的尺度，因此可能造成很大的偏差。具体可分为两种类型：对比型，表现为评价者将被评价者与自己比较进行评价；相似型，表现为评价者寻找评价对象与自己相似的地方进行评价。

（黄婉妍）

参考文献

［1］孙丽博．现代临床护理精要［M］．北京：中国纺织出版社，2020.

［2］彭德飞．临床危重症诊疗与护理［M］．青岛：中国海洋大学出版社，2020.

［3］王林霞．临床常见病的防治与护理［M］．北京：中国纺织出版社，2020.

［4］叶丹．临床护理常用技术与规范［M］．上海：上海交通大学出版社，2020.

［5］郑秀娟．新编外科护理学［M］．上海：上海交通大学出版社，2018.

［6］邵小平．实用急危重症护理技术规范［M］．上海：上海科学技术出版社，2019.

［7］于爱清，高红波，陈静，等．现代疾病临床护理实践［M］．青岛：中国海洋大学出版社，2018.

［8］谷业云．实用护理技术与临床［M］．上海：上海交通大学出版社，2018.

［9］张俊英．精编临床常见疾病护理［M］．青岛：中国海洋大学出版社，2021.

［10］文淑娟，宗灵，程亚艳，等．实用心胸外科临床护理进展［M］．北京：科学技术文献出版社，2017.

［11］陈凌，杨满青，林丽霞．心血管疾病临床护理［M］．广州：广东科学技术出版社，2021.

［12］辛杰．实用心血管疾病护理规范［M］．北京：科学技术文献出版社，2019.

［13］李向平，许丹焰．心血管疾病防治康复护理全书［M］．长沙：湖南科学技术出版社，2020.

［14］王立民，郭霞，庄雅娟．呼吸疾病诊疗与护理［M］．北京：科学技术文献出版社，2017.

［15］鹿翠云，刘丽，李妍．新编临床常见疾病护理与护患沟通技巧［M］．北京：中国纺织出版社，2018.

［16］陈荣珠，朱荣荣．妇产科手术护理常规［M］．合肥：中国科学技术大学出版社，2020.

［17］蒋艳．现代临床妇产与儿科疾病诊疗［M］．青岛：中国海洋大学出版社，2019.

［18］陈娟，林珊．妇产科护理［M］．北京：高等教育出版社，2020.

［19］李现峰．产科护理实践［M］．哈尔滨：黑龙江科学技术出版社，2020.

［20］屈庆兰．临床常见疾病护理与现代护理管理［M］．北京：中国纺织出版社，2020.